现代护理学基础与应用

主　编　王宏宇　任海霞　张国爱　李姗姗
　　　　梁润兰　杨立群　高小飞　孙艳丽

中国海洋大学出版社

·青岛·

图书在版编目(CIP)数据

现代护理学基础与应用 / 王宏宇等主编. —青岛：
中国海洋大学出版社,2021.11
ISBN 978-7-5670-3026-8

Ⅰ.①现… Ⅱ.①王… Ⅲ.①护理学 Ⅳ.①R47

中国版本图书馆 CIP 数据核字(2021)第 246637 号

出版发行	中国海洋大学出版社			
社　　址	青岛市香港东路 23 号		邮政编码	266071
出 版 人	杨立敏			
网　　址	http://pub.ouc.edu.cn			
电子信箱	369839221@qq.com			
订购电话	0532—82032573(传真)			
策划编辑	韩玉堂			
责任编辑	韩玉堂		电　　话	0532—85902349
印　　制	蓬莱利华印刷有限公司			
版　　次	2021 年 12 月第 1 版			
印　　次	2021 年 12 月第 1 次印刷			
成品尺寸	185 mm×260 mm			
印　　张	24.75			
字　　数	600 千			
印　　数	1～1000			
定　　价	156.00 元			

如发现印装质量问题,请致电 0535—5651533,由印刷厂负责调换。

《现代护理学基础与应用》编委会

编　委　陈本芳　　遵义市第一人民医院
　　　　　　　　　遵义医科大学第三附属医院
　　　　刘娟娟　　山东省精神卫生中心
　　　　陈典彩　　山东省精神卫生中心

前　言

　　随着医学科学技术的迅猛发展,专科诊疗新业务、新技术不断应用于临床。同时,护理模式的转变和整体护理观的确立,对护士的专科知识、技术水平、业务素质和人文素养等提出了更高的要求。本书在编写中本着科学、严谨、创新的态度,编者融入了长期临床实践积累的经验及研究成果,阐述了先进的、以人为本的护理理念。

　　本书在力求内容覆盖面广、信息量大的同时,注重内容的先进性,旨在为读者提供新理论、新方法和新的临床护理实践,重点介绍了临床常见病、多发病的护理要点,包括泌尿系统、消化系统、运动系统、内分泌系统以及妇产科、儿科等常见病的护理内容,资料新颖,科学实用,可供临床各专科护理人员、护理教师与学生参考使用。

　　本书编写设置:主编王宏宇编写了第十一章,共 41.13 千字;主编任海霞编写了第三章,共 30.39 千字;主编张国爱编写了第一章第一节至第二节,共 20.51 千字;主编李姗姗编写了第十三章第一节至第三节,共 20.46 千字;主编梁润兰编写了第十二章第一节至第八节,共 51.34 千字;主编杨立群编写了第九章第一节至第二节、第九章第四节至第五节、第九章第七节至第十二节,共 51.31 千字;主编高小飞编写了第八章第一节至第四节,共 20.42 千字;主编孙艳丽编写了第十四章第四节至第五节、第十四章第七节,共 20.41 千字;副主编赵娟编写了第十四章第一节、第十四章第六节、第十四章第九节至第十四节,共 51.28 千字;副主编许翠琴编写了第十章,共 10.55 千字;副主编付薇薇编写了第六章,共 31.29 千字;副主编武瑞青编写了第五章,共 11.39 千字;副主编尚娜娜编写了第四章,共 10.35 千字;副主编赵室梅编写了第一章第三节至

第五节，共 21.26 千字；副主编周洁编写了第十六章，共 51.29 千字；副主编郭立华编写了第七章，共 10.32 千字；副主编王雪编写了第八章第七节至第十节，共 10.25 千字；副主编师洋编写了第十四章第二节至第三节，共 5.27 千字；副主编王颖琦编写了第十二章第九节，共 5.21 千字；副主编宋述云编写了第九章第三节、第九章第六节、第九章第十三节，共 10.23 千字；副主编徐丽宁编写了第一章第六节，共 5.17 千字；副主编周文婷编写了第八章第六节，共 5.12 千字；副主编韩志茹编写了第十五章，共 51.22 千字；副主编任旭霞编写了第二章，共 51.21 千字；副主编张竹青编写了第十四章第八节，共 5.46 千字；其余章节由段倩云、袁晶等编写。

本书系由多人共同执笔，写作风格迥异，在格式与内容方面难免有不统一之处，敬请读者谅解。由于我们的编写经验和能力所限，书中难免有不妥之处，敬请读者批评指正。同时也建议医界同仁在临床实践过程中参考本书的同时，应根据临床实际情况做出判断，以避免产生疏漏。

编者
2021 年 9 月

目　录

第一章　普外科疾病护理

第一节　急性化脓性腹膜炎

一、病因与发病机制

1.继发性腹膜炎

腹膜炎以继发性常见,其中继发性化脓性腹膜炎最为常见。主要致病菌是胃肠道内的常驻菌群,其中以大肠埃希菌最多见,其次为厌氧拟杆菌、链球菌、变形杆菌等;大多为混合性感染,故毒性较强。

(1)腹内脏器穿孔或破裂:腹腔内脏器穿孔损伤引起的腹壁或内脏破裂,是急性继发性化脓性腹膜炎最常见的原因。其中,急性阑尾炎坏疽穿孔最常见,胃、十二指肠溃疡急性穿孔次之。胃肠内容物流入腹腔,先引起化学性刺激,产生化学性腹膜炎,继发感染后导致化脓性腹膜炎;急性胆囊炎,胆囊壁的坏死穿孔常造成极为严重的胆汁性腹膜炎;术后胃肠道、胆管、胰腺吻合口渗漏及外伤造成的肠管、膀胱破裂等,均可很快形成腹膜炎。

(2)腹内脏器缺血及炎症扩散:也是引起继发性腹膜炎的常见原因,如绞窄性疝、绞窄性肠梗阻以及急性胰腺炎时含有细菌的渗出液在腹腔内扩散引起腹膜炎。

(3)其他:如腹部手术等原因污染腹腔,细菌经腹壁伤口进入腹膜腔,腹前、后壁严重感染等也可引起腹膜炎。

2.原发性腹膜炎

原发性腹膜炎又称自发性腹膜炎,腹腔内无原发性病灶,较少见。致病菌多为溶血性链球菌、肺炎双球菌或大肠埃希菌。细菌进入腹膜腔的途径常有:①血行播散,致病菌从呼吸道或泌尿系统的感染灶血行播散至腹膜,婴儿和儿童的原发性腹膜炎大多属此类;②上行性感染,来自女性生殖道的致病菌通过输卵管直接向上扩散至腹膜腔,如淋病性腹膜炎;③直接扩散,如泌尿系统感染时,细菌还可通过腹膜层直接扩散至腹膜腔;④透壁性感染,正常情况下,细菌不能通过肠壁,但在某些情况下,如营养不良、肝硬化并发腹腔积液、肾病或猩红热等机体抵抗力降低时,肠腔内细菌有可能通过肠壁直接进入腹膜腔,引起腹膜炎。原发性腹膜炎感染范围很大,与脓液的性质及细菌种类有关。

二、病理

腹膜受细菌或胃肠道内容物刺激后,立即发生充血、水肿等反应,失去原有的光泽;继之产生大量浆液性渗出液以稀释腹腔内的毒素;并出现大量吞噬细胞、中性粒细胞,加上坏死组织、细菌与凝固的纤维蛋白,使渗出液变混浊而成为脓液。

以大肠埃希菌为主的脓液多呈黄绿色,常与其他致病菌混合感染而变得稠厚、并有粪臭味。

腹膜炎的转归取决于两方面:一方面是患者全身和腹膜局部的防御能力;另一方面是污染

细菌的性质、数量和时间。不同转归的腹膜炎其病理改变差异很大。

1. 炎症趋于恶化

①细菌及其产物(内毒素)刺激机体的细胞防御机制,激活多种炎性介质,如肿瘤坏死因子α(TNF-α)、白介素-1(IL-1)、白介素-6(IL-6)等,可导致全身性炎症反应;②腹膜严重充血水肿并渗出大量液体,引起水、电解质紊乱,血浆蛋白降低和贫血;③腹内脏器浸泡在脓液中,肠管麻痹,肠腔内大量积液,使血容量明显减少;④细菌入侵、毒素吸收,致感染性休克;⑤肠管扩张,使膈肌上移而影响心肺功能,加重休克,甚至导致死亡。

2. 炎症局限和消散

年轻体壮、抗病能力强者,可使病菌毒力减弱。病变损害轻者能与邻近的肠管及其他脏器和大网膜粘连,将病灶包围,使病变局限于腹腔内的一个部位形成局限性腹膜炎。渗出物逐渐吸收、炎症消散或局限部位化脓,形成局限性脓肿。

3. 肠梗阻形成

腹膜炎治愈后,腹腔内多有不同程度的粘连,大多数粘连无不良后果,但是部分肠管粘连可造成扭曲或形成锐角发生粘连性肠梗阻。

三、临床表现

1. 症状

根据病因不同,腹膜炎的症状可以是突然发生,也可能是逐渐出现的。如空腔脏器破裂或穿孔引起的腹膜炎,发病较突然;由阑尾炎、胆囊炎等引起的腹膜炎多先有原发病症状,之后才逐渐出现腹膜炎的表现。

(1)腹痛:是最主要的症状,疼痛程度与发病原因、炎症轻重、年龄和身体素质等有关。一般呈持续性、剧烈腹痛,常难以忍受。深呼吸、咳嗽、转动身体时疼痛加剧。腹痛范围多自原发病变部位开始,随炎症扩散而延及全腹。

(2)恶心、呕吐:初始为腹膜受到刺激引起的反射性恶心、呕吐,呕吐物为胃内容物;发生麻痹性肠梗阻时可出现持续性呕吐,呕吐物可含有黄绿色胆汁,甚至呈棕褐色粪样内容物。

(3)体温、脉搏的变化:与炎症轻重有关。体温由正常逐渐升高、脉搏逐渐加快;已有阑尾炎等炎性病变者,发生腹膜炎之前体温已升高,继发腹膜炎后更趋增高,但年老体弱的患者体温可不升高。多数患者的脉搏会随体温升高而加快,但如果脉搏快体温反而下降,是病情恶化的征象之一。

(4)感染、中毒症状:患者可出现寒战、高热、脉速、呼吸浅快、大汗及口干。病情进一步发展,可出现重度缺水、代谢性酸中毒及感染性休克等表现,如眼窝凹陷、皮肤干燥、舌干苔厚、面色苍白、口唇发绀、肢端发凉、呼吸急促、脉细微弱、体温骤升或下降、血压下降、神志恍惚或不清等。

2. 体征

(1)一般表现:患者多呈急性病容,喜仰卧位,双下肢屈曲,不愿意改变体位。腹部拒按,体征随腹膜炎的轻重、病情变化和原发病因而不同。

(2)腹部。①视诊:腹胀明显,腹式呼吸运动减弱或消失,腹胀加重是病情恶化的重要标志;②触诊:腹部压痛、反跳痛和腹肌紧张是腹膜炎的标志性体征,称为腹膜刺激征,以原发病灶处最为明显,腹肌紧张的程度因患者全身情况和病因不同而有差异,胃肠、胆囊穿孔时腹肌可呈"木板样"强直,幼儿、老人或极度衰弱的患者腹肌紧张不明显,易被忽视;③叩诊:胃肠胀气时呈鼓音,胃十二指肠穿孔时溢出的气体积聚于膈下,使肝浊音界缩小或消失,腹腔内积液较多时移动性浊音阳性;④听诊:肠鸣音减弱,肠麻痹时,听诊时肠鸣音可完全消失。

(3)直肠指检:直肠前窝饱满及触痛,表明盆腔已有感染或形成盆腔脓肿。

四、辅助检查

1.实验室检查

血白细胞计数及中性粒细胞比例增高。病情危重或机体反应能力低下者,白细胞计数可不升高,仅中性粒细胞比例增高,甚至有中毒颗粒出现。

2.影像学检查

①腹部 X 线检查:腹部立、卧位平片可见小肠普遍胀气并有多个小液平面的肠麻痹征象,胃肠穿孔时,立位 X 线片多数可见膈下游离气体;②B 超检查:显示腹腔内有不等量的积液,但不能鉴别液体的性质;③CT 检查:对腹腔内实质性脏器病变(如急性胰腺炎)的诊断帮助较大,对评估腹腔内渗液量也有一定帮助,CT 检查可提供腹部 X 线检查无法提供的定位及病理信息。

3.诊断性腹腔穿刺抽液术或腹腔灌洗术

根据叩诊或 B 超检查进行穿刺点定位。

依据抽出液的性状、气味、混浊度,涂片镜检、细菌培养以及淀粉酶测定等判断病因。如:①结核性腹膜炎抽出液为草绿色透明腹腔积液;②胃十二指肠急性穿孔时抽出液呈黄色、混浊、含胆汁、无臭味;③饱食后穿孔时抽出液可含食物残渣;④急性重症胰腺炎时抽出液为血性,胰淀粉酶含量高;⑤急性阑尾炎穿孔时抽出液为稀薄脓性,略有臭味;⑥绞窄性肠梗阻时抽出液为血性、臭味重。

五、治疗

积极处理原发病灶,消除引起腹膜炎的病因,控制炎症,清理或引流腹腔渗液,促使渗出液局限;形成脓肿者予脓腔引流。化脓性腹膜炎的治疗包括非手术治疗和手术治疗。

1.非手术治疗

(1)适应证:①对病情较轻或病程已超过 24 h、且腹部体征已减轻或有减轻趋势者;②伴有严重心、肺等脏器疾病不能耐受手术者;③原发性腹膜炎者可行非手术治疗;④伴有休克较严重的营养不良或水、电解质紊乱等情况需术前予以纠正者,非手术治疗可作为手术前的准备。

(2)主要措施:①一般取半卧位,休克患者取平卧位或中凹卧位;②禁食和胃肠减压;③静脉输液,纠正水、电解质平衡紊乱;④补充热、氮量,提供营养支持;⑤合理应用抗生素;⑥镇静、止痛和吸氧等对症处理。

2.手术治疗

绝大多数继发性腹膜炎患者需手术治疗。

(1)适应证:①经非手术治疗 6～8 h 或更长(一般不超过 12 h),腹膜炎症状和体征不缓解反而加重者;②腹腔内原发病严重,如胃肠道、胆囊坏死穿孔、绞窄性肠梗阻、腹腔脏器损伤破裂或胃肠道手术后短期内吻合口漏所致的腹膜炎;③腹腔内炎症较重,有大量积液,出现严重的肠麻痹或中毒症状,尤其是有休克表现者;④腹膜炎病因不明且无局限趋势者。

（2）手术目的：①腹腔探查，以明确病因，处理原发病灶；②彻底清洁腹腔：可用甲硝唑及生理盐水冲洗腹腔至清洁；③充分引流：将引流管放在病灶附近及最低位，以利腹腔内的残留液和继续产生的渗液充分引流，严重感染时，放置两根以上引流管，术后可做腹腔灌洗。

（3）手术方式：①胃十二指肠溃疡穿孔时间不超过 12 h，可做胃大部切除术；②若穿孔时间较长，腹腔污染严重或患者全身状况不好，只能行穿孔修补术；③坏疽的阑尾及胆囊应切除，但若胆囊炎症重，解剖层次不清，全身情况不能耐受手术，只宜行胆囊造口术和腹腔引流；④坏死的肠管应切除，坏死的结肠如不能切除吻合，应行坏死肠段外置或结肠造口术。

（4）术后处理：继续禁食、胃肠减压、补液、应用抗生素和营养支持治疗，保证引流通畅；密切观察病情，防治并发症。

六、护理评估

（一）术前评估

1. 健康史

了解患者的年龄、性别、职业等一般资料。了解既往病史，尤其注意有无胃、十二指肠溃疡病史及慢性阑尾炎、胆囊炎发作史，有无其他腹腔内脏器官疾病和手术史；有无腹部外伤史。对于儿童应注意近期有无呼吸道、泌尿道感染病史、营养不良或其他导致抵抗力下降的情况。

2. 身体状况

（1）腹部症状和体征：了解腹痛发生的时间、部位、性质、程度、范围及伴随症状等；若有呕吐，了解呕吐物的性状。注意有无腹部压痛、反跳痛、肌紧张及其部位、程度和范围；检查有无肠鸣音减弱或消失，有无移动性浊音。

（2）全身情况：检查患者精神状态、生命体征的改变以及饮食和活动情况，尤其注意这些指标的动态变化及趋势；了解有无感染性中毒反应，如寒战、高热、脉速、呼吸浅快、面色苍白或口唇发绀等；有无水、电解质及酸碱平衡失调的表现；有无休克征象，如口干、肢端发冷、血压下降或神志恍惚等。

（3）辅助检查：了解血常规、腹部 X 线、B 超、CT 检查及诊断性腹腔穿刺术等辅助检查的结果。

3. 心理—社会状况

了解患者的心理反应，有无焦虑、恐惧等表现。评估患者对本病的认知程度和心理承受能力，评估其对医院环境的适应情况和治疗的合作情况。了解患者的家属及亲友的态度、经济承受能力等。

（二）术后评估

评估麻醉方式、手术类型，腹腔内炎症情况，原发病变类型，重点了解腹腔引流管放置情况，如引流管的作用、部位，引流通畅程度、引流液性状等，皮肤及切口愈合情况等。

七、常见护理诊断/问题

1. 急性疼痛

急性疼痛与壁腹膜受炎症刺激有关。

2. 体温过高

体温过高与腹膜炎毒素吸收有关。

3.体液不足

体液不足与腹腔内大量渗出、高热或体液丢失过多有关。

4.焦虑

焦虑与病情严重、躯体不适、担心术后康复及预后等有关。

5.潜在并发症

腹腔脓肿、切口感染。

八、护理目标

(1)患者疼痛程度减轻或缓解。

(2)患者炎症得以控制,体温逐渐降至正常范围。

(3)患者的水、电解质平衡得以维持,未发生酸碱失衡。

(4)患者焦虑程度减轻,情绪稳定,配合治疗和护理。

(5)患者未发生并发症,若发生能够得到及时发现和处理。

九、护理措施

(一)非手术治疗护理/术前护理

1.减轻腹胀、腹痛

(1)体位:取半卧位,促使腹腔内渗出液流向盆腔,有利于局限炎症和引流,以减轻中毒症状;同时可促使腹内脏器下移,减轻因明显腹胀挤压膈肌而对呼吸和循环的影响,且半卧位时腹肌松弛,有助于减轻腹肌紧张引起的腹胀等不适。休克患者取平卧位,或头、躯干和下肢各抬高约20°。尽量减少搬动,以减轻疼痛。

(2)禁食、胃肠减压:胃肠道穿孔患者必须禁食,并留置胃管持续胃肠减压。其目的有:①抽出胃肠道内容物和气体;②减少消化道内容物继续流入腹腔;③减少胃肠内积气、积液;④改善胃肠壁的血运;⑤有利于炎症的局限和吸收;⑥促进胃肠道恢复蠕动。

(3)对症处理、减轻不适:遵医嘱给予镇静处理,缓解患者的痛苦与恐惧心理。已经确诊、治疗方案已定者,可用哌替啶等止痛剂;对于诊断不明确或需要进行观察的患者,暂不用止痛剂,以免掩盖病情。根据医嘱予以吸氧治疗。

2.控制感染,加强营养支持

(1)遵医嘱合理应用抗生素:继发性腹膜炎大多为混合感染,在选择抗生素时,应考虑致病菌的种类。目前认为,第三代头孢菌素足以杀死大肠埃希菌且无耐药性,并且认为单一广谱抗生素治疗大肠埃希菌的效果可能更好。严格地说,根据细菌培养出的菌种及药物敏感试验结果选用抗生素是比较合理的。

(2)降温:高热患者,给予物理或药物降温。

(3)营养支持:急性腹膜炎患者的代谢率约为正常人的140%,分解代谢增强。若热量和营养素补充不足,体内大量蛋白质首先被消耗,使患者的防御能力和愈合能力下降。故在补充热量的同时应补充清蛋白、氨基酸等,静脉输入脂肪乳可获较高热量。对长期不能进食的患者,应尽早实施肠外营养支持,提高机体防御和修复能力。

3.维持体液平衡和生命体征平稳

(1)静脉输液:应迅速建立静脉输液通道,遵医嘱补充液体和电解质等,以纠正水、电解质及酸碱失衡。补液时根据患者丢失的液体量和生理需要量,计算总补液量(晶体、胶体),安排好各类液体输注的顺序,并根据患者临床表现和补液的监测指标及时调整输液的成分和速度。

(2)维持有效循环血量:病情严重者,必要时输血浆、清蛋白或全血,以补充因腹腔内渗出大量血浆引起的低蛋白血症和贫血。急性腹膜炎中毒症状明显并有休克时,给予抗休克治疗。如果输液、输血仍未能改善患者状况,可遵医嘱使用激素,对减轻中毒症状、缓解病情有一定帮助。也可根据患者脉搏、血压、中心静脉压等情况给予血管收缩剂或扩张剂,其中以多巴胺较为安全有效。

4. 做好病情监测和记录

密切观察病情,注意腹部症状和体征的动态变化。定时测量体温、脉搏、呼吸和血压,监测尿量,记录液体出入量,必要时监测中心静脉压、血细胞比容、血清电解质、心电监护、血气分析等,以调整输液的量、速度和种类,维持尿量 30～50 mL/h。监测危重患者的循环、呼吸、肾功能,并进行及时有效的处理。

5. 心理护理

做好患者及其家属的沟通和解释,稳定患者情绪,减轻焦虑;介绍有关腹膜炎的疾病知识,制订合理的健康教育计划,提高其认识并配合治疗和护理;帮助其面对和接受疾病带来的变化,尽快适应患者角色,增加战胜疾病的信心和勇气。

(二)术后护理

1. 卧位

患者手术毕回病室后,给予平卧位。全麻未清醒者头偏向一侧,注意呕吐情况,保持呼吸道通畅。全麻清醒或硬膜外麻醉患者平卧 6 h,血压、脉搏平稳后改为半卧位,并鼓励患者早期活动。

2. 禁食、胃肠减压

术后继续胃肠减压、禁食,肠蠕动恢复后,拔除胃管,逐步恢复经口饮食。禁食期间做好口腔护理,每日 2 次。

3. 观察病情变化

①术后密切监测生命体征变化;②观察并记录出、入液体量,注意观察患者尿量变化;③危重患者注意循环、呼吸、肾功能的监测和维护;④经常巡视患者,倾听主诉,注意腹部体征变化,观察有无膈下或盆腔脓肿的表现,观察其肠蠕动恢复情况,及时发现异常,通知医师配合处理;⑤观察引流情况及伤口愈合情况等。

4. 维持生命体征稳定和体液平衡

根据医嘱,合理补充水、电解质,必要时输全血、血浆,维持水、电解质、酸碱平衡及有效循环血量。

5. 营养支持治疗

根据患者的营养状况,及时给予肠内、肠外营养支持,以防体内蛋白质被大量消耗而降低机体抵抗力和愈合能力。手术时已做空肠造口者,空肠蠕动恢复后可给予肠内营养。

6. 腹腔脓肿、切口感染等并发症的预防和护理

(1)合理使用抗生素:根据脓液细菌培养和药物敏感试验结果,选用有效抗生素。待患者全身情况改善,临床感染症状消失后,可停用抗生素。

(2)保证有效引流:①引流管需贴标签标明名称、引流部位等;②正确连接并妥善固定各引流装置、引流管,防止脱出、折曲或受压;③观察引流通畅情况,挤捏引流管以防血块或脓痂堵塞,预防腹腔内残余感染,对行低负压引流者需根据引流液抽吸的情况及时调整负压,维持有效引流;④及时观察腹腔引流情况,准确记录引流液的量、颜色和性状;⑤一般当引流量小于10 mL/d,且引流液非脓性、患者无发热、无腹胀、血白细胞计数恢复正常时,可考虑拔除腹腔引流管。

（3）切口护理:观察切口敷料是否干燥,有渗血或渗液时及时更换敷料;观察切口愈合情况,及早发现切口感染征象。

（三）健康教育

1.疾病知识指导

提供疾病护理、治疗知识,向患者说明非手术期间禁食、胃肠减压、半卧位的重要性。

2.饮食指导

解释腹部手术后肠功能恢复的规律,讲解术后饮食从流质开始逐步过渡到半流—软食—普食的知识,鼓励其循序渐进、少量多餐,进食富含蛋白质、热量和维生素的食物,促进机体恢复和切口愈合。

3.运动指导

解释术后早期活动的重要性,鼓励患者卧床期间进行床上翻身活动,视病情和患者体力可坐于床边和早期下床走动,促进肠功能恢复,防止术后肠粘连,促进术后康复。

4.随访指导

术后定期门诊随访。若出现腹胀、腹痛、恶心、呕吐或原有消化系统症状加重时,应立即就诊。

十、护理评价

通过治疗与护理,患者是否:①腹痛、腹胀程度得以缓解;②炎症得到控制,体温降至正常;③无水、电解质、酸碱失衡或休克表现;④焦虑程度减轻,情绪稳定,能配合治疗和护理;⑤未发生腹腔脓肿或切口感染,若发生,得到及时发现和积极的处理。

（张国爱）

第二节　腹部损伤

腹部损伤可分为开放性损伤和闭合性损伤两类。

一、病因

1.外力因素

腹部损伤的类型、严重程度、是否涉及腹腔内脏器、涉及哪些脏器等情况取决于暴力的强度、速度、着力部位和力的作用方向及作用方式等因素。

如:①开放性损伤,多由刀刺、枪弹、弹片等各种锐器或火器伤所引起,其常见受损的腹腔脏器依次为肝、小肠、胃、结肠、大血管等;②闭合性损伤,常由高处坠落、碰撞、冲击、挤压、拳打脚踢等钝性暴力所致,常见受损腹腔脏器依次为脾、肾、小肠、肝、肠系膜等。

2.内在因素

腹部损伤的具体情况除受上述外力因素外,还受到腹部解剖特点、内脏原有病理情况和功能状态等内在因素的影响。

如:①肝、脾及肾的组织结构脆弱、血供丰富、位置比较固定,受到暴力打击后,比其他内脏更容易破裂,尤其是原来已有病理情况存在者;②上腹受到碰撞、挤压时,胃窦、十二指肠水平部或胰腺可被压在脊柱上而断裂;③肠道的固定部分(上段空肠、末段回肠、粘连的肠管等)比活动部分更易受损;④空腔脏器在充盈时(胃饱餐后、膀胱未排空等)比排空时更易破裂;⑤胰、十二指肠、膈、直肠等由于解剖位置较深,损伤发生率较低。

二、临床表现

因伤情不同,腹部损伤后的临床表现有很大的差异。轻微的腹部损伤,可无明显症状和体征;而严重者则可出现休克甚至处于濒死状态。实质性脏器损伤的临床表现以内出血为主,而空腔脏器以腹膜炎为其损伤后的主要表现。如果两类脏器同时破裂,则出血性表现和腹膜炎可同时存在。

(一)实质性脏器损伤

1.症状

(1)失血性表现:肝、脾、胰、肾等实质性脏器或大血管损伤时,以腹腔内(或腹膜后)出血症状为主,患者表现为面色苍白、脉率加快,严重时脉搏微弱、血压不稳、尿量减少,甚至出现失血性休克。

(2)腹痛:多呈持续性,一般不严重。腹膜刺激征并不剧烈,但若肝、脾受损导致胆管、胰管断裂,胆汁或胰液漏入腹腔可出现剧烈的腹痛和明显的腹膜刺激征。肩部放射痛常提示肝(右)或脾(左)损伤,在头低位数分钟后尤其明显。

2.体征

移动性浊音是内出血晚期体征,对早期诊断帮助不大。

肾脏损伤时可出现血尿。肝、脾包膜下破裂或系膜、网膜内出血,腹部触诊可扪及腹部肿块。

(二)空腔脏器损伤

1.症状

胃肠道、胆道、膀胱等破裂时,主要表现为弥散性腹膜炎,患者出现持续性的剧烈腹痛,伴恶心、呕吐,稍后出现体温升高、脉率增快、呼吸急促等全身性感染症状;严重者可发生感染性休克。空腔脏器损伤也可有某种程度的出血,但出血量一般不大,除非邻近的大血管有合并损伤,可出现呕血、黑便等,直肠损伤时可出现鲜红色血便。

2.体征

有典型腹膜刺激征,其程度因空腔脏器内容物的不同而异。胃液、胆汁或胰液对腹膜的刺激最强,肠液次之,血液最轻。空腔脏器破裂后患者可有气腹征,腹腔内游离气体常致肝浊音界缩小或消失;可因肠麻痹而出现腹胀,肠鸣音减弱或消失;直肠损伤时直肠指检可发现直肠内出血,有时还可扪及直肠破裂口。

三、辅助检查

1. 实验室检查

腹腔内实质性脏器破裂出血时,血红细胞、血红蛋白、血细胞比容等数值下降,白细胞计数略有升高。

空腔脏器破裂时,血白细胞计数和中性粒细胞比例明显上升。胰腺、胃肠道或十二指肠损伤时,血、尿淀粉酶多见升高。泌尿系统损伤时,尿常规检查多发现血尿。

2. 影像学检查

(1) B超检查:主要用于诊断实质性脏器的损伤,能提示脏器损伤的部位和程度。若发现腹腔内积液和积气,则有助于空腔脏器破裂或穿孔的诊断。

(2) X线检查:腹腔游离气体是胃肠道(主要是胃、十二指肠和结肠,少见于小肠)破裂的主要证据,立位腹部平片表现为膈下新月形阴影。腹膜后积气(可有典型的花斑状阴影)提示腹膜后十二指肠或结直肠穿孔。

(3) CT检查:能清晰地显示肝、脾、肾等脏器的被膜是否完整、大小及形态结构是否正常。比B超更准确。但CT检查对肠管损伤的价值不大。

(4) 其他影像学检查:①选择性血管造影适用于经上述方法未能证实,但仍怀疑肝、脾、胰、肾、十二指肠等脏器损伤者;②MRI对血管损伤和某些特殊部位的血肿如十二指肠壁间血肿的诊断很有帮助;③磁共振胰胆管造影(MRCP)适用于胆道损伤的诊断。

3. 诊断性腹腔穿刺术和腹腔灌洗术

诊断阳性率可达90%以上,对于判断腹腔脏器有无损伤和哪一类脏器损伤有很大帮助。

(1) 禁忌证:①严重腹内胀气;②妊娠后期;③既往手术或炎症造成腹腔内广泛粘连;④躁动不能合作者。

(2) 诊断性腹腔穿刺术:患者向穿刺侧侧卧5 min,然后在局部麻醉下进行穿刺。穿刺点最多选于脐和髂前上棘连线的中、外1/3交界处或经脐水平线与腋前线相交处。但应避开手术瘢痕、肿大的肝、脾,充盈的膀胱及腹直肌。

有骨盆骨折者,应在脐平面以上穿刺,以免误入腹膜后血肿而误诊为腹腔内出血。缓慢进针,刺穿腹膜后有落空感,即可进行抽吸,或把有多个侧孔的细塑料管经针管送入腹腔深处进行抽吸。

观察穿刺抽得液体的性状,肉眼观察不能确定抽出液的性质时,可做液体的涂片检查或对样本做实验室检验。①若为不凝血,提示为实质性脏器或大血管破裂所致的内出血,因腹膜的去纤维作用使血液不凝固;②若抽得血液迅速凝固,多为误入血管或血肿所致;③胰腺或胃十二指肠损伤时,穿刺液中淀粉酶含量增高。在B超引导下行腹腔穿刺,使穿刺阳性率得到提高。穿刺阴性时,可能是穿刺针被大网膜堵塞或腹内液体并未流至穿刺区,不能完全排除内脏损伤的可能,应继续严密观察,必要时重复穿刺或改行腹腔灌洗。

(3) 诊断性腹腔灌洗术:经腹腔穿刺置入的细塑料管,向腹腔内缓慢注入500~1 000 mL无菌生理盐水,然后借虹吸作用使腹腔内灌洗液流回输液瓶。取瓶中液体进行肉眼或显微镜下检查,必要时涂片、培养或检测淀粉酶含量。符合以下任何一项者,为阳性检查结果:①肉眼见灌洗液为血性、含胆汁、胃肠内容物或证明是尿液;②显微镜下,红细胞计数超过$100×10^9$/L或白细胞计数超过$0.5×10^9$/L;③淀粉酶超过100 Somogyi单位;④灌洗液涂片发现细菌。

4.诊断性腹腔镜探查

主要用于临床难以确诊时，其损伤比剖腹探查小，由于 CO_2 气腹可引起高碳酸血症和因抬高膈肌而影响呼吸，大静脉损伤时更有发生二氧化碳栓塞的危险，故应选无气腹腔镜探查的方法。

四、治疗

1.急救处理

首先处理对生命威胁最大的损伤。对最危急的病例，首先积极进行心肺复苏，其中解除气道梗阻是最重要一环；其次要控制明显的外出血，处理开放性气胸或张力性气胸，迅速恢复循环血容量，控制休克和进展迅速的颅脑损伤。如无上述情况，则立即处理腹部创伤。实质性脏器损伤常发生威胁生命的大出血，比空腔脏器损伤处理应更为紧急。

2.非手术治疗

关键是要观察是否合并腹腔内脏器损伤。

(1)适应证：①暂时不能确定有无内脏损伤者；②诊断明确，为轻度的单纯性实质性脏器损伤，生命体征稳定者；③血流动力学稳定、收缩压在 90 mmHg[①] 以上、心率小于 100 次/分；④无腹膜炎体征；⑤未发现其他脏器的合并伤。

(2)治疗措施：①密切观察病情变化，尽早明确诊断；②输血、输液，防治休克；③应用广谱抗生素，预防或治疗可能存在的腹腔内感染；④禁饮食，疑有空腔脏器破裂或明显腹胀时行胃肠减压；⑤对腹部损伤较严重的患者，在非手术治疗的同时做好手术前准备。

3.手术治疗

(1)适应证：已确诊为腹腔内脏器破裂者应及时手术治疗。在非手术治疗期间，经观察仍不能排除腹内脏器损伤或在观察期间出现以下情况时，应终止观察，及时行手术探查，必要时在积极抗休克的同时进行手术：①腹痛和腹膜刺激征进行性加重或范围扩大；②肠鸣音逐渐减弱、消失或出现明显腹胀；③全身情况有恶化趋势，出现口渴、烦躁、脉率增快，或体温及血白细胞计数上升；④腹部平片膈下见游离气体；⑤红细胞计数进行性下降；⑥血压由稳定转为不稳定甚至下降；⑦经积极抗休克治疗情况不见好转或继续恶化；⑧腹腔穿刺抽得气体、不凝血、胆汁或胃肠内容物；⑨胃肠道出血不易控制。

(2)手术方式：剖腹探查手术是治疗腹内脏器损伤的关键，手术包括全面探查、止血、修补、切除或引流有关病灶及清除腹腔内残留液体。根据需要使用胶管引流，若估计引流量很多(如肠瘘、胆瘘、胰瘘)时，需放置双套管进行负压吸引等。

五、护理评估

(一)术前评估

1.健康史

(1)一般情况：患者的年龄、性别、婚姻、职业及饮食情况；女性患者有无不规则阴道流血。

(2)受伤史：详细了解受伤时间、地点、部位、姿势、伤情，致伤源的性质及暴力的方向和强

---

① 临床上仍习惯用毫米汞柱(mmHg)做为血压单位，1mmHg＝0.1333kPa，1kPa＝7.5mmHg。全书同。

度,受伤至就诊之间的病情变化及就诊前的急救措施及其效果;腹部损伤后是否发生腹痛及腹痛的特点、部位、持续时间、伴随症状、有无放射痛和进行性加重。患者神志不清或昏迷时,可询问现场目击者及护送人员。

(3)既往史:患者有无结核病、糖尿病、高血压等病史;有无酗酒、吸烟和吸毒史;有无腹部手术史及药物过敏史等。

2.身体状况

(1)腹部情况:评估患者腹壁有无伤口及其部位、大小,自腹壁伤口有无脏器脱出;有无腹部压痛、肌紧张和反跳痛,其程度和范围;腹部有无移动性浊音,肝浊音界是否缩小或消失;肠蠕动是否减弱或消失,直肠指诊有无阳性发现。

(2)全身情况:评估患者生命体征的变化,有无面色苍白、出冷汗、脉搏细速、血压不稳等休克的早期征象;有无很快出现体温升高、脉搏增快等全身中毒症状;是否合并胸部、颅脑、四肢及其他部位损伤。

(3)辅助检查:评估红细胞计数、白细胞计数、血红蛋白和血细胞比容等数值变化,其他辅助检查如腹腔穿刺/腹腔灌洗、X线、B超、CT、MRI等影像学检查的结果。

3.心理-社会状况

评估患者及家属对突发的腹部损伤以及伤口、出血、内脏脱出这些视觉刺激的心理承受能力和对预后的担心程度;评估经济承受能力和对本次损伤相关知识的了解程度。

(二)术后评估

观察生命体征的变化,评估血红细胞计数、白细胞计数、血红蛋白、血细胞比容、肌酐、血清电解质等数值的变化。了解手术过程,以了解腹部损伤的具体情况。了解体腔引流管的留置情况以及伤口、手术切口的愈合情况等。评估症状和体征的变化等。

六、常见护理诊断/问题

1.体液不足

体液不足与损伤致腹腔内出血,严重腹膜炎、呕吐、禁食等有关。

2.急性疼痛

急性疼痛与腹部损伤有关。

3.潜在并发症

损伤器官再出血、腹腔脓肿、休克。

七、护理目标

(1)患者体液平衡能得到维持,生命体征平稳。

(2)患者腹痛缓解。

(3)患者未发生并发症或并发症能被及时发现和处理。

八、护理措施

(一)急救护理

腹部损伤可合并多发性损伤,在急救时应分清轻重缓急。首先处理危及生命的情况。根据患者的具体情况,可行以下措施:①心肺复苏,注意保持呼吸道通畅;②合并有张力性气胸,配合医师行胸腔穿刺排气;③止血,经静脉采血行血型及交叉配血实验;④迅速建立2条以上有效的静脉输液通路,根据医嘱及时输液,必要时输血;⑤密切观察病情变化;⑥对有开放性腹部损伤者,妥善处理伤口,如伴腹内脏器或组织自腹壁伤口突出,可用消毒碗覆盖保护,切勿在毫无准备的情况下强行回纳。

(二)非手术治疗护理/术前护理

1.休息与体位

绝对卧床休息,若病情稳定,可取半卧位。观察期间不随意搬动患者,以免加重伤情。

2.病情观察

内容包括:①每 15～30 min 测定 1 次脉搏、呼吸、血压;②每 30 min 检查 1 次腹部体征,注意腹膜刺激征的程度和范围变化;③动态了解血红细胞计数、白细胞计数、血红蛋白和血细胞压积的变化,以判断腹腔内有无活动性出血;④观察每小时尿量变化,监测中心静脉压,准确记录 24 h 的输液量、呕吐量、胃肠减压量等;⑤必要时可重复 B 超检查、协助医师行诊断性腹腔穿刺术或腹腔灌洗术。

3.禁食禁灌肠

因腹部损伤患者可能有胃肠道穿孔或肠麻痹,故诊断未明确之前应绝对禁食、禁饮和禁灌肠,可防止肠内容物进一步漏出,造成腹腔感染和加重病情。

4.胃肠减压

对怀疑有空腔脏器损伤的患者,应尽早行胃肠减压,以减少胃肠内容物漏出,减轻腹痛。在胃肠减压期间做好口腔护理,观察并记录引流情况。

5.维持体液平衡和预防感染

遵医嘱合理使用抗生素。补充足量的平衡盐溶液、电解质等,防治水、电解质及酸碱平衡失调,维持有效的循环血量,使收缩压升至 90 mmHg 以上。

6.镇静、止痛

全身损伤情况未明时,禁用镇痛药,但可通过分散患者的注意力、改变体位等来缓解疼痛;空腔脏器损伤者行胃肠减压可缓解疼痛。诊断明确者,可根据病情遵医嘱给予镇静解痉药或镇痛药。

7.心理护理

关心患者,加强交流,向患者解释腹部损伤后的病情变化,之后可能出现的症状和体征及预后,使患者能正确认识疾病的发展过程。

告知相关的各项检查、治疗和护理目的、注意事项及手术治疗的必要性,使患者能积极配合各项检查、治疗和护理。避免在患者面前谈论病情的严重程度,鼓励其说出内心的感受,并加以疏导。

8.完善术前准备

一旦决定手术,应争取时间尽快地进行必要的术前准备,除上述护理措施外,其他主要措施有:①必要时导尿;②协助做好各项检查、皮肤准备、药物过敏试验;③通知血库备血;④给予术前用药。

(三)术后护理

1.体位

全麻未清醒者置平卧位,头偏向一侧。待全麻清醒或硬膜外麻醉平卧 6 h 后,血压平稳者改为半卧位,以利于腹腔引流,减轻腹痛,改善呼吸循环功能。

2.观察病情变化

严密监测生命体征变化,危重患者加强呼吸、循环和肾功能的监测和维护。注意腹部体征的变化,及早发现腹腔脓肿等并发症。

3.禁食、胃肠减压

做好胃肠减压的护理。待肠蠕动恢复、肛门排气后停止胃肠减压,若无腹胀不适可拔除胃管。从进少量流质饮食开始,根据病情逐渐过渡到半流质饮食,再过渡到普食。

4.静脉输液与用药

禁食期间静脉补液,维持水、电解质和酸碱平衡。必要时给予完全胃肠外营养,以满足机体高代谢和修复的需要,并提高机体抵抗力。术后继续使用有效的抗生素,控制腹腔内感染。

5.鼓励患者早期活动

手术后患者多翻身,及早下床活动,促进肠蠕动恢复,预防肠粘连。

6.腹腔引流护理

术后应正确连接引流装置,引流管应贴标签注明其名称、引流部位,妥善固定,保持引流通畅。普通引流袋每日更换,抗反流型引流袋可2~3 d更换1次,更换时严格遵守无菌操作原则。引流管不能高于腹腔引流出口,以免引起逆行性感染。观察并记录引流液的性质和量,若发现引流液突然减少,患者伴有腹胀、发热,应及时检查管腔有无堵塞或引流管是否滑脱。

7.并发症的观察与护理

(1)受损器官再出血:①多取平卧位,禁止随意搬动患者,以免诱发或加重出血;②密切观察和记录生命体征及面色、神志、末梢循环情况,观察腹痛的性质、持续时间和辅助检查结果的变化,若患者腹痛缓解后又突然加剧,同时出现烦躁、面色苍白、肢端温度下降、呼吸及脉搏增快、血压不稳或下降等表现,腹腔引流管间断或持续引流出鲜红色血液,血红蛋白和血细胞比容降低,常提示腹腔内有活动性出血,一旦出现以上情况,通知医师并协助处理;③建立静脉通路,快速补液、输血等,以迅速扩充血容量,积极抗休克,同时做好急症手术的准备。

(2)腹腔脓肿:①剖腹探查术后数日,患者体温持续不退或下降后又升高,伴有腹胀、腹痛、呃逆、直肠或膀胱刺激症状,辅助检查血白细胞计数和中性粒细胞比例明显升高,多提示腹腔脓肿形成,伴有腹腔感染者可见腹腔引流管引流出较多混浊液体,或有异味;②主要护理措施:合理使用抗生素,较大脓肿多采用经皮穿刺置管引流或手术切开引流,盆腔脓肿较小或未形成时应用40 ℃~43 ℃水温保留灌肠或采用物理透热等疗法,给予患者高蛋白、高热量、高维生素饮食或肠内外营养治疗。

(四)健康教育

1.社区宣传

加强宣传劳动保护、安全生产、户外活动安全、安全行车、交通法规的知识,避免意外损伤的发生。

2.急救知识普及

普及各种急救知识,在发生意外事故时,能进行简单的急救或自救。

3.及时就诊

一旦发生腹部损伤,无论轻重,都应经专业医务人员检查,以免延误诊治。

4.出院指导

出院后要适当休息,加强锻炼,增加营养,促进康复。若有腹痛、腹胀、肛门停止排气排便等不适,应及时到医院就医。

九、护理评价

通过治疗与护理,患者是否:①体液平衡得以维持,生命体征稳定,无脱水征象;②腹痛缓解或减轻;③未发生出血、腹腔脓肿或休克等并发症,或得到及时发现和处理。

(张国爱)

第三节　肠梗阻

一、病因与分类

1. 按肠梗阻发生的基本原因分类

(1)机械性肠梗阻:最常见,是各种原因导致的肠腔缩窄、肠内容物通过障碍。主要原因包括:①肠腔内堵塞,如结石、粪块、寄生虫、异物等;②肠管外受压,如肠扭转、腹腔内肿瘤压迫、粘连引起肠管扭曲、嵌顿疝等;③肠壁病变,如肿瘤、肠套叠、先天性肠道闭锁等。

(2)动力性肠梗阻:是神经反射或毒素刺激引起肠壁肌肉功能紊乱,使肠蠕动消失或肠管痉挛,以致肠内容物无法正常通行,而本身无器质性肠腔狭窄。可分为麻痹性肠梗阻及痉挛性肠梗阻两类。前者常见于急性弥散性腹膜炎、低钾血症、细菌感染及某些腹部手术后等;后者较少见,可继发于尿毒症、慢性铅中毒和肠功能紊乱等。

(3)血运性肠梗阻:是由于肠管血运障碍,引起肠失去蠕动能力,肠内容物停止运行,如肠系膜血栓形成、栓塞或血管受压等。随着人口老龄化,动脉硬化等疾病增多,现已不属少见。

2. 按肠壁有无血运障碍分类

(1)单纯性肠梗阻:只有肠内容物通过受阻,而无肠管血运障碍。

(2)绞窄性肠梗阻:伴有肠管血运障碍的肠梗阻。

3. 其他分类

肠梗阻还可根据梗阻部位分为高位(如空肠上段)和低位肠梗阻(如回肠末段与结肠);根据梗阻的程度分为完全性和不完全性肠梗阻;根据梗阻的发展过程分为急性和慢性肠梗阻。当发生肠扭转、结肠肿瘤等时,病变肠襻两端完全阻塞,称为闭襻性肠梗阻。

上述肠梗阻的类型并不是固定不变的,随着病情的发展,某些类型的肠梗阻在一定条件下可以相互转换。

二、病理生理

肠梗阻的病理生理可分为局部及全身性变化。

1. 局部变化

单纯性机械性肠梗阻早期,一方面,梗阻以上肠管肠蠕动增加,以克服肠内容物通过障碍;另一方面,肠腔内因液体和气体的积贮而膨胀。积液主要来自胃肠道分泌液。气体大部分是咽下的空气,部分是由血液弥散至肠腔内及细菌发酵后产生的气体。肠梗阻部位愈低,时间愈长,肠腔积气、积液引起肠膨胀愈明显。

急性完全性梗阻时,肠腔内压力迅速增加,肠壁静脉回流受阻,毛细血管及淋巴管淤积,肠壁充血、水肿、增厚,呈暗红色。由于组织缺氧,毛细血管通透性增加,肠壁上有出血点,并有血性渗出液渗入肠腔和腹腔。随着血运障碍的发展,继而出现动脉血运受阻,血栓形成,肠壁失去活力,肠管变成紫黑色。由于肠壁变薄、缺血和通透性增加,腹腔内出现带有粪臭的渗出液,可引起腹膜炎。最后,肠管可缺血、坏死而溃破穿孔。

慢性不完全性肠梗阻局部改变主要是由于长期肠蠕动增强,梗阻近端肠壁代偿性肥厚和肠腔膨胀,远端肠管则变细、肠壁变薄。痉挛性肠梗阻多为暂时性,肠管多无明显病理改变。

2.全身性变化

(1)水、电解质、酸碱失衡:高位肠梗阻时由于早期频繁呕吐、不能进食,更易出现脱水;加之酸性胃液及大量氯离子丢失产生代谢性碱中毒。低位肠梗阻时患者呕吐发生迟,其体液的丢失主要是由于肠管活力丧失,无法正常吸收胃肠道分泌的大量液体,丢失的体液多为碱性或中性,丢失的钠、钾离子多于氯离子;加之毛细血管通透性增加,导致血浆渗出,积存在肠腔、腹腔内,即丢失于第三间隙;同时组织灌注不良导致酸性代谢产物增加,尿量减少等均极易引起严重的代谢性酸中毒;大量的钾离子丢失还可引起肠壁肌张力减退,加重肠腔膨胀,并可引起肌无力及心律失常。

(2)感染和中毒:以低位肠梗阻表现显著。由于梗阻以上的肠腔内细菌数量显著增加,细菌繁殖产生大量毒素。由于肠壁血运障碍,通透性增加,细菌和毒素可以透过肠壁引起腹腔内感染,并经腹膜吸收引起全身性感染。

(3)休克及多器官功能障碍:体液大量丧失、血液浓缩、电解质紊乱、酸碱平衡失调以及细菌大量繁殖、毒素的释放等均可引起严重休克。当肠坏死、穿孔,发生腹膜炎时,全身中毒尤为严重。最后可引起严重的低血容量性休克和中毒性休克。肠腔大量积气、积液引起腹内压升高,膈肌上抬,影响肺的通气及换气功能;同时腹内压增高阻碍了下腔静脉回流,从而导致呼吸、循环功能障碍。最后可因多器官功能障碍乃至衰竭而死亡。

三、临床表现

不同类型肠梗阻的临床表现有其自身的特点,但存在腹痛、呕吐、腹胀及停止排便排气等共同表现。

(一)症状

1.腹痛

单纯性机械性肠梗阻由于梗阻部位以上肠管剧烈蠕动,患者表现为阵发性腹部绞痛。疼痛发作时,患者自觉腹内有"气块"窜动,并受阻于某一部位,即梗阻部位;随着病情进一步发展,可演变为绞窄性肠梗阻,表现为腹痛间歇期缩短,呈持续性剧烈腹痛。麻痹性肠梗阻患者腹痛的特点为全腹持续性胀痛或不适;肠扭转所致闭襻性肠梗阻多表现为突发腹部持续性绞痛并阵发性加剧;而肠蛔虫堵塞多为不完全性,以阵发性脐周腹痛为主。

2.呕吐

呕吐与肠梗阻发生的部位、类型有关。在肠梗阻早期,呕吐多为反射性,呕吐物以胃液及食物为主。

高位肠梗阻早期便发生呕吐且频繁,主要为胃及十二指肠内容物等;低位肠梗阻呕吐出现较迟而少,呕吐物可呈粪样,若吐出蛔虫,多为蛔虫团引起的肠梗阻;麻痹性肠梗阻时呕吐呈溢出性;绞窄性肠梗阻呕吐物为血性或棕褐色液体。

3.腹胀

腹胀程度与梗阻部位有关,症状发生时间较腹痛、呕吐晚。高位肠梗阻由于呕吐频繁,腹胀较轻;低位肠梗阻腹胀明显。闭襻性肠梗阻患者腹胀多不对称;麻痹性肠梗阻则表现为均匀性全腹胀。肠扭转时腹胀多不对称。

4.停止排便排气

完全性肠梗阻,多不再排便排气;但在高位肠梗阻早期,由于梗阻以下肠腔内仍残存粪便及气体,可在灌肠后或自行排出,故不应因此而排除肠梗阻。不完全性肠梗阻可有多次少量排便排气;绞窄性肠梗阻可排血性黏液样便。

(二)体征

1.局部

①腹部视诊:机械性肠梗阻可见肠型和蠕动波。②触诊:单纯性肠梗阻因肠管膨胀,可有轻度压痛,但无腹膜刺激征;绞窄性肠梗阻时,可有固定压痛和腹膜刺激征;蛔虫性肠梗阻,常在腹中部触及条索状团块;肠套叠时可扪及腊肠样肿块。③叩诊:绞窄性肠梗阻时,腹腔有渗液,移动性浊音可呈阳性。④听诊:机械性肠梗阻时有肠鸣音亢进,气过水音;麻痹性肠梗阻时,则肠鸣音减弱或消失。

2.全身

肠梗阻初期,患者全身情况可无明显变化。梗阻晚期或绞窄性肠梗阻患者可出现唇干舌燥、眼窝凹陷、皮肤弹性消失、尿少或无尿等明显脱水体征,还可出现脉搏细速、血压下降、面色苍白、四肢发冷等中毒和休克征象。

四、辅助检查

1.实验室检查

若肠梗阻患者出现脱水、血液浓缩时可引起血红蛋白、血细胞比容、尿比重均升高。而绞窄性肠梗阻多有血白细胞计数和中性粒细胞比例显著升高。血气分析、血清电解质、血尿素氮及肌酐检查出现异常结果,则表示存在电解质、酸碱失衡或肾功能障碍。呕吐物和粪便检查有大量红细胞或潜血试验阳性,提示肠管有血运障碍。

2.X线检查

X线检查对诊断肠梗阻有很大价值。正常情况下,小肠内容物运行很快,气体和液体充分混合,故在腹部X线片上只显示胃和结肠内气体,小肠内气体不显示。肠梗阻时,小肠内容物停滞,气、液体分离,一般在梗阻4~6 h后,腹部立位或侧卧位透视或摄片可见多个气液平面及胀气肠襻;空肠梗阻时,空肠黏膜环状皱襞可显示"鱼肋骨刺"状改变。回肠扩张的肠襻多,可见阶梯状的液平面。蛔虫堵塞者可见肠腔内成团的蛔虫成虫体阴影。肠扭转时可见孤立、突出的胀大肠襻。

麻痹性肠梗阻时,胃泡影增大,小肠、结肠全部胀气。当怀疑肠套叠、乙状结肠扭转或结肠肿瘤时,可行钡剂灌肠或CT检查,以明确梗阻的部位和性质。

五、治疗

纠正肠梗阻引起的全身性生理紊乱和解除梗阻。具体治疗方法应根据肠梗阻的病因、性质、类型、部位、程度、有无并发症以及患者的全身情况而决定。

1. 基础治疗

既可作为非手术治疗的措施，又可为手术治疗的术前处理。主要措施包括禁食、胃肠减压、纠正水、电解质及酸碱失衡、防治感染和中毒、酌情应用解痉剂、镇静剂等。

2. 解除梗阻

(1)非手术治疗：适用于单纯性粘连性肠梗阻、麻痹性或痉挛性肠梗阻、蛔虫或粪块堵塞引起的肠梗阻、肠结核等炎症引起的不完全性肠梗阻等。具体措施除上述基础治疗外还包括中医中药治疗、口服或胃肠道灌注植物油、针刺疗法、腹部按摩等。

(2)手术治疗：适用于各种类型的绞窄性肠梗阻以及由肿瘤、先天性肠道畸形引起的肠梗阻，非手术治疗无效的患者。手术大体可归纳为以下 4 种：①解除病因，如粘连松解术、小肠折叠排列、肠切开取异物、肠套叠复位肠、扭转复位术等；②肠切除肠吻合术，如肠肿瘤、炎症性狭窄或局部肠襻已坏死，则应做肠切除肠吻合术；③短路手术，当肠梗阻原因既不能简单解除，又不能切除，如晚期肿瘤已浸润固定，或肠粘连成团与周围组织粘连广泛者，则可将梗阻近端与远端肠襻行短路吻合术；④肠造口或肠外置术，如一般情况极差或局部病变不能切除的低位梗阻患者，可行肠造口术，暂时解除梗阻；对单纯性结肠梗阻，一般采用梗阻近侧（横结肠）造口，以解除梗阻；如已有肠坏死，则宜切除坏死肠段并将断端外置作造口术，以后行二期手术治疗结肠病变。

六、护理评估

（一）术前评估

1. 健康史

了解患者的一般情况，包括年龄、性别，发病前有无体位不当、饮食不当、饱餐后剧烈活动等诱因；既往有无腹部手术及外伤史、各种急慢性肠道疾病史及个人卫生情况等。

2. 身体状况

(1)局部：评估腹痛、腹胀、呕吐、停止排气排便等症状的程度、有无进行性加重；呕吐物、排泄物、胃肠减压抽出液的量及性状；有无腹膜刺激征及其范围。评估肠梗阻的类型，机械性还是动力性，单纯性还是绞窄性，完全性还是不完全性。

(2)全身：评估生命体征的变化情况；有无眼窝凹陷、皮肤弹性降低等明显的脱水体征；有无出现水、电解质、酸碱失衡或休克的征象。

(3)辅助检查：实验室检查是否提示有水、电解质及酸碱失衡及其类型，腹部 X 线片检查有哪些异常发现。

3. 心理—社会状况

评估患者的心理情况，有无过度焦虑或恐惧，是否了解围术期的相关知识；了解患者的家庭、社会支持情况，包括家属对肠梗阻相关知识的掌握程度，对患者心理和经济的支持情况等。

（二）术后评估

1. 术中情况

了解患者采取的麻醉、手术方式及术中输血、输液情况。

2. 术后情况

评估患者回病房后的神志、生命体征及切口情况；评估腹腔引流管是否通畅有效，引流液的颜色、性状和量；了解患者有无切口疼痛、腹胀、恶心呕吐等不适；评估患者术后有无发生肠粘连、腹腔内感染或肠瘘等并发症；评估切口愈合及术后康复的情况。

七、常见护理诊断/问题

1.急性疼痛

急性疼痛与肠蠕动增强或肠壁缺血有关。

2.体液不足

体液不足与频繁呕吐、腹腔及肠腔积液、胃肠减压等有关。

3.潜在并发症

术后肠粘连、腹腔感染、肠瘘。

八、护理目标

(1)患者腹痛程度减轻。

(2)患者体液能维持平衡，能维持重要器官、脏器的有效灌注量。

(3)患者未发生并发症或并发症得以及时发现和处理。

九、护理措施

(一)非手术治疗护理/术前护理

1.缓解疼痛与腹胀

(1)胃肠减压：有效的胃肠减压对单纯性肠梗阻和麻痹性肠梗阻可达到解除梗阻的目的。现多采用鼻胃管(Levin 管)减压，先将胃内容物抽空，再行持续低负压吸引。置胃肠减压期间应保持减压管通畅和减压装置有效的负压，注意引流液的色、质、量，并正确记录。如发现血性液体，应考虑肠绞窄的可能。胃肠减压可减少胃肠道积存的气体、液体，减轻肠腔膨胀，有利于肠壁血液循环的恢复，减轻肠壁水肿；胃肠减压还可以降低腹内压，改善因膈肌抬高而导致的呼吸与循环障碍。向减压管内注入生植物油或中药等，可以润滑肠管或是刺激肠蠕动恢复。注入药物后，须夹管 $1\sim2$ h。中药应浓煎，每次 100 mL 左右，防止量过多引起患者呕吐、误吸。

(2)安置体位：取低半卧位，减轻腹肌紧张，有利于患者的呼吸。

(3)应用解痉剂：在确定无肠绞窄后，可应用阿托品、654-2 等抗胆碱类药物，以解除胃肠道平滑肌的痉挛，抑制胃肠道腺体的分泌，使患者腹痛得以缓解。

(4)按摩或针刺疗法：若为不完全性、痉挛性或单纯蛔虫所致的肠梗阻，可适当顺时针轻柔按摩腹部，并遵医嘱配合应用针刺疗法，缓解疼痛。

2.维持体液与营养平衡

(1)补液：补充液体的量与种类取决于病情，包括呕吐次数、量及呕吐物的性状等以及皮肤弹性、尿量、尿比重、血液浓缩程度、血清电解质、血气分析结果等。故应严密监测上述病情及实验室检查结果的变化。

(2)饮食与营养支持：肠梗阻时需禁食，应给予胃肠外营养。若梗阻解除，患者开始排气、排便，腹痛、腹胀消失 12 h 后，可进流质饮食，忌食易产气的甜食和牛奶等；如无不适，24 h 后进半流质饮食；3 d 后进软食。

3.呕吐护理

呕吐时坐起或头偏向一侧，及时清除口腔内呕吐物，以免误吸引起吸入性肺炎或窒息。呕吐后给予漱口,保持口腔清洁。观察和记录呕吐物颜色、性状和量。

4.严密观察病情变化、及早发现绞窄性肠梗阻

定时测量体温、脉搏、呼吸和血压,以及腹痛、腹胀和呕吐等变化,及时了解患者各项实验室指标。若出现以下情况应警惕绞窄性肠梗阻发生的可能:①腹痛发作急骤,发病开始即可表现为持续性剧痛,或持续性疼痛伴阵发性加重,有时出现腰背痛;②呕吐出现早、剧烈而频繁;③腹胀不对称,腹部有局限性隆起或触痛性肿块;④呕吐物、胃肠减压液或肛门排出物为血性,或腹腔穿刺抽出血性液体;⑤出现腹膜刺激征,肠鸣音可不亢进或由亢进转为减弱甚至消失;⑥体温升高、脉率增快、血白细胞计数升高;⑦病情进展迅速,早期出现休克,抗休克治疗无效;⑧经积极非手术治疗而症状体征未见明显改善;⑨腹部 X 线检查可见孤立、突出、胀大的肠襻,位置固定不变,或有假肿瘤状阴影,或肠间隙增宽,提示腹腔积液。此类患者病情危重,应在抗休克、抗感染的同时,积极做好术前准备。

5.术前准备

慢性不完全性肠梗阻,需作肠切除手术者,除一般术前准备外,应按要求作肠道准备。急诊手术者,紧急做好备皮、配血、输液等术前准备。

(二)术后护理

1.体位

全麻术后暂时予以平卧位,头偏向一侧;血压平稳后给予半卧位。

2.饮食

术后暂禁食,禁食期间给予静脉补液。待肠蠕动恢复、肛门排气后可开始进少量流质;进食后若无不适,逐步过渡至半流质。

3.术后并发症观察和护理

(1)肠梗阻:可由广泛性肠粘连未能分离完全,或手术后胃肠道处于暂时麻痹状态,加上腹腔炎症、重新引起粘连而导致。鼓励患者术后早期活动,如病情平稳,术后 24 h 即可开始床上活动,3 d 后下床活动,以促进机体和胃肠道功能的恢复,防止肠粘连。一旦出现阵发性腹痛、腹胀、呕吐等,应积极采取非手术治疗措施,一般多可缓解。

(2)腹腔内感染及肠瘘:如患者有引流管,应妥善固定并保持通畅,观察记录引流液色、质、量。更换引流管时注意无菌操作。监测生命体征变化及切口情况,若术后 3~5 d 出现体温升高、切口红肿及剧痛时应怀疑切口感染;若出现局部或弥散性腹膜炎表现,腹腔引流管周围流出液体带粪臭味时,应警惕腹腔内感染及肠瘘的可能。根据医嘱进行积极的全身营养支持和抗感染治疗,局部双套管负压引流。引流不畅或感染不能局限者需再次手术处理。

(三)健康教育

1.饮食指导

少食刺激性强的辛辣食物等,宜进高蛋白、高维生素、易消化吸收的食物。避免暴饮暴食,饭后忌剧烈活动。

2.保持排便通畅

老年便秘者应注意通过调整饮食、腹部按摩等方法保持大便通畅,无效者可适当给予缓泻剂,避免用力排便。

3.自我监测

指导患者自我监测病情,若出现腹痛、腹胀、呕吐、停止排便等不适,及时就诊。

十、护理评价

通过治疗与护理,患者是否:①腹痛程度减轻;②脱水得到纠正,电解质维持在正常范围;③未发生肠粘连、腹腔内感染、肠瘘等术后并发症,若发生,得到及时发现和处理。

（赵室梅）

第四节 肠 瘘

一、病因

1.先天性

先天性与胚胎发育异常有关,如卵黄管未闭所致脐肠瘘。

2.后天性

后天性占肠瘘发生率的 95% 以上。常见病因有:①腹部手术损伤,绝大多数肠瘘都是由手术创伤引起的,常见原因为手术误伤肠壁或吻合口愈合不良;②腹部创伤,无论是腹部开放性或闭合性损伤,受损的肠管若未经及时处理可发展为肠瘘;③腹腔或肠道感染,如憩室炎、腹腔脓肿、克罗恩(Crohn)病、溃疡性结肠炎、肠结核、肠系膜缺血性疾病;④腹腔内脏器或肠道的恶性病变,如肠道恶性肿瘤。

3.治疗性

治疗性是指根据治疗需要而施行的人工肠造瘘,如空肠造瘘、结肠造瘘等。

二、分类

1.按肠腔是否与体表相通分类

(1)肠外瘘:较多见,指肠腔通过瘘管与体表相通。肠外瘘又可根据瘘口的形态分为管状瘘及唇状瘘。前者常见,是指肠壁瘘口与腹壁外口之间存在一瘘管;后者可直接在创面观察到破裂的肠管及在瘘口处外翻成唇状的肠黏膜。

(2)肠内瘘:指肠腔通过瘘管与腹内其他脏器或肠管的其他部位相通,如胆囊横结肠瘘、直肠膀胱瘘、空肠空肠瘘等。

2.按肠道连续性是否存在分类

①侧瘘:肠壁瘘口范围小,仅有部分肠壁缺损,肠腔仍保持其连续性;②端瘘:肠腔连续性完全中断,其近侧端与体表相通,肠内容物经此全部流出体外,亦称为完全瘘。此类瘘很少见,多为治疗性瘘。

3.按瘘管所在的部位分类

①高位瘘:包括胃、十二指肠、位于 Treitz 韧带 100 cm 范围内空肠上段的瘘,如胃十二指肠瘘、十二指肠空肠瘘;②低位瘘:指距离 Treitz 韧带 100 cm 以远的空肠下段、回肠与结肠的瘘。

4.按肠瘘的日排出量分类

①高流量瘘:指每日消化液排出量在 500 mL 以上;②低流量瘘:指每日排出的消化液在

500 mL 以内。

三、病理生理

肠瘘形成后的病理生理改变与瘘管的部位、大小、数目等相关。一般而言，高位肠瘘以水、电解质紊乱及营养丢失较为严重；而低位肠瘘则以继发性感染更为明显。

1.水、电解质及酸碱失衡

正常成人每日所分泌的约 8 000 mL 消化液绝大部分由肠道回吸收，仅有 150 mL 液体随粪便排出体外。发生肠瘘时，这些消化液可经瘘管排至体外、其他器官或间隙，或因消化道短路过早地进入低位消化道，重吸收率大大降低，导致消化液大量丢失，严重时导致周围循环和肾衰竭。

伴随消化液的流失，还可出现相应电解质的丧失；如以胃液丢失为主，丧失的电解质主要为 H^+、Cl^-、K^+，患者可出现低氯低钾性碱中毒；而伴随肠液丢失的电解质主要为 Na^+、K^+ 及 HCO_3^-，患者表现为代谢性酸中毒及低钠、低钾血症。

2.营养不良

肠瘘患者由于消化液大量流失，影响消化道的消化吸收功能，加之消化液中大量消化酶和蛋白质的丧失，以及炎症、创伤的额外消耗，均可导致蛋白质的分解代谢增加引起负氮平衡以及多种维生素的缺乏。患者表现为体质量骤减，并发贫血、低蛋白血症，若未及时处理，终可因恶病质而死亡。

3.消化液腐蚀及感染

由于排出的消化液中含有大量消化酶，可消化腐蚀瘘管周围的组织及皮肤，引起局部糜烂、出血并继发感染。其次，消化液若流入腹膜腔或其他器官内，还可引起弥散性腹膜炎、腹腔内器官感染、腹腔脓肿等。

四、临床表现

肠瘘的临床表现可因瘘管的部位及其所处的病理阶段不同而异。

1.腹膜炎期

(1)局部：由于肠内容物外漏，对周围组织器官产生强烈刺激，患者有腹痛、腹胀、恶心呕吐或由于麻痹性肠梗阻而停止排便、排气。肠外瘘者，可于体表找到瘘口，并见消化液、肠内容物及气体排出，周围皮肤被腐蚀，出现红肿、糜烂、剧痛，甚至继发感染，破溃出血。

瘘口排出物的性状与瘘管位置有关。如高流量的高位小肠瘘漏出的肠液中往往含有大量胆汁、胰液等，多呈蛋花样、刺激性强，腹膜刺激征明显；而结肠瘘等低位肠瘘，若瘘口小，其漏出液排出量小，也可形成局限性腹膜炎。因漏出液内含有粪渣，有臭味。

(2)全身：继发感染的患者体温升高，达 38 ℃以上；患者可出现严重水、电解质及酸碱平衡失调，严重脱水者可出现低血容量性休克。若未得到及时、有效处理，则有可能并发脓毒症性多器官功能障碍综合征，甚至死亡。

2.腹腔内脓肿期

多发生于瘘形成后 7～10 d。排至腹腔的肠内容物引起腹腔内纤维素性渗出等炎性反应，若漏出物和渗出液得以局限，则形成腹腔内脓肿。

患者可因脓肿所在部位的不同而表现为恶心呕吐、腹泻、里急后重等；瘘口排出大量的脓性液体甚至脓血性液体。全身可继续表现为发热，若引流通畅，全身症状可逐渐减轻。

3.瘘管形成期

在引流通畅的情况下,腹腔脓肿逐渐缩小,沿肠内容物排出的途径形成瘘管。这时患者的感染基本已控制,仅留有瘘口局部刺激症状及肠粘连表现,全身症状较轻甚至消失,营养状况逐渐恢复。

4.瘘管闭合

瘘管炎症反应消失,瘢痕愈合,患者临床症状消失。

五、辅助检查

1.实验室检查

血常规检查可出现血红蛋白值、红细胞计数下降;严重感染时白细胞计数及中性粒细胞比例升高。血生化检查可有血清 Na^+、K^+ 浓度降低等电解质紊乱的表现;反映营养及免疫状态的血清蛋白转铁蛋白、前清蛋白水平和总淋巴细胞计数下降;肝酶谱(GPT、GOT、AKP、γ-GCT 等)及胆红素值升高。

2.特殊检查

①口服染料或药用炭:是最简便实用的检查手段,适用于肠外瘘形成初期。通过口服或胃管内注入亚甲蓝、骨炭末等染料后,观察、记录其从瘘口排出的情况,包括部位、排出量及时间等,以初步判断瘘的部位和瘘口大小;②瘘管组织活检及病理学检查:可明确是否存在结核、肿瘤等病变。

3.影像学检查

①B 超及 CT 检查:有助于发现腹腔深部脓肿、积液、占位性病变及其与胃肠道的关系等;②瘘管造影:适用于瘘管已形成者,有助于明确瘘的部位、长度、走向、大小、脓腔范围及引流通畅程度,同时还可了解其周围肠管或与其相通的肠管情况。

六、治疗

1.非手术治疗

(1)输液及营养支持:给予补液,纠正水、电解质及酸碱平衡失调;根据病情给予肠外或肠内营养支持。

(2)控制感染:根据肠瘘的部位及其常见菌群或药物敏感性试验结果选择抗生素。

(3)药物治疗:生长抑素制剂如奥曲肽等,能显著降低胃肠分泌量,从而降低瘘口肠液的排出量,以减少液体丢失。当肠液明显减少时,改用生长激素,可促进蛋白质合成,加速组织修复。

(4)经皮穿刺置管引流:对肠瘘后腹腔感染比较局限,或者少数脓肿形成而患者全身情况差、不能耐受手术引流者,可在 B 超或 CT 引导下,经皮穿刺置管引流。

(5)封堵处理:对于瘘管比较直的单个瘘,可用胶片、胶管、医用胶等材料进行封堵瘘口,也能取得一定疗效。

2.手术治疗

(1)早期腹腔引流术:肠瘘发生后,腹膜炎症状明显,甚至有明显中毒症状者,及有局限性腹腔内脓肿或瘘管形成早期经皮穿刺置管引流有困难者,应早期行腹腔引流术。术中可在瘘口附近放置引流管或双套管,以有效引流外溢肠液、促进局部炎症消散、组织修复及瘘管愈合。

(2)瘘口造口术:对于瘘口大、腹腔污染严重、不能耐受一次性彻底手术者,可行瘘口造口术。待腹腔炎症完全控制、粘连组织大部分吸收、患者全身情况改善后再行二次手术,切除瘘口,肠管行端端吻合。

(3)肠段部分切除吻合术:对经以上处理不能自愈的肠瘘均需进一步手术治疗。可切除瘘管附近肠祥后行肠段端端吻合,该方法最常用且效果最好。

(4)肠瘘局部楔形切除缝合术:较简单,适合于瘘口较小且瘘管较细的肠瘘。

七、护理诊断/问题

1. 体液不足

体液不足与禁食、肠液大量外漏有关。

2. 体温过高

体温过高与腹腔感染有关。

3. 营养失调

低于机体需要量与肠液大量丢失、炎症和创伤引起的机体高消耗状态有关。

4. 皮肤完整性受损

皮肤完整性受损与瘘口周围皮肤被消化液腐蚀有关。

5. 潜在并发症

潜在并发症包括出血、腹腔感染、粘连性肠梗阻。

八、护理措施

(一)非手术治疗护理/术前护理

1. 维持体液平衡

补充液体和电解质,纠正水、电解质及酸碱平衡失调,并根据患者生命体征、皮肤弹性、黏膜湿润情况、出入液量、血电解质及血气分析检测结果,及时调整液体与电解质的种类与量。

2. 控制感染

(1)体位:取低半坐卧位,以利漏出液积聚于盆腔,减少毒素的吸收,同时有利于呼吸及引流。

(2)合理应用抗生素:遵医嘱合理应用抗生素。

(3)负压引流的护理:经手术切口或瘘管内放置双套管行腹腔灌洗并持续负压吸引,以充分稀释肠液,保持引流通畅,减少肠液的溢出,减轻瘘口周围组织的侵蚀程度,促进局部炎症消散、肉芽组织生长,从而为瘘管的愈合创造有利条件。①调节负压大小:一般情况下负压以75～150 mmHg(10～20 kPa)为宜,具体应根据肠液黏稠度及日排出量调整;注意避免负压过小致引流不充分,或负压太大造成肠黏膜吸附于管壁引起损伤、出血;当瘘管形成、漏出液少时,应降低压力。②保持引流管通畅:妥善固定引流管,保持各处连接紧密,避免扭曲、脱落;定时挤压引流管,并及时清除双腔套管内的血凝块、坏死组织等,避免堵塞;可通过灌洗的声音判断引流效果,若冲洗过程中听到明显气过水声,表明引流效果好;若出现管腔堵塞,可沿顺时针方向缓慢旋转松动外套管,若无效,应通知医师,另行更换引流管。③调节灌洗液的量及速度:灌洗液的量及速度取决于引流液的量及性状,一般每日的灌洗量为2 000～4 000 mL,速度为40～60 滴/分钟,若引流量多且黏稠,可适当加大灌洗的量及速度;而在瘘管形成,肠液溢出减少后,灌洗量可适当减少;灌洗液以等渗盐水为主,若有脓腔形成或腹腔内感染严重,灌洗液中可加入敏感抗生素;注意保持灌洗液的温度在 30℃～40 ℃,避免过冷对患者造成不良刺激。④观察和记录:观察并记录引流液的量及性状,并减去灌洗量,以计算每日肠液排出量;多发瘘者常多根引流管同时冲洗和引流,应分别标记冲液瓶和引流瓶,并分别观察、记录;通过灌洗量和引流量判断进出量是否平衡;若灌洗量大于引流量,常提示吸引不畅,须及时处理;灌洗过程中应观察患者有无畏寒、心慌气急、面色苍白等不良反应,一旦出现应立即停止灌洗,对症处理。

3.营养支持

在肠瘘发病初期原则上应停止经口进食,可通过中心静脉置管行全胃肠外营养,达到既迅速补充所需热量、又减少肠液分泌的目的。应注意输液的速度和中心静脉导管的护理,避免导管性感染。随着病情的好转、漏出液的减少和肠功能的恢复,逐渐恢复肠内营养,以促进肠蠕动及胃肠激素释放,增加门静脉系统血流,增强肠黏膜屏障功能。可通过胃管或空肠喂养管给予要素饮食,但应注意逐渐增加灌注的量及速度,避免引起渗透性腹泻。

4.瘘口周围皮肤的护理

由于从瘘管渗出的肠液具有较强的腐蚀性,造成周围皮肤糜烂,甚至溃疡、出血。因此,须保持充分有效的腹腔引流,减少肠液漏出;及时清除漏出的肠液,保持皮肤清洁干燥,可选用中性皂液、或 0.5％氯己定清洗皮肤;局部清洁后涂抹复方氧化锌软膏、皮肤保护粉或皮肤保护膜加以保护。若局部皮肤发生糜烂,可采取红外线或超短波等进行理疗。

5.瘘口堵塞护理

对应用堵片治疗的患者,须注意观察堵片有无发生移位或松脱。若发现异常,及时通知医师,予以调整或更换合适的堵片。

6.心理护理

由于肠瘘多发生于术后,且疾病初期患者的局部及全身症状严重,病情易反复,因此,患者容易产生悲观失望情绪。通过集体讲座、个别辅导等方法向患者及其家属解释肠瘘的发生、发展过程和治疗方法,并向患者介绍愈合良好的康复患者,通过患者间的经验交流,消除其心理顾虑,增强其对疾病治疗的信心,以积极配合各项治疗和护理。

7.术前准备

除胃肠道手术前的常规护理外,还应加强以下护理措施。①肠道准备:术前 3 d 进少渣半流质饮食,并口服肠道不吸收抗生素;术前 2 d 进无渣流质,术前 1 d 禁食;术前 3 d 起每日以生理盐水灌洗瘘口 1 次,术日晨从肛门及瘘管行清洁灌肠。②皮肤准备:术前认真清除瘘口周围皮肤的污垢及油膏,保持局部清洁。③保持口腔卫生:由于患者长期未经口进食,易发生口腔溃疡等,应予生理盐水或漱口液漱口 2 次/日,并观察口腔黏膜改变,及时处理口腔病变。

(二)术后护理

除肠道手术后常规护理,还应注意以下几点。

1.饮食

为避免再次发生肠瘘,可适当延长禁食时间至 4～6 d,禁食期间继续全胃肠外营养支持,并做好相应护理。

2.引流管护理

肠瘘术后留置的引流管较多,包括腹腔负压引流管、胃肠减压管、导尿管等。应妥善固定并标志各种管道,避免扭曲、滑脱;更换引流袋时严格无菌技术操作,注意连接紧密;保持各管道引流通畅,负压引流管须根据引流情况及时调整负压;观察并记录各引流液的颜色、性状和量。

3.并发症的观察与护理

(1)术后出血。常见原因包括:①术中止血不彻底,引起创面渗血;②创面感染侵蚀到血管,引起出血;③负压吸引力过大,损伤肠黏膜。应严密监测生命体征,观察切口渗血、渗液情况,以及各引流液的性状、颜色和量。若发现出血,及时通知医师,并协助处理。

(2)腹腔感染。由于肠瘘患者营养物质大量流失,全身状况较差,术后容易发生切口及腹腔感染,甚至再次发生肠瘘,应加强监测。除保持引流通畅、预防性应用抗生素外,尚需注意观察有无切口局部或腹部疼痛、腹胀、恶心呕吐等不适,切口有无红肿、发热;腹部有无压痛、反跳痛、肌紧张等腹膜刺激征表现以及生命体征的变化,及早发现感染征象。

(3)粘连性肠梗阻:若术后患者体质虚弱,活动少,或并发术后腹腔感染,均可导致肠粘连。术后患者麻醉反应消失、生命体征平稳,可予半坐卧位。指导患者在术后早期进行床上活动,如多翻身、肢体伸屈运动;在病情许可的前提下,鼓励其尽早下床活动,以促进肠蠕动,避免术后发生肠粘连。观察患者有无腹痛、腹胀、恶心呕吐、停止排便排气等肠梗阻症状;若发生,应及时汇报医师,并按医嘱给予相应的处理。

(赵室梅)

第五节　慢性胰腺炎

一、病因与发病机制

胆道疾病和慢性酒精中毒是导致慢性胰腺炎主要病因。其他少见病因还有甲状旁腺功能亢进、高脂血症、营养不良、急性胰腺炎造成胰管狭窄、先天性胰腺分离畸形及遗传因素等。

二、临床表现

1.腹痛

腹痛是最常见症状。平时为隐痛,发作时疼痛剧烈,呈持续性。腹痛位于上腹部剑突下或偏左,可向腰背部放射,呈束腰带状。

2.体质量减轻、消瘦

早期因害怕进食伴随的疼痛而减少进食,造成体质量减轻;后期因胰腺功能不足导致吸收不良而引起消瘦。

3.消化不良

消化不良可有食欲缺乏、饱胀感、不耐油腻等。脂肪泻是疾病后期出现的症状,特征是粪便不成形、有油光、恶臭,上层可见发光的油滴。

4.糖尿病

后期因胰岛大量被破坏,胰岛素分泌减少,患者可出现明显的糖尿病症状。

5.黄疸

黄疸仅少数患者出现,多为胰头纤维增生压迫胆总管下端所致。

三、治疗

目的是减轻疼痛,改善消化功能,促进胰液引流通畅,防止胰腺内、外分泌功能进一步减退。

1. 非手术治疗

①病因治疗:治疗胆道疾病,戒酒;②饮食控制:避免暴饮暴食,进食高蛋白、高维生素、低脂饮食;③补充胰酶:消化不良,尤其是出现脂肪泻时,补充胰酶制剂;④镇痛:应用长效抗胆碱能药物或镇痛药物控制腹痛;⑤治疗糖尿病:血糖异常者按糖尿病饮食要求控制糖摄入,并采用胰岛素替代疗法;⑥营养支持:可短期间歇、有计划地采用肠外营养或肠内营养支持。

2. 手术治疗

手术治疗目的在于减轻疼痛,延缓疾病进展,但不能根治。①胆道手术:适用于有胆管结石或 Oddi 括约肌狭窄者;②胰管空肠侧—侧吻合术:适用于胰管有多处狭窄者;③胰腺切除术:适用于胰腺纤维化严重但胰管未扩张者;④内脏神经破坏手术:仅用于其他方法不能缓解的顽固性疼痛者,或作为其他手术方法的辅助手术。

四、护理要点

1. 非手术治疗护理

(1)心理护理:关心理解患者,及时了解其需要,尽可能满足患者日常生活需求,帮助患者树立战胜疾病的信心。

(2)饮食指导:说明合理饮食的重要性,指导患者严格戒酒、戒烟,限茶、咖啡、辛辣及过量饮食,保证热量,进食低脂饮食,如蔬菜、水果、粗粮等。糖尿病患者按糖尿病饮食进食。

(3)疼痛护理:疼痛剧烈者,遵医嘱给予镇痛药物。但注意禁用吗啡和可卡因,以免引起 Oddi 括约肌收缩。

2. 术前护理

①禁食水、胃肠减压,引出胃内容物,避免呕吐并减少胃液刺激肠黏膜产生促胰腺分泌激素,使胰腺分泌增多加重自身消化;②应用抑制胰腺分泌的药物;③抗休克治疗:重症胰腺炎在监测中心静脉压和尿量下,补充血容量,补充钾、钙,纠正酸碱平衡紊乱;④抗感染:遵医嘱应用抗生素;⑤必要时做好术前准备。

3. 术后护理

(1)禁食水、胃肠减压,保持引流管通畅,防止扭曲、折叠、阻塞,保持水电解质平衡。

(2)营养护理患者需长期禁食,留置胃管,同时又有多根引流管机体消耗量大,因此要注意补充营养,使机体达到正氮平衡以利于组织修复。

营养支持分三个阶段:第一个阶段完全胃肠外营养(TPN)2～3 周,以减少对胰腺分泌的刺激。第二个阶段肠道营养(TEN),采用经肠道造口注入要素饮食,3～4 周。第三阶段逐步恢复到经口饮食,应做好 TPN 与 TEN 护理,防止并发症。

(3)保持各种引流管通畅,彻底引流渗液和坏死组织以减轻病情,减少并发症的发生。

(4)腹腔灌洗:以生理盐水 1 000 mL 加庆大霉素 16 万单位 15 min 内灌入腹腔,保留 30 min,协助翻身放出灌洗液。

记录灌入液的性质及引流液量,每次应准确记录,防止灌洗液潴留腹腔。每次灌洗将皮肤擦净并涂以氧化锌软膏保护皮肤。

(5)腹腔冲洗:以生理盐水 3 000 mL 加庆大霉素 24 万单位,经双套管 24 h 持续均匀冲洗腹腔;根据引流液性质调节冲洗速度,增加冲洗液量。

(赵室梅)

第六节　急性胰腺炎

一、概述

急性胰腺炎(acute pancreatitis,AP)是一种常见的急腹症。按病理分类其可分为水肿性和出血坏死性胰腺炎。急性水肿性胰腺炎病情轻,预后好;而急性出血坏死性胰腺炎则病情险恶,病死率高,不仅表现为胰腺的局部炎症,且常涉及全身的多个脏器。

二、护理评估

(一)健康史

评估时注意患者的饮食习惯,有无嗜油腻、饮酒和酗酒。发病前有无暴饮暴食,既往有无胆道疾病和慢性胰腺炎病史。

(二)临床表现

1.症状

(1)腹痛:是主要症状。常于饱餐和饮酒后突然发作,腹痛剧烈,多位于左上腹,向左肩及左腰背部放射。胆源性者腹痛始发于右上腹,逐渐向左侧转移。腹痛的部位主要取决于胰腺病变的部位。病变累及全胰时,疼痛范围较宽并呈束带状。

(2)腹胀、恶心、呕吐:与腹痛同时存在。早期呕吐剧烈而频繁、呕吐物为十二指肠内容物,呕吐后腹痛不缓解。随病情发展,因肠管浸泡在含有大量胰液、坏死组织和毒素的血性腹腔积液中而发生麻痹,甚或梗阻,腹胀更为明显,并可出现持续性呕吐。

(3)其他:患者由于呕吐和胰周渗出,引起不同程度的脱水、代谢性酸中毒及低钙血症;水肿型胰腺炎可有中度发热,出血坏死型发热较高,合并胆道感染者常伴寒战;部分患者可出现轻度黄疸,提示胆道梗阻;重症急性胰腺炎患者可能出现休克和 MODS。

2.体征

(1)腹膜炎体征:急性水肿性胰腺炎时压痛多只限于上腹部,常无明显肌紧张;急性出血坏死性胰腺炎压痛明显,并有肌紧张和反跳痛,范围较广或延及全腹。移动性浊音多为阳性。肠鸣音减弱或消失。

(2)其他。①体温:较轻的急性水肿性胰腺炎可不发热或轻度发热,合并胆道感染者常伴有寒战、高热;胰腺坏死伴感染时,持续性高热为主要症状之一。②黄疸:若有结石嵌顿或胰头肿大压迫胆总管可出现黄疸。③休克:坏死性胰腺炎患者出现脉搏细速、血压下降,乃至休克,早期休克主要是由低血容量所致,后期继发感染使休克原因复杂化且难以纠正。④呼吸困难:伴急性肺功能衰竭时出现呼吸困难和口唇、指甲发绀。⑤精神症状:有胰性脑病者可引起中枢神经系统症状,可出现感觉迟钝、意识模糊乃至昏迷等精神症状。⑥出血:少数严重患者可因外溢的胰液经腹膜后途径渗入皮下溶解脂肪造成出血,在腰部、季肋部和腹部皮肤出现大片青紫色瘀斑,称 Grev-Turner 征;若出现在脐周,称 Cullen 征;胃肠出血时可发生呕血和便血。

(三)心理状况

由于本病发病急、痛苦大,特别是重症胰腺炎患者病情凶险、病程长、治疗期间病情反复、花费较大,常使患者及其家属产生焦虑、恐惧、失望等不良情绪。

(四)辅助检查

1. 实验室检查

(1)胰酶测定:血清、尿淀粉酶测定最常用。在发病数小时血清淀粉酶开始升高,24 h 达高峰,经 4~5 周逐渐降至正常,血清淀粉酶值超过 500 U/L(正常值为 40~180 U/L,Somogyi 法)有诊断价值;尿淀粉酶在发病 24 h 后才开始升高,48 h 达到高峰,下降缓慢,1~2 周恢复正常,如尿淀粉酶也明显升高(正常值 80~300 U/L,Somogyi 法),有临床意义。在发病当日测血清淀粉酶,次日测尿淀粉酶。一般淀粉酶值愈高诊断正确率也越大。但淀粉酶值升高的幅度和病变严重程度不成正比。

(2)其他项目测定:血白细胞、红细胞计数及血细胞比容,血糖和电解质等。如有血白细胞和血糖增高、肝功能异常、低钙血症等。

(3)诊断性腹腔穿刺:必要时可行诊断性穿刺,若穿刺液呈血性混浊,所含淀粉酶值高对诊断很有帮助。

2. 影像学检查

(1)腹部 B 超:可显示胰腺水肿和胰周液体的积聚、胆道结石、腹腔积液等;胰腺水肿时显示均匀低回声,如有出血和坏死时显示粗大的强回声。

(2)胸腹部 X 线检查:可见横结肠、十二指肠环扩大、充气明显,左膈肌抬高,左胸腔积液。

(3)增强 CT 扫描:不仅能诊断急性胰腺炎,而且对鉴别水肿性和出血坏死性提供很有价值依据。CT 可显示胰腺弥散性或局灶性肿大,坏死液化,胰腺周围组织模糊、增厚,并可见积液。在胰腺弥散性肿大的背景上若出现质地不均、液化和蜂窝状低密度区,则可诊断为胰腺坏死。

三、主要护理诊断及合作性问题

1. 疼痛

疼痛与胰腺及其周围组织炎症、胆道梗阻有关。

2. 有体液不足的危险

体液不足与渗出、出血、呕吐、禁食等有关。

3. 营养失调:低于机体需要量

营养失调与呕吐、禁食、胃肠减压和大量消耗有关。

4. 焦虑

焦虑与病情危重、担心预后有关。

5. 体温过高

体温过高与感染有关。

6. 其他

潜在并发症:感染、出血、ARDS、MODS、胰瘘或肠瘘等。

四、护理措施

（一）非手术治疗的护理

1.心理护理

患者由于发病突然,病情进展迅速,又多需在重症监护病房治疗,常会产生焦虑、恐惧心理。此外,由于病程长,病情反复,患者易产生悲观消极情绪。护理人员应为患者提供安全舒适的环境,了解患者的感受,耐心解答患者的问题,讲解有关疾病治疗和康复的知识,帮助患者树立战胜疾病的信心。

2.疼痛护理

禁食、胃肠减压,以减少胰液的分泌;遵医嘱给予抗胰酶药、解痉药和止痛药;协助患者变换体位以缓解疼痛;为患者按摩背部,增加舒适感。

3.防治休克

维持水和电解质平衡;严密监测体温、脉搏、呼吸、血压、意识状态、皮肤黏膜的色泽和温度等生命体征的变化;准确记录出入量,必要时留置导尿,监测中心静脉压;急性坏死性胰腺炎可有大量体液丢失,患者常频繁呕吐,出现低血容量性休克,需早期迅速补充水分和电解质,甚至血浆和全血。

4.营养支持治疗与护理

禁食期间,根据医嘱给予肠外营养支持,若病情稳定、淀粉酶恢复正常、肠麻痹消除,可通过空肠造瘘管给予肠内营养,多选短肽类制剂,不足部分胃肠外营养补充。肠内、肠外营养液输注期间需加强护理,避免导管性、代谢性或胃肠道并发症。

（二）手术治疗的护理

1.病情观察

密切观察病情变化,发现问题及时报告医师并协助解决。

2.体位

麻醉未醒时,根据麻醉要求给予合适体位;麻醉作用消除,血压平稳后给予半卧位。

3.饮食

术后暂禁饮食,待肠蠕动恢复、肛门排气、血尿淀粉酶检查正常、无不良反应后,可进食少量米汤或藕粉,再逐渐增加营养,但应限制高脂肪膳食。

4.引流管护理

急性胰腺炎患者术后常留置多根引流管,包括胃管或胃造瘘管、腹腔双套管、T管、空肠造瘘管、导尿管等。护理人员应分清每根导管的名称和部位,贴上标签后与相应引流装置正确连接固定;防止引流管扭曲、堵塞和受压,保持通畅;定期更换引流瓶、袋,注意无菌操作;分别观察记录各引流液的颜色、性质和引流量;注意并发症的观察和护理。

5.腹腔双套管灌洗引流的护理

①妥善固定;②保持管道通畅,进行负压吸引,但负压不可过高,以免损伤内脏组织和血管,若有脱落坏死组织、稠厚脓液或血块堵塞管腔,可用2 mL 0.9%氯化钠溶液缓慢冲洗,无法疏通时需协助医师在无菌条件下更换内套管;③冲洗液常用生理盐水加抗菌药,现配现用,维持20~30滴/分钟;④观察和记录引流液的量、色和性质,若为混浊、脓性或粪汁样液体,同时伴有发热和腹膜刺激征,应警惕消化道瘘而引起腹腔感染,须及时通知医师;⑤保护周围皮

肤,引流管周围皮肤可用凡士林纱布覆盖或氧化锌软膏涂抹,防止皮肤受侵蚀并发感染;⑥动态监测引流液淀粉酶值,了解病情变化;⑦拔管,体温正常并维持 10 d 左右,血白细胞计数正常,引流液少于 5 mL/d,淀粉酶正常后可考虑拔管。

6.防治感染

遵医嘱给予抗生素;协助并鼓励患者定时翻身、深呼吸,有效咳嗽及排痰;加强口腔和尿道口护理。

7.并发症的观察与护理

(1)多器官功能障碍:常见有急性呼吸窘迫综合征(ARDS)和急性肾衰竭(ARF)。①ARDS:观察患者呼吸型态,监测血气分析,若患者出现严重呼吸困难及缺氧症状,给予气管插管或气管切开,应用呼吸机辅助呼吸并做好气道与辅助呼吸护理;②ARF:留置尿管,详细记录每小时尿量、尿比重及 24 h 出入水量。遵医嘱静脉滴注碳酸氢钠,应用利尿剂或做血液透析。

(2)出血:重症急性胰腺炎可使胃肠道黏膜防御能力减弱,引起应激性溃疡导致出血;应定时监测血压、脉搏;观察患者的排泄物、呕吐物和引流液的色泽,发现异常,立即通知医师,遵医嘱给予止血药和抗菌药等。并做好急诊手术止血的准备。

(3)胰瘘、胆瘘或肠瘘:部分急性出血坏死性胰腺炎患者可并发胰瘘、胆瘘或肠瘘。故应密切观察引流液的色泽和性质,动态监测引流液的胰酶值。

(徐丽宁)

第二章 泌尿外科疾病护理

第一节 肾损伤

肾损伤(injury of kidney)多见于 20～40 岁男性。肾脏的解剖位置隐蔽,受到腰肌、脊柱、肋骨、腹壁及腹腔脏器的保护,加之其本身有一定的活动度,故不易受伤。

但肾实质质地较脆,一旦邻近肾脏的背部、腰部、下胸或上腹部受到暴力打击时也会发生肾损伤。

一、机制

按照肾损伤的机制可分为闭合性损伤(如肾挫伤和肾裂伤)、开放性损伤(如枪弹伤、刺伤)、医源性损伤和自发性肾破裂。

二、分类

1.轻度肾损伤

轻度肾损伤包括:①浅表肾实质撕裂伤;②包膜下小血肿;③肾挫伤,可伴有包膜下局部瘀血或血肿形成。

2.重度肾损伤

重度肾损伤包括:①肾实质深度裂伤,裂伤达肾皮髓质结合部和集合系统;②肾血管蒂损伤,包括肾动、静脉主干或分支血管撕裂或离断;③肾粉碎伤,肾实质破碎成多块。

三、临床表现

1.症状

(1)血尿:多为肉眼血尿,血尿的严重程度与肾损伤程度常不一致。如肾蒂血管断裂、肾动脉血栓形成、肾盂破裂及血凝块阻塞输尿管时,血尿轻微,甚至无血尿。

(2)疼痛:肾包膜下血肿、肾周围软组织损伤、出血或尿外渗等可引起患侧腰腹部钝痛。血液、尿液进入腹腔或合并腹腔内器官损伤时,可出现腹膜刺激征、全腹痛等。血块通过输尿管时,可引起同侧肾绞痛。

2.体征

损伤严重时血液和外渗尿积存于肾周围,可形成腰腹部包块并有明显触痛。外伤处常有皮下瘀斑或擦伤。

四、辅助检查

1.实验室检查

尿常规可见大量红细胞,血红蛋白与红细胞比容持续降低提示有活动性出血,血白细胞增多提示并发感染。

2.影像学检查

CT 作为肾损伤的首选检查,能够清楚显示肾损伤部位、尿外渗及血肿发生部位和范围。MRI 对血肿的显示比 CT 更具特征性。

B 超是常用的筛选和评价肾损伤的便捷检查,可随访血肿的大小和进展,也可用于鉴别肝、脾包膜下血肿。静脉尿路造影(intravenous urography,IVU)可观察两侧肾功能、形态及肾损伤的范围和程度。

五、治疗原则

1.紧急处理

严重休克时应迅速输血和积极复苏。一旦病情稳定,应尽快行定性检查,以确定肾损伤的程度和范围及有无合并其他脏器损伤。

2.非手术治疗

轻度肾损伤及未合并胸腹脏器损伤的患者应绝对卧床休息 2～4 周,给予抗生素预防感染,补充血容量,维持水、电解质平衡,并使用镇痛、镇静和止血药物,同时严密观察病情变化。

3.手术治疗

肾粉碎伤、肾破裂、肾蒂损伤及开放性肾损伤,应尽早手术。出现以下情况的非手术患者也需手术治疗:①积极抗休克后生命体征未改善,怀疑有活动性出血;②血尿进行性加重,血红蛋白与红细胞比容继续降低;③腰腹部肿块明显增大;④怀疑有腹腔内脏器损伤。手术原则为尽量保留肾组织,手术方式包括肾修补、肾部分切除或全肾切除术。血、尿外渗引起肾周脓肿时应行肾周引流术。

4.介入治疗

选择性肾动脉栓塞术。

六、护理评估

(一)术前评估

1.健康史

了解患者的性别、年龄、职业及运动爱好等;致伤因素、时间、部位、姿势、暴力性质及强度,受伤至就诊前的病情变化及就诊前采取的急救措施。

2.身体状况

(1)症状:评估患者有无血尿,是否有腹痛、腰痛及疼痛的性质、程度和持续时间。

(2)体征:评估患者伤处有无皮肤擦伤或瘀斑,腰、腹部有无包块。

(3)辅助检查:了解患者血、尿常规变化情况及影像学检查结果。

(二)术后评估

了解患者采取的麻醉、手术方式及术中输血、输液情况;评估患者的神志、生命体征及切口情况;观察引流管是否通畅有效,引流液的颜色、性状和量;了解患者尿量及肾功能情况。

(三)心理—社会状况

肾损伤常在意外情况下突然发生,患者在心理上难以承受,担心预后,应评估患者及家属对伤情的认知程度、对突发事故及预后的心理承受能力、对治疗及护理措施的知晓程度等。

七、主要护理诊断/问题

1.焦虑

焦虑和恐惧与外伤打击、担心预后有关。

2.自理能力缺陷

自理能力缺陷与疼痛、卧床有关。

3.体液不足

体液不足与大出血有关。

4.潜在并发症

潜在并发症有感染、出血或再出血、下肢深静脉血栓等。

八、护理目标

(1)患者焦虑与恐惧减轻,配合治疗与护理。

(2)患者基本生活需要得到满足。

(3)患者生命体征平稳,尿量>30 mL/h。

(4)患者未发生并发症或并发症得到及时发现和处理。

九、护理措施

(一)术前准备和非手术治疗患者的护理

1.心理护理

及时向患者解释伤势情况、相应临床表现及检查结果,说明治疗及护理措施的必要性及注意事项,鼓励患者表达自身感受,教会患者自我放松,并争取患者家属及朋友的支持与帮助。

2.卧床休息

绝对卧床休息,非手术治疗患者需绝对卧床2~4周,待病情稳定、尿检正常后方可离床活动。

3.维持体液平衡

遵医嘱及时输液,保持足够尿量,在病情允许情况下鼓励患者经口摄入。应用止血药物,及时补充血容量,以预防休克发生。

4.病情观察

①定时测量血压、脉搏、呼吸,直到生命体征稳定;②严密观察尿量、尿色,及时发现进行性血尿;③准确测量并记录腰腹部肿块,若肿块逐渐增大,提示有活动性出血或尿外渗;④观察腹部症状和体征,如出现腹痛加重、腹膜刺激征,提示病情加重;⑤动态监测血红蛋白及红细胞比容,以了解出血情况及其变化;⑥定时观察体温和血白细胞计数,以判断有无继发感染。

5.饮食护理

非手术治疗期间指导患者进食高蛋白、高热量、高维生素、易消化、富含粗纤维的蔬菜、水果,适当多饮水。保持排便通畅,避免腹压增高导致继发性出血。对肾粉碎伤、肾蒂损伤及有严重合并伤者,应禁饮禁食,静脉补充水、电解质、热量及其他营养物质。

6.术前准备

有手术指征者,在抗休克治疗的同时,紧急做好各项术前准备。完善术前检查,除常规检查外,应注意患者凝血功能是否正常。术前应禁食、禁饮,并行肠道准备。

(二)术后护理

1.卧位与活动

麻醉作用消失且血压平稳者,取半卧位以利于呼吸和引流。肾修补术、肾部分切除术后患者绝对卧床1~2周;肾切除术后24~48 h鼓励下床活动。卧床期间应给予患者下肢按摩,预防下肢血栓形成。

2.伤口及引流管护理

保持手术切口清洁干燥。妥善固定导尿管和肾周引流管,保持各引流管的通畅和无菌,及时更换引流袋。鼓励患者多饮水,保持尿量>2 000 mL/d。

3.病情观察

注意观察生命体征、引流量及色、血尿情况。肾切除患者应注意观察尿量,若术后6 h无尿或24 h尿少,提示健侧肾功能不良,应及时报告医生。

(三)健康教育

1.自我护理

非手术治疗的肾损伤患者需长期卧床,应定时改变体位和翻身,预防压疮。对带引流管回家患者,说明留置引流管的意义和注意事项,教会患者引流管自我护理方法。

2.康复指导

非手术治疗恢复后2~3个月不宜从事体力劳动或竞技运动,避免挤压、碰撞腰部,以防继发出血。

严重损伤致肾脏切除者,应注意保护对侧肾脏,避免服用损害肾功能的药物,如氨基糖苷类、抗结核药物等。

3.定期复查

术后1个月复查肾脏形态和功能,观察血压变化情况,如出现腰痛及血尿,应及时就诊。

十、护理评价

通过治疗与护理,患者是否:①焦虑与恐惧好转,情绪稳定,能积极配合治疗护理;②基本需要得到满足;③生命体征平稳,尿量>30 mL/h;④未发生并发症或并发症被及时发现和纠正。

(任旭霞)

第二节　膀胱损伤

膀胱损伤(injury of bladder)是指膀胱壁在受到外力的作用时发生膀胱浆膜层、肌层、黏膜层的破裂,引起膀胱壁完整性破坏、血尿外渗。

一、病因

1.开放性损伤

由弹片或锐器所伤,常合并腹部其他脏器损伤。

2.闭合性损伤

膀胱充盈时,下腹部遭撞击或骨盆骨折端刺破膀胱壁所致。

3.医源性损伤

经尿道膀胱器械检查或治疗,以及下腹部手术时造成的膀胱损伤。

4.自发性膀胱破裂

自发性膀胱破裂可见于病理性膀胱,如膀胱结核、晚期肿瘤、长期接受放射治疗的膀胱等。

二、病理

1.膀胱挫伤

膀胱挫伤仅伤及黏膜层或肌层,膀胱壁未破,局部出血或形成血肿,无尿外渗,可出现血尿。

2.膀胱破裂

膀胱破裂分腹膜内型、腹膜外型和混合型。①腹膜内型:多发生于膀胱充盈时,膀胱壁连同覆盖它的腹膜一并破裂,尿液流入腹腔,引起急性腹膜炎,多见于膀胱顶部和后壁损伤;②腹膜外型:常发生于骨盆骨折时,膀胱壁破裂,尿液外渗至膀胱周围组织,引起盆腔炎或脓肿;③混合型:同时有腹膜内及腹膜外膀胱破裂,多由火器伤、利器伤所致,常合并其他脏器损伤。

三、临床表现

1.休克

骨盆骨折导致剧痛、大出血,膀胱破裂致尿外渗或腹膜炎时,可发生休克。

2.血尿和排尿困难

膀胱破裂后,膀胱内及周围的血块和尿液均可导致患者有尿意,但尿液很难排出。

3.疼痛

疼痛与尿外渗的范围有关。

腹膜外膀胱前壁破裂,尿外渗可引起耻骨上疼痛;后壁破裂可引起直肠周围疼痛。腹膜内膀胱破裂时,尿液流至腹腔可导致化学性腹膜炎,引起下腹剧痛。

4.尿瘘

尿瘘常见于贯通伤患者,尿液可经由创口流出体表或经由直肠、阴道流至体外。

四、辅助检查

1.导尿试验

导尿时仅流出少量血尿或无尿流出时,可经导尿管注入 200 mL 无菌生理盐水,5 min 后抽出,若液体进出量有明显差异,提示膀胱破裂。

2.影像学检查

X 线片可了解骨盆骨折情况;膀胱造影(cystography)可通过造影剂是否外溢来判断有无膀胱破裂,是首选的检查方法;CT 可发现膀胱周围血肿。

五、治疗原则

1.紧急处理

积极抗休克治疗,如输液、输血、镇静及止痛。

2.非手术治疗

膀胱挫伤或较小的膀胱破裂,留置导尿持续引流尿液 7～10 d,破口常可自愈,同时应预防感染并止痛。

3.手术治疗

膀胱破裂伴出血和尿外渗者,应尽早手术,修补膀胱壁缺损,行尿流改道,同时充分引流外渗尿液。

六、主要护理诊断/问题

1.焦虑

焦虑与损伤和担心预后有关。

2.有体液不足的危险

体液不足与膀胱破裂、骨盆骨折引起出血、尿外渗或腹膜炎有关。

3.排尿形态改变

排尿形态改变与损伤、留置导尿或膀胱造瘘有关。

4.潜在并发症

潜在并发症有出血、感染、尿瘘等。

七、护理措施

(一)术前准备和非手术患者的护理

1.心理护理

主动关心、安慰患者,解释病情及各项处理措施的目的及效果,消除患者和家属的焦虑和恐惧。

2.病情观察

密切观察生命体征,判断有无面色苍白、出冷汗、四肢发冷等休克表现;观察血尿、排尿困难、腹痛及腹膜刺激症状,判断有无再出血发生。

3.留置导尿管的护理

保持留置导尿管通畅、清洁,嘱患者多饮水以达到每日尿量 2 000～3 000 mL,记录尿液颜色、量及性状,及时更换引流袋。

4.术前准备

有手术指征者,在抗休克治疗同时做好各项术前准备。

(二)术后护理

1.体位

术后取半卧位,使外渗尿液和腹腔渗液积聚盆腔,利于引流,同时减轻腹膜张力,利于伤口愈合。鼓励患者早期下床活动。

2.耻骨上膀胱造瘘患者的护理

(1)保持引流通畅:正确固定引流管,防止受压或过度牵拉,酌情进行膀胱冲洗。

(2)定时观察:引流液的量、色、性状及气味。

(3)预防感染:造瘘口周围定期换药,保持造瘘口周围皮肤清洁、干燥。每周行尿常规化验及尿培养一次。

（4）拔管护理：造瘘管留置 10～12 d 拔管，拔管前先试行夹管，拔管后若造瘘口有少量漏尿，可用纱布适当堵塞并覆盖。长期留置者应定期在无菌条件下更换造瘘管。

（三）健康教育

1.自我护理

解释留置导尿和膀胱造瘘的意义和注意事项，教会长期置管患者自我护理方法。指导膀胱造瘘患者拔管前、后多饮水，达到冲洗尿路防止感染的目的。

2.康复指导

骨盆骨折需长期卧床的患者应定时改变体位，并在床上进行肌肉锻炼。部分骨盆骨折合并膀胱破裂患者由于血管神经损伤，可能发生阴茎勃起障碍，应指导患者进行心理性勃起训练及采取辅助性治疗。

（任旭霞）

第三节　尿道损伤

尿道损伤（urethral trauma）是泌尿系统最常见的损伤，主要发生于青壮年男性。男性尿道以尿生殖膈为界分为前后两段，前尿道包括球部和阴茎部，后尿道包括前列腺部和膜部。前尿道损伤多发生在球部，后尿道损伤则多见于膜部。尿道损伤根据损伤原因可分为开放性、闭合性和医源性三类。临床上以闭合性损伤最为常见。

一、分类与病理

1.尿道挫伤

尿道挫伤仅有水肿和出血，愈后不会发生尿道狭窄。

2.尿道裂伤

尿道裂伤可致尿道周围血肿和尿外渗，愈后可有疤痕性尿道狭窄。

3.尿道断裂

断端退缩、分离，血肿和尿外渗明显，可发生尿潴留。

4.尿外渗

（1）尿道球部损伤时，尿液渗入会阴浅袋，可致会阴、阴囊、阴茎和下腹壁肿胀、瘀血。若延误治疗，会发生广泛皮肤及皮下组织坏死、感染和脓毒症。

（2）骨盆骨折致尿道膜部断裂时，尿液则外渗至耻骨后间隙和膀胱周围。

二、临床表现

1.症状与体征

（1）血尿和尿道出血：前尿道损伤后即有鲜血自尿道口溢出或滴出；后尿道损伤可无尿道口流血或仅有少量血液流出，患者如能排尿，常有肉眼血尿。

（2）排尿困难与尿潴留：尿道挫裂伤后可因尿道括约肌疼痛性痉挛，发生排尿困难。尿道断裂可导致急性尿潴留。

(3)疼痛：前尿道损伤时，伤处疼痛，排尿时加重，并向阴茎头和会阴部放射；后尿道损伤时，表现为下腹部疼痛、肌紧张及压痛，并可出现腹胀。伴骨盆骨折时，移动时疼痛加剧。

2.并发症

(1)休克：骨盆骨折引起尿道损伤时，常因大出血而发生损伤性和失血性休克。

(2)尿外渗与血肿：尿道断裂后，尿液可从裂口处渗入周围组织，如不及时处理，可导致广泛皮肤及皮下组织坏死、感染及脓毒血症。

三、辅助检查

1.诊断性导尿

前尿道损伤时可用于检查尿道的完整性和连续性。导尿管若能顺利插入膀胱，提示尿道损伤不严重，可保留导尿管引流尿液并支撑尿道，如插入困难，提示尿道破裂或断裂，不可重复插管以免加重局部损伤；后尿道损伤伴骨盆骨折时，一般不宜插尿管。

2.影像学检查

X线片显示骨盆有无骨折；逆行尿道造影（retrograde urethrography）可确诊损伤部位和程度。

四、治疗原则

1.紧急处理

损伤严重伴休克者，应给予输血、输液抗休克治疗。尿潴留不宜行导尿或未能立即手术者，可行耻骨上膀胱穿刺抽出尿液。

2.非手术疗法

应用抗生素预防感染。能自行排尿者不需导尿，嘱患者多饮水，保持排尿通畅，排尿困难但能够插入导尿管者，留置导尿管1～2周。

3.手术疗法

(1)前尿道裂伤导尿失败或尿道断裂：尿道部分破裂者，应立即行清创、止血，缝合尿道裂口；尿道完全断裂并在周围形成大血肿者应及时清除血肿，行尿道端一端吻合术，并留置导尿管2～3周。

(2)骨盆骨折致后尿道损伤：若导尿管不能进入膀胱，可早期行尿道会师复位术，术后留置导尿管3～4周，若恢复顺利，可避免二期尿道吻合术。患者情况较差或尿道会师术不成功者可行耻骨上膀胱造瘘术，3个月后若发生尿道狭窄或闭锁，再行二期手术治疗。

五、主要护理诊断/问题

1.恐惧

恐惧及焦虑与外伤、手术及担心预后有关。

2.有体液不足的危险

体液不足与创伤、骨盆骨折引起出血有关。

3.排尿困难

排尿困难与尿道损伤导致疼痛、局部水肿及尿道狭窄有关。

4.潜在并发症

潜在并发症有感染。

六、护理措施

(一)术前准备和非手术治疗患者的护理

1.心理护理

尿道损伤,特别是合并骨盆骨折、大出血患者,常因疼痛、出血、活动受限等原因导致情绪低落和紧张焦虑。护士应关心和尊重患者,耐心解释病情发展及治疗护理措施,帮助患者解除思想顾虑,树立战胜疾病的信心。

2.病情观察

观察并记录患者腹部体征,局部出血、排尿及尿外渗情况,必要时会阴局部压迫止血;定时测血压、脉搏,并注意有无休克表现;观察体温及血白细胞变化,及时发现感染征象。

3.解除排尿困难和尿潴留

先尝试导尿,解除尿潴留,并留置尿管。导尿失败时,嘱患者不要用力排尿,以免加重尿液外渗,同时做好术前准备,协助医生行耻骨上膀胱造瘘引流尿液。

4.体位与活动

后尿道损伤合并骨盆骨折患者应平卧硬板床。卧床期间预防压疮,并协助患者活动上肢,按摩下肢。

(二)术后护理

1.饮食护理

前尿道损伤术后 6 h 无麻醉反应,即可正常饮食;后尿道损伤术后,需待肠功能恢复正常方可进食。鼓励多饮水,进高蛋白、高热量饮食。

2.尿外渗引流的护理

尿外渗行多处切开者,注意观察伤口引流情况,敷料浸湿时及时更换。耻骨后间隙和会阴、阴囊处的伤口引流管术后 2~3 d 拔除。

3.留置导尿管的护理

尿道修补或吻合术后,导尿管留置 2~3 周;尿道会师术后,导尿管需维持牵引 1~2 周,创伤严重者可酌情延长留置时间。留置期间注意掌握牵引的角度和力度,牵引角度以尿管与体轴成 45°为宜,尿管固定于大腿内侧,牵引力度以 0.5 kg 为宜。导尿管留置时间一般为 4~6 周,创伤严重者可酌情延长留置时间。

4.膀胱造瘘护理

参见膀胱损伤。

(三)健康教育

1.预防尿道狭窄

手术修复后,尿道损伤患者尿道狭窄的发生率较高,需定期进行尿道扩张。

2.康复指导

部分患者可能发生阴茎勃起功能障碍,指导患者进行心理性勃起训练及采取辅助性治疗。

(任旭霞)

第四节 肾及输尿管结石

肾脏是大多数泌尿系统结石的原发部位,输尿管结石多由肾脏移行而来。肾结石位于肾盂和肾盏中。输尿管结石常停留或嵌顿于生理狭窄处,即肾盂输尿管连接处、输尿管跨越髂血管处及输尿管膀胱连接处,以输尿管下1/3处最为多见。肾及输尿管结石多发生于单侧,双侧占10%。

一、临床表现

主要症状是与活动有关的疼痛和血尿,其程度与结石的大小、部位、活动度及有无损伤、感染、梗阻有关。极少数患者可长期无自觉症状,直到出现泌尿系感染或积水时才发现。

1.疼痛

结石致肾盏颈部梗阻或肾盂结石移动不大时,引起上腹或腰部钝痛;结石活动引起肾盂输尿管连接处或输尿管完全梗阻时,出现肾绞痛,典型表现为突发性疼痛,多在深夜或凌晨发作,疼痛先从腰部或上腹部开始,沿输尿管向下放射到膀胱甚至睾丸,持续数分钟或数小时不等。发作时患者精神恐惧、面色苍白、坐卧不安、冷汗,甚至休克,可伴恶心呕吐;输尿管膀胱壁段或输尿管入口处的结石,可伴膀胱刺激征及阴茎头部放射痛。

2.血尿

活动或绞痛后出现肉眼或镜下血尿,以后者多见。

3.排石

患者有时可自行排出细小结石,俗称尿砂,是诊断尿石症的有力证据。

4.其他症状和体征

结石引起严重肾积水时可触到增大的肾脏;继发急性肾盂肾炎或肾积脓时,可有发热、脓尿、肾区压痛。双侧上尿路结石导致的梗阻和感染可造成肾功能衰竭,出现一系列肾功能不全的表现。

二、辅助检查

1.实验室检查

尿常规可见镜下血尿,伴感染时可有脓尿。结石分析可确定结石性质。24 h尿定量分析可用于评估复发危险较高的结石。

2.影像学检查

尿路平片(KUB)可发现多数结石,但纯尿酸结石常不显影。

B超与KUB联合使用是确诊肾结石的常规检查方法,能发现KUB不能显示的小结石,还能显示有无肾积水等,是肾结石的重要筛查手段。排泄性尿路造影(IVU)可显示结石、尿路的形态和肾脏功能,透光结石可显示充盈缺损。CT能发现X线检查不能显示或较小的输尿管中、下段结石。

三、治疗原则

根据结石的大小、数目、位置,患者的肾功能、全身情况以及有无明确病因及感染、梗阻等并发症来确定治疗方案。

1.非手术治疗

非手术治疗适用于直径＜0.6 cm、光滑、无尿路梗阻及感染者。治疗方法包括饮食调节、饮水利尿、解痉止痛、药物排石等。

2.体外冲击波碎石(extracorporeal shock wave lithotripsy,ESWL)

体外冲击波碎石是治疗肾结石的首选方法。

主要适用于结石直径为0.5～2.0 cm,结石以下输尿管通畅、肾功能良好、未发生感染的上尿路结石患者。

在X线、超声定位系统引导下,将冲击波聚焦于结石使之粉碎,然后随尿流排出。必要时可重复治疗,两次治疗间隔时间不少于7 d。

3.手术治疗

(1)非开放手术:采用内镜取石或碎石,其优点是损伤小,恢复快。①经皮肾镜取石或碎石术,适用于一些复杂性肾结石,如长径＞2.5 cm的肾结石、鹿角形结石、多发性肾结石和胱氨酸结石;②输尿管镜取石或碎石术,适用于中、下段输尿管结石,因肥胖、结石梗阻、停留时间长而用ESWL困难者;③腹腔镜输尿管取石,适用于直径＞2.0 cm的输尿管结石,或经ESWL、输尿管镜手术失败者。

(2)开放性手术:主要术式有输尿管切开取石术、肾盂切开取石术、肾实质切开取石术、肾部分切除和肾切除术。

四、护理评估

(一)术前评估

1.健康史

了解患者的年龄、职业、生活环境、饮食饮水习惯;既往发病情况,家族史,有无泌尿系梗阻、感染史;有无长期卧床、甲状旁腺功能亢进、痛风等病史及用药情况。

2.身体状况

(1)症状:评估与活动有关的疼痛及血尿的特点,其程度是否与结石部位、大小、活动及损伤、感染和梗阻等有关。

(2)体征:评估有无合并疾病的体征。

(3)辅助检查:评估实验室及影像学等检查结果,了解治疗前后结石情况及对尿路的影响。

(二)术后评估

评估手术方式、麻醉方式及术中情况,患者结石排出情况;尿路梗阻是否解除;肾功能恢复情况;感染、"石街"等并发症发生情况。

(三)心理—社会状况

急性期患者可因剧烈疼痛而烦躁不安;疗效不佳或结石复发时,患者可能产生焦躁心理;病情严重影响肾功能时,患者会感到恐惧和无助。故应评估患者及家属对相关知识的掌握程度及对治疗效果的期望。

五、主要护理诊断/问题

1.疼痛

疼痛与结石刺激引起的炎症、损伤、平滑肌痉挛及排石过程有关。

2.知识缺乏

缺乏有关结石病因、治疗及预防复发的知识。

3.潜在并发症

潜在并发症有出血、感染、"石街"形成。

六、护理目标

(1)患者疼痛减轻,自述舒适感增强。

(2)患者能述说有关结石病因及预防复发的相关知识。

(3)患者未发生并发症,或并发症得到及时发现和处理。

七、护理措施

(一)术前准备和非手术患者的护理

1.疼痛护理

发作期指导患者卧床休息,采用分散注意力、深呼吸等非药物性方法缓解疼痛,不能缓解时,遵医嘱应用解痉、止痛药物,必要时静脉补液,使用抗生素等。

2.促进排石

鼓励患者多饮水,病情允许的情况下可适当做跳跃等改变体位的活动,以利于结石排出。

3.病情观察

观察患者腰部症状、排尿及体温情况,及早发现感染征象;观察结石排出情况,嘱患者每次排尿于玻璃瓶或金属盆内,以便及时发现排出的结石并进行成分分析,从而为结石的防治提供依据。

4.术前准备

(1)ESWL:术前指导患者练习手术配合及固定体位,以确保碎石定位的准确性,术晨再次复查以了解结石是否移动或排出。手术当日空腹禁食。

(2)内镜碎石术:协助做好术前检查,注意患者凝血功能是否正常;指导患者做俯卧位练习以提高对术中体位的耐受性;术前晚行肠道准备。

(二)术后护理

1.体位

行碎石术后,患者若全身反应及疼痛明显,应指导其经常变换体位帮助排石。适当的运动如跳跃、慢跑等亦可帮助碎石颗粒排出。

巨大肾结石碎石行 ESWL 术后应采用患侧在下的侧卧位,使碎石随尿液逐渐排出以防止"石街"形成。

2.病情观察

严密观察和记录尿液颜色、尿量及患侧肾功能情况;非开放性手术可能会发生肾、输尿管和周围脏器损伤等并发症,应注意观察血压、脉搏及造瘘管引流情况,及时发现肾内出血;碎石术后用纱布过滤尿液,收集结石碎渣做成分分析,定时摄腹部平片观察结石排出情况。

3.引流管护理

术后常见引流管有伤口引流管、导尿管、肾盂造瘘管、双 J 管(输尿管支架管)等。应妥善固定并保持各引流管通畅,同时密切观察引流液性状及有无出血、感染等发生。

（三）健康教育

针对结石形成的主要因素，坚持长期预防，以减少或延迟结石的复发。

1. 饮水与活动指导

患者睡前和半夜大量饮水，保持每日尿量在 2 000 mL 以上，从而减少尿中晶体沉积，同时起到冲洗尿路，减少感染发生的作用。适当运动亦有利于结石排出。

2. 饮食指导

根据结石成分调节饮食。如含钙结石者应减少牛奶、巧克力、坚果等含钙高的食物；尿酸结石不宜服用高嘌呤食物等。

3. 药物预防

合理用药可降低尿中结石有关成分，调整尿液的酸碱度可预防结石复发。

4. 疾病防治

及时治疗尿路梗阻、感染等，以减少结石形成。伴甲状旁腺功能亢进时行腺瘤摘除术。长期卧床者应加强功能锻炼以减少骨脱钙和降低尿钙。

5. 定期复查

若患者留有双 J 管，应指导患者于术后 4～6 周回院复查并在膀胱镜下拔除。定期行 X 线或 B 超检查，观察有无残余结石或复发。指导患者学会观察尿液性状，出现异常及时就诊。

八、护理评价

通过治疗与护理，患者是否：①疼痛减轻，自述舒适感增强；②能述说有关结石病因、治疗及预防复发的相关知识；③未发生并发症或并发症得到及时发现和处理。

（任旭霞）

第五节 膀胱及尿道结石

膀胱结石占泌尿系结石的 5%。原发性膀胱结石很少见，好发于男童，与营养不良，特别是缺乏动物蛋白摄入有关。继发性膀胱结石与下尿路梗阻有关，如尿道狭窄、膀胱颈梗阻、前列腺增生等，或因上尿路结石排至膀胱所致。尿道结石占泌尿系结石的 2% 以下，大部分来自膀胱。

一、临床表现

膀胱结石常见症状是下腹部疼痛、排尿困难和血尿。排尿困难是由于结石骤然堵塞膀胱颈而引起，特点是排尿过程中尿流突然中断，改变体位如蹲位或卧位时能缓解。结石对膀胱颈的强烈刺激，可引起阴茎根部和会阴部剧烈疼痛，甚至可放射到背部、髋部、足底部。患儿在发病时常牵拉或揉搓阴茎，并试图改变体位以排出尿液及减轻疼痛。尿道结石主要症状是在会阴部剧烈疼痛后出现急性排尿困难，尿线变细、滴沥，甚至急性尿潴留。患者常能指明尿流受阻的部位。

二、辅助检查

1.实验室检查

尿液分析可见红细胞,如并发感染,可见白细胞,尿培养可有细菌生长。

2.影像学检查

KUB能显示大多数结石。膀胱结石B超显示膀胱内高回声伴声影。

3.膀胱镜检查

膀胱镜检查可直接观察膀胱结石的大小、数目和形状,同时也可观察有无其他病变。

4.其他检查

后尿道结石可经直肠指诊触及,前尿道结石可在阴茎和会阴部被扪及。用金属探子检查可感觉到与结石的摩擦感。

三、治疗原则

1.经尿道膀胱镜取石或碎石

经尿道膀胱镜取石或碎石适用于直径<3.0 cm的单纯膀胱结石。应用机械、超声或气压弹道等碎石,并通过腔镜冲洗出体外。较大的结石需采用液电、超声、激光或气压弹道碎石。

2.冲击波碎石术(SWL)

冲击波碎石术适用于体积较小并能一次性粉碎的膀胱结石。

3.耻骨上膀胱切开取石术

耻骨上膀胱切开取石术适用于直径＞4.0 cm或结石质地较硬,以及有膀胱镜检查禁忌证的膀胱结石。取石同时应一并解除病因及相应并发症。

4.经尿道口直接取出

用于大部分前尿道结石,可用小镊子取出,必要时切开尿道外口。

5.将结石推入膀胱后取出

后尿道结石或无法经尿道口取出的前尿道结石可用尿道探子将结石推入膀胱,再按膀胱结石处理。

四、护理措施

1.经尿道膀胱镜碎石术后护理

嘱患者多饮水,增加尿量,并适当变换体位以促进排石;观察血尿、腹痛等情况,及早发现膀胱穿孔、尿道损伤等并发症;观察记录排石情况,遵医嘱应用抗生素预防感染。

2.耻骨上膀胱切开取石术后护理

术后暂时性膀胱造瘘引流尿液,以降低膀胱张力,促进伤口尽早愈合;保持造瘘管引流通畅,一旦发生阻塞,应在无菌操作下用生理盐水冲洗;保护造瘘口皮肤,保持切口敷料清洁干燥;膀胱造瘘管一般留置1～2周,拔管前夹管观察,患者能自行排尿方可拔管。

3.经尿道取出结石后护理

观察患者排尿是否通畅,是否有膀胱刺激症状、血尿、发热及尿线变细等情况出现。

4.健康教育

同肾及输尿管结石。

（任旭霞）

第六节　肾积水

尿液从肾盂排出受阻,蓄积后肾盂内压增高,肾盂肾盏扩张,肾实质萎缩,功能减退,成为肾积水(hydronephrosis)。

一、病因

肾积水多由上尿路梗阻性疾病所致,常见原因为先天性肾盂输尿管连接部狭窄、输尿管结石等。

长期的下尿路梗阻也可导致肾积水,如前列腺增生、神经源性膀胱功能障碍等。

二、临床表现

1.症状

由于造成梗阻的病因、梗阻发生的部位、程度以及持续的时间各不相同,肾积水的临床表现存在较大差异,症状可不明显或仅有腰部隐痛不适,亦可出现肾绞痛、恶心、呕吐、血尿等。积水有时呈间歇性发作,称间歇性肾积水。双侧肾积水或孤立肾完全梗阻时可出现无尿以至肾衰竭。

2.体征

上尿路梗阻引起的肾积水,常表现为肾体积增大,较早出现腹部包块。下尿路梗阻出现尿潴留时,耻骨上区可触及半球形膨胀的膀胱,尿液引出后消失。

三、辅助检查

1.B超检查

B超检查作为首选方法可辨别肾积水和实质性肿块。

2.X线检查

静脉肾盂造影(IVP)可观察尿路的形态,了解肾积水的程度和双侧肾的排泄功能;逆行肾盂造影(RP)适用于静脉肾盂造影显影不佳或无法使用时,能显示输尿管、肾盂的解剖形态。

3.CT

经三维重建后可清晰显示肾、输尿管、膀胱形态。

4.磁共振

泌尿系水成像(MRU)适用于肾盂、输尿管尿路上皮细胞肿瘤、输尿管狭窄、先天性发育相关的梗阻,目前多应用于对造影剂过敏的患者或妊娠女性等。

四、治疗原则

肾积水的治疗应根据病因、发病缓急和肾功能损害程度等综合考虑。

1.去除病因

去除病因是最根本的治疗措施。对肾盂输尿管连接部狭窄者,应将狭窄段切除并做肾盂输尿管成形术。肾、输尿管结石可行 ESWL 或经皮肾镜、输尿管镜碎(取)石。

2.肾造瘘术

病情危重者先在梗阻以上部位进行引流,待感染控制、肾功能恢复后再施行去除病因的手术。

3. 肾切除术

重度肾积水,肾实质显著破坏或合并严重感染,而对侧肾功能正常者可行病肾切除术。

4. 置双J管

对难以修复的输尿管梗阻可经膀胱镜放置J形导管长期内引流肾盂尿液。

五、主要护理诊断/问题

1. 急性疼痛

急性疼痛与尿路梗阻有关。

2. 排尿障碍

排尿障碍与尿液潴留于肾盂或手术有关。

3. 潜在并发症

潜在并发症有肾脓肿、肾衰竭。

六、护理措施

(一)术前护理

1. 心理护理

主动与患者沟通,了解患者心理状态,向患者解释引起肾积水的原因及进行相关处理(安置引流)的意义,取得患者的配合。

2. 缓解疼痛

观察疼痛的部位、程度及诱因等;采取缓解疼痛的措施如改变患者体位、保暖等;必要时遵医嘱给予解痉止痛剂。

3. 排尿障碍的护理

保持各引流管的通畅,做好肾区引流或留置导尿管的护理;严格限制摄入水量,准确记录24 h出入量;注意观察患者腹部肿块的变化及排尿情况。

(二)术后护理

1. 肾造瘘术的护理

(1)防止出血和感染:术后取仰卧位,卧床2周,以防继发出血;保持造瘘口周围皮肤清洁,及时更换敷料;鼓励多饮水,以利于尿路冲洗。

(2)保持引流管通畅:妥善固定引流管,防止尿外漏导致肾周围和腹膜后感染;观察引流液的性质、颜色、量,发现问题及时处理。

(3)拔管护理:造瘘管一般在置管2周左右拔除,拔管前应先做夹管试验,证明肾盂至膀胱引流通畅后方可拔管。

拔管后取健侧卧位,嘱患者在3~4 d内,每2~4 h排尿一次,以免膀胱过度膨胀而影响肾盂、输尿管引流。长期造瘘的患者应定期在无菌条件下更换造瘘管。

2. 肾盂输尿管成形术的护理

注意观察有无吻合口漏,若尿少,吻合口附近引流管有较多淡黄色液体引出,或切口敷料有较多淡黄色液体渗出,应考虑吻合口漏的可能,需及时报告医生。肾周引流管于术后3~4 d拔除,双J管一般于术后3周经膀胱镜拔除。

（三）健康教育

1. 饮食指导

嘱患者多饮水，进食低盐、低蛋白质、高热量食物。

2. 自我护理

指导长期置管者定期到医院换管，尿袋定期更换；教会患者观察尿液的颜色及性质，如发现尿液有混浊、异味，以及发热、肾区疼痛、尿量减少、排尿困难等情况出现时应及时就诊。

3. 定期复查

及时了解肾积水减轻程度及肾功能恢复情况。

（任旭霞）

第七节　良性前列腺增生

良性前列腺增生（benign prostatic hyperplasia，BPH）简称前列腺增生，是老年男性常见的疾病。男性在 35 岁以后前列腺可有不同程度的增生，多在 50 岁以后出现临床症状。

一、病因和病理

老龄和有功能的睾丸是前列腺增生发病的重要因素，但确切病因尚未完全清楚，目前公认的学说有男性激素及其受体的作用、细胞增生与凋亡失衡学说、生长因子神经递质的作用等。前列腺腺体由移行区、中央区、外周区和尿道周围腺体区组成。前列腺增生开始于围绕尿道精阜的腺体（位于移行区）、结缔组织和平滑肌的增生。逐渐将外周腺体挤压萎缩，形成与增生腺体界限明显的外科包膜。增生的腺体突向尿道，可使尿道伸长、弯曲、受压变窄，引起排尿困难。同时，增生的前列腺组织 α-肾上腺素能受体量增加，活性增强，而膀胱颈附近 α-肾上腺素能的受体含量丰富，导致膀胱颈间质平滑肌收缩，膀胱出口梗阻。为克服排尿阻力，逼尿肌收缩力增强，逐渐代偿性肥大，加之长期膀胱内高压，膀胱壁黏膜面出现小梁、小室或假性憩室。逼尿肌代偿性肥大可发生逼尿肌不稳定收缩，出现尿频、尿急，可出现急迫性尿失禁。若尿路梗阻持续存在，逼尿肌最终失代偿而出现残余尿。随着残余尿的增加，膀胱逐渐成为无张力、无收缩力的尿液潴留囊袋，可出现充盈性尿失禁及膀胱输尿管尿液反流，导致肾积水及肾功能损害。梗阻引起尿液潴留的同时也容易继发感染和结石形成。

二、临床表现

症状取决于梗阻的程度、病变发展的速度以及是否合并感染，与前列腺体积、大小不成比例。

1. 症状

（1）尿频、尿急：尿频是最常见的早期症状，夜间更为明显。随着梗阻的加重，残余尿量增多，膀胱有效容量减少，尿频更加明显。由于前列腺充血刺激，患者亦可出现尿急或排尿不尽感。

（2）进行性排尿困难：是最重要的症状。典型的表现是排尿迟缓、断续、尿线细而无力、射程短、终末滴沥、排尿时间延长。

（3）尿潴留、尿失禁：严重梗阻者,残余尿的增多可使膀胱逼尿肌功能受损,逐渐发生尿潴留或充盈性尿失禁。前列腺增生的任何阶段都可因气候变化、劳累、饮酒、便秘、久坐等因素,使前列腺突然充血、水肿导致急性尿潴留。

2.体征

直肠指检可触及增大的前列腺,表面光滑、质韧、有弹性,边缘清楚,中央沟变浅或消失。

三、辅助检查

1.影像学检查

B超可显示增生的前列腺体积大小、形态和内部结构,同时可测残余尿量。IVU可显示尿路形态及肾脏的排泄功能。

2.尿流率检查

尿流率检查可判定尿流梗阻的程度。如最大尿流率 <15 mL/s 表示排尿不畅; <10 mL/s则表明梗阻较严重。

3.血清特异性前列腺抗原（prostate specific antigen,PSA）测定

PSA对前列腺组织有特异性,血清PSA正常范围为 $0\sim4$ ng/mg。PSA对排除前列腺癌,尤其前列腺有结节或质地较硬时十分必要。

4.尿动力学检查

如排尿困难主要是由膀胱逼尿肌功能失常引起,尿动力学检查可确定有无下尿路梗阻并评估逼尿肌功能。

5.尿道膀胱镜

尿道膀胱镜适用于怀疑尿道狭窄及膀胱占位的患者。

四、治疗原则

根据病情发展的不同阶段,可选择手术治疗、非手术治疗及其他治疗方案。

1.非手术治疗

（1）观察随访：前列腺增生长期无明显症状或症状较轻,不影响正常生活及睡眠者无须治疗,可等待观察,并在第6个月第一次监测,以后每年一次。期间做好健康指导,如症状加重,应选择其他治疗方法。

（2）药物治疗：适用于刺激期及代偿早期的前列腺增生患者,常用 α_1-受体阻滞剂、激素、植物类药物等。α_1-受体阻滞剂可降低膀胱颈及前列腺平滑肌张力,常用药物为特拉唑嗪和哌唑嗪;激素类药物可在前列腺内阻止睾酮转变为双氢睾酮,使前列腺缩小,以 5α-还原酶抑制剂最常用;植物类药物在缓解下尿路症状方面有较好疗效,目前在国内外有较广泛的临床应用。

2.手术治疗

手术治疗的主要目的是切除引起膀胱出口梗阻的增生前列腺组织。手术方式包括经尿道前列腺电切术（TURP）、经尿道激光前列腺切除术以及开放性前列腺摘除术等。

五、护理评估

（一）术前评估

1.健康史

了解患者年龄和生活习惯,有无吸烟、饮酒嗜好和性生活状况;饮食、饮水和排尿情况;既

往有无高血压、糖尿病及其他心肺疾病史和家族史。

2.身体状况

（1）症状：评估排尿困难的程度、夜尿次数，有无急性尿潴留、血尿、膀胱刺激症状。

（2）体征：评估前列腺增生结节的大小和质地，尿路梗阻的程度及逼尿肌功能情况，有无腹股沟疝、痔疮、脱肛等。

（二）术后评估

评估手术方式、麻醉方式及术中情况；膀胱引流管是否通畅，膀胱冲洗液的颜色、血尿程度及持续时间，切口愈合情况；是否出现膀胱痉挛；水、电解质平衡情况；有无出血、尿失禁、TUR综合征等并发症发生。

（三）心理—社会状况

前列腺增生对患者心理—社会状况的影响可来自症状，如夜间尿频对休息和睡眠的影响，严重时出现血尿，给身心造成的压力；亦可来自担心手术并发症带来的不良后果，如术后可能会出现尿失禁、性功能障碍等。应评估患者对疾病的认知情况，对术后并发症的认识和接受程度，患者的经济状况和家庭支持现状等。

六、主要护理诊断/问题

1.排尿障碍

排尿障碍与膀胱出口梗阻有关。

2.睡眠型态紊乱

睡眠型态紊乱与尿频、夜尿增加有关。

3.急性疼痛

急性疼痛与逼尿肌功能不稳定、导管刺激及血块阻塞引起膀胱痉挛有关。

4.潜在并发症

潜在并发症有 TUR 综合征、出血、感染、尿失禁。

七、护理目标

（1）患者恢复正常排尿。

（2）患者睡眠状况得到改善。

（3）患者主诉疼痛减轻或消失。

（4）患者未发生并发症或并发症得到及时发现和处理。

八、护理措施

（一）术前准备和非手术治疗患者的护理

1.一般护理

根据前列腺增生患者年龄和疾病特点，创造舒适、安全、便捷的环境，协助患者做好生活护理。

2.观察用药效果

观察记录用药后症状改善的时间、排尿次数、每次尿量等。

3.保护膀胱功能

（1）控制发病诱因：避免着凉、劳累、便秘及饮酒等不良刺激导致前列腺突然充血、水肿而发生急性尿潴留。

（2）饮食指导：指导患者合理饮水，避免短时间内大量饮水或饮用有利尿作用的饮料如咖啡、茶等，使膀胱急剧扩张。

（3）排泄指导：指导患者改变憋尿的习惯，有尿意时及时排尿，防止膀胱高度扩张。

（4）观察排尿情况：观察并记录患者每日排尿的次数、量及性质，出现急性尿潴留时应及时导尿，必要时行耻骨上膀胱穿刺或造瘘术，以尽快恢复膀胱功能。

4. 术前准备

前列腺增生多为老年患者，常有不同程度的心脑血管疾病或其他合并症。应协助患者做好各项辅助检查，配合医生实施诊疗措施，纠正全身状况，提高手术的安全性。

（二）术后护理

1. 病情观察

患者多为高龄人群，麻醉及手术的刺激容易诱发心、肺疾患，应加强术后巡视，注意观察患者的意识、呼吸、血压和脉搏变化。

2. 膀胱冲洗的护理

术后需生理盐水持续冲洗膀胱，目的是防止血凝块形成堵塞尿管。护理：①冲洗的速度要根据出血量的多少调节，血色深需快速冲洗，血色变浅则减慢冲洗速度；②及时处理管腔阻塞的相关因素，如血块、黏液分泌物、连接管的折曲、导管移位等，保证冲洗系统的畅通；③鼓励患者摄取足够水分，使尿液稀释，减少感染和导尿管阻塞的机会；④观察并记录引流液的性质、颜色、量；⑤冲洗液温度控制在 $25℃\sim30℃$，可有效预防膀胱痉挛发生。

3. 并发症的观察与护理

（1）TUR 综合征：TUR-P 手术过程中由于大量冲洗液被吸收，造成血容量急剧增加，导致稀释性低钠血症（TUR 综合征）。患者在术后几小时内出现烦躁不安、恶心、呕吐、抽搐、昏迷，严重者出现肺水肿、脑水肿、心力衰竭等。因此，TUR-P 术后应加强病情观察，注意监测电解质变化。一旦出现上述症状，应立即报告医生，并迅速减慢输液速度，给予脱水剂、利尿剂等对症措施。

（2）出血：前列腺术后可利用导尿管的水囊压迫前列腺窝以止血。导尿管需施以一定的牵引力，告知患者不可自行移开，并保持卧床体位，防止因坐起或肢体活动导致气囊移位；保持排便通畅，避免用力排便导致伤口出血；术后早期禁止灌肠或肛管排气；停止膀胱冲洗后应逐渐离床活动。

（3）感染：患者因手术创伤及年老体弱，机体免疫力低下，加之留置导尿管，容易发生尿路和精道感染。应加强尿管和会阴部护理，注意观察体温及血白细胞变化，改善全身营养状况，促进伤口愈合。

4. 缓解疼痛

术后疼痛是由于逼尿肌不稳定收缩、血块阻塞、导管刺激等引起膀胱痉挛所致。患者表现为阵发性剧痛、强烈尿意、肛门坠胀等，观察可见膀胱冲洗速度减慢、冲洗液颜色加深。护理：①在术中留置的硬膜外镇痛泵内定时注入小剂量吗啡等麻醉药；②口服镇静剂；③维拉帕米加入生理盐水进行膀胱冲洗；④指导患者放松紧张心情、变换体位或离床做短暂步行。

5. 拔管护理及功能训练

依据病情及手术方式的不同，确定引流管、导尿管留置时间的长短，注意拔管后患者会有暂时性尿路刺激症状,需指导患者有尿意时及时排尿。

拔管后常出现两种情况:①患者仍然排尿困难,并有尿潴留,可采用物理疗法,通过听流水声诱导排尿或放松疗法等协助排尿;②患者出现暂时性尿频或滴尿现象甚至尿失禁,应帮助患者放松紧张情绪,术后 2～3 d 指导患者呼吸时收缩腹肌、肛提肌及肛门括约肌,亦可配合针灸、理疗等措施,一般在 2 周后可逐渐恢复。

6.饮食护理

术后 6 h,无恶心、呕吐、腹胀等不适,可给流质饮食,逐渐过渡到正常饮食。合理膳食,注意营养搭配,适量进富含纤维的食物,鼓励患者多饮水、防止便秘。

(三)健康教育

1.康复指导

(1)防止尿道狭窄:TUR-P 术后患者有可能出现尿道狭窄并导致排尿困难,需及时就医,定期进行尿道扩张治疗。

(2)预防出血:术后 1～2 个月内避免剧烈运动,如跑步、骑自行车、性生活等,防止继发出血。

(3)持续功能锻炼:术后患者可能有不同程度的溢尿现象,指导患者进行膀胱功能训练和盆底肌肉训练,以增强控尿能力。①膀胱功能训练:建立规律排尿习惯,定时使用便器,初始白天每隔 1～2 h 使用便器一次,夜间每隔 4 h 使用便器一次,以后逐渐延长间隔时间,以促进排尿功能的恢复;②锻炼肌肉力量:取立位、坐位或卧位,试做排尿动作,先慢慢收缩肛门,再收缩尿道,产生盆底肌肉上提的感觉,然后慢慢放松。每次 10 s 左右,连续做 10 次。每天训练 5～10 次。

2.心理和性生活指导

前列腺手术后,可能会出现逆行射精、阳痿等现象,鼓励患者表达内心感受,缓解焦虑情绪,进行有针对性的心理干预和指导。告知患者因术后初期身体和心理未完全康复,应给自己及伴侣一段适应的时间,不要操之过急,一般 2 个月后,可恢复正常性生活。

3.定期复查

定期复查尿流率及残余尿量,发现异常及时处理。

九、护理评价

通过治疗与护理,患者是否:①排尿恢复正常;②睡眠状况改善;③疼痛得到及时控制;④未发生并发症或并发症被及时发现和处理。

(任旭霞)

第八节　急性尿潴留

急性尿潴留(acute retention of urine)是一种因突发无法排尿导致尿液滞留于膀胱内而产生的综合征,是泌尿外科最常见的急症之一,发病急,患者痛苦,需紧急处理。

一、病因和分类

1.机械性梗阻

导致膀胱颈部及尿道梗阻的病变均能引起急性尿潴留。如前列腺增生、尿道损伤、尿道狭窄、膀胱尿道结石、异物和肿瘤等。

2.动力性梗阻

动力性梗阻由于排尿动力障碍所致。最常见的原因为中枢或周围神经系统病变,如脊髓或马尾神经损伤,肿瘤、糖尿病引起的神经性膀胱功能障碍;盆腔手术或腰椎麻醉后、应用松弛平滑肌药物如阿托品等;也可见于高热、昏迷、低血钾和不习惯卧床排尿者。

二、临床表现

1.症状

发病突然,膀胱内充满尿液不能排出,患者腹痛难忍,辗转不安,有时从尿道溢出部分尿液,但不能减轻下腹疼痛。

2.体征

耻骨上区可触及半球形膨胀的膀胱,用手按压有明显尿意,叩诊为固定浊音。

三、治疗原则

解除病因,恢复排尿。如病因不明或梗阻一时难以解除,应先引出膀胱内尿液,再进一步针对病因治疗。

1.病因治疗

针对尿道狭窄、尿道结石、麻醉药物、低血钾引起的尿潴留,可去除病因,恢复排尿。

2.针灸、穴位注射

对于病因明确,但在处理尿潴留时不能同时去除病因者,可采用针灸治疗或穴位注射新斯的明的方法缓解尿潴留。

3.导尿

导尿是解除急性尿潴留最有效的方法。对于前列腺增生导致的尿路梗阻,应选择前端尖的弯头导尿管。必要时留置导尿。

4.耻骨上膀胱穿刺/造瘘术

不能插入导尿管时,可用粗针头做耻骨上膀胱穿刺吸出尿液,缓解患者痛苦。也可行耻骨上膀胱穿刺造瘘术持续引流尿液。

四、护理措施

1.解除尿潴留

对术后动力性尿潴留患者,可采取条件反射诱导排尿,如听流水声或温水冲洗会阴,也可采用针刺或艾灸等方法刺激排尿。

2.避免膀胱出血

引流尿液时,应间歇缓慢地放出尿液,一次放尿不可超过 1 000 mL,避免膀胱内压骤然降低而引起膀胱内出血。

(任旭霞)

第九节　肾　癌

肾癌(renal carcinoma)又称肾细胞癌(renal cell carcinoma,RCC),是起源于肾实质泌尿小管上皮系统的恶性肿瘤,占原发肾脏恶性肿瘤的85%左右,占成人恶性肿瘤的3%。高发年龄为50~70岁,男女之比为2∶1。

一、病因与病理

1.病因

肾癌病因尚未清楚,可能与吸烟、肥胖、环境、职业暴露、染色体畸形、抑癌基因缺失等有密切关系。

2.病理

绝大多数肾癌发生于一侧肾脏,常为单个肿瘤。瘤体为类圆形实质性肿物,外有假包膜。组织来源于肾小管上皮细胞,分为三种类型,即透明细胞、颗粒细胞和梭形细胞。

3.转移途径

肾癌穿透假包膜后直接侵犯周围筋膜和邻近器官组织。也可直接向静脉内扩展形成癌栓,并延伸进入肾静脉、下腔静脉甚至右心房。远处转移常见部位是肺、脑、骨、肝等。淋巴转移最先到达肾蒂淋巴结。

二、临床表现

1.肾癌三联征

血尿、腰痛和腰部肿块被称为肾癌的三联征。血尿为间歇无痛性,若出现则提示肿瘤已侵及肾盂肾盏。疼痛常表现为腰部钝痛或隐痛,为肿瘤生长牵张肾包膜或侵犯腰大肌所致,血块通过输尿管亦可引发肾绞痛。肿块较大时在腹部或腰部容易被触及。多数患者仅出现上述症状的一项或两项,三项都出现的不到15%。

2.肾外症状

肾癌可出现多种肾外表现,如发热、高血压、高钙血症、红细胞增多、红细胞沉降率增快、肝功能异常、同侧精索静脉曲张等,应注意与其他疾病相鉴别。

三、辅助检查

1.实验室检查

全血细胞计数、全套代谢指标检查(包括血清钙、肝功能、乳酸脱氢酶及血清肌酐检查)、凝血功能和尿液分析。

2.影像学检查

B超无创、简单易行,常在体检中发现无症状的肾肿瘤,还可以鉴别诊断实质性或囊性病变。CT对肾癌诊断有重要价值,能明确显示肿瘤的大小、部位、与邻近组织器官的关系,局部淋巴结等,有助于确定肿瘤的临床分期。MRI主要适用于局部进展期肿瘤、静脉可能受累、肾功能不全,以及对血管造影剂过敏的患者。

四、治疗原则

肾癌实施以手术为主的综合治疗。可采取开放性手术或腹腔镜手术进行根治性肾切除术。对于肿瘤＜4 cm的小肾癌、双侧肾癌、孤立肾癌，以及对侧肾功能低下者，可采取肾部分切除术或肿瘤剜除术。免疫治疗如干扰素（INF-α），白介素-2（IL-2）对治疗中晚期肾癌有一定疗效。肾癌对放疗、化疗不敏感。

五、护理评估

（一）术前评估

1. 健康史

了解患者的年龄、性别、体型、饮食习惯和职业环境，有无烟酒嗜好；既往有无高血压、糖尿病及肾脏病史；家族中有无肾癌发病者及其他病史。

2. 身体状况

（1）症状：评估患者血尿及排尿形态的改变；是否有经常性腰痛及肾外症候群的表现，如发热、高血压、高钙血症、红细胞增多、红细胞沉降率快等。

（2）体征：评估肿块的位置、大小、是否有触痛；男性患者在病变同侧阴囊内是否可见精索静脉曲张。

（3）辅助检查：了解实验室和影像学检查结果。

（二）术后评估

了解患者采取的麻醉、手术方式及术中输血、输液情况；评估患者的切口疼痛情况，是否清洁、干燥；腹腔引流管是否通畅，引流液的颜色、性状及量；尿量、颜色及性状；肾功能情况等。

（三）心理—社会状况

肾癌缺乏早期临床表现，多在体检或进行其他疾病检查时发现，患者往往难以接受现实，产生恐惧、悲伤、萎靡不振等心理反应，甚至有轻生的想法。

护士应注意评估患者心理承受程度，患者及家属对病情、拟采取的手术方式、术后并发症的认知情况，以及家庭经济状况等。

六、护理诊断

1. 焦虑

焦虑及恐惧与患癌症和手术有关。

2. 营养失调：低于机体需要量

营养失调与长期血尿、肿瘤消耗、手术创伤有关。

3. 潜在并发症

潜在并发症有出血、感染、气胸、深静脉血栓形成。

4. 知识缺乏

缺乏肾脏保护及肿瘤早期发现、复发、治疗等方面的知识。

七、护理目标

（1）患者的心理压力缓解或减轻，身心舒适感增强。

（2）患者的营养失调得到纠正或改善。

（3）患者未发生并发症或并发症得到及时发现和处理。

（4）患者了解疾病相关知识，能积极配合治疗和护理。

八、护理措施

（一）术前护理

1.心理护理

针对患者突然得知患癌症及即将面临手术产生的恐惧和焦虑,护士应主动与患者沟通,了解其心理变化和心理需求,鼓励患者倾诉自我感受并给予疏导;适当解释病情和治疗方法,使患者了解手术的必要性和较为肯定的疗效;鼓励患者之间增加沟通,以缓解心理压力,树立共同战胜疾病的信心。

2.改善营养状况

指导患者选择高热量、高蛋白、高维生素、低脂、少渣易消化的食品,提供适宜配餐和就餐的环境,以增进食欲。不能进食者可遵医嘱静脉补充热量及其他营养。

3.病情观察

观察患者生命体征、尿量、尿色和使用止血药物的效果,以及肾功能和电解质的情况等。

（二）术后护理

1.饮食护理

术后胃肠功能恢复后开始进流食、半流食,逐渐过渡到普食。如进食后腹胀明显,可给予热敷、足三里穴位注射或胃肠动力药物等方法,必要时肛管排气。

2.并发症的观察和护理

(1)出血:定时监测血压、脉搏及引流液量和颜色的变化。若引流管突然有新鲜血液流出,引流量由少变多,伤口敷料渗血,腰腹部饱满,同时伴有血压下降、脉搏增快,常提示有急性出血,应立即报告医生。

(2)感染:观察体温和血白细胞的变化,保持引流管通畅,保持手术切口敷料清洁干燥,合理应用抗生素,防止感染的发生。

(3)气胸:发生在肾上极的肿瘤切除时,容易损伤患侧胸膜导致气胸。注意观察呼吸的频率、节律,有无憋气、呼吸困难等。

若出现呼吸异常及时报告医生并行床边X线检查,确诊后协助排出气体,必要时行胸腔闭式引流。

(4)深静脉血栓形成:术后早期协助患者活动双下肢,病情允许条件下尽早下床活动;观察患者肢体肿胀、疼痛、活动情况及皮温变化,如出现异常应立即报告医生,同时嘱患者平卧和制动患肢。

九、健康教育

1.保护肾脏

不吸烟、酗酒,不过多进食高蛋白、高钠饮食;注意个人卫生、规律排尿、洁身自好,防止尿路感染;定期检查身体,及早诊治各种肾脏疾病。

2.康复指导

(1)心理:调整自我情绪,保持乐观心态接受治疗。

(2)生活:保证充分休息和睡眠;合理膳食,补充营养;适度锻炼身体,增强体质;加强对健肾的保护,防止意外损伤;保证摄入足够的水分,以利健肾的正常排泄。

3.用药指导

术后多采用生物治疗,讲解用药的必要性及注意事项;严格在医生的指导下用药,出现不良反应及时就诊;避免使用对肾脏有损害的药物等。

4.定期复查

肾癌的复发率较高,应定期来院复查,以便及早发现复发或转移病灶。

十、护理评价

通过治疗与护理,患者是否:①恐惧、焦虑减轻,情绪保持稳定;②营养状况改善;③并发症得到预防或及时发现和处理;④了解疾病相关知识。

(任旭霞)

第十节 膀胱癌

膀胱癌(tumor of bladder)是泌尿系统常见的恶性肿瘤,其发病率居我国泌尿系统恶性肿瘤的首位,但近年来有被前列腺癌超越的趋势。膀胱癌发病年龄大多数为 50～70 岁,男女发病之比为 4∶1。

一、病因

比较明确的因素是吸烟和长期接触工业化学产品。慢性感染(细菌、血吸虫及 HPV 感染等)、长期异物刺激、长期大量饮用咖啡、人造甜味剂、应用环磷酰胺、滥用含有非那西丁的止痛药、盆腔放疗等也是可能的致病因素。

二、临床表现

1.症状

(1)血尿:是膀胱癌最常见和最早出现的症状。常表现为间歇全程无痛肉眼或镜下血尿。血尿严重时伴血块,或排出洗肉水样尿液及腐肉组织。血尿可自行减轻或停止,容易给患者造成"好转"或"治愈"的错觉而贻误治疗。血尿出现时间及出血量与肿瘤恶性程度、分期、大小、数目、形态并不一致,非上皮性肿瘤血尿程度一般较轻。

(2)膀胱刺激症状:常为肿瘤晚期表现,因肿瘤坏死、溃疡和合并感染所致。少数弥散性原位癌也可出现膀胱刺激症状。

(3)排尿困难或尿潴留:肿瘤较大或堵塞膀胱出口导致。

2.体征

多数患者无明显体征。局部进展性肿瘤可在盆腔触及包块。发生肝或淋巴结转移时,可扣及肿大的肝脏或锁骨上淋巴结。

3.其他表现

晚期膀胱肿瘤可引起输尿管梗阻、腰痛、尿毒症、腹痛、严重贫血、消瘦等。骨转移患者有骨痛。盆腔广泛浸润时可出现腰骶部疼痛及下肢水肿。

三、辅助检查

1.实验室检查

尿常规和尿脱落细胞学检查可作为血尿患者的初步筛选。膀胱肿瘤抗原（BTA）和核基质蛋白（NMP-22）可用于膀胱肿瘤的早期诊断。流式细胞计（FCM）可测定肿瘤细胞内的DNA含量，有助于膀胱癌的诊断或了解其生物学特性。

2.影像学检查

B超可经腹壁和经尿道进行，不仅可以发现膀胱癌，还有助于肿瘤分期，了解有无局部淋巴结转移及周围脏器侵犯。CT、MRI除能够观察到肿瘤的大小、位置外，对于浸润性癌，可以判断肿瘤侵及膀胱壁的深度，并可发现盆腔转移肿大的淋巴结，有助于肿瘤的分期。IVU可观察肾盂、输尿管有无肿瘤或其他病变以及膀胱肿瘤对上尿路的影响，同时可了解肾脏的排泄功能。

3.膀胱镜检查

膀胱镜检查是诊断膀胱癌最直接、最重要的方法。可以直接观察到肿瘤的数目、大小、形态、部位及周围膀胱黏膜的异常情况，同时可以对肿瘤和可疑病变进行活检以明确病理诊断。

四、治疗原则

膀胱癌以手术治疗为主，化疗、放疗和免疫治疗为辅。

1.手术治疗

(1)非肌层浸润性膀胱癌：经尿道膀胱肿瘤切除术（TUR-Bt）是主要的治疗手段，切除范围包括肿瘤基底部周边 2 cm 的膀胱黏膜。

(2)肌层浸润性膀胱癌：一般须行膀胱部分切除术或根治性膀胱切除术。膀胱部分切除的范围应包括距离肿瘤 2 cm 以内的全层膀胱壁；根治性膀胱切除术切除范围包括膀胱、前列腺和精囊。

(3)尿流改道术：膀胱切除术后须行尿流改道和膀胱替代。

2.化学治疗和免疫治疗

(1)膀胱灌注化疗/免疫治疗：根据膀胱肿瘤容易复发的特点，对保留膀胱的患者，术后应经尿道向膀胱内灌注化疗药物或免疫抑制剂，常用丝裂霉素（MMC）、阿霉素（ADM）或卡介苗（BCG）制剂。

(2)全身化疗：多用于已有转移的晚期患者，可选用甲氨蝶呤、长春碱、阿霉素、顺铂及5-氟尿嘧啶等药物，多联合应用。

3.放射治疗

放射治疗适用于不愿接受或不能耐受根治性膀胱切除术，以及根治性手术已不能切除肿瘤的浸润性膀胱肿瘤患者。放射治疗可配合化疗以期提高疗效。

五、护理评估

(一)术前评估

1.健康史

了解患者的一般状况，年龄、性别、婚姻。饮食习惯和嗜好，是否长期吸烟及吸烟量等；患者的职业，是否有长期接触 β-萘胺等化学致癌物的环境；有无膀胱感染、血吸虫感染，是否使用化疗药或止痛药等;既往是否有血尿史,腰、腹部手术史、盆腔放疗史及其他病史;家族中有无类似疾病及其他遗传病史。

2.身体状况

(1)症状:评估血尿的性状和出现时间,有无排尿困难、腰痛及膀胱刺激症状;肾功能及全身状况。

(2)体征:了解有无下腹部肿块、下肢水肿、贫血、消瘦等。

(3)辅助检查:了解 B 超、CT 等辅助检查结果,特别是膀胱镜所确定的肿瘤的位置、大小、数量,结合临床症状和体征,判定肿瘤局部情况及是否有其他器官的侵及和转移,评估膀胱肿瘤的临床分期及能否耐受手术治疗。

(二)术后评估

1.术中情况

了解患者采取的手术方式、过程及尿液改道情况,是否进行膀胱灌注化疗,术中输液输血情况等。

2.术后情况

评估患者的生命体征、手术切口和腹部造口的情况;各引流管是否标记清楚、固定良好、通畅有效,引流物的量、颜色和性状;有无出血、感染、尿瘘等并发症的发生。

(三)心理—社会状况

患者可表现为对癌症的否认,多次复发反复手术的患者会对治疗失去信心;而需要进行膀胱全切、尿流改道手术的患者,则难以接受术后排尿型态的改变,产生恐惧、悲伤、焦虑等心理反应。应评估患者心理承受能力;评估患者及家属对病情、拟采取的手术方式、术后可能出现的并发症的认知程度;评估家庭经济状况,家庭成员的支持程度等。

六、主要护理诊断/问题

1.恐惧

恐惧与患者对病情及治疗缺乏信心有关。

2.营养失调:低于身体需要量

营养失调与长期血尿、肿瘤消耗及手术创伤有关。

3.自我形象紊乱

自我形象紊乱与膀胱全切尿流改道、造瘘口或引流装置存在,不能自主控制排尿有关。

4.知识缺乏

缺乏自行导尿、造口护理及术后康复知识。

5.潜在并发症

潜在并发症有出血、感染、尿瘘、肠瘘等。

七、护理目标

(1)患者的恐惧与焦虑减轻或消失。

(2)患者营养失调得以纠正,机体抵抗力增强。

(3)患者对自我形象有健康、正确的认识。

(4)患者掌握自行导尿、造口护理知识及术后康复知识。

(5)患者未发生并发症或并发症得到及时发现和处理。

八、护理措施

(一)术前护理

1.减轻恐惧与焦虑

采取有针对性的心理疏导方法主动关心和劝慰患者,介绍手术的必要性及过程,造口的管理方法及康复病例,告知患者可以逐步恢复正常生活,以消除其恐惧、焦虑甚至绝望的心理,增强信心,接受手术治疗。对于多次复发并行两次以上手术的患者应讲明膀胱肿瘤虽然易复发,但仍可有较好的疗效,并用科学严谨的语言帮助患者消除悲观失望情绪,积极配合治疗。

2.营养支持

给予高蛋白、高热量、高维生素且易消化食物,必要时补充白蛋白,纠正营养失调状态。

3.术前准备

(1)皮肤准备:备皮范围上至双侧乳头,下至双侧大腿上外 1/3 处(包括会阴部),两侧至腋中线,并清洁脐部。

(2)造口术前定位:根据造口手术的类别及患者腹部的形状,与患者共同选择适合的造口位置,尽量使患者在采取不同体位时,都能看到造口且便于护理,注意避开手术切口、陈旧瘢痕、皮肤皱褶等。此外,行尿流改道、肠代膀胱术患者应做好肠道准备。

(二)术后护理

1.回肠膀胱术

(1)出血的观察:膀胱全切术创伤大,术后易出血。应密切观察病情,若患者出现血压下降、脉搏加快,引流管持续有新鲜血液流出,2 h 内引出鲜红色血液＞100 mL 或 24 h＞500 mL,伤口敷料持续有新鲜血液渗出等,提示有活动性出血,应及时报告医生。

(2)引流管护理:术后需留置双 J 管、肠代膀胱引流管等,护理时应注意:①分别连接各引流管,做好标记;②注意观察各管道引流液的颜色、性质,尿液的颜色由血性逐渐转变为淡黄色,并混有肠黏液,为正常现象,回肠内引流管需经常用生理盐水冲洗,防止黏液阻塞管腔;③分别准确记录引流量,以便了解双侧肾功能及肠代膀胱的功能;④耻骨后引流管一般在术后3～5 d 引流彻底后拔除,双 J 管及肠代膀胱引流管一般在术后 10～12 d 拔除。

(3)胃肠减压护理:持续胃肠减压并保持通畅,每 2 h 用生理盐水冲洗胃管 1 次,密切观察引流液的性质、颜色、量,注意有无腹胀发生。做好口腔护理,预防口腔感染。胃管的留置时间依据胃肠功能恢复和肠吻合口愈合情况而定。

(4)代膀胱冲洗:代膀胱内有较多黏液,为防止引流管堵塞,术后第 3 d 开始行代膀胱低压缓慢冲洗,每次冲洗液量 30～50 mL,反复多次,直至冲洗液澄清为止。

2.原位新膀胱术

原位新膀胱是利用消化道的某一部分制成储尿囊,并与尿道吻合,从而重建下尿路功能,术后经功能训练可恢复正常排尿形态。近年来,原位新膀胱术逐渐成为根治性膀胱全切术后尿流改道的主要手术方式。新膀胱的收缩主要依靠腹腔内压和新膀胱本身的收缩。术后 1～2 周或遵医嘱定时放尿,每半小时开放导尿管放尿,以后逐渐延长,开放尿管时,患者做排尿动作,用手掌按压下腹部,同时有规律收缩盆底肌肉,每天 3～4 次,每次 10～20 min,以重建排尿功能。当膀胱容量达 150 mL 左右时即可拔管。

3.可控回肠膀胱术

可控回肠膀胱术后,代膀胱的回肠具有一定的储尿功能,但需要定时插入导尿管引出尿液。护士应指导患者逐步完成自主操作。

(1)定时导尿:开始每隔半小时、1 h,逐渐延长至 4 h。

(2)导尿前准备:将镊子、导尿管煮沸消毒 10～20 min 备用,清洗双手。

(3)导尿操作:用生理盐水或消毒液状石蜡润滑导尿管前端,用镊子或戴无菌手套将导尿管自造口处插入,将尿液引出。

(4)防止导尿管阻塞:肠液分泌较多时,容易阻塞导尿管,可用生理盐水进行冲洗。

4.造口患者的护理要点

(1)指导患者正确使用造口用品。①选择合适的造口用品:选择对皮肤刺激小、有防逆流装置的泌尿造口袋;术后早期选用透明度好的造口袋以便于观察,恢复期选用不透明的造口袋,以减少患者不愉快感;②清洁造口周围皮肤:清洁皮肤前,先取弯腰姿态 1 min,使近末端尿液排空,观察造口与皮肤,用棉棒蘸温水轻轻擦拭,若皮肤上有结晶物,可用醋酸溶液清除;③造口袋更换时间:造口袋至少应维持 24 h 不发生尿液渗漏现象,尽量保证造口袋底盘粘合紧密,从而延长换袋时间,但最长不要超过 7 d,时间过长会出现造口袋异味及结晶形成。

(2)造口周围皮肤的护理:碱性尿液形成结晶可刺激造口周围皮肤。处置前测量尿 pH 值,碱性尿液结晶物可用稀醋酸溶液浸泡和酸化尿液治疗。

5.膀胱灌注化疗的护理

保留膀胱的患者术后应定期行膀胱灌注化疗。嘱患者灌注前 4 h 禁饮水并排空膀胱。药物应自导尿管注入膀胱并保留 1～2 h,协助患者每 15～30 min 变换 1 次体位,分别取俯、仰、左、右侧卧位,使药物与膀胱各壁充分接触。灌注后嘱患者多饮水,日饮水量 2 500～3 000 mL,起到生理性膀胱冲洗的作用,减少化疗药物对尿道黏膜的刺激。

(任旭霞)

第十一节　皮质醇增多症

皮质醇症(hypercortisolism)又称库欣综合征(Cushing′s syndrome,CS),为机体组织长期暴露于异常增高糖皮质激素引起的一系列临床症状和体征。

一、病因与病理

1.ACTH 依赖性皮质醇症(corticotropin-dependent Cushing′s syndrome)

(1)库欣病:由于垂体瘤或下丘脑-垂体功能紊乱导致腺垂体分泌过量的 ACTH,引起双侧肾上腺皮质增生,分泌过量的皮质醇。目前认为与垂体微腺瘤、垂体 ACTH 细胞增生和鞍内神经节细胞有关。此病占皮质醇症的 70％。

(2)异位 ACTH 综合征(ectopic corticotropin syndrome):指垂体以外的肿瘤组织如小细胞肺癌、胰岛细胞瘤、胸腺瘤、支气管类癌、甲状腺髓样瘤、嗜铬细胞瘤等分泌过多的 ACTH 或 ACTH 类似物刺激肾上腺皮质增生所致。此病约占皮质醇症的 10％～20％。

2. ACTH 非依赖性皮质醇症(corticotropin-independent Cushing's syndrome)

(1)肾上腺皮质肿瘤:肾上腺皮质腺瘤和皮质癌分别占皮质醇症的 20% 和 5% 左右。肿瘤自主分泌皮质醇,下丘脑促皮质醇释放激素和 ACTH 分泌处于反馈抑制状态,由此导致肿瘤以外的同侧及对侧肾上腺皮质萎缩。腺瘤直径 2～4 cm,腺癌则较大。

(2)肾上腺结节或腺瘤样增生:少数皮质醇症患者双侧肾上腺呈结节或腺瘤样增生,但 ACTH 不高,这些结节具有自主分泌皮质醇的能力,病因尚不明了。

二、临床表现

本病高发年龄 20～40 岁,女性多于男性。其典型表现为长期高皮质醇血症引起的体内三大代谢和生长发育障碍、电解质和性腺功能紊乱等。

常见症状有:①向心性肥胖,其特点是满月脸、水牛背、悬垂腹、锁骨上窝脂肪垫、四肢萎缩,系皮质醇过量引起脂肪分布异常所致;②皮肤菲薄,腹部、股部及臀部可见紫纹,系皮质醇增多,蛋白质分解加强,肌肉萎缩,皮肤弹性纤维减少所致;③性腺功能紊乱,表现为皮肤粗糙、多毛、痤疮,女性可出现月经减少,性功能低下,甚至出现男性化征,在男性则有性欲减退,阳痿及睾丸萎缩等;④高血压和低血钾;⑤糖尿病或糖耐量减低;⑥精神症状,表现为急躁、抑郁、淡漠、沉默寡言及典型精神病等;⑦其他:如全身乏力、腰背疼痛、生长停滞、多血质、免疫反应延迟等。

三、辅助检查

1.实验室检查

血浆游离皮质醇增高,且昼夜节律消失。24 h 尿游离皮质醇(UFC)常明显升高。血浆 ACTH>3.3 pmol/L 提示为 ACTH 依赖性疾病。

2.影像学检查

B 超可发现肾上腺区肿瘤。CT 和 MRI 可发现垂体肿瘤,也可发现肾上腺区肿瘤。静脉尿路造影(IVU)适用于体积较大的肾上腺腺癌和怀疑癌肿者。[131]I-19-碘化胆固醇肾上腺核素显像对肾上腺肿瘤诊断率较高,但不作为常规检查。

3.特殊检查

小剂量地塞米松试验用于鉴别 CS 和单纯性肥胖症。大剂量地塞米松抑制试验可鉴别库欣病和肾上腺皮质肿瘤、异位 ACTH 综合征。

四、治疗原则

1.非手术治疗

药物治疗是非手术治疗的主要方式,用于术前准备或其他治疗不佳时,常用的药物有氨鲁米特、美替拉酮、米托坦及酮康唑等;围术期应用激素可防止出现急性肾上腺危象。对于垂体病源者可以选择放射治疗,包括将放射源植入的内照射和采用[60]钴或电子感应加速器的外照射。

2.手术治疗

①库欣病:通过显微手术的方式经鼻腔蝶窦切除垂体瘤是近年来治疗库欣病的首选方法,此种方法创伤小、并发症少,可最大限度保留垂体分泌功能。②肾上腺肿瘤:肾上腺皮质腺瘤应实施腺瘤摘除术;肾上腺皮质癌以手术治疗为主,有远处转移者,亦尽可能地切除原发肿瘤

和转移灶,以提高药物治疗或放射治疗的效果。③异位 ACTH 综合征:手术完整切除异位 ACTH 瘤是首选治疗方法,如异位 ACTH 瘤定位不清或肿瘤无法切除,可选择双侧肾上腺全切或一侧全切、一侧大部切除,以减轻症状。

五、护理评估

(一)术前评估

1.健康史

了解患者的年龄、性别、饮食、睡眠;有无高血压、糖尿病、骨质疏松等;有无手术创伤及过敏史。

2.身体状况

(1)症状:评估患者是否有高血压、低血钾及糖尿病相关症状,有无失眠、注意力不集中、记忆力减退等精神神经异常。

(2)体征:评估患者有无向心性肥胖、皮肤菲薄等表现,女性患者有无胡须、多毛现象,儿童有无生长发育停滞等。

(3)辅助检查:了解患者血压、血钾、血浆皮质醇及血糖情况,影像学检查结果有无异常。

(二)术后评估

了解患者采取的麻醉、手术方式、病灶切除情况及术中输血、输液情况;监测血浆皮质醇水平;评估伤口愈合情况,有无继发气胸、感染、邻近脏器损伤和肾上腺功能不全等情况。

(三)心理—社会状况

由于皮质醇症会引起多系统的病变,出现皮肤、体形、外表等变化,患者易产生焦虑、烦躁和自卑等不良情绪反应。

应评估患者和家属对疾病及预后的认知和态度、对治疗和护理的配合程度及家庭经济承受能力等。

六、主要护理诊断/问题

1.自我形象紊乱

自我形象紊乱与糖皮质激素分泌过多引起的体形变化及性征异常有关。

2.有受伤的危险

受伤与肥胖、骨质疏松、高血压急性发作有关。

3.有皮肤完整性受损的危险

皮肤完整性受损与痤疮、皮肤薄、易发生皮下出血有关。

4.潜在并发症

潜在并发症有出血、感染、肾上腺危象。

七、护理目标

(1)患者接受自我形象改变。

(2)患者未发生意外损伤。

(3)患者未发生皮肤破损。

(4)患者未发生并发症或并发症得到及时发现和处理。

八、护理措施

（一）术前准备和非手术患者的护理

1. 心理护理

讲解疾病相关知识，告知患者体态和形象紊乱的原因，帮助患者调整审美观，鼓励家属主动与患者沟通并给予支持。

2. 防止受伤

骨质疏松、高血压等易导致意外伤害发生。应保证周围环境清洁、干燥且没有障碍物；密切观察患者血压变化；避免剧烈活动，如厕或外出检查时应及时陪伴，防止发生碰撞或跌倒。

3. 皮肤护理

保持床单位及衣裤的清洁、干燥、平整；注意个人卫生，沐浴时动作轻柔；术前备皮时小心剃净切口周围的体毛，避免损伤皮肤。

（二）术后并发症的观察与护理

1. 肾上腺危象

因手术切除分泌激素的肿瘤或增生腺体导致糖皮质激素水平骤降所致。应每天遵医嘱补充肾上腺皮质激素，并根据病情逐渐减量；观察患者是否有心率加快、血压下降、呼吸急促、腹痛腹泻、高热甚至昏迷、休克等情况。一旦发生肾上腺危象，遵医嘱立即静脉补充肾上腺皮质激素，并纠正水、电解质平衡紊乱及低血糖等情况。

2. 感染

患者免疫力低下，易发生感染。应注意观察体温变化及切口情况，遵医嘱使用抗生素。若患者体温升高、伤口处疼痛并伴有血白细胞计数和中性粒细胞比例升高时，多提示有感染，应立即报告医生。

（三）健康教育

1. 生活指导

患者宜进低热量、低糖、高蛋白、高钾、低钠饮食，避免刺激性食物，防止水、电解质失衡；避免情绪激动；根据体力适当活动，避免碰撞或跌倒；保持皮肤清洁，预防感染。

2. 用药指导

坚持规范使用皮质激素，根据病情需要逐渐减量，不得擅自调整剂量或停药。双侧肾上腺全切除的患者需要终生服药。

3. 定期复查

术后定期复查B超、肝功能、血皮质醇水平，观察其变化。

九、护理评价

通过治疗与护理，患者是否：①能正确认识形象改变；②未发生意外伤害；③未发生皮肤破损；④并发症得到预防或被及时发现和处理。

（任旭霞）

第三章　骨科疾病护理

第一节　锁骨骨折

锁骨是连接上肢与躯干的唯一支架,呈 S 形。锁骨的主要功能:①连接上肢与躯干;②参与肩胛带的活动;③锁骨是许多肌肉的附着点;④保护血管神经;⑤参与呼吸功能;⑥维持颈、肩部良好的外形。锁骨骨折是常见的骨折之一,各个年龄均可发生,但是多见于青壮年及儿童。

一、病因

间接与直接暴力均可引起锁骨骨折,但间接暴力较多。摔伤是锁骨骨折的主要原因,以儿童最为多见,大约 50％的锁骨骨折发生于 7 岁以下的儿童。直接外力,如从前方打击、撞击锁骨,或摔倒时肩部直接着地,均可造成锁骨骨折。摔倒时手掌着地,外力通过前臂、上臂传导至肩,再传至锁骨,遭受间接外力和剪切应力也可造成骨折,因着力点不同而异,多为粉碎或横行,幼儿多为青枝骨折。锁骨骨折的典型移位多表现为:近端受胸锁乳突肌牵拉向上后移位,远端因肢体质量量及胸大肌牵拉向前、下、内侧移位,形成断端短缩重叠移位。

二、临床症状

受伤后,如果锁骨部出现下列症状,就要考虑是否有锁骨骨折了。

(1)疼痛。

(2)肿胀、瘀青。

(3)锁骨外观畸形、异常。

(4)患侧上肢活动障碍,婴幼儿哭闹等。

三、诊断

(1)患者有上肢外展跌倒或局部被暴力直接打击等外伤史,伤后肩部出现疼痛,上肢不敢活动,X 线片可确诊,并显示骨折移位及粉碎情况。

(2)X 线:绝大多数的锁骨骨折通过 X 线都能检查出来,明确诊断并指导治疗。

(3)其他:其他检查如 CT、MRI 等可以检查锁骨及周边软组织情况,明确有无韧带损伤等。如合并神经血管损伤,则需要做肌电图等进一步检查。

四、分类

Allman 将锁骨骨折分成三类。①第 1 类为最常见的中段骨折,此段无韧带附着,常紧靠喙锁韧带内缘断裂,近段因胸锁乳突肌的牵拉而上抬,骨折向上成角,皮下可见有明显的隆起,老人常为粉碎性骨折。②第 2 类为喙锁韧带以外骨折,占 10％,大多因直接暴力所致,内外断端均有韧带固定在喙突或肩峰上,常发生骨不连;Neer 又将此类骨折分成两型,Ⅰ型指喙锁韧带未断,骨折很少移位;Ⅱ型指喙锁韧带断裂且与断骨脱离,有明显移位趋势:斜方肌可将近段拉向后方,上肢的重力将远段拉向下,躯干肌将远段拉向胸廓,肩胛韧带又可在上肢活动时使锁骨旋转移位。③第3类为锁骨胸骨端骨折,多为间接暴力所致,肋锁韧带完整时很少移位。

五、治疗

锁骨骨折确诊后就需要采取治疗措施。常见的处理方式可分为保守治疗和手术治疗。

1. 保守治疗

如果锁骨骨折移位不明显,不影响上肢关节的活动,则可行保守治疗。最常见的治疗方式为"8"字绷带固定法。应注意绷带的松紧,过松失去固定作用,骨折移位;过紧则易导致腋窝处压迫,严重时可造成神经、血管损伤。故出现上肢麻木、肿胀、冰凉时,应马上就诊或复查。

2. 手术治疗

锁骨骨折明显移位、锁骨远端 1/3 骨折、合并血管神经损伤则需要手术治疗。手术方式通常是将移位的锁骨重新复位,用内固定材料如钢板、螺钉等将锁骨固定,以便手术后患者可以早期进行功能锻炼。多数情况下骨折愈合后还需要再次手术取出内固定材料。

六、护理

(一)非手术治疗及术前护理

1. 心理护理

青少年及儿童锁骨骨折后,因担心肩、胸部畸形,影响发育和美观,常会发生焦虑、烦躁心理。应告知其锁骨骨折只要不伴有锁骨下神经、血管损伤,即使是在叠位愈合,也不会影响患侧上肢的功能,局部畸形会随着时间的推移而减轻甚至消失,治疗效果较好,以消除患者心理障碍。

2. 饮食

给予高蛋白、高维生素、高钙及粗纤维饮食。

3. 体位

局部固定后,宜睡硬板床,取半卧位或平卧位,避免侧卧位,以防外固定松动。平卧时不用枕头,可在两肩胛间垫上一个窄枕,使两肩后伸外展;在患侧胸壁侧方垫枕,以免悬吊的患肢肘部及上臂下坠。患者初期对去枕不习惯,有时甚至自行改变卧位,应向其讲清治疗卧位的意义,使其接受并积极配合。告诉患者日间活动不要过多,尽量卧床休息,离床活动时用三角巾或前臂吊带将患肢悬吊于胸前,双手叉腰,保持挺胸、提肩姿势,可缓解对腋下神经、血管的压迫。

4. 病情观察

观察上肢皮肤颜色是否发白或青紫,温度是否降低,感觉是否麻木,如有上述现象,可能系"8"字绷带包扎过紧所致。应指导患者双手叉腰,尽量使双肩外展后伸,如症状仍不缓解,应报告医生适当调整绷带,直至症状消失。"8"字绷带包扎时禁做肩关节前屈、内收动作,以免腋部血管神经受压。

5. 功能锻炼

(1)早、中期:骨折急性损伤经处理后 2~3 d 损伤反应开始消退,肿胀和疼痛减轻,在无其他不宜活动的前提下,即可开始功能锻炼。准备:仰卧于床上,两肩之间垫高,保持肩外展后伸位。第 1 周做伤肢近端与远端未被固定的关节所有轴位上的运动,如握拳、伸指、分指,腕屈伸、绕环、肘屈伸,前臂旋前、旋后等主动练习,幅度尽量大,逐渐增大力度。第 2 周增强肌肉的收缩练习,如捏小球、抗阻腕屈伸运动。第 3 周增强抗阻的肘屈伸与前臂旋前、旋后运动。

(2)晚期:骨折基本愈合,外固定物去除后进入此期。此期锻炼的目的是恢复肩关节活动度,常用的方法有主动运动、被动运动、助力运动和关节主动牵伸运动。第 1～2 d 患肢用三角巾或前臂吊带悬挂胸前站立位,身体向患侧侧屈,做肩前后摆动;身体向患侧侧屈并略向前倾,做肩内外摆动,应努力增大外展与后伸的运动幅度。第 3～7 d 开始做肩关节各方向和各轴位的主动运动、助力运动和肩带肌的抗阻练习,如双手握体操棒或小哑铃,左右上肢互相做肩的前上举、侧后举和体后上举,每个动作 5～20 次。第 2 周增强肩外展和后伸主动牵伸:双手持棒上举,将棒棍放颈后,使肩外展、外旋,避免做大幅度和用大力的肩内收与前屈练习。第 3 周增强肩前屈主动牵伸,肩内外旋牵伸:双手持棒体后下垂将棍棒向上提,使肩内旋。以上练习的幅度和运动量以不引起疼痛为宜。

(二)术后护理

1.体位

患侧上肢用前臂吊带或三角巾悬吊于胸前,卧位时去枕,在肩胛区垫枕使两肩后伸,同时在患侧胸壁侧方垫枕,防止患侧上肢下坠,保持上臂及肘部与胸部处于平行位。

2.症状护理

(1)疼痛:疼痛影响睡眠时,适当给予止痛、镇静剂。

(2)伤口:观察伤口有无渗血、渗液情况。

3.一般护理

协助患者洗漱、进食及排泄等,指导并鼓励患者做些力所能及的自理活动。

4.功能锻炼

在术后固定期间,应主动进行手指握拳、腕关节的屈伸、肘关节屈伸及肩关节外展、外旋和后伸活动,不宜做肩前屈、内收的动作。

(三)出院指导

1.休息

早期卧床休息为主,可间断下床活动。

2.饮食

多食高蛋白、高维生素、含钙丰富、刺激性小的食物。

3.固定

保持患侧肩部及上肢于有效固定位,并维持 3 周。

4.功能锻炼

外固定的患者需保持正确的体位,以维持有效固定,进行早、中期的锻炼,避免肩前屈、内收动作。

解除外固定后则加强锻炼,着重练习肩的前屈、内外旋转活动,如两臂做划船动作。值得注意的是应防止两种倾向:①放任自流,不进行锻炼;②过于急躁,活动幅度过大,力量过猛,造成软组织损伤。

5.复查时间及指证

术后 1 个月、3 个月、6 个月需进行 X 线片复查,了解骨折愈合情况。有内固定者,于骨折完全愈合后取出。对于手法复位外固定患者,若出现下列情况须随时复查:骨折处疼痛加剧,患肢麻木,手指颜色改变,温度低于或高于正常等。

(任海霞)

第二节 髌骨骨折

髌骨骨折是以髌骨局部肿胀、疼痛、膝关节不能自主伸直,常有皮下瘀斑以及膝部皮肤擦伤为主要表现的骨折。

一、病因

骨折为直接暴力和间接暴力所致。直接暴力多因外力直接打击在髌骨上造成髌骨骨折,如撞伤、踢伤等,骨折多为粉碎性。间接暴力,多由于股四头肌猛烈收缩、牵拉所致,如突然滑倒时,膝关节半屈曲位,股四头肌骤然收缩,牵扯髌骨向上,髌韧带固定髌骨下部,而造成髌骨骨折,多为横行骨折。

二、临床症状

髌骨骨折后常发生膝关节肿胀积血,髌前可见皮肤擦伤及皮下血肿,压痛明显,有移位的骨折可触及骨折间隙,被动活动时膝关节剧痛,有时可感觉到骨擦感。

三、诊断

(1)部分患者有家族史或先天性足畸形或外伤史。

(2)久站或行走时足部疼痛或不适,跟外翻足扁平,前足外翻,舟骨结节处肿胀和压痛,休息可减轻或消失,晚期为痉挛性平足,经较长时间休息,症状亦难改善。

(3)站立位 X 线足正侧位片,可见舟骨结节完全塌陷,与载距突的距离增加,自跟骨结节底部至第一距骨头底部作连线,并从舟骨结节至此连线作垂直线,其长度多小于 1 cm。

四、治疗

(一)无移位或移位在 0.5 cm 以内的髌骨骨折

可采用保守治疗。早期冷敷,加压包扎,减少局部出血。保持膝关节伸直位,用石膏托或下肢支架固定 4~6 周,即可开始股四头肌等长收缩。6 周后开始做膝关节主动屈伸活动训练。固定过程中,若关节内血肿张力大,可在严格无菌条件下抽出积血,加压包扎。

(二)移位大于 0.5 cm 的髌骨骨折

建议手术治疗。髌骨骨折的内固定方法有多种,可分为两类:一类行内固定后仍需一定时间的外固定;另一类内固定比较坚强,不需外固定。

1.张力带钢丝内固定术

①适应证:髌骨横行骨折;能复位的髌骨粉碎性骨折;②手术方法:髌前纵行或横弧形切口,显露骨折线,自远折端骨折面,用两根直径 1.5 mm 的克氏针逆行穿出固定骨折端,手伸入关节腔内,触髌骨关节面平整后,用钢丝或钢缆作"8"字或环形缠绕克氏针固定;③术后处理:

不用外固定,术后第二天练习股四头肌收缩,多数骨折患者在术后2周能屈膝90°并下地行走。

2.髌骨上极或下极切除,股四头肌腱重新附丽术

①切除较小骨块或骨折粉碎部分,将髌韧带附丽于髌骨上段,或将股四头肌附于髌骨下段;②骨折术后处理:用多量敷料包扎,长腿石膏伸直位固定3周,去石膏后不负重练习关节活动。6周后扶拐逐渐负重行走,并加强关节活动度及股四头肌肌力锻炼。此法可保全髌骨作用,愈合快,股四头功能得以恢复,无骨折愈合及关节面不平滑问题。

3.髌骨全切除

髌骨全切除适用于不能复位,不能部分切除的严重粉碎性骨折。切除粉碎骨折块时,应尽量保护其骨膜及股四头肌腱膜。切除后缝合撕裂的扩张部及关节囊,使其恢复到正常松紧度。然后,将股四头肌腱下拉与髌腱缝合。不能直接缝合者,可用股四头肌腱翻转修补缝合。在股四头肌腱上做"V"形切口,把切下的腱瓣下翻,修补切除髌骨后新形成的缺损。也可用股外侧肌及股四头肌腱的外侧部的肌腱瓣向下翻转修补切除髌骨处的缺损。术后石膏托固定4周,练习膝关节伸屈活动。

五、护理

(一)术前护理

(1)做好心理护理。

(2)皮肤护理:给予备皮、麻醉药及抗菌药的皮试,皮试前要询问有无过敏史,备皮前应仔细检查皮肤情况,备皮时注意动作轻柔,备皮后协助患者将患肢清洗干净,急诊手术前要禁食禁水6 h以上。

(3)患肢护理:应尽量减少患肢的活动,需要移动时可用棉花腿包扎或直夹板固定后再予以移动。术前教会患者练习股四头肌力量的方法和在床上使用便器的方法,并告之患者术后有可能出现的一些不适以及出现不适的一些对策。

(二)术后护理

1.一般护理

回病房后给患者以安慰,合理安排将患者抬至床上,抬时要特别注意为患者保暖,保护各种管道,防止脱落;检查麻醉穿刺处有无渗出;按麻醉术后护理常规护理,去枕平卧及禁食水6 h;向患者交代注意事项;给予生活护理,将日常用品、信号灯等放于易取处。

2.肢体护理

给予患肢抬高,高度要高于患者的心脏水平,利于血液循环,防止患肢肿胀;密切观察生命体征的变化;密切观察患肢血运,皮肤温度、神经感觉、踝及足趾活动、末梢循环的充盈度、伤口渗血、患肢足背动脉波动情况;嘱患者麻醉过后即开始进行踝泵练习,防止深静脉血栓的发生。

3.饮食护理

指导患者进食高蛋白、高维生素、高热量、高纤维素的易消化饮食,加强营养,防止便秘的发生。

4.术后肿痛的护理

髌骨骨折术后多数有膝关节的肿胀、疼痛,帮助患者摆放舒适体位,教会患者放松情绪。

5.术后心理护理

对患者安慰鼓励,鼓励患者要面对现实,保持积极向上的心态,以促进早日康复。

(三)功能锻炼及护理

(1)心理护理。

(2)术后 2~3 d 开始耐心地教会患者做股四头肌舒缩锻炼,开始每次舒缩 30~50 下,3~5 次/日,逐步增加锻炼次数;对采用张力带丝内固定者,术后 2~4 d 扶拐下地者不负重行走,术后 5~7 d 开始膝关节屈伸功能锻炼,12~14 d 伤口拆线后逐步加强锻炼。对未能采取坚强内固定,辅以石膏外固定者,术后 3~4 周去除石膏外固定后下地活动,练习膝关节屈伸功能锻炼,并逐步加强,逐步练习下蹲。

(任海霞)

第三节　桡骨下端骨折

桡骨下端骨折多见于成年及老年人。其骨折发生在桡骨远侧端 3 cm 范围内。桡骨下端膨大,由松质骨构成,松质骨与密质骨交界处为应力上的弱点,此处容易发生骨折。

桡骨远端构成桡腕关节,其关节面向掌侧倾斜 10°~15°角,向尺侧倾斜 20°~25°角,当骨折发生移位时,其关节面角度发生改变,因此可形成常见的伸直型骨折(Colles)和屈曲型(Smith)骨折,后者较少见。

一、病因

(1)桡骨下端骨折多见于成年及老年伤员,骨折发生在桡骨下端 3 cm 范围内。

(2)多由间接暴力发生骨折。跌倒时,前臂旋前,腕关节背伸,手掌着地,可引起伸直型桡骨下端骨折(Colles 骨折),远折段向背侧及桡侧移位。老年人桡骨下端骨折常为粉碎型,关节面可被破坏。幼年患者遭受同样暴力,可发生桡骨下端骨骺分离,移位情况与成人相似。屈曲型桡骨下端骨折较少见,手背着地,腕关节急剧掌屈所致,远折段向掌侧及桡侧移位。

二、临床症状

(1)受伤后腕关节上方明显肿胀、疼痛、局部压痛,有纵轴叩痛。

(2)移位骨折有典型畸形,伸直型骨折远端向背侧移位可出现"餐叉样"畸形,向桡侧移位可出现"枪刺刀"畸形。屈曲型骨折则出现相反的畸形。

三、诊断

(1)跌伤时有手掌或手背着地的创伤史。

(2)具有上述症状和体征。

(3)X 线片可确诊。

四、分类

(一)伸直型畸形表现

1."银叉(餐叉)"型畸形

外伤后,因远折端移向背侧,侧面可见典型的"餐叉"型畸形。

2."枪刺刀"状畸形

因远折端向桡侧移位,且有缩短移位时桡骨茎突上移至尺骨茎突同一平面,甚至高于尺骨茎突的平面,呈"枪刺刀"畸形。

(二)屈曲型畸形表现

与伸直型相反,故称反 Colles 骨折,可见骨折远端向掌侧移位,而近端向背侧移位。

五、治疗

(1)无移位的骨折。用石膏、四头带或小夹板固定腕关节于功能位 3~4 周。

(2)有移位的伸直型骨折或屈曲型骨折。多可手法复位成功。伸直型骨折,非粉碎性未累及关节面者,常采用牵引复位法;老年患者、粉碎骨折、累及关节面者,常采用提按复位法。复位后,保持腕关节掌屈及尺偏位,石膏或外固定架固定 4 周。屈曲型骨折纵向牵引后复位方向相反,复位后,腕关节背屈和旋前位固定 4 周。固定后即拍 X 线片检查对位情况外,1 周左右消肿后需拍片复查,如发生再移位应及时处理。

(3)粉碎性骨折。复位困难或复位后不易维持者(如巴尔通骨折),常需手术复位,克氏针、螺丝钉或 T 型钢板内固定。术后石膏固定 6 周。

(4)合并症的处理。骨折畸形连接,凡导致功能障碍者,应手术纠正畸形及内固定。下尺桡关节脱位影响前臂旋转者,可切除尺骨小头。合并正中神经损伤,观察 3 个月不恢复者,应探查松解神经,并修平突出的骨端。迟发性伸拇肌腱断裂者,应去除骨赘、修复肌腱。骨质疏松者应给予相应治疗,以防止其他严重骨折(如股骨颈骨折)合并症的发生。

六、护理

(一)术前护理

1.心理护理

因骨折固定而限制了手的活动,给生活带来不便,易产生焦虑和烦躁心理。应主动关心、体贴他们,帮助其完成部分自理活动。

2.饮食

宜高蛋白、高热量、含钙丰富、易消化饮食,多饮水,多食蔬菜和水果,防止便秘。

3.维持有效的固定

夹板和石膏固定松紧应适宜,特别是肿胀高峰期和消退后,应随时加以调整。过紧,将影响患肢的血液循环;过松,达不到固定的作用。维持远端骨折段掌屈尺偏位,患肢抬高,减轻肿胀。

4.预防急性骨萎缩

骨萎缩的典型症状是疼痛和血管舒缩紊乱所致的皮肤改变,晚期可致手指肿胀,关节僵硬。一旦发生,治疗十分困难,应以预防为主。骨折后,早期应抬高患肢,加强功能锻炼。当出现疼痛、皮温升高或降低、多汗或脱毛症状时,可进行对症处理,同时加强皮肤护理,防止溃疡形成。还可做理疗,必要时进行交感神经封闭。

5.功能锻炼

复位固定早期即应进行手指屈伸和握拳活动及肩、肘关节活动。由于远端骨折段常向背侧和桡侧移位,因此,2 周内禁忌做腕背伸和桡侧偏斜活动,以防复位的骨折端再移位。2~3 周行功能位固定后,进行腕关节背伸和桡侧偏斜及前臂旋转活动。4~6 周全部固定解除后,可做腕关节屈伸、旋转及尺、桡侧偏斜活动。

（二）术后护理

（1）体位与固定。患肢前臂石膏托固定，平卧时以枕垫起；离床活动时用三角巾或前臂吊带悬挂于胸前。

（2）观察伤口及患肢的血运情况。

（3）加强功能锻炼。

1）早、中期：手术当日或手术后次日，做肩部悬吊位摆动练习。术后2～3 d做肩、肘关节主动运动，手指屈伸、对指、对掌主动练习，逐日增加动作幅度及强度。术后第2～3周，做手握拳屈腕肌静力收缩练习。术后第3周增加屈指、对指、对掌的抗阻练习，捏橡皮泥或拉橡皮筋。

2）晚期：开始腕部的屈、伸主动练习，腕屈曲抗阻练习。3～4 d增加前臂旋前、旋后练习，两手相对进行腕关节屈伸练习，手掌平放于桌面向下用力，做腕关节背伸抗阻练习。1周后增加前臂旋转抗阻练习和腕背伸牵引；10 d后增加前臂旋前牵引；2周后增加前臂旋后牵引。

（任海霞）

第四节　腰椎间盘突出症

腰椎间盘突出症是因腰椎间盘变性，纤维环破裂，髓核突出刺激或压迫神经根、马尾神经所表现的一组综合征。它是腰腿痛最常见的原因之一，以20～50岁为多发年龄，男性多于女性。

一、病因

退行性变是腰椎间盘突出的基本因素，积累伤则是主要诱发因素。

1.椎间盘退行性变

由于纤维环和髓核水分逐渐减少，弹性降低，椎间盘结构松弛、软骨板囊性变是腰椎间盘突出症的基本原因。

2.损伤

反复弯腰、扭转等积累伤是椎间盘突出的重要诱发因素；长期处于坐位及颠簸状态，腰椎间盘承受较大的压力，也可诱发椎间盘突出。

3.遗传因素

本症有家族性发病的报道，有色人种发病率较低，<20岁的青少年患者中约32％有阳性家族史。

4.妊娠

妊娠时体质量突然增长，腹压增高，肌肉、韧带相当松弛，易于使椎间盘膨出。

二、病理和分型

1.根据椎间盘突出的位置分型

（1）后外侧突型：突出的椎间盘位于中线偏外、神经根的前方，往往压迫相应部位的神经根。

（2）中央型：突出的椎间盘位于中线，可压迫脊髓、马尾神经和累及两侧神经根。

2. 根据病理变化和 CT、MRI 所见分型

(1)膨隆型：纤维环部分破裂，但表层完整，髓核因压力而向椎管局限性膨出。

(2)突出型：纤维环完全破裂，髓核突入椎管，仅有后纵韧带或一层纤维膜覆盖，高低不平。

(3)脱垂游离型：破裂、突出的椎间盘组织或碎块脱入椎管内或完全游离，可引起神经根症状，且易压迫马尾神经。

(4)结节和经骨突出型：前者是髓核经上下软骨板裂隙突入椎体松质骨内；后者是髓核沿椎体软骨终板和椎体间的血管通道向前韧带方向突出，形成椎体前缘的游离骨块。此两型无神经根症状。

三、临床表现

（一）症状和体征

1. 症状

(1)腰痛：腰痛是大多数患者最先出现的症状，发生率约为 91%。首次发病者常出现在半弯腰持重或突然做扭腰动作过程中。

(2)坐骨神经痛：典型坐骨神经痛是从下腰部向臀部、大腿后方、小腿外侧直到足背或足外侧的放射痛。早期为痛觉过敏，病情较重者出现感觉迟钝或麻木。少数患者可有双侧坐骨神经痛。

(3)马尾神经受压综合征：中央型突出的髓核或脱垂游离的椎间盘组织可压迫马尾神经，出现鞍区感觉迟钝，大、小便和性功能障碍。

2. 体征

(1)腰椎侧突：具有辅助诊断价值。

(2)腰部活动受限：几乎全部患者都有不同程度的腰部活动受限，其中以前屈受限最明显。

(3)压痛及骶棘肌痉挛：在病变间隙的棘突间多有压痛，压之有沿坐骨神经的放射痛。约 1/3 患者有腰部骶棘肌痉挛，使腰部固定于强迫体位。

(4)直腿抬高试验及加强试验阳性。

(5)神经系统改变：可出现感觉异常、下肢肌力下降及反射异常。

（二）辅助检查

1. X 线检查

X 线检查片上所见脊柱侧凸、椎体边缘增生及椎间隙变窄等均提示退行性改变。

2. CT 和 MRI 检查

可显示骨性椎管形态，椎间盘是否病变，突出的大小、方向等，可在矢状面上了解髓核突出的程度和位置，对本病有较大诊断价值。

四、治疗要点

（一）非手术治疗

首次发作，症状较轻的患者可采用非手术疗法缓解症状或治愈疾病。

1. 卧床休息

急性期绝对卧硬板床休息，一般卧床 2~6 周或至症状缓解。卧床时保持适当体位可减轻椎间盘受压。可酌情进行腰背肌锻炼，3 个月内不做弯腰持物动作。

2.骨盆牵引

骨盆牵引可增加椎间隙宽度,减轻椎间盘的压力和对神经根的压迫,改善局部血液循环,减轻水肿,缓解疼痛。常采用骨盆带做水平牵引,抬高床脚做反牵引,牵引重量一般为 7～15 kg,持续 2 周;也可使用间断牵引法,每日 2 次,每次 1～2 h,持续 3～4 周。

3.药物治疗

目的为止痛、减轻水肿粘连及肌痉挛。

(1)非甾体消炎药:用于镇痛,常用的有阿司匹林及布洛芬等。

(2)皮质类固醇:为长效抗炎药,可用于硬膜外封闭或局部注射。经硬膜外穿刺置管,常用醋酸泼尼松龙 75 mg 加 2％利多卡因至 20 mL,分 4 次注药,每隔 5～10 min 注药 1 次,每周 1 次,3 次为 1 个疗程。

(3)髓核化学溶解法:将胶原酶注入椎间盘或硬脊膜与突出的髓核之间,以达到选择性溶解髓核和纤维环,从而缓解症状的目的。但应用此法时需警惕发生患者对胶原酶的过敏反应和局部的出血、粘连。

4.物理治疗

(1)局部按摩及热疗:局部按摩及热疗可促进血液循环,缓解肌痉挛,促进无菌性炎症消退,使髓核复位,但中央型椎间盘突出者不宜推拿。

(2)经皮电神经刺激疗法:将电极放在疼痛部位的皮肤表面,将电流输入体内,通过刺激神经达到减轻疼痛的作用。

(二)手术治疗

目的是彻底解除突出的椎间盘对马尾神经或神经根的刺激和压迫。

1.椎板切除和髓核摘除术

椎板切除和髓核摘除术是最常用的术式,即将一个或多个椎板、骨赘及突出的髓核切除或摘除,适用于已确诊的腰椎间盘突出症患者,且症状严重、经严格非手术治疗无效或马尾神经受压者。

2.经皮穿刺髓核摘除术

即在 X 线监控下插入椎间盘或特殊器械,切除或吸出椎间盘,适用于椎间盘膨出或轻度突出且侧隐窝无狭窄的患者。

五、护理

(一)护理评估

1.术前评估

(1)健康史:了解与疾病相关的病史,是否由外伤引起,还是慢性积累伤所致,与工作性质及生活习惯有无关系;有无进行系统的非手术治疗,其治疗效果如何。

(2)身体状况:①评估与疾病相关的症状是否存在、发作的频次、局部代偿表现以及全身健康状况;②评估疼痛的部位和走向以及加重和减轻的因素,特别是卧床后疼痛是否减轻、有无感觉异常和运动障碍、有无排泄功能异常、有无自理能力缺陷等。

(3)辅助检查:了解 X 线、CT、MRI 及椎管造影等检查的结果,以判断有无椎间盘突出和腰椎管狭窄,以及病变的部位、严重程度等。

(4)心理和社会状况:了解患者有无心理问题,社会支持状况。

2.术后评估

(1)生命体征:监测患者的体温、脉搏、血压、呼吸,患者有无头疼、恶心和呕吐等症状。

(2)手术及引流情况:了解手术范围和术中患者情况,观察切口有无渗液,渗出量及色泽;引流管是否通畅,引流液的色泽和量;切口部位有无肿胀。

(3)肢体的感觉和运动功能:评估下肢的感觉和运动情况,与对侧及术前相比有无差异。

(4)括约肌功能:评估患者有无排尿困难和尿潴留,有无便秘。

(二)护理问题

(1)疼痛与椎间盘突出、髓核受压水肿、神经根受压及肌痉挛有关。

(2)便秘与马尾神经受压或长期卧床有关。

(3)自理缺陷与疼痛所致的功能障碍、治疗限制等有关。

(4)焦虑与疼痛、活动障碍、对手术治疗的担忧等有关。

(5)躯体活动障碍与椎间盘突出、牵引或手术有关。

(6)潜在并发症:如脑脊液漏、尿潴留或感染。

(三)护理措施

1.非手术治疗患者的护理

(1)睡卧硬板床,在初发时期应绝对卧床3～4周。必要时遵医嘱给予止痛剂减轻疼痛,以缓解肌肉痉挛。

(2)避免腰部负重,指导患者采取合理的方法翻身或下床,指导患者避免弯腰动作。

(3)维持牵引功效,按牵引常规进行护理。

(4)多与患者沟通,做好心理疏导,解除患者的紧张情绪;协助患者进行康复训练;满足患者的生活需要。

2.手术治疗患者的护理

(1)患者的搬移和卧位:手术后患者带腰围送回病房,搬移时应保持腰椎稳定,避免过大幅度的扭动。安置患者平卧硬板床,下肢可适当垫高,定时进行轴式翻身;卧床时间需根据手术类型决定,一般1～3周,以后可根据患者具体情况,带腰围起床活动。

(2)观察病情:观察生命体征是否稳定;肢体的疼痛、感觉、运动是否好转;有无新出现的感觉、运动障碍。若发现异常情况,及时通知医生,并协助处理。

(3)术中护理。①麻醉:全身麻醉;②体位:俯卧位;③术中配合:术中严格无菌操作,手术前、后清点脑棉片数量,用冰生理盐水冲洗伤口并记录冲水量,保留术中咬下的骨屑以备植骨,术后搬动患者应轴线翻身,安全移至推床上。

(4)术后护理。①切口护理:观察切口有无渗液,渗液的性质和量,若渗液较多应及时更换敷料;②引流:保持引流管通畅,观察引流液的性质和量,若出现淡黄色引流液,同时伴有头痛、恶心、呕吐等症状,提示并发脑脊液漏,应立即停止引流,安置患者平卧位并适当抬高床尾,一般保持平卧位7～10 d硬脊膜裂口即可愈合;③避免压疮的发生;④尿潴留的护理;

(5)功能锻炼。卧床期间应坚持四肢肌肉和关节活动,以防肌肉萎缩和关节僵硬。腹部按摩以减少腹胀、便秘、尿潴留的发生。①直腿抬高练习:术后第一天开始进行股四头肌的舒缩和直腿抬高练习,每分钟2次,抬放时间相等;逐渐增加抬腿幅度,以防止神经根粘连;②腰背肌锻炼:根据术式及医嘱,指导患者锻炼腰背肌,以增加腰背肌肌力、预防肌萎缩和增强脊柱稳定性,一般手术后7 d开始,先用飞燕式,然后用五点支撑法,1～2周后改为三点支撑法,每日

3~4次,每次50下,循序渐进,逐渐增加次数,但腰椎有破坏性改变、感染性疾患、内固定物植入、年老体弱及心肺功能障碍的患者不宜进行腰背肌锻炼;③行走训练:制定活动计划,指导患者按时下床活动,坐起前,先抬高床头,再将患者两腿放到床边,使其上身竖直,行走时,有人在旁,直至患者无眩晕和感觉体力可承受后,方可独立行走并注意安全。

(四)护理评价

(1)患者是否掌握疼痛减轻或加重的规律及减轻疼痛的方法。

(2)患者的日常生活需要是否得到满足。

(3)手术治疗后的患者是否发生压疮。

(4)是否有神经根粘连和肌肉萎缩的发生。

(5)患者是否能够调节心理情绪,保持心理健康。

(6)患者及家属是否掌握腰椎间盘突出症的相关知识,在治疗和康复中积极配合。

(五)健康教育

(1)腰椎间盘突出患者应卧硬板床,以避免脊柱屈曲;仰卧位时,应用小枕使膝屈曲45°。

(2)避免腰部脊柱屈曲和旋转扭曲。避免长时间坐或站立。若必须搬运重物时,应采取适当的姿势:先蹲下,将重物从地上抬起时用腿部肌的力量站起;当搬物站起时脚放平,以提供更好的支撑。并养成睡硬板床的习惯。

(3)超重或肥胖者在必要时应控制饮食量和减轻体质量。

(4)制定康复计划和锻炼项目,坚持锻炼。锻炼要有规律,指导患者做医疗体操,以增加腰背肌的力量。

1)骨盆倾斜:仰卧平躺在地板或床上,收缩腹部和臀部肌,骨盆向前倾斜,使背部平贴在地板上,保持3 s,重复数次。

2)背部躺在硬垫上,将脚向地板方向压,收缩腹部肌,上身卷曲离开地板,保持3 s,重复数次。

3)背部躺在硬垫上,屈膝抬向胸部,手放在膝关节周围,臀部离开地板,保持3 s,重复数次。

4)挺直坐在地板或硬垫上,一腿伸直,另一腿膝部弯曲并向直腿的脚趾方向伸展。两侧交替进行,重复数次。

5)站直,屈髋屈膝,蹲下。挺直背部、伸直膝部站直,重复数次。

(5)穿平跟鞋,以对身体提供更好的支持。

(6)患者出院后要定期复诊,出现异常情况及时就诊。

(任海霞)

第五节　颈椎病

颈椎病指颈椎间盘退行性变及继发性椎间关节退行性变所致脊髓、神经、血管损害的相应症状和体征。发病年龄多在50岁以上,男性居多,好发部位依次为$C_{5\sim6}$、$C_{4\sim5}$、$C_{6\sim7}$。

一、病因和分型

（一）病因

1. 颈椎间盘退行性变

颈椎间盘退行性变是颈椎病的发生和发展的最基本原因，可造成两方面的改变：颈椎力学的功能紊乱，使椎体、椎间关节及其周围韧带等发生变性、增生及钙化，对脊髓、神经根和血管造成压迫或刺激；椎间隙变窄，关节囊、韧带松弛，椎间盘四周膨突或向后突出，使相邻的脊髓、神经根、血管受到刺激或压迫。

2. 先天性或发育性颈椎管狭窄

由于胚胎时期或发育过程中椎弓过短，致使椎管的矢状内径小于正常（14～16 mm），即使颈椎退行性病变较轻，也可以产生临床症状和体征。

3. 损伤

慢性损伤如长久地伏案工作，对已发生退变的颈椎可加速退变过程而发病；急性损伤如颈椎不协调的活动，可加重已退变的颈椎和椎间盘的损害而诱发本病。

（二）分型

根据受压部位和临床表现不同，一般分为 4 类。

（1）神经根型颈椎病：在颈椎病中发病率最高，占 50%～60%。

（2）脊髓型颈椎病：占颈椎病的 10%～15%。

（3）椎动脉型颈椎病。

（4）交感神经型颈椎病。

但有些患者以某型为主，同时伴有其他型的部分表现，称为复合型颈椎病。

二、临床表现

（一）症状和体征

根据颈椎病的类型可有不同表现。

1. 神经根型

（1）症状：患者常先有颈痛及颈部硬，继而向肩部及上肢放射。咳嗽、打喷嚏及活动时疼痛加剧。上肢有沉重感；皮肤可有麻木、过敏等感觉异常；上肢肌力和手握力减退。

（2）体征：颈部肌痉挛，颈肩部有压痛，颈部和肩关节活动有不同程度受限。上肢牵拉试验阳性：检查者一手扶患侧颈部，一手握患侧腕部外展上肢，双手反向牵引，诱发已受压的神经根出现放射痛与麻木感。压头试验阳性：患者端坐，头后仰并偏向患侧，检查者用手掌在其头顶加压，出现颈痛并向患侧手臂放射。

2. 脊髓型

（1）症状：手部发麻、活动不灵活，特别是精细活动失调，握力减退，下肢无力、发麻，步态不稳，有踩棉花的感觉，躯干有紧束感等。

（2）体征：随病情加重可发生自下而上的上运动神经元性瘫痪。

3. 椎动脉型

（1）症状：眩晕、头痛、视物障碍、耳鸣、耳聋、恶心、呕吐、猝倒等一过性脑或脊髓缺血的表现；头部活动时可诱发或加重；体位改变、血供恢复后症状缓解。

（2）体征：颈部有压痛、活动受限。

4.交感神经型

有交感神经兴奋症状，如头痛或偏头痛、头晕、恶心、呕吐、视物模糊、心跳加速、心律不齐、血压升高、耳鸣、听力下降等；也可出现交感神经抑制症状，如头昏、眼花、流泪、鼻塞、心动过缓、血压下降，以及胃肠胀气等。

（二）辅助检查

1.X线检查

X线正侧位片显示颈椎生理性前凸消失、椎间隙变窄、椎体前后缘骨质增生，钩椎关节、关节突关节增生等退行病变；左右斜位片显示椎间孔变形、缩小；前屈后伸片刻间颈椎不稳征象。

2.CT和MRI检查

CT和MRI检查显示椎间盘突出，椎管、神经根管狭窄及脊髓、脊神经受压情况。

3.脑脊液动力学测定

脊髓型颈椎病可显示出椎管梗阻征象。

三、治疗要点

（一）非手术疗法

原则是去除压迫因素，消炎止痛，恢复颈椎的稳定性。可根据病情选择适宜的方法。

1.颌枕带牵引

颌枕带牵引可解除肌肉痉挛、增大椎间隙、减少椎间盘的压力，使嵌顿于小关节内的滑膜皱襞复位，减轻对神经、血管的压迫和刺激。患者取坐位或卧位，头前屈 $15°$ 左右。牵引重量 $4\sim6$ kg，每日 $1\sim2$ 次，每次 1 h；也可作持续牵引，每日 $6\sim8$ h，2 周为 1 个疗程。脊髓型颈椎病不宜采用此法。

2.颈托和围领固定

限制颈椎过度活动，如充气型颈托除可固定颈椎，还有牵张作用，对日常活动无大影响。

3.推拿和按摩

推拿和按摩可松弛肌肉，改善局部血液循环。应有专业人员操作，一般每日 2 次，每次 $20\sim30$ min。脊髓型颈椎病忌用此法。

4.物理治疗

物理治疗可改善颈肩部血液循环，松弛肌肉，消炎止痛。常用方法有热疗、磁疗、超声疗法或电刺激等。

5.局部封闭治疗

常用醋酸泼尼松龙（强的松龙）等做局部痛点注射，有助于减轻症状。

6.药物治疗

无特效药物，可使用非类固醇类消炎药、肌肉松弛剂及镇静类药物等作对症治疗。

（二）手术治疗

对诊断明确，以及对非手术疗法无效、反复发作、压迫症状进行性加重，尤其是脊髓型颈椎病者，应考虑手术治疗。通过手术切除突出的椎间盘、椎体后方及钩椎关节的骨赘、切除椎板或行椎板成形术，以解除对脊髓、神经根、椎动脉的压迫，同时可进行椎体间植骨术，以融合椎间关节、稳定脊柱。手术可分前路、前外侧和后路手术。常用的术式有颈椎间盘摘除、椎间植骨融合术、前路侧方减压术、颈椎半椎板切除减压或全椎板切除术、椎管成形术等。

四、护理

(一)护理评估

1.术前评估

(1)健康史：了解患者的年龄、职业、性别；有无颈肩部急、慢性损伤史和肩部长期固定史；以往是否有高血压、心脏病、糖尿病等病史。家族中有无类似病史。

(2)身体状况：了解疼痛的部位及性质，诱发加重的因素，缓解疼痛的措施及效果；有无肢端麻木、肌肉无力、动作不灵、步态不稳、躯干部紧束感等表现；上肢牵拉试验和压头试验是否为阳性；有无眩晕、头痛、视觉障碍、耳鸣、耳聋、恶心、呕吐、猝倒等一过性脑或脊髓缺血的表现；有无交感神经兴奋或抑制症状。

(3)辅助检查：了解 X 线、CT、MRI 及脑脊液动力学检查的结果，有助于判断颈椎病的类型和程度。

(4)心理和社会状况：了解患者及家属对疾病的认知程度，对拟行手术治疗者，应了解其对治疗方法、预后、并发症及康复的知晓程度，患者和家属可因对颈椎手术的担忧而出现矛盾、焦虑、恐惧等心理反应；还应了解家庭经济支付能力及社会对患者的支持程度。

2.术后评估

(1)手术的种类和术中情况。

(2)患者的生命体征，尤其呼吸情况。呼吸困难是前路手术最危急的并发症，多数发生于术后 1～3 d 内。常见原因有：①切口内出血压迫气管；②喉头水肿；③术中损伤脊髓或移植骨块松动、脱落后压迫气管。

(3)手术切口有无出血、肿胀和引流情况。

(4)肢体感觉、活动和大小便情况。

(二)护理问题

(1)疼痛：与椎间盘、椎间关节或韧带发生病变压迫或刺激神经、血管和脊髓有关。

(2)躯体移动障碍：与眩晕、运动障碍和牵引治疗有关。

(3)有受伤的危险：与椎动脉供血不足所致的眩晕有关。

(4)自理缺陷：与颈肩痛、活动障碍、肌肉无力、眩晕等有关。

(5)低效性呼吸形态：与颈髓水肿、植骨块脱落或术后颈部水肿有关。

(6)潜在并发症：如喉返、喉上神经损伤，以及肺部感染、压疮或泌尿系感染。

(7)躯体活动障碍：与神经根受压、牵引或手术有关。

(三)护理措施

1.非手术治疗患者护理

应告知患者非手术治疗的目的和方法，使其能按照医嘱接受规范治疗。此外，尚需指导患者做好自我保健，如选择合适的枕头、纠正不良姿势、进行颈肩部锻炼等。

(1)颌枕带牵引者：应指导患者取坐位或卧位，头微屈，牵引重量为 2～6 kg，每日 1～2 次，每次 1 h。若无不适，也可行持续牵引，每日 6～8 h，2 周为一个疗程。

(2)颈托和围领固定者：应协助选择规格合适的颈托或围领，目前常用充气式颈托，既有固定作用，也有一定的牵张作用。教给患者围好后，根据需要充气和调节充盈度，以预防局部压伤、保持固定有效。

（3）药物治疗者：应说明药物治疗只是对症处理不能去除病因，在症状严重、影响正常生活和工作时短期使用。还应说明药物的不良反应，一旦表现出较严重的不良反应，应及时与医生取得联系，以便及早处理。

（4）局部封闭疗法者：应询问有无不宜注射的情况，如糖尿病、高血压等；注射前指导患者清洁皮肤；准备醋酸泼尼松龙、2％利多卡因及消毒用品，并协助注射；注射后告知患者 3 d 内局部不可沾水，每周注射 1 次，3 次为一个疗程，必要时隔 2～3 周后再进行下一个疗程。

2.手术治疗患者的护理

（1）保持有效的气体交换

1）术前适应性准备：指导前路手术患者在术前做向前方推移气管的训练，以免因术中反复牵拉气管导致气管黏膜水肿，影响呼吸。

2）术后床边准备：备好血压计、听诊器、吸氧、吸痰装置、气管插管及气管切开包，以备急用。

3）给予吸氧：对低效性呼吸形态的患者提供氧气吸入。

4）密切观察：包括生命体征和手术局部情况。①呼吸：观察患者有无呼吸费力、张口状急速呼吸、应答迟缓或发绀等；若发现异常，及时通知医生并采取措施。②手术局部：观察颈部有无肿胀，切口敷料有无渗透，渗出液的量、颜色和性状等；患者切口渗血多，颈部明显肿胀、增粗，并出现呼吸困难、烦躁和发绀等症状时，需警惕局部出血或血肿，应立即通知医生，同时协助医生拆除颈部缝线，迅速除去血肿；若清除血肿后患者呼吸仍无改善，需做气管切开术的准备。③引流：观察引流管是否通畅，引流物的量和色泽，若引流出大量血性液体，应立即报告医生，采取措施；保持引流通畅，随时注意引流管有无扭曲、受压和滑脱。

（2）术中护理

1）麻醉：全身麻醉。

2）体位：①颈前入路手术者取去枕仰卧位，肩下垫一软枕，头前部放置一升降台，输液连接延长管，双上肢自然置于身体两侧；②颈后入路手术者取坐位或俯卧位。

3）术中配合：手术前、后正确清点脑棉片数量。术中以冰生理盐水冲洗伤口，保留全部术中咬下的骨屑以备植骨。手术结束后，协助医生为患者带上颈托，方可搬动患者。

（3）观察有无喉返、喉上神经损伤的迹象：患者有无吞咽困难、饮水呛咳、声音嘶哑、发音不清等表现，以判断有无喉上神经和喉返神经损伤。若患者出现饮水时呛咳，应及时报告医生，并告知患者饮食时避免快速、大口饮水，尽量进食稠厚食物。

（4）促进患者感觉和运动功能的恢复

1）患者的搬移：行植骨椎体融合者，从手术室返回病房时要有专人护送，颈部应采用围领固定，运动途中有专人保护。回病房后取平卧位，颈部稍前屈，两侧颈肩部放置沙袋以限制头颈部偏斜。

2）采取合适体位：多取平卧位。前路手术患者维持颈部稍前屈位置。病情允许者可予以翻身，注意采取轴式翻身，避免颈部扭曲，以防植骨块脱落。

3）颈部制动：前路手术时都行植骨固定椎体融合，此类患者应采用颈领、头颈胸石膏、枕颌带或颅骨牵引等固定；也可用大沙袋放在两侧颈肩部，制动颈部。用颈领、头颈胸石膏固定时，松紧应适宜，保证固定确切。用枕颌带或颅骨牵引时，做好牵引的护理。咳嗽、打喷嚏时用手轻按颈前部。

4)加强观察:观察患者躯体和双侧肢体的感觉及活动情况,有无感觉或运动功能障碍的现象。

5)加强功能锻炼:颈部固定2～3个月。指导患者双手做捏橡皮球、健身球或毛巾的练习,手指进行对指、系纽扣等各种锻炼;每日进行四肢与关节的锻炼,防止肌萎缩和关节僵硬。

(5)肺部感染等并发症的预防和护理:颈椎病患者以中老年人居多,长期卧床易并发肺部感染、压疮和泌尿系感染,应加强预防和护理。

1)深呼吸训练:鼓励和指导患者进行有效咳嗽和咳痰,每天定时数次深呼吸运动,以扩张肺和增加肺活量。

2)雾化吸入:对伴有慢性支气管炎的老年患者,予以雾化吸入,以利气道分泌物的排出。

3)保持排尿通畅:对留置导尿管者,注意保持导尿管引流通畅;加强尿道口和导尿管的护理。

4)基础护理:对长期卧床患者或肢体感觉和活动障碍的患者,加强基础护理。定期帮助患者翻身,保持床单整洁和干燥。

(四)护理评价

(1)患者能否维持正常、有效的呼吸。

(2)患者是否出现喉返神经和喉上神经损伤,若发生,是否得到及时发现和处理。

(3)患者四肢感觉、活动能力是否逐渐恢复正常。

(4)患者有否并发症发生,若有并发症,是否得到及时处理和护理。

(5)患者是否掌握了疼痛减轻或加重的规律,以及运用减轻疼痛的方法。

(6)患者的日常生活需要是否得到满足。

五、健康教育

1.保健指导

(1)教育人们学会自我保健,对长时间保持某一姿势的工作人员,如司机、计算机操作者、伏案工作者等,要定时改变姿势,做颈部及上肢活动。

(2)睡眠时,宜卧硬板床,一般枕头与肩部同高为宜,避免头颈过伸或过屈。

(3)增强体质,加强颈部肌力的锻炼,避免寒冷刺激。

2.治疗和康复指导

(1)加强功能锻炼,进行颈部及上肢活动或体操锻炼,以使颈部及肩部肌肉放松,改善局部血液循环。

(2)手术患者出院后要定期复诊,出现异常情况及时就诊。

(任海霞)

第六节　踝关节骨折

踝关节是人体负重最大的关节,站立行走时全身重量均落在该关节上。日常生活中的行走和跳跃等动作,主要依靠踝关节的背伸、跖屈运动。踝关节骨折是一种常见创伤,发病率居各个关节内骨折的首位。其致伤原因一部分源于直接暴力,而更常见的原因则来自于扭转等间接暴力。

一、解剖

踝关节是一个复合关节,由胫、腓骨下端的关节面与距骨滑车构成,并有韧带和关节囊的连接和支持。人体在站立、行走、下蹲等动作中,踝关节的稳定性与灵活性十分重要。踝关节的稳定性主要由以下三个结构维持:①内侧结构(包括内踝、距骨内侧面和三角韧带);②外侧结构(包括腓骨远端、距骨外侧面和外侧韧带复合体);③下胫腓联合(包括下胫腓联合韧带和骨间膜)。

二、病因

踝部骨折是最常见的关节内骨折,因外力作用的方向、大小和肢体受伤时所处位置的不同,可造成各种不同类型的骨折,或合并各种不同程度的韧带损伤和不同方向的关节脱位。在检查踝部骨折时,必须了解受伤原因,详细检查临床体征,对照 X 线片,确定骨折类型,决定治疗、护理措施。

三、分型

踝部骨折可分为外旋,外翻,内翻,纵向挤压,侧方挤压,踝关节强力跖屈、背伸和踝上骨折七型,前三型又按其损伤程度各分为三度。

四、临床表现

(1)局部疼痛、肿胀甚至有水泡。广泛性瘀斑,踝关节内翻或外翻畸形,如外翻的内踝撕脱骨折,肿胀疼痛及压痛都局限于内踝骨折部;足外翻时内踝部疼痛加剧,内翻内踝骨折则不然,外侧韧带一般都有严重撕裂,断裂部疼痛加剧。

(2)局部压痛明显,可检查出骨擦音。

(3)活动踝关节时,受伤部位疼痛加剧。

(4)功能受限。

(5)X 线检查可明确骨折类型和移位程度,必要时进行内翻或外翻摄片,以鉴别有无合并韧带损伤及距骨移位。

五、治疗

(一)处理原则

踝关节骨折脱位治疗的目标是将骨折脱位解剖复位,并维持至骨折愈合,最终使踝关节恢复良好的功能。治疗手段分为保守治疗和手术治疗。对于闭合的踝关节骨折脱位,手术的时机有两个:一是在伤后发生明显的肿胀之前急诊手术;二是在肿胀的高峰期后,一般为 1 周后。如果决定延期手术,应对骨折脱位进行初步的闭合复位,石膏或支具固定,并注意抬高患肢以利于消肿。

(二)并发症

1.骨折不愈合

(1)原因:最常见者为内踝骨折,其原因有复位不良、断端分离以及骨折断端间软组织嵌入。

(2)处理:一般伤后半年以上在 X 线片仍可见到清晰的骨折线、骨折断端硬化、吸收等征象,方可诊断不愈合。明确诊断为骨折不愈合则应行切开复位内固定及植骨术。

2.骨折畸形愈合

(1)原因:踝关节骨折畸形愈合多由复位不良引起。

(2)处理:可通过腓骨截骨延长术和胫骨远端截骨术进行纠正。

3.踝关节创伤性关节炎

(1)原因:踝关节创伤性关节炎的发生与原始损伤的严重程度、距骨复位不良以及骨折对位不良等因素有关,踝关节软骨与距骨关节软骨的损伤也可继发创伤性关节炎。

(2)处理:对于年轻人应考虑实施踝关节融合术,如果骨关节病波及踝及距下关节者,建议行胫跟融合术。迄今为止,踝关节人工关节置换术未被广泛推广使用。

六、护理

(一)术前护理要点

1.肿胀护理

(1)原因:骨折及损伤可引起组织液回流障碍,导致患肢肿胀。

(2)具体措施:①密切观察患者的肢体情况,认真听取患者主诉,评估肢体肿胀程度、疼痛、肤色、温度情况等,警惕骨筋膜室综合征的发生;②指导患者进行足趾和膝关节的主动功能锻炼,促进肿胀消退;③给予患肢局部冰敷,可使用化学冰袋或 Aircast 冰敷,每次 30 min,2 次/日;④在患肢后踝下方垫棉垫,抬高足部,从而减轻足跟部受压;⑤遵医嘱使用消肿药物,并观察用药反应。常用药物为 β-七叶皂苷钠、甘露醇。

2.皮肤护理

(1)原因:骨折后软组织严重损伤,血液回流障碍,造成局部肿胀,加上液化坏死组织产生的液体在表皮、真皮之间薄弱处聚集,容易产生张力性水疱。

(2)具体措施。张力性水疱的护理:水疱发生初期,可给予松解外固定,解除束缚,抬高患肢,加强足的背伸及股四头肌的舒缩活动,肿胀减轻后水疱可自行吸收;水疱直径>2 cm 时,应抬高患肢,严格无菌技术操作下,用无菌注射器在每个水疱最低部抽出液体,然后用无菌棉棒轻轻按压,让疱壁贴于皮肤,避免疱壁大面积的破坏,遵医嘱使用外用药物治疗,防止感染。皮肤严重坏死者应按时清创换药,外用抗生素湿敷患处可促进愈合。

3.术前功能锻炼

(1)原因:踝关节为负重和行走所需的重要关节,术前的功能锻炼能够有效促进患肢消肿、防止关节内粘连形成。

(2)具体措施:①下肢肌肉等长收缩练习,每天 3~4 次,每次 10~15 min;②足趾及膝关节主动屈伸练习,每日 2 次,每次 10~15 min。

(二)术后功能锻炼

1.原因

踝关节为负重和行走所需的重要关节,术前的功能锻炼能够有效促进患肢消肿,防止关节内粘连形成。

下肢肌肉力量的训练能够为下地行走做好准备。

2.具体措施

进行踝泵运动和下肢肌肉力量训练,并进行足趾、膝关节的主动屈伸锻炼。

(1)术后 1～3 周:术后置踝关节于跖屈<10°,接近垂直位。术后 3～7 d 进行足趾的主动屈伸活动,既能促进消肿,又能为以后的锻炼做准备。一般在术后 7 d,创伤炎症开始消退,局部疼痛缓解。这时可在足趾主动活动的基础上,做踝关节被动屈伸活动。同时鼓励患者做髋及膝关节的功能活动。

(2)术后 4～6 周:此期骨折已基本稳定,骨折处已有纤维组织粘连原始骨痂形成。踝关节从以被动活动为主,逐渐过渡到以主动活动为主,被动活动为辅。鼓励患者做踝关节主动屈伸活动,同时辅以外力来增加踝关节活动范围。每日 3 次,每次 10～15 min。

(3)术后 6～12 周:此期骨折已处于临床愈合期,患者可在医生指导下扶双拐做患肢部分负重功能活动,并逐渐增加负重量。至术后 12 周,X 线显示骨折愈合,可遵医嘱离拐完全负重行走。

(4)正确使用拐杖:告知患者使用拐杖的方法、注意事项及拐杖的保养方法。

协助患者选择合适的拐杖并调节高度;指导患者正确的拄拐行走步态,注意在练习时保护患者安全;及早发现患者错误的站立和行走姿势,及时予以纠正。

下地前先进行上肢肌力锻炼,并逐渐依靠上肢肌肉力量在床上靠起直至能端坐。逐渐能直立站稳而无头晕、目眩、血压下降等因体位改变而出现的症状为止,才可逐步练习。当下肢肌肉收缩有力,踝关节背伸,患者抬高足不发颤时,即可让患者开始离床扶双拐练习行走。

(任海霞)

第四章　消化内科疾病护理

第一节　消化性溃疡

消化性溃疡泛指胃肠道黏膜在某些情况下被胃酸/胃蛋白酶消化而造成的溃疡,可发生于食管、胃、十二指肠,亦可发生于胃-空肠吻合口附近或含有胃黏膜的 Meckel 憩室内。因为胃溃疡(GU)和十二指肠溃疡(DU)最常见,故一般所谓的消化性溃疡,是指胃溃疡和十二指肠溃疡。

临床上 DU 较 GU 多见,二者之比约为 3∶1。DU 多见于青壮年,GU 多见于中老年,DU 发病的年龄一般比 GU 早 10～20 年。无论是 DU 还是 GU 均好发于男性,冬春和秋冬之交是本病的好发季节。

一、病因及发病机制

消化性溃疡是一种由多种病因所致的异质性疾病群,即患者之间的病因、发病机制可能不同,而临床表现相似。其中幽门螺杆菌(Hp)感染、服用非甾体类抗炎药(NSAID)是已知的主要病因。溃疡发生是由于对胃、十二指肠黏膜有损伤的侵袭因素与黏膜自身防御-修复因素之间失去平衡的结果。对胃、十二指肠黏膜有损伤的侵袭因素包括高浓度胃酸、胃蛋白酶、微生物、酒精、胆盐、药物及其他有害物质;胃、十二指肠黏膜的自身防御-修复因素包括黏液/碳酸氢盐屏障、黏膜屏障、丰富的黏膜血流量、上皮细胞更新、前列腺素和表皮生长因子等。

正常情况下,胃、十二指肠黏膜的这一有效防御-修复机制,足以抵抗侵袭因素的损害作用。只有当侵袭因素增强和(或)黏膜自身防御-修复因素减弱,才有可能发生溃疡。DU 和 GU 在发病机制上有不同之处,前者主要是侵袭因素增强,后者主要是黏膜自身防御-修复因素减弱。

二、临床表现

本病的临床表现不一,部分患者可无症状,或以出血、穿孔等并发症为首发症状。但是多数患者有慢性过程、周期性发作和节律性上腹痛的特点。发作多在冬春和秋冬之交,常与情绪波动、不良精神刺激、饮食失调等有关。

1.症状

(1)腹痛:可为隐痛、钝痛、胀痛、灼痛甚至剧痛,或呈饥饿样不适感。疼痛部位多位于上腹中部、偏右或偏左。

节律性疼痛是消化性溃疡的特征之一,与进食有关。多数患者疼痛有典型的节律性。DU 的疼痛常在餐后 3～4 h 开始出现,持续疼痛至下餐进食或服用抗酸剂后才缓解,即疼痛—进餐—缓解,故又称空腹痛;DU 患者约半数于午夜出现疼痛,称"午夜痛"。GU 的疼痛多在餐后 1 h 内出现,至下次餐前逐渐缓解,直至下次进餐后再复现上述节律,即进餐—疼痛—缓解;GU 患者午夜痛少见。

疼痛的周期性是消化性溃疡的又一特征,以 DU 较为突出。上腹痛发作可在持续数天、数周或数月后,在较长时间内缓解,继而又复发。溃疡一年四季均可发病,但以秋末春初较冷的季节更为常见。

(2)其他:可有反酸、嗳气、胃灼热、恶心、呕吐、食欲减退等消化不良的症状;也可有多汗、失眠、脉缓等自主神经功能失调的表现。

2.体征

消化性溃疡缺乏特异性体征。在溃疡活动期,多数患者可有上腹部固定或局部的轻压痛,DU 压痛点常偏右。缓解期则无明显体征。少数患者可因营养不良或慢性失血而有贫血,部分 GU 患者的体质较弱。

3.特殊类型的消化性溃疡

①无症状性溃疡:15%～35%消化性溃疡患者无任何症状;②老年人消化性溃疡:临床表现不典型,有许多方面与青壮年消化性溃疡不同,溃疡常较大,常无任何症状或症状不明显、疼痛多无规律,食欲缺乏、恶心、呕吐、消瘦、贫血等症状较突出;③胃和十二指肠复合溃疡:指胃与十二指肠同时存在溃疡;④幽门管溃疡:较为少见,其主要表现为进餐后立即出现较为剧烈且无节律性的中上腹痛,对抗酸剂反应差,易出现幽门梗阻、穿孔、出血等并发症;⑤十二指肠球后溃疡:指发生在十二指肠球部以下的溃疡,多具有 DU 的临床特点,其夜间痛和背部放射性疼痛较为多见,较易并发出血,药物治疗的反应差。

4.并发症

出血、穿孔、幽门梗阻是消化性溃疡主要的并发症,此外,极少数 GU 可发生癌变。

(1)出血:是消化性溃疡最常见的并发症,DU 并发出血的发生率比 GU 高。

(2)穿孔:溃疡病灶向深部发展穿透浆膜层则并发穿孔。消化性溃疡穿孔在临床上可分为3 种形式:①急性穿孔;②慢性穿孔;③亚急性穿孔。溃疡急性穿孔主要出现急性腹膜炎的症状,突发的剧烈腹痛,多自中上腹或右上腹开始,呈持续性,可蔓延至全腹,腹肌强直,有明显压痛、反跳痛,肝浊音区缩小或消失,肠鸣音减弱或消失,部分患者出现休克。慢性穿孔所致的症状不如急性穿孔剧烈,往往表现为腹痛规律发生改变,变得顽固、持久,疼痛多放射至背部。亚急性穿孔症状较急性穿孔轻且体征较局限。

(3)幽门梗阻:见于 2%～4%的消化性溃疡患者。其中 80%以上由 DU 引起。临床上主要表现为上腹饱胀不适和呕吐。上腹饱胀以餐后为甚,呕吐后可减轻,呕吐物量多,为酸腐味的发酵宿食。患者因不能进食和反复呕吐可引起体弱、脱水和低钾低氯性碱中毒等。上腹部空腹振水音、胃蠕动波是幽门梗阻的特征性表现。空腹时抽出胃液量＞200 mL,即提示有胃滞留。

(4)癌变:1%～2%的 GU 可发生癌变,DU 则极少见。

三、辅助检查

1.胃镜和胃黏膜活组织检查

胃镜和胃黏膜活组织检查是确诊消化性溃疡的首选检查方法。胃镜检查能直接观察溃疡的部位、病变大小及性质,并可在直视下取活组织做幽门螺杆菌检测和病理检查。内镜下,消化性溃疡多呈圆形、椭圆形或线形,边缘光滑,底部有灰黄色、灰白色渗出物,溃疡周围黏膜可见充血、水肿,皱襞向溃疡集中。

2.幽门螺杆菌检测

其结果可以作为选择根除幽门螺杆菌治疗方案的依据。通过侵入性、非侵入性方法检测出幽门螺杆菌。

其中^{13}C 或^{14}C 尿素呼气试验检测幽门螺杆菌感染的敏感性及特异性均较高而无需胃镜检查,常作为根除治疗后复查的首选方法。

3.X 线钡餐检查

适用于对胃镜检查有禁忌或者不愿接受胃镜检查者。溃疡的 X 线直接征象为龛影,对溃疡诊断有确诊价值。

4.粪便隐血试验

隐血试验呈阳性提示多有溃疡活动。如 GU 患者持续隐血试验阳性,应怀疑有癌变的可能。

四、治疗

治疗的目的在于消除病因、解除症状、愈合溃疡、防止复发、避免并发症。

1.降低胃酸的药物治疗

包括抗酸药和抑制胃酸分泌药两类。常用碱性抗酸药有氢氧化铝、铝碳酸镁及其复方制剂等,抑制胃酸分泌的药物有 H_2 受体拮抗剂(H_2 RA)和质子泵抑制剂(PPI)两大类。常用 H_2 RA 药物有西咪替丁每天 1 次,每次 800 mg;或雷尼替丁每天 1 次,每次 300 mg;或法莫替丁每天 1 次,每次 40 mg。三者的 1 天量也可分为每天 2 次口服或睡前顿服,服药后基础胃酸分泌尤其是夜间胃酸分泌明显降低。常用 PPI 药物有奥美拉唑每天 1 次,每次 20 mg;或兰索拉唑每天 1 次,每次 30 mg;或泮托拉唑每天 1 次,每次 40 mg。一般疗程为 DU 治疗 4~6 周,GU 治疗 6~8 周。

2.保护胃黏膜治疗

常用的胃黏膜保护剂主要有硫糖铝、枸橼酸铋钾(CBS)、米索前列醇。

3.根除幽门螺杆菌治疗

对于幽门螺杆菌阳性的消化性溃疡患者,采用一种 PPI 加上克拉霉素、阿莫西林、甲硝唑(或替硝唑)和呋喃唑酮等抗生素中的两种,组成三联疗法。根除幽门螺杆菌的疗程一般为 7 d。在根除幽门螺杆菌疗程结束后,继续给予该根除方案中所含抗溃疡药物常规剂量完成 1 个疗程,如 DU 患者总疗程为 4~6 周;GU 患者总疗程为 6~8 周,并应在根除幽门螺杆菌治疗结束至少 4 周后复查幽门螺杆菌。

4.手术治疗

对于大量出血经内科紧急处理无效、急性穿孔、瘢痕性幽门梗阻的顽固性溃疡、胃溃疡疑有癌变者,应选择手术治疗。

五、主要护理问题

(1)腹痛与胃酸刺激溃疡面,引起化学性炎症反应有关。

(2)营养低于机体需要量与疼痛致摄入量减少、消化吸收障碍有关。

(3)焦虑与疾病反复发作、病程迁延有关。

(4)缺乏有关消化性溃疡病因、防治知识等。

(5)潜在并发症:上消化道大量出血、穿孔、幽门梗阻。

六、护理目标

(1)疼痛缓解或消除。

(2)饮食习惯改善,摄取合理营养,患者营养状况得到改善或维持。

(3)患者焦虑程度减轻,积极配合治疗及护理。

(4)去除致病因素。

(5)溃疡愈合。

七、护理措施

1.休息与活动

溃疡活动期且症状较重或者有并发症时,嘱其卧床休息,可使疼痛等症状缓解。病情较轻者则应鼓励其适当活动,以分散注意力。生活有规律,注意劳逸结合,避免过度劳累。

2.饮食护理

合理有效的饮食能促进溃疡愈合。

(1)食物选择:选择易消化、营养丰富的食物。若并发急性大出血伴恶心、呕吐者,应禁食。少量出血无呕吐者,可进温凉、清淡流质。症状较重的患者以面食为主,因面食柔软易消化,且其含碱可有效中和胃酸。不习惯面食者可用米粥或软米饭替代。蛋白质类食物如脱脂牛奶,具有中和胃酸作用,宜安排在两餐之间饮用,但牛奶中的钙质吸收有刺激胃酸分泌的作用,故不宜多饮,只可适量摄取。脂肪到达十二指肠时能刺激小肠分泌抑胃肽(GIP),抑制胃酸分泌,但同时又可引起胃排空减慢、胃窦扩张,致胃酸分泌增多,故脂肪摄取亦应适量。避免食用机械性或化学性刺激强的食物。机械性刺激强的食物指硬、生、冷及含粗纤维多的蔬菜、水果,如韭菜、洋葱、芹菜等;化学性刺激强的食物如浓肉汤、咖啡、浓茶和辣椒、酸醋等。食物的温度应适宜。

(2)进餐方式:指导患者规律进食,使胃酸分泌有规律,以维持正常消化活动的节律。在溃疡活动期,以少食多餐为佳,定时进食,避免餐间食用零食、睡前进食。饮食不宜过饱,以免因胃窦部过度扩张而增加促胃液素的分泌。进餐时避免急食,注意细嚼慢咽,咀嚼可增加唾液分泌,唾液具有稀释和中和胃酸的作用。

3.用药护理

根据医嘱给予相应药物治疗,并注意观察药效及不良反应。

(1)抗酸药:如氢氧化铝凝胶,应在饭后 1 h 或睡前服用。服用片剂时应嚼服或碾碎后服,服用乳剂前应充分摇匀。酸性的食物及饮料不宜与抗酸药同服,抗酸药应避免与奶制品同时服用,因二者相互作用可形成络合物。

服用镁制剂则易引起腹泻。氢氧化铝凝胶能阻碍磷的吸收,引起磷缺乏症,临床表现为食欲缺乏、较弱无力等,甚至可引起骨质疏松。长期大量服用还可引起严重便秘、代谢性碱中毒与钠潴留,甚至造成肾损害。

(2)H_2受体拮抗剂:应在餐中或餐后即刻服用,也可在睡前服用。若需同时服用抗酸药,则两药间隔时间应在 1 h 以上。若静脉给药应注意控制给药速度,给药过快可引起低血压和心律失常。西咪替丁对雄性激素受体有亲和力,可导致男性乳腺发育、阳痿、性功能紊乱,且因其主要经肾排泄,用药期间应监测肾功能。此外,少数患者还可出现一过性肝损害和粒细胞缺乏,亦可出现头痛、头晕、疲倦、皮疹、腹泻等症状,如出现上述反应,需及时协助医生进行处理。

西咪替丁可随母乳排出,哺乳期应停止用药。

(3)质子泵抑制剂:奥美拉唑可引起头晕,尤其是用药初期,故应嘱患者用药期间避免开车或做其他必须高度集中注意力的工作。兰索拉唑的主要不良反应包括荨麻疹、皮疹、瘙痒、口苦、头痛、肝功能异常等,轻度不良反应不影响继续用药,较为严重时应及时停药。泮托拉唑的不良反应较少,偶可引起头痛、腹泻。

(4)其他药物:硫糖铝片宜于进餐前 1 h 服用,可有口干、便秘、皮疹、眩晕、嗜睡等不良反应。避免与多酶片同服,以免降低二者的效果。枸橼酸铋钾(CBS)在酸性环境中方起作用,故宜在餐前半小时服用。服 CBS 过程中可使牙齿、舌变黑,可用吸管吸入。部分患者服药后出现便秘、粪便变黑,停药后可自行消失。少数患者可有恶心、一过性血清转氨酶升高等,极少出现急性肾衰竭。

服用阿莫西林前应询问患者有无青霉素过敏史,使用过程中注意有无迟发性过敏反应,如皮疹。甲硝唑可引起恶心、呕吐等胃肠道反应,应在餐后半小时服用,并可遵医嘱使用甲氧氯普胺、维生素 B_6 等拮抗。

4.心理护理

本病的发生和心理因素有很大关系,因此对患者的心理护理十分重要。向患者介绍本病的规律及治疗效果,增强其信心。

5.疼痛的护理

(1)帮助患者认识和去除病因:向患者解释疼痛的原因、机制,指导其尽量减少或去除加重和诱发疼痛的因素。①服用非甾体类抗炎药患者,若病情允许应停药,若必须用药,可遵医嘱换用对胃黏膜损伤少的 NSAID;②避免进食刺激性食物和暴饮暴食,以免加重对胃黏膜的损伤;③对嗜烟酒者,劝其戒除,突然戒断烟酒可引起焦虑、烦躁,会刺激胃酸分泌,故应与患者家属共同制定切实可行的戒烟酒计划,并督促其执行;④需手术治疗者,告知手术前后的注意事项,解答患者的各种疑问,使患者能积极配合。

(2)指导缓解疼痛:密切观察及详细了解患者疼痛的规律和特点,并根据其疼痛特点指导缓解疼痛的方法。如 DU 表现为空腹痛、午夜痛,指导患者在疼痛前或疼痛时进食碱性食物(如苏打饼干等),或服用制酸剂。也可采用局部热敷、针灸止痛等。

6.穿孔的护理

密切观察临床表现,及时发现外科手术指征。立即予以禁食、胃肠减压、建立静脉通路输液、备血等术前准备。及时手术治疗。

7.幽门梗阻的护理

轻者可进食流质饮食,重者需禁食,胃肠减压、补液,准确记录出入液量,监测电解质结果。经胃肠减压、纠正水电解质紊乱、抗溃疡治疗无缓解者应做好手术准备。

8.手术患者的护理

(1)缓解疼痛:遵医嘱用止痛药,指导患者缓解疼痛的方法。

(2)预防并发症和促进康复:①观察和预防胃大部切除术后的并发症,如出血、感染、吻合口瘘、消化道梗阻、倾倒综合征、吻合口综合征、残胃癌;②观察和预防迷走神经切除术后并发症,如胃潴留、胃小弯坏死和穿孔、腹泻和吞咽困难等。

9.健康宣教

(1)休息与活动:保持乐观情绪。指导患者规律生活,避免过度紧张、劳累,选择适当的锻炼方式,提高机体抵抗力。向患者及家属讲解引起及加重溃疡病的相关因素。

(2)饮食指导:指导患者建立合理的饮食习惯与结构,避免摄入刺激性食物,戒除烟酒。胃大部切除术后1年内胃的容量受限,饮食宜少量多餐、营养丰富、定时定量,少食盐腌及烟熏食品,避免过冷、过烫及过辣、油煎及油炸食品。

(3)用药指导:教育患者按医嘱正确服药,学会观察药物疗效及不良反应,不随便停药、减量,防止溃疡复发。

指导患者慎用或勿用致溃疡药物,如阿司匹林、咖啡因、泼尼松等。若出现呕血、黑便时,应立即就医。

(4)随访指导:定期复诊。若出现上腹疼痛节律发生变化或加剧等症状应及时就诊。

(尚娜娜)

第二节 功能性消化不良

功能性消化不良(FD)即非溃疡性消化不良(NUD),是临床上最常见的一种功能性肠病,具有上腹痛、上腹胀、早饱、食欲缺乏、恶心、呕吐、嗳气等上腹不适症状。经详细检查排除器质性病变,症状常反复或持续性发作,病程一般超过1个月或在12个月中累计超过12周。根据临床特点将其分为三型:运动障碍型、溃疡型和反流样型。

一、病因及发病机制

FD的病因及发病机制尚未清楚,研究提示可能与多种因素的综合作用有关。目前认为,FD的主要病理生理学基础是上胃肠道动力障碍和感觉异常。

精神因素和应激因素与FD的发病有密切关系,但其确切致病机制则有待研究。

二、临床表现

(1)上腹痛或不适可呈持续性或阵发性,与进食无确切关系。

(2)其他消化不良表现:早饱、腹胀、嗳气最为常见,亦可有反酸、厌食、恶心、呕吐等。

(3)查体:上腹部有振水声,可伴有轻压痛,其余无异常。

三、辅助检查

(1)三大常规和肝肾功能均正常,血糖及甲状腺功能正常。

(2)胃镜、B超、X线钡餐检查。

(3)胃排空试验近50%的患者出现胃排空延缓。

四、治疗

主要是对症治疗,个体化治疗和综合治疗相结合。

1.一般治疗

避免烟、酒及服用非甾体抗炎药,建立良好的生活习惯。注意心理治疗,对失眠、焦虑患者适当予以镇静类药物。

2.药物治疗

(1)抑制胃酸分泌药：H_2受体拮抗剂或质子泵抑制剂,适用于以上腹痛为主要症状的患者。症状缓解后不需要维持治疗。

(2)促胃肠动力药：常用多潘立酮、西沙必利和莫沙必利,以后两者疗效为佳。适用于腹胀、早饱、嗳气为主要症状患者。

(3)胃黏膜保护剂：常用枸橼酸铋钾。

(4)抗幽门螺旋杆菌治疗：疗效尚不明确,对部分有幽门螺杆菌感染的 FD 患者可能有效,以选用铋剂为主的三联药物为佳。

(5)镇静剂或抗抑郁药：对治疗效果欠佳而伴随精神症状明显的患者可用,宜从小剂量开始,注意观察药物的不良反应。

五、主要护理问题

(1)上腹部不适与腹痛、腹胀、反酸有关。

(2)营养低于机体需要量与消化不良、营养吸收障碍有关。

(3)焦虑与病情反复、迁延不愈有关。

六、护理目标

(1)患者主诉不适感减轻或消失。

(2)患者能描述营养不良的病因,能遵循饮食计划,保证营养物质摄入。

(3)患者焦虑程度减轻,自觉精神状态良好。

七、护理措施

1.心理护理

本病为慢性反复发作的过程,因此护士应做好心理疏导工作,尽量避免各种刺激及不良情绪。详细讲解疾病的性质,鼓励患者提高认知水平,帮助患者树立战胜疾病的信心。教会患者稳定情绪,保持心情愉快,学会调节自己的心理,培养广泛的兴趣爱好。

2.饮食护理

建立良好的生活习惯,避免烟、酒及服用非甾体类抗炎药。强调饮食规律性,进食时勿做其他事情,睡前不要进食,利于胃肠道的吸收及排空。避免高脂油炸食物,忌坚硬食物及刺激性食物,注意饮食卫生。饮食适量,不宜极渴时喝水,一次饮水量不宜过多。不能因畏凉食而吃热烫食物。进食适量新鲜蔬菜水果,保持低盐饮食。少吃易产气的食物及寒、酸性食物。

3.合理活动

参加适当的活动,如打太极拳、散步或练习气功等,以促进胃肠蠕动及消化腺分泌。

4.用药指导

对于焦虑、失眠的患者可适当给予镇静剂,从小剂量开始使用,严密观察使用镇静剂后的不良反应。

(尚娜娜)

第五章　心血管内科疾病护理

第一节　急性心包炎

一、概述

(一)定义

心包炎是指心包脏层和壁层的炎性病变,可由多种因素如感染、肿瘤、自身免疫性疾病、尿毒症等所致。临床上按病程进展可分为急性心包炎、慢性心包积液、粘连性心包炎、亚急性渗出性缩窄性心包炎及慢性缩窄性心包炎等,以急性心包炎和慢性缩窄性心包炎最为常见。本节重点介绍急性心包炎。

(二)病因和病机

急性心包炎为心包膜脏层和壁层的急性炎症,可单独存在,也可以是某种全身性疾病累及心包的表现。最常见的病因为病毒感染,也可由细菌、真菌、寄生虫等感染或由自身免疫疾病、代谢性疾病或心肌梗死等所致。各种病因导致心包出现急性炎症反应时,心包脏层和壁层出现炎性渗出液,并随病程进展逐渐增多,大量渗出液使心包腔内压力迅速上升,导致心室舒张期充盈受限,外周静脉压升高,导致心排出量下降,血压下降,从而出现一系列急性心脏压塞的临床表现。

(三)病理生理

在急性心包炎的早期,心包的脏层和壁层表现有纤维蛋白和白细胞渗出,无明显的液体积聚,故称纤维蛋白性心包炎;病程继续发展,心包腔中液体增多,转变为渗出性心包炎。液体在短期内大量积聚可引起心包压塞。若心包积液吸收良好,则无任何后遗症,若吸收不良,发生心包的脏层和壁层粘连、增厚,则形成缩窄性心包炎。

(四)诊断及治疗要点

根据典型的症状和体征,如呼吸困难、颈静脉怒张、奇脉、心音遥远等应考虑为急性心包炎,结合超声心动图见心包积液即可确诊。

治疗时急性心包炎主要根据病因选用抗生素、抗结核药物或化疗药物治疗,并给予对症治疗,如呼吸困难患者取半卧位,给予吸氧,疼痛患者应用非甾体类消炎药物进行止痛,出现心脏压塞或大量心包积液压迫邻近组织器官者可行心包穿刺术,必要时行心包切开引流或心包切除术等。

二、护理

(一)护理评估

1. 健康史

询问有无病毒或细菌等微生物感染的病史,有无风湿热、系统性红斑狼疮、尿毒症或急性心肌梗死等病史,了解患者诊疗的经过。

2.身体状况

(1)症状:急性心包炎最常见的症状为心前区疼痛,常在深呼吸、咳嗽时加重,并可放射至颈部、左肩、左臂、上腹部。当出现心包积液时最突出的症状为呼吸困难,常伴随面色苍白、呼吸急促、大汗淋漓等表现。

(2)体征:急性心包炎早期特异性体征为心前区闻及心包摩擦音,当心包积液增多时,摩擦音消失,体检时心尖冲动弱,心脏浊音界扩大,当出现大量心包积液时可出现心脏压塞征象,表现为明显心动过速、低血压或休克、颈静脉怒张、奇脉等,大量心包积液可使心脏向后移位,可有邻近组织受压征象。

3.心理—社会状况

评估是否存在因疼痛、呼吸困难影响日常生活而出现焦虑情绪,因病情迁延而出现悲观、绝望心理。

4.辅助检查

(1)实验室检查:取决于原发病,感染者常伴血白细胞计数增加,红细胞沉降率增快。

(2)X 线检查:急性心包炎早期可无异常发现,当成人心包渗液超过 250 mL 时,心影增大而肺部无明显充血现象,当出现大量积液时心影可呈"烧瓶形"或"球形",心脏搏动减弱或消失。

(3)心电图:急性心包炎早期除 aVR 导联外,皆呈 ST 段抬高呈弓背向下型,之后 ST 段回到基线,出现 T 波低平、倒置,持续数周或数月后 T 波逐渐恢复正常。

(4)超声心动图:是诊断心包积液简单易行的方法。急性心包炎出现心包积液时常见液体暗区。

(5)心包穿刺:抽取积液进行常规涂片、细菌培养或查找肿瘤细胞等,可明确致病原因,协助诊断,同时可缓解压迫症状。

(二)护理诊断与合作性问题

1.气体交换受损

气体交换受损与肺瘀血、肺或支气管受压有关。

2.疼痛胸痛

疼痛胸痛与心包炎症有关。

3.体液过多

体液过多与渗出性、缩窄性心包炎有关。

4.活动无耐力

活动无耐力与心排出量减少有关。

(三)护理措施

1.一般护理

(1)休息和活动:帮助患者采取舒适卧位,呼吸困难患者取半卧位或坐位,出现心脏压塞征患者取前倾坐位。疼痛患者卧床休息,嘱勿用力咳嗽、深呼吸或突然改变体位。根据病情合理给氧。

(2)饮食护理:指导进食高热量、高蛋白、高维生素、清淡、易消化饮食,少食多餐,避免饱餐和保持大便通畅。

2.病情观察

监测生命特征,密切观察病情变化、胸痛的部位、性质及呼吸困难的程度,观察是否出现心脏压塞的表现。

3.用药护理

遵医嘱给予抗生素、抗结核药物、化疗药物治疗,疼痛者遵医嘱应用镇痛药,首选非甾体类抗炎药,如布洛芬,观察药物的疗效及不良反应。如疼痛剧烈者可应用吗啡类药物。

4.心包穿刺术的配合及护理

(1)术前护理:向患者解释操作的目的及注意事项,让患者了解手术的意义及必要性;备齐物品和抢救药品,协助患者行心脏超声检查,明确积液量及穿刺部位,并做好标记;建立静脉通道,进行心电、血压监测;术前可遵医嘱用少量镇静剂。

(2)术中护理:嘱患者勿剧烈咳嗽或深呼吸,严格无菌操作,抽液过程中要注意随时夹闭胶管,防止空气进入心包腔;抽液速度宜慢,每次抽液量不超过 300 mL,一般首次抽液＜100 mL,若抽出新鲜血,应立即停止抽液,观察有无心脏压塞症状;记录抽液量和性质,并按要求送检;密切观察患者的反应,如出现面色苍白、头晕、生命体征及心电图出现变化,及时报告医生并协助抢救。

(3)术后护理:术后拔除穿刺针后,穿刺部位覆盖无菌纱布,用胶布固定,给予心电监护2 h,严密监测生命体征、心电图变化;遵医嘱应用抗生素;心包引流者做好引流管护理,注意穿刺部位有无渗血渗液。

5.心理护理

向患者介绍本病药物治疗和手术治疗的重要性,鼓励患者表达自己的感受,树立战胜疾病的信心。

(四)护理目标及评价

患者呼吸困难、胸闷、气短等症状减轻或缓解;疼痛减轻或缓解;心包积液减少或消失;活动耐力有所增加。评价是否达到以上护理目标。

三、健康指导

告知患者坚持足够疗程的药物治疗的重要性,不要擅自停药,注意观察药物的不良反应,定期检查肝肾功能。对缩窄性心包炎患者心包切除术后应继续休息半年左右。

(武瑞青)

第二节　急性心肌梗死

一、急性冠状动脉综合征的病理生理

急性心肌梗死多是由于冠状动脉粥样斑块破裂后,在血小板激活和聚集的基础上形成血栓,导致冠状动脉急性闭塞的结果。临床上习惯将其分为急性 ST 段抬高性和急性非 ST 段抬高性心肌梗死。这种分类方法是基于"罪犯血管"和心肌受损的不同病理生理过程。它们有着共同的病理基础,即冠状动脉内发生不同程度的完全或不完全性、持续或非持续血栓栓塞。

二、急性 ST 段抬高性心肌梗死的最佳治疗策略

尽早、充分、持续开通梗死的相关血管,尽早恢复心肌血流灌注对挽救心肌和降低 ST 段抬高性心肌梗死病死率至关重要。但从发病到治疗并使闭塞的血管再通的时间要求很高,必须充分评估发病的时间和拟采取溶栓或经皮冠状动脉介入治疗(PCI 的风险,制订理想的再灌注治疗方案。

临床证明,直接 PCI 优于溶栓,但直接 PCI 的条件并不总是存在。尤其通常考虑急性 ST 段抬高性心肌梗死的"罪犯血管"中可能存有大量的血栓(纤维蛋白为主),而这些血栓有可能影响经皮冠状动脉腔内成形术(PTCA)的效果,可以经导管直接注入一定量溶栓药或使用抽吸导管,再将溶栓药静脉泵入,PCI 治疗可以延迟 12 h,观察患者有无心绞痛再加重。心电图、心肌酶和其他的功能指标制订的危险分层,再制订获益的治疗方案(急性心肌梗死的时间窗很窄,一般是 3 h—6 h—12 h,开通的时间越早,心肌存活率越高,但再灌注心律失常的发生率也越高)。

三、非 ST 段抬高性心肌梗死的最佳治疗方案

非 ST 段抬高性急性冠脉综合征包括不稳定性心绞痛和非 ST 段抬高性急性心肌梗死。其治疗原则是,恢复冠脉血流、消除冠脉血栓或防止其进一步加重,减轻心肌缺血、保护心功能,及防止并发症。尤其对极高危和高危的非 ST 段抬高性急性冠脉综合征,应及时行冠状动脉造影,根据是否存在明确的、有必要干预的冠脉病变,考虑进行冠脉介入治疗,危险性越高的患者越应该尽早行 PCI 治疗。所以,它的治疗策略是紧急或早期 PCI 治疗,在无条件 PCI 时,以抗凝、抗血小板治疗(单纯溶栓,容易激发血小板释放凝血因子形成血栓故要抗凝、抗血小板治疗)。而待条件许可仍以尽早地实施 PCI 为最好的治疗方法。

四、介入治疗步骤

同冠状动脉的介入治疗,根据冠状动脉介入治疗指南的策略,在急性心肌梗死的 PCI 中,只处理"罪犯血管",以解决相应心肌的缺血,保护心功能,降低病死率。

五、术前护理

1.患者的心理干预

必须对患者的心理状态有针对性的给予个体认知干预、情绪干预及行为干预。具体做法是:根据患者的意识、生命指征的情况,有针对性提供心理疏导,解除患者焦虑、恐惧的心理,让患者树立起信心,保证患者以最佳的心理状态接受治疗。调整导管室内的温度,安排患者平卧于 DSA 床上,保证体位舒适,解开患者的上衣,暴露患者的胸部和需要穿刺的部位,注意保暖。保持环境的舒适、整洁安静,为舒适护理创造条件。

2.根据病史给予相关的护理干预

造影是发现病变的重要手段,根据冠状动脉介入治疗指南与标准,结合患者的造影情况,给予相关的护理干预,首先限定对比剂的使用种类,在做好细化护理准备的同时,进行有序的护理,并随时观察患者的状态和感觉,观察生命指征的变化,保持输液通路的通畅,及时做好再灌注心律失常等并发症的准备。

3.物品的准备

(1)导管材料:除了按冠状动脉介入治疗的物品准备外,还要备好抽吸导管等材料,并根据造影的结果、介入治疗的顺序,将所需导管材料(常用的和不常用的都需备全)有序地摆放好,用后要做好登记,贵重材料要将条形码一份粘贴在耗材登记本上,一份要粘贴在患者巡回治疗单上。

(2)设备:急救设备必须在备用状态并放在靠近患者左侧但不能影响球管转动的位置上,电极贴导联连线必须安放在不影响影像质量的位置上,氧饱和感应器,有、无创压力连线传感器,微量输液泵的连线要有序,不能影响球管的转动。整个环境应该是紧张、安静、有序、整洁,并做好心肺复苏的准备。

4.药品的准备

急性心肌梗死的介入治疗的药物准备,主要是及时有效地处理再灌注心律失常和心肺复苏的用药,常用药物都要精确配备,阿托品、多巴胺、硝酸甘油等按要求稀释好,并注明每毫升所含的浓度。需要替罗非班治疗时,配药要精确,给药要及时。

六、术中护理

1.时间的重要

根据时间就是心肌的理念,急患者所急,因为能挽救心肌的时间窗很窄,必须把握每一个环节争取时间。

2.掌握再灌注心律失常的规律

术前不管从心电图还是医生的诊断中必须了解心肌梗死的部位,便于血管再通后再灌注心律失常的处理。因为直接PICA与再灌注心律失常的危险和获益有着直接相关的因素,心肌缺血的时间越短再灌注心律失常的发生率就越高,但这是开通闭塞血管重建有效的心肌灌注最快、最可靠的手段。

(1)一般情况下右冠状动脉或左冠状动脉的回旋支闭塞,血运再通后通常出现的心律失常是以缓慢心律失常、高度房室传导阻滞较常见。可能是窦房结缺血或迷走神经过度兴奋所致,阿托品是一种 M 胆碱受体阻滞剂,能拮抗迷走神经过度兴奋所致的传导阻滞和心律失常,必要时置入临时起搏,但起搏电极常常可以诱发快速室性心律失常,导致心室颤动,其发生率有统计在 35.3%,并且起搏器电极还可以导致心脏穿孔,必须谨慎使用。

(2)前降支闭塞或广泛前壁心梗的患者血运重建后的再灌注心律失常,多以室性心律失常常见,出现室性心动过速的机制包括跨膜静息电位降低,梗死组织与非梗死组织间不应期差异造成的折返和局灶性自律性增高。自主节律可能只是一种再灌注心律失常,并不提示室颤发生的危险会增加。非持续性心动过速持续时间<30s,最佳处理应该是先观察几分钟,血流动力学稳定后心律可恢复正常;持续性心动过速持续时间是>30 s,发作时迅速引起血流动力学改变,应立即处理,尤其室性心动过速为多源性发作>5 次/分钟搏动应给予高度重视。利多卡因有抗室颤的作用,必要时可直接静脉注射,或静脉注射胺碘酮,出现室颤时如果室颤波较细,直接除颤效果可能不好,可首先选择心前区叩击或使用肾上腺素让室颤波由细变粗。此时采取非同步除颤。

3.静脉通路及要求

不管患者是从急症室带来的输液通路,还是护理人员建立的,其原则都必须保证其通畅,如果通路在患者的右侧，必须用连接管延长到患者的左侧并连接三通，这是患者的生命线，是决定能否及时给药挽救患者生命的关键。

4.护士站立的位置

跟台护士一般都是安排一人，尤其在夜间所有的护理工作都由一个护士来承担，这样护士很难固定自己的位置，患者和医生的需要会给护理工作带来非常繁琐和忙碌的场面。首先，护士要分清主次并给予有序的护理干预；传递完医生相关的材料后，马上站立到患者的左侧，将除颤仪调试好，并排放在与患者胸部接近的位置，术前配置好的药物随身携带到患者的左侧。检查患者的输液通路、氧饱和及有创压力的衔接情况，随时观察患者的生命征象。

5.备好抽吸导管

若 PTCA 后，"罪犯血管"无血流，有可能是患者血管内有大量的血栓，在备好抽吸导管的同时，将替罗非班 12.5 mg 稀释成 10 mL，让台上的医生抽吸 1.25 mg 再稀释到 10 mL 经导管直接注入冠状动脉，剩余的 11.25 mg 再稀释到 50 mL 的空针中，用微量输液泵以 2 mL/h 的速度给患者输入；若是夹层的原因应立即植入支架。

6.给予全方位的评估

当急性心肌梗死的患者造影结果与患者的症状不相符合时，应给予全方位的评估，在患者血压及生命指征相对稳定的情况下，将硝酸甘油 100～200 µg 经导管直接注入冠状动脉，避免因血管痉挛或血栓的形成导致冠状动脉某支血管的缺如或不显影，尤其在主支与分支分叉的位置，容易将显影的分支误认为是主支，而错过了真正的主支最佳的血管再通的时机甚至延误了治疗。

七、术后护理

（一）一般护理

1.心律失常与胸痛的观察

严重的心律失常和心肌缺血是 PCI 术后死亡的重要原因，且术后易发生低血压，因此术后应立即给予心电、血压、血氧饱和度监测。观察有无心律失常、心肌缺血、心肌梗死等急性期并发症。术后每 30 min 测 1 次血压，4 h 后改为每 2 h 测 1 次血压，给予氧气吸入。做心电图时注意有无 ST 段改变。耐心倾听患者的主诉，胸痛往往是术后发生冠状动脉再狭窄的主要症状，对术后发生胸痛的患者，护士要高度重视，立即做心电图并观察疼痛的部位、性质、持续时间，及时协助医生查明原因，予以处理。

2.术后负性效应的护理

术后负性效应主要包括腰背部酸痛、腹胀、尿潴留、造影剂反应等。按摩患者腰腹部可以有效缓解腰背部酸痛、腹胀。术前练习床上排尿可避免尿潴留，出现尿潴留时应做好心理疏导，及时诱导排尿，必要时给予导尿。极少数患者会出现造影剂反应，如皮肤潮红、面色苍白、头痛、头晕、咳嗽、哮喘，严重者可出现喉头水肿，应根据医嘱给予相应处理。

3.抗凝治疗的护理

术后常规使用抗凝药物，可以有效防止血栓形成，常规给予肝素抗凝，由于肝素过量会引起出血，所以抗凝期间需加强护理。

（1）使用时剂量要准确，观察有无出血倾向，如有无穿刺部位血肿、皮肤瘀斑、牙龈出血等血液低凝表现。

（2）进行各种操作时动作要轻柔，每次行静脉穿刺时，穿刺部位应延长按压时间 3～5 min。

（3）观察大便颜色，定期监测尿常规及大便潜血试验。

（4）抗凝期间尽量避免有创性检查和治疗。

（5）皮下注射低分子肝素时，应左右腹部交替注射，注意观察有无瘀斑、血肿、硬结等。

4.饮食指导

术后饮食要清淡、易消化、易吸收、低盐、低脂，可适当增加粗纤维食物和黑木耳，少量多餐，鼓励患者多饮水，术后 6～8 h 饮水 1 000～2 000 mL，以促进造影剂排泄，勿食富含维生素 K 的食物，防止降低抗凝药物的疗效。

5.活动指导

适当的康复运动训练可增加冠状动脉血流。早期康复活动前要对患者各种危险因素进行评估，遵循个体化、循序渐进的原则。如经股动脉穿刺患者术后 24 h 可下床活动，72 h 内避免术肢负重及剧烈活动，此后可根据患者心功能情况，逐渐增加活动量，合理安排活动与休息。为防止因长时间平卧致双下肢无力或头晕及预防支架局部血栓形成，一旦病情稳定，应鼓励患者在家属搀扶下活动，下床活动后应注意询问有无肢体疼痛，发现异常及时通知医生。

（二）术后并发症的观察与护理

1.血管迷走神经反射

经桡动脉穿刺者术后即可拔除鞘管，拔管时可发生迷走神经反射，应密切观察心率、心律变化，每 3～5 min 测 1 次血压，保持静脉通路通畅，可备好多巴胺、阿托品等药物。

2.渗血、血肿

穿刺部位易出血造成血肿，所以加压包扎期间，应注意检查穿刺部位有无渗血、血肿。用手指用力压迫穿刺点并与对侧比较，直至止血，保持敷料干净。观察穿刺侧足背动脉或桡动脉的搏动，皮肤颜色、温度及有无水肿等，并询问患者有无疼痛、麻木。以防按压过度，影响末梢血液循环发生动、静脉栓塞。

八、出院指导

出院时向患者讲解保持低盐、低胆固醇饮食，忌烟酒，少食多餐，劳逸结合，避免情绪激动，预防受凉感冒，多食新鲜蔬菜水果，控制体质量。嘱患者按时服药，尤其对抗凝、抗血小板聚集、稳定血管斑块的药物，如阿司匹林、氯吡格雷等不可擅自停药，以免发生血管再狭窄及支架内血栓。定期复查出凝血时间、血小板计数。注意观察皮肤、牙龈有无出血等，以便随时调整药量。常规术后 1、3、6、9、12 个月按时复查，期间如有不适，应随时就诊。

（武瑞青）

第六章 肾内科疾病护理

第一节 肾小球肾炎

一、急性肾小球肾炎

急性肾小球肾炎(AGN),即急性感染后肾小球肾炎,临床表现为急性起病,以血尿、蛋白尿、高血压、水肿、少尿及氮质血症为特点的肾小球疾病。这一组临床综合征又称为急性肾炎综合征,其中以链球菌感染后肾炎最为常见,偶可见于其他细菌或病原微生物感染之后,如细菌、病毒、立克次体、螺旋体、支原体、真菌、原虫、寄生虫等。这些病原体感染后可出现急性肾炎综合征,但也可能出现急进性肾炎、肾病综合征等。现着重描述急性链球菌感染后肾炎。

(一)病因和发病机制

1.病因

急性肾小球肾炎常于感染后发病。其最常见的致病菌为 β 溶血性链球菌,偶见于葡萄球菌、肺炎球菌、伤寒杆菌、白喉杆菌及原虫类如疟原虫、血吸虫和病毒。临床上以急性链球菌感染后肾小球肾炎最为常见。AGN 常见于咽部或皮肤 A 组 β 溶血性链球菌感染后 1~3 周出现,极少继发于其他感染(如葡萄球菌、肺炎球菌、C 组链球菌、病毒或寄生虫)。

2.发病机制

AGN 确切发病机制尚不清楚,已知在急性期为免疫复合物疾病,并以抗链球菌抗原的抗体形成及补体免疫复合物覆盖肾脏为标志。AGN 仅发生于 A 组 β 溶血性链球菌感染后,后者称为致肾炎菌株。研究表明,各型增生性肾小球肾炎均有明显的肾小球及间质炎症细胞浸润,而非增生型肾小球肾炎则仅有极少量的炎性细胞聚集。在增生性肾小球肾炎中,肾小球内单核细胞及 T 淋巴细胞浸润明显增多,这与蛋白尿的严重程度有关。肾小球免疫沉积物能激活补体系统,补体在炎性细胞介导下,参与了引起肾炎的免疫反应。并且,补体系统的致病特性中显然还包含细胞非依赖性机制。近期的证据支持下述观点:一种或多种与肾小球结构具有亲和力的链球菌抗原,在链球菌感染的早期植入肾小球内,接着 10~14 d 后宿主免疫反应产生的抗体与抗原结合,导致疾病的发生。

(二)临床表现

本病的临床表现轻重不一,轻型可为亚临床型,临床症状不明显,重者可为急性肾衰竭,严重程度差别很大。患者大多有前驱感染史,上呼吸道链球菌感染后潜伏期为 1~2 周,皮肤链球菌感染者潜伏期为 3~4 周。轻者可无明显感染史,仅抗链球菌溶血素"O"滴度升高,而肾炎的程度也不取决于前驱感染的严重程度。典型症状为前驱感染后经 1~3 周无症状潜伏期而急性起病,表现为急性肾炎综合征,主要有血尿、蛋白尿、水肿、少尿、高血压及肾功能减退。

1.血尿

常为起病的第 1 个症状,几乎所有患者均有血尿,40% 为肉眼血尿。尿色呈均匀棕色、混浊或呈洗肉水样,但无血凝块,酸性尿中可呈酱油样棕褐色,持续 1～2 周,镜下血尿可持续 1～6 个月,少数病例可持续半年或更久,但绝大多数均痊愈。

2.蛋白尿

几乎全部患者均有程度不同的蛋白尿,但多数低于 3.0 g/d,少数超过 3.5 g/d,常为非选择性蛋白尿。部分患者就诊时尿蛋白已转至微量。

3.水肿

常为起病早期症状,轻者为晨起眼睑水肿,呈所谓"肾炎面容"。严重时可延及全身,稍有可凹性,少数可出现肾病综合征,若水肿持续发展,常提示预后不良。

4.高血压

70%～80%患者出现高血压,多为轻、中度的血压增高,偶可见严重的高血压。一般恢复较迅速,高血压与水肿的程度常平行一致,并且随利尿消肿而恢复正常。若血压持续升高 2 周以上且无下降趋势者,表明肾脏病变较严重。

5.少尿

多数患者起病时尿量减少(<550 mL/d),且伴一过性氮质血症,2 周后尿量渐增,肾功能恢复。

6.肾功能减退

极少数由少尿发展成无尿,尿素氮及血肌酐轻度升高,若尿素氮$\geqslant$21.4 mmol/L(60 mg/dL),肌酐$\geqslant$445 μmol/L(5.0 mg/dL),应警惕发生急性肾衰竭。

7.全身表现

患者常有疲乏、厌食、恶心、呕吐、头晕、头痛,偶与风湿热并存。最轻的亚临床型患者,仅出现镜下血尿,甚或尿检也正常,仅血 C_3 呈规律性改变,急性期明显下降,6～8 周恢复。肾活检有典型病理改变。

(三)并发症

1.严重的循环充血和心力衰竭

由于水钠潴留,临床上可出现水负荷过度征象,如重度水肿、循环充血、心力衰竭直至肺水肿。主要表现为呼吸短促,不能平卧,胸闷及咳嗽,肺底湿啰音,心界扩大,肝大,心率加快,奔马律等。早期出现的循环充血征象,一般于 1～2 周内随利尿作用得到相应的缓解。

2.高血压脑病

国内报道发生率为 5%～10%,一般血压超过 18.7/12 kPa,同时伴有视力障碍、惊厥、昏迷三项症状之一者即可诊断。常表现为剧烈头昏、呕吐、嗜睡、神志不清,严重者有阵发性惊厥及昏迷。眼底检查常见视网膜小动脉痉挛、出血、渗出和视盘水肿。

3.急性肾衰竭

急性肾衰竭发生率为 1%～2%,表现为少尿或无尿,血尿素氮增高,不同程度的高钾血症及代谢性酸中毒等尿毒症改变。

(四)护理措施

1.一般护理

(1)休息:急性期应卧位休息 4～6 周,直至水肿消退、尿量增多、肉眼血尿或明显镜下血尿消失,良好的休息对治疗效果和预后有重要影响,血压恢复正常,可起床逐步增加活动,但必须避免过度劳累。

（2）预防皮肤性感染：急性肾炎患者机体抵抗力降低，易发生感染，常见感染有疖、痈、蜂窝组织炎等。患者皮肤抵抗力低，弹性逐渐丧失，容易损伤和感染，因此，需要加强皮肤的清洁护理，宜勤擦澡，勤换衣服，并保持床单清洁干净，增强皮肤的抵抗力。重度水肿者应注意翻身，保持被褥干燥、平整，预防压疮发生。

（3）控制感染：合理地应用抗生素。急性期青霉素治疗 1～2 周。

（4）记录出入量：每日详细记录患者出入量，准确记录尿量及水分入量，及时准确留标本送验。每周测量体质量 2 次。重度水肿有腹腔积液者需测量腹围，以观察水肿消退情况，为治疗提供参考。

2.饮食护理

饮食治疗目的是减轻肾脏工作负担，维持身体营养，减轻或防止水肿，减少血液中代谢产物积聚。饮食不当可使疾病恶化或引起疾病复发。有水肿、高血压者宜给清淡易消化饮食，限制钠盐摄入，控制饮水量，每日进液体量不超过 1500 mL。有低蛋白血症、肾功能正常者应高蛋白饮食，每日供给蛋白质 60～80 g，以动物蛋白质为宜；有肾功能减退者应限制蛋白质摄入，给适量高维生素、高蛋白质饮食，如牛奶、鱼、蛋、瘦肉等，并保证充分热量。

3.精神护理

（1）针对患者的心理反应，医护人员要多接近患者，做好解释安慰工作，让患者树立乐观主义精神和战胜疾病的信心，消除焦虑和悲观情绪，配合治疗和护理。

（2）患者出院之前，医护人员要给予患者健康保健指导。肾炎患者要注意生活规律，避免过度劳累，防止受凉；注意个人卫生，按医嘱坚持肾炎饮食和药物治疗，定期复查。女性患者不宜妊娠，以免疾病复发或加重。避免应用对肾脏有损害的药物，适当参加体育锻炼，增强机体抵抗力，利于身体的恢复和健康。

4.健康教育

向患者及家属宣传本病是一种自限性疾病，无特异疗法，主要是休息、对症处理、加强护理。本病预后良好，发展为慢性肾炎罕见。让患儿及家长了解预防本病的根本方法是预防感染，一旦发生上呼吸道或皮肤感染，应及早应用青霉素（或红霉素）彻底治疗。但该病痊愈后，一般无须定期给予长效青霉素。

（五）急性肾小球肾炎的规范化护理

急性肾小球肾炎是临床常见病，如果治疗、护理不当，部分病例病程迁延或转慢性肾炎，亦可并发心力衰竭等。通过对患者进行规范化护理观察，可获满意效果。

1.护理方法

（1）病情观察。严格准确记录 24 h 出入水量，监测尿量的变化，如经治疗尿量没有恢复正常，反而进一步减少，提示严重的肾实质损害。此时应密切观察监测，追踪尿常规、肾小球滤过率、BUN、Scr、血浆蛋白、血电解质等变化。定期测量体质量，观察体质量变化和水肿消长情况。水肿严重者如出现烦躁不安、呼吸困难、心率增快、不能平卧、肺底湿性啰音、肝脏增大等，要立即报告医生，同时让患者半卧位给予吸氧，遵医嘱给予利尿剂，还可静脉点滴硝普钠或酚妥拉明，降低循环血量，减轻心脏负荷。注意有无胸腔、腹腔、心包积液的表现，观察皮肤有无红肿、破溃情况发生，以及有无发热等情况。观察患者生命体征的变化，尤其是血压的变化，注意有无剧烈头痛、恶心、呕吐、视力模糊甚至神志不清、抽搐等高血压脑病的表现，如出现以上症状应及时通知医生给予有效处理。

（2）用药护理。使用利尿剂时,应注意水、电解质平衡,有无低血钠、低血钾症状。对服用激素者应注意观察血压、血糖变化,注意有无继发感染、精神症状、溃疡病引起的上消化道出血等,使用环磷酰胺静脉注射时宜缓慢,用冲入疗法,注意勿将药物漏入血管外,以避免引起肌肉坏死。

（3）皮肤护理。水肿较严重的患者应避免穿着紧身的衣裤、鞋袜,卧床休息时宜抬高下肢,增加静脉回流,以减轻水肿;严重水肿者应避免肌内注射,可采用静脉途径保证药物准确及时的输入。嘱患者经常变换体位,年幼体弱者可协助翻身,用合适的软垫支撑受压部位,并适当给予按摩;阴囊水肿者,可用吊带托起。协助患者做好全身皮肤黏膜的清洁,嘱患者注意保护好水肿的皮肤,如清洗时注意水温适宜、勿过分用力,避免损伤皮肤,避免撞伤、跌伤等,使用热水袋时应特别小心避免烫伤。

（4）心理护理。主动和患者进行交流沟通,及时了解其心理状态,给予相应的关心和安慰。根据患者的年龄和文化程度,用通俗易懂的语言讲解急性肾小球肾炎的有关知识,帮助患者和家属树立战胜疾病的信心,消除焦虑和悲观等不良情绪,使其以良好的心态积极配合治疗和护理。

（5）饮食护理。急性期患者应严格限制钠盐的摄入,以减轻水肿和心脏负担,一般每天食盐的摄入为 3 g,特别严重的患者应禁盐,待病情好转,血压下降,水肿消退,尿蛋白减轻后,由低盐饮食逐渐过渡到普通饮食,防止长期低钠饮食及应用利尿剂引起水、电解质紊乱或其他并发症。严格记录 24 h 出入量,每天入水量为不显性失水量（约 500 mL）加上 24 h 尿量,入水量包括饮食、饮水、服药、输液等所含水的总量。出现氮质血症时,应限制蛋白质的摄入,以优质动物蛋白为主,如牛奶、鸡蛋、鱼等,以防止血中含氮代谢产物的潴留,此外,注意饮食要热量充足,易于患者消化和吸收。

2.护理体会

规范化护理是以整体护理观念为指导,根据患者个体差异,临床用药的不同性质,护理操作的不同属性,按路径实施护理并客观记录的全过程。在护理工作中要充分体现人文关怀和以人为本的精神,突破传统模式更新服务理念,实施多元化的服务。我们对于不同病情的患者,实行了有针对性的基础护理。对于急性期水肿明显、血压高、尿量少、血尿的患者,采取卧床休息 1～2 周以减轻心脏负荷,改善肾脏血流量,防止病情加重。待水肿消退、血压正常、血尿消失后可让其进行轻度活动,但要避免剧烈运动。病室环境和设施应整洁,保持安静,空气新鲜,病室温度、湿度要适宜。每日常规消毒,防止交叉感染,保持口腔和皮肤清洁,预防感冒。同时,做好多元化的健康教育,根据患者的知识水平和对疾病的认知度,针对性开展健康教育。如通过专题讲座、宣传栏、健康小册子等形式,将防病治病、健康指导等知识传授给患者,注意因人施教。向患者及家属宣传急性肾小球肾炎的有关知识,告诉患者只要注意休息、进行对症治疗、加强护理,该病是可以治愈的。使患者及家属懂得应预防感染,注意保持皮肤清洁、预防口腔疾病的发生,一旦发生上呼吸道或皮肤感染,应及早应用抗生素彻底治疗。为了保证疗效,预防复发,患者出院时,应进行规范化的指导。指导患者出院后要注意生活规律,避免过度劳累,防止受凉,注意个人卫生,按医嘱坚持肾炎饮食和药物治疗,定期来院复查。女性患者不宜妊娠,以免疾病复发或加重,避免应用对肾脏有损害的药物,适当参加体育锻炼,增强机体抵抗力。

二、慢性肾小球肾炎

慢性肾小球肾炎简称慢性肾炎，是由多种不同病因、不同病理类型组成的一组原发性肾小球疾病。临床特点为病程长、发展缓慢，症状可轻可重，多有一个无症状尿检异常期，然后出现不同程度的水肿、蛋白尿、镜下血尿，可伴高血压和（或）氮质血症，及进行性加重的肾功能损害。

（一）病因与发病机制

本病病因不明。起病前多有上呼吸道感染或其他部位感染，少数慢性肾炎可能是由急性链球菌感染后肾炎演变而来，但大部分慢性肾炎并非由急性肾炎迁延而来，而由其他原发性肾小球疾病直接迁延发展而成，起病即属慢性肾炎。该病根据其病理类型不同，可分为如下几种类型：①系膜增殖性肾炎，免疫荧光检查可分为 IgA 沉积为主的系膜增殖性肾炎和非 IgA 系膜增殖性肾炎；②膜性肾病；③局灶节段性肾小球硬化；④系膜毛细血管性肾小球肾炎；⑤增生硬化性肾小球肾炎。

由于慢性肾炎不是一个独立的疾病，其发病机制各不相同，大部分是免疫复合物疾病，可由循环内可溶性免疫复合物沉积于肾小球，或由抗原与抗体在肾小球原位形成免疫复合物，激活补体引起组织损伤。也可不通过免疫复合物，而由沉积于肾小球局部的细菌毒素、代谢产物等通过"旁路系统"激活补体，从而引起一系列的炎症反应而导致肾小球炎症。

总之，慢性肾小球肾炎，病程迁延，病变持续发展，肾小球毛细血管逐级破坏，系膜基质和纤维组织增生，导致整个肾小球纤维化、玻璃样变，肾小管萎缩，间质炎症细胞浸润及纤维化，最终肾组织严重破坏形成终末性固缩肾。

（二）临床表现

本病的临床表现呈多样化，早期患者可无明显症状，也可仅表现为尿蛋白增加，尿沉渣红细胞增多，可见管型。有时伴乏力、倦怠、腰酸、食欲缺乏、水肿时有时无，多为眼睑水肿和（或）下肢凹陷性水肿，一般无体腔积液。肾小球滤过功能及肾小管浓缩稀释功能正常或轻度受损。

部分患者可突出表现为持续性中等程度以上的高血压，可出现眼底出血、渗出，甚至视盘水肿。

有的患者可表现为大量蛋白尿（尿蛋白≥3.5 g/24 h），甚至呈肾病综合征表现。在非特异性病毒和细菌感染后病情可出现急骤恶化，慢性肾炎患者急性发作时，可出现大量蛋白尿，甚至肉眼血尿，管型增加，水肿加重，高血压和肾功能恶化。经适当处理病情可恢复至原有水平，但部分患者因此导致疾病进展，进入尿毒症阶段。

（三）护理措施

1. 水肿的护理

（1）严重水肿的患者应卧床休息，以增加肾血流量和尿量，缓解水钠潴留。下肢水肿者卧床时抬高下肢，增加静脉回流减轻水肿。水肿减轻后，患者起床活动，但应避免劳累。

（2）病情观察：记录 24h 液体出入量，监测尿量变化，定期量患者体质量，观察水肿的消长情况，监测患者生命体征，尤其是血压，观察有无左心衰竭和高血压脑病的表现，密切观察实验室检查结果，包括尿常规、肾小球滤过率、血尿素氮、血肌酐、血浆蛋白、血清电解质等。

（3）用药护理：使用利尿剂时，观察药物疗效及不良反应。长期使用利尿剂应监测血清电解质和酸碱平衡情况，有无低血钾、低血钠、低氯性碱中毒。

2.饮食护理

慢性肾病患者肾功能减退时给优质蛋白饮食,每日每千克体质量给 0.6～0.8 g,其中50%以上为优质量蛋白质,低蛋白质饮食时应适当增加糖类的摄入,以满足机体生理需要量,避免因热量不足加重负氮平衡。控制磷的摄入,同时注意补充多种维生素及锌元素,因锌有利消食的作用。观察并记录进食情况,每天摄取食物总量、品种、总热量是否足够。

3.静脉补充营养

静脉补充营养需要的氨基酸。

4.健康指导

(1)饮食与休息:加强休息,以延缓肾衰竭。向患者讲解优质蛋白质、低磷、低盐、高热量食品的重要性,指导患者根据自己的病情选择合适的食物和量。

(2)避免加重肾损坏的因素:向患者及其家属讲解影响病情进展的因素,指导他们避免加重肾损害的因素。如预防感染、预防接种、预防妊娠和应用肾毒性药物。

(3)用药指导:介绍各类降压药的疗效,不良反应及注意事项。

(4)自我病情监测与随访:指导慢性肾炎病变的进展,包括肾功能、血压、水肿等的变化。

(付薇薇)

第二节　慢性肾功能不全

慢性肾功能不全是指各种慢性肾脏疾患如果不停止进展,到后期都可发展为慢性肾功能不全。它以肾功能减退,代谢产物潴留,水、电解质和酸碱平衡失调为主要表现。根据肾功能不全的程度可分为三期。

(1)肾功能不全代偿期:肾脏具有强大的储备功能,当肾脏患病储备功能减退,肾小球滤过率(GFR)下降,但尚在 0.83 mL/s(50 mL/min)以上时,血肌酐不升高,在 178 μmol/L(2 mg/dL)以下,血尿素氮在 9 mmol/L 以下时,临床上除有原发疾病表现外,无其他症状,称为肾功能不全代偿期。但此时若机体遇到应激状态(如失血、感染、大手术等),则可出现氮质血症甚至尿毒症。

(2)氮质血症期:GFR 进一步下降至 0.83 mL/s(50 mL/min)以下时,血肌酐上升会超过178 μmol/L(2 mg/dL)、血尿素氮>9 mmol/L,这时患者仍无尿毒症表现只是感到乏力、食欲减退和有不同程度的贫血等症状,称为氮质血症期。

(3)尿毒症期:GFR 进一步下降至 0.42 mL/s(20 mL/min)以下,血肌酐超过 445 μmol/L(5 mg/dL),血尿素氮>20 mmol/L,患者有明显的临床症状,称为尿毒症期。严重的肾功能不全,GFR 降至 10 mL/min 以下者,称为尿毒症晚期或终末期。

一、病因和发病机制

各种慢性肾脏疾病都可导致肾功能不全,其中以慢性肾小管肾炎、慢性肾盂肾炎和肾小动脉硬化症所引起者较为多见。此外,肾结核病、泌尿道结石、梗阻、风湿性疾病(如系统性红斑狼疮、结节性多动脉炎等)、糖尿病肾小球硬化、高尿酸血症、各种药物和重金属所致的间质性肾炎、多发性骨髓瘤以及先天性多囊肾等，也可以造成慢性肾功能不全以致尿毒症。

尿毒症的致病因素主要包括：①各种代谢产物的潴留；②代谢性酸中毒；③水、电解质平衡失调；④内分泌、代谢失调等各方面。

由肾功能不全发展为尿毒症的过程，通常用"健存"肾单位学说来解释。当肾脏患病时，一部分肾单位毁损，失去功能，而另一部分肾单位则受累较轻，通过自身调节，仍基本上保持"完整"的功能，如当肾小球滤过率下降，滤出的钠减少时，肾小管就会减少钠的吸收，以保持机体钠的平衡。对其他物质，如水、钾等也相类似，故这一部分肾单位，被称为"健存"肾单位。另一方面，机体为了维持正常代谢的需要，这些减少的"健存"肾单位就要增加负荷，加倍工作，因而肾小球可以代偿增大，肾小管扩张、延长，血液灌流量加大，使每一个"健存"肾单位的肾小球滤过率增高，流经肾小管的原尿量也增加，从而补偿了被毁坏的肾单位功能。如果这些"健存"肾单位尚有足够的数量，则肾功能可以代偿，患者就不会出现肾功能不全的症状。但若病变继续发展，"健存"肾单位越来越少，肾功能不全的症状就会表现出来，并可发展为尿毒症。

尿毒症的发病机制还有矫枉失衡学说，这一学说认为在肾功能不全时，机体内就会出现代谢产物的潴留，为了矫正这一状态，乃产生了相应的反应，但新的反应却又带来新的不平衡，并加重病情和产生临床症状，典型的例子是当肾功能不全时，GFR 下降，尿磷排泄减少，血磷升高，使血钙下降，机体为了矫正这种失衡状态，乃增加甲状旁腺素的分泌，促使尿排磷增加和升高血钙，但随着这种反应的持续进行，就会引起继发性甲状旁腺功能亢进，这样尿磷排出虽然增加了，但血中甲状旁腺素的升高，却会带来许多不良的症状如肾性骨病、周围神经病变、皮肤瘙痒以及转移性钙化等，使病情复杂化。另一方面是当 GFR 降低时，机体为了防止钠潴留，乃增加利钠激素的分泌，这样虽可增加尿钠排出，减少机体内钠的潴留，但利钠激素会影响细胞膜的离子转运功能，特别是 Na^+-K^+-ATP 酶的作用。导致细胞膜对钠、钾等离子的运转障碍，影响细胞（特别是中枢神经细胞）的正常功能。另外还有"健存"肾单位减少后所引起的肾小球毛细血管高灌流、高滤过状态，还会加速肾小球硬化。矫枉失衡学说不但补充了尿毒症的发病机制，而且对寻找尿毒症的防治方法，也起到了理论指导意义。

二、临床表现

在肾功能不全的早期，临床上只有原发疾病的症状，只是在检查中可见到血肌酐清除率下降。这些肾功能代偿期的患者常在应激情况下，肾功能突然恶化，并出现尿毒症症状，临床上称为可逆性尿毒症，但这一应激因素去除，肾功能可恢复到代偿期。若病情发展到"健存"肾单位不能适应机体最低要求时，即使没有应激因素，尿毒症症状也会逐渐表现出来。

尿毒症的症状非常复杂，可累及全身各个脏器和组织，并出现相应的症状。

（一）胃肠道表现

胃肠道表现是尿毒症中最早和最常出现的症状。初期以厌食、腹部不适为主诉，以后出现恶心、呕吐、腹泻、舌炎、口中有尿臭味和口腔黏膜溃烂，甚至有消化道大出血等。引起消化道症状的原因，是潴留的毒素物质（如胍类）对神经系统的作用，同时尿素从消化道排除增多，经细菌或肠道中水解酶的作用产生碳酸铵和氨，刺激胃肠黏膜，造成胃肠道功能紊乱以及程度不等的黏膜炎症和溃疡。此外，水、电解质和酸碱平衡失调也是引起胃肠道症状的一个原因。

（二）精神、神经系统表现

精神萎靡、疲乏、头晕、头痛、记忆力减退、失眠，可有四肢发麻、手足灼痛和皮肤痒感，甚至下肢痒痛难忍,需经常移动,不能休息等。晚期可出现嗜睡、烦躁、谵语、肌肉颤动甚至抽搐、惊厥、昏迷。引起精神、神经症状的原因,可能是代谢产物潴留,水、电解质平衡失调,代谢性酸中毒以及高血压等共同对神经系统作用的结果,而周围神经病变(包括神经冲动传导减慢)可能与"中分子物质"潴留关系较大。

(三)心血管系统的表现

尿毒症时常有高血压,这主要是由于水、钠潴留,部分也和肾素活性增高、前列腺素分泌减少等有关。较长时间的高血压会使左心室肥厚扩大、心肌损害、心力衰竭,并引起全身小动脉硬化。肾小动脉硬化时又加速肾功能恶化。潴留的毒性物质包括甲状旁腺素的升高会引起心肌损害,发生尿毒症性心包炎,这时,心前区可听到心包摩擦音,少数患者可有心包积液征,严重者可发生心脏压塞。尿毒症性心包炎是病情危重的表现之一,心肌内转移性钙化则会严重损害心脏功能。

(四)造血系统的表现

贫血是尿毒症患者必有的症状。贫血的原因:①肾病患者红细胞生成素减少;②潴留的代谢产物(如甲基胍,胍基琥珀酸等)抑制红细胞的成熟并损害红细胞膜,使其寿命缩短;③血液中存在毒性物质(如红细胞生成素抑制因子)抑制了红细胞生成素的活性;④尿毒症时的厌食、腹泻以及容易出血等会造成缺铁、叶酸缺乏和蛋白质不足,尿中蛋白质丢失(特别是运铁蛋白的丢失),也是造成贫血的一个原因。由于贫血的原因是多方面的,故不易纠正,对一般治疗反应较差。除贫血外尚有容易出血,如皮下瘀斑、鼻衄、牙龈出血、黑便等,这是因为尿毒症时,血小板功能较差,容易破坏,加上酸中毒时毛细血管脆性增加等原因所致。另外,在肾病综合征期中,特别是当使用肾上腺皮质激素治疗时,则可因多种凝血因子活性较高和抑制凝血的因子减弱,低蛋白血症致血液浓缩,血液可呈高凝状态,易发生血管内血栓形成(特别易发生于肾静脉内)。

(五)呼吸系统表现

酸中毒时呼吸深而长。代谢产物的潴留可引起尿毒症性支气管炎、肺炎、胸膜炎,并有相应的临床症状和体征。

(六)皮肤表现

皮肤失去光泽,干燥、脱屑。尿素从汗腺排出后,会凝成白色结晶,称为尿素霜,它刺激皮肤会引起尿毒症性皮炎,患者感觉奇痒而搔抓。皮肤瘙痒与继发性甲状旁腺素增多和转移性钙化也有关系。皮肤抓破后易继发感染,加重病情。

(七)代谢性酸中毒

尿毒症患者都有轻重不等的代谢性酸中毒,轻者二氧化碳结合力在 $22\sim16$ mmol/L 之间,严重者可降至 4.5 mmol/L 以下。引起代谢性酸中毒的原因:①酸性代谢产物的潴留;②肾小管生成氨、排泌氢离子的功能减退;③肾小管回收重碳酸盐的能力降低;④常有腹泻导致碱性肠液丢失。重症酸中毒时患者疲乏软弱、感觉迟钝、呼吸深而长,甚至进入昏迷状态。

(八)脱水和水肿

尿毒症患者的肾浓缩尿液的功能差而致多尿、夜尿,加上厌食、恶心、呕吐和腹泻,故常因脱水而加重病情;另一方面,肾脏排泄能力差,多饮水则水又会潴留体内,造成水肿。这种对水耐受性和调节能力差,容易脱水和水肿的现象是尿毒症常见的特点。因此,恰当的水分供应就成为处理尿毒症的重要措施之一。

(九)电解质平衡紊乱

1.低钠血症和钠潴留

尿毒症对钠的调节能力差,容易产生低钠血症,其原因有:①肾小管回收钠的功能减退;②因害怕水肿,过分限制食盐的摄入;③容易腹泻而丢失含钠的碱性肠液;④常使用利尿剂而致钠丢失。低钠血症,血钠在 130 mmol/L 以下时,患者疲乏无力,表情淡漠,厌食,严重时恶心、呕吐、血压下降。反之,若钠的摄入过多,则会潴留体内,引起水肿、高血压,严重时可发生心力衰竭。

2.低钙血症和高磷血症

肾功能障碍时,尿磷排出减少,导致血磷升高。磷从肠道排除会与钙结合,又限制了钙的吸收,加上厌食和肾病时的低蛋白血症,而且肾脏患病后 $1,25\text{-}(OH)_2D_3$ 生成减少,致肠道吸收钙减少,血钙降低。高血磷和低血钙刺激甲状旁腺,会引起继发性甲状旁腺功能亢进,导致骨质钙化障碍,这在幼年患者会产生肾性佝偻病,成人则出现尿毒症性骨病,如纤维性骨炎、骨软化症、骨质疏松、骨硬化症等。在继发性甲状旁腺功能亢进情况下,还可引起钙沉积到血管壁、心肌内、皮下组织等处,称为转移性钙化等,并引起相应的临床症状。在通常情况下,尿毒症时血钙虽然降低[约 2 mmol/L(8 mg/dL)],但在酸中毒情况下,血浆中钙的离子化比例较高,游离钙的浓度还可以接近正常水平,故一般不会出现低钙性抽搐。但在纠正酸中毒的补碱过程中,游离钙减少,则低钙抽搐症状可发生。

3.低钾血症和高钾血症

在慢性肾功能不全时,钾的紊乱远较肾衰竭少见,但出现后,临床上亦需及时处理。引起钾紊乱的原因有:厌食、腹泻以及大量使用利尿剂所造成的严重低钾血症;感染、酸中毒、长期使用保钾利尿剂(如螺内酯、氨苯蝶啶)、输库存血或晚期无尿时,所引起的严重高血钾症。有极少数患者可因肾远曲小管患病后丧失了调节钾平衡的功能,会产生需要经常补钾的持续性低钾血症。

4.高镁血症

慢性肾功能不全极少产生高镁血症,仅在使用镁制剂或发生严重感染和酸中毒时,镁离子从细胞内逸出,才使血镁增高,一般与高血钾症同时发生。

(十)代谢紊乱

尿毒症患者均有不同程度的代谢紊乱。由于营养不良,蛋白质合成减少,加上尿中丢失蛋白质,故患者多有明显的低蛋白血症和消瘦,血中的必需氨基酸水平降低,而非必需氨基酸则大都升高。尿毒症时糖耐量降低,表明组织对糖类的利用受到抑制,空腹时血中胰岛素较正常人高,给常规剂量的外源性胰岛素多不使血糖下降。

血中胰高血糖素、生长激素、甲状旁腺素、肾上腺皮质激素、胃泌素等大都升高。此外,尿毒症患者常有高脂血症,特别是三酰甘油的升高会加重动脉硬化。高脂血症乃是脂肪代谢紊乱的结果。

(十一)继发感染

尿毒症患者由于体液免疫和细胞免疫功能均低下,故抗感染能力差,极易继发感染,其中以肺部和泌尿系统感染更易发生,而且感染发生后常可无明显的全身反应,因此应特别注意肺部体征和尿的改变。在有腹腔积液的肾功能不全患者,有时会发生自发性腹膜炎,病菌可通过胃肠道的淋巴结或经血传入,这时腹膜炎的症状常不明显,甚至可无发热和血白细胞增多等全身反应,常可引起死亡。

三、治疗

(一)一般治疗

肾功能不全的代偿期,应积极治疗原发病,防止发展为尿毒症。在氮质血症期除应积极治疗原发病外,要减轻工作,避免受凉、受湿和过劳,防止感冒,不使用损害肾脏的药物,并给予良好的医疗监护。已出现尿毒症症状的患者,应休息和治疗。

(二)饮食治疗

对氮质血症和尿毒症患者应给予低蛋白饮食,蛋白质要以含有人体必需氨基酸多的动物蛋白(如牛奶、蛋类、鱼和瘦肉等)为主,每日蛋白质成人量为 30 g(不超过 0.5 g 每千克体质量)左右,植物蛋白应减至最低量。这样既可以使机体得到必需氨基酸的供应,又可使机体在低蛋白饮食下,减轻肾脏血液灌流量,延缓肾小管病变的进程。若在限制蛋白质摄入量的同时,增加必需氨基酸的补充,则可保证患者的正氮平衡和得到足够的营养。此外,食物要易消化和有足够的维生素,氮质血症期食欲尚好的患者,热量不应少于 146 J/kg 体质量。饮水量要根据具体情况来定,尿量少、有水肿者,应限水。有脱水表现者,应及时补充。有高血压者应适当限制钠的摄入。

(三)去除诱发因素

要积极寻找并去除诱发尿毒症症状的因素。临床上常见当诱发因素去除后,尿毒症症状可明显好转。各种感染是常见的诱发因素,由急性呕泻、发热、电解质平衡失调和使用了肾毒性药物引起者亦不少见。在治疗诱发因素时,切忌使用损害肾脏的药物。如因外伤、手术造成者,应积极治疗,使其尽快恢复。

(四)代谢性酸中毒的处理

尿毒症患者发生酸中毒时,应及时处理。轻度[二氧化碳结合力在 20～15.7 mmol/L(45～35 Vol/dL之间)]者可通过纠正水、电解质平衡失调得到改善,亦可加用碳酸氢钠,每日 4～8 g,分 2～4 次口服。当二氧化碳结合力降至 13.5 mmol/L(30 Vol/dL)以下时,应静脉补碱。

(五)纠正水、电解质平衡失调

1.脱水和低钠血症

尿毒症患者容易发生脱水和低钠血症,特别是长期食欲缺乏、戒盐、呕吐和腹泻者,更是如此。一旦发生,应及时补充。但要注意患者对水、钠耐受性差的特点,补充不应过量。

2.低钾血症和高钾血症

尿毒症患者的血钾一般处在正常的低值,但使用利尿剂后,则极易发生低钾血症,这时应口服氯化钾或枸橼酸钾补充,只有在紧急情况下,才需要静脉滴注补钾。

3.低钙血症和高磷血症

口服葡萄糖酸钙或乳酸钙可使低钙血症得到改善。当发生低钙抽搐时,应静脉注射 10%葡萄糖酸钙或 5%氯化钙 10～20 mL 来纠正。口服碳酸钙每日 3～4 次,每次 0.5～1.0 g,可减少磷从肠道吸收使血磷降低。活性高的 $1,25\text{-}(OH)_2$ 胆固化醇($1,25$-双羟 D_3)可帮助提高血钙水平和改善肾性骨营养不良症,故适用于常规治疗不能纠正的低钙血症和肾性骨病。

(六)心力衰竭

心力衰竭是尿毒症患者死亡的重要原因之一,水钠潴留、高血压、贫血、代谢产物蓄积都是造成心力衰竭的原因。尿毒症心包炎和心肌内转移性钙化则会严重损害心脏功能。治疗以透析和血液滤过最为有效。洋地黄的效果差,如用地高辛或毛花苷C则需根据肌酐清除率调整剂量。

(七)蛋白质合成激素疗法

苯丙酸诺龙或丙酸睾酮25～50 mg,隔2～3 d肌内注射1次,或葵酸诺龙25 mg,每两周肌内注射1次,可促进蛋白质合成,减轻氮质血症,并有促进红细胞生成的作用,改善贫血状态。

(八)血液净化疗法

血液净化疗法是用人工方法代替失去了功能的肾脏,使血液得到净化,以维持患者的生命,血液净化疗法常用的有以下几种。

1.血液透析(人工肾透析)

血液透析的原理是根据半透膜隔开的两侧液体内的小分子(钾、钠、钙、镁、氯、尿素、肌酐、胍类、酚类等)能通过半透膜的小孔从浓度高的一侧向浓度低的一侧弥散,大分子物质如蛋白质、细菌、血细胞等则不能通过;而水分子则相反,会从溶质浓度低的一侧向溶质浓度高的一侧渗透,最后达到半透膜两侧溶质中物质平衡。血液透析疗法就是按照这个原理设计的。人工肾机器由3部分组成。①主机:负责血液流量控制,透析液的配制、加温、成分检测和报警。②透析器:是血液透析的主要部件,主要分为空心纤维型和多层平面型,标准平板型很少用;做透析治疗时是将血浆和透析液分别引入透析器中由半透膜隔开的血区和透析液区流过,通过广阔的接触面(1 m² 以上)让两者紧贴半透膜,发生弥散和渗透,使血中的毒素物质得以清除,机体需要的物质可从透析液中得到补充,起到血液净化的治疗目的;为了去除尿毒症患者体内的多余水分,通常是加大透析液区的负压,以增强血区与透析液区之间的跨膜压力差,使水分从血液中滤出,称为超滤。③供水系统:负责将水净化(或软化),然后将其送入主机内,供配置透析液之用;血液透析疗法一般是每周2～3次,每次4～5 h。血液透析疗法经过多年的研究、改进、经验积累,现在已成为晚期尿毒症患者维持生命的有效手段,作维持血液透析的患者,每年死亡的病例不到10%。

2.腹膜透析

腹膜透析的原理是根据腹膜本身是一种天然半透膜,适合做透析治疗之用而设计的。方法是将小号硅化塑料管的一端,放入腹膜最低处的膀胱直肠窝内,然后从另一端滴注消毒的透析液进入腹腔膜,每次1 000～2 000 mL,停留1/2～1 h后放出,再次注入新的透析液,如此反复,每日可灌入透析液10 000 mL左右,这样在腹腔内透析液和血液之间同样发生弥散、渗透作用,达到清除代谢残余产物和补充有用物质的目的。如要清除体内过多的水分,则可在透析液中增高葡萄糖的浓度,使透析液变为高渗,就能把水分超滤出来。腹膜透析特别是采用密闭式腹膜透析机做透析以及用 Tenckhoff 式腹膜管做不卧床持续性腹膜透析(CAPD)以后,取得了更大进展,并取得了不低于血液透析的疗效。

3.结肠透析

结肠透析的原理是根据结肠黏膜亦可以排除机体内的代谢残余物质,也能吸收对机体有用的物质设计的。方法是将500～1 000 mL透析液通过肛管滴入降结肠内,停留30～60 min,

然后放出,再滴入新的透析液,如此反复,每日可灌洗 5 000～10 000 mL。但由于结肠黏膜清除残余产物的效果差,故只对轻型患者有一定的疗效。中药如大黄、牡蛎、蒲公英等煎水做透析液灌肠,疗效亦与结肠透析相似。

还可用口服胃肠透析液治疗慢性尿毒症,方法是使用含电解质的溶液加甘露醇(每毫升20～40 g),早上分次服下 1 000～5 000 mL,服后通过腹泻已达到从肠道清除代谢残余产物、多余水分和降低血清钾的目的。仅适应于较轻的肾功能不全的患者。

口服氧化淀粉可从肠道中吸附尿素,并通过轻泻作用,将各种毒物排出,因服后胃肠道反应多,故不易坚持。

透析疗法的指征:凡属晚期尿毒症以及已有明显的尿毒症症状、高血容量心力衰竭、高血钾症、酸中毒不易纠正者,均应做透析治疗。

4.血液滤过疗法

血液滤过疗法原理是效仿肾单位的功能而设计的,方法是将患者的动脉血引入滤过器中,在半透膜的外侧增加负压,使血中的液体以及其中的溶质(包括代谢残余产物)在负压的作用下,通过半透膜滤出,每次治疗共滤出液体 20 L,使代谢废物得以清除(这一过程似肾小球滤过),然后从静脉端补回含有机体必需的水、电解质等置换液 16～18 L(这一过程似肾小球的重吸收),以保持机体内水、电解质等平衡。由于在血液滤过治疗过程中,血浆的渗透压变动很小,不似血液透析时有较大的波动,故不良反应较血液透析为少,而且能迅速准确清除多余的水分,对水过多所致的心力衰竭有良好的疗效。一般每周滤过 2～3 次,每次 4 h 左右,可使晚期尿毒症患者维持良好的状态。故亦为慢性尿毒症的一种有效维持性治疗方法。

血液滤过疗法的适应证与血液透析基本相同,它特别对水过多导致心力衰竭,以及血管稳定性差,作血液透析时容易出现低钠血症等反应者,最为适用。

5.序贯血液透析和血液透析滤过

作血液透析时,有些透析器亦可做滤过器使用,即在透析过程中,截断透析液使其不流入透析器内,然后增高透析液区负压,使血液中的液体滤出,即变为血液滤过。这个过程可安排在透析治疗的开始或结束前的 1h 进行,称为序贯透析,其脱水效果较单独做血液透析为好。若用滤过性能良好的透析器则可在透析的同时,增高跨膜负压,使透析、滤过两种过程同时进行,并根据滤出的液量从静脉端补回相应的平衡液,则称为血液透析滤过,可缩短透析时间(每次 3h)效果亦良好。

6.血液灌注

血液灌注的原理是将患者的动脉血引入储有吸附材料(活性碳或树脂)的容器中,通过接触使血液内的代谢物被吸附而得到净化,然后再输回体内。血液灌注对去除尿毒症患者血内的中分子毒物十分有效,可用于治疗慢性尿毒症,但因不能去除尿素以及血中多余的水分,故仅能作血液透析或血液滤过疗法的辅助装置。但在治疗免疫异常性疾病中,正受到重视。

(九)对症治疗

恶心、呕吐不能进食者,可用氯丙嗪(12.5～25 mg,每日 2 次,口服或肌内注射)、胃复安(5～10 g,每日 3 次)等治疗。用复方氯丙嗪(氯丙嗪、异丙嗪各 12.5 mg,肌内注射),即可镇吐,又可降低机体的代谢状态,有利于改善氮质血症,适用于顽固性呕吐、呃逆的患者。中医治疗对降逆止呕常有好的效果。血压高(收缩压在 160 mmHg、舒张压在 100 mmHg 以上)者,应及时降压,常用药物有肼苯哒嗪或双肼哒嗪(25～50 mg,每日 3 次),甲基多巴(0.25～0.5

g,每日 3 次),较顽固的高血压亦可用可乐定(Clonidine,氯压定,每日 3 次,每次 0.075 mg,或复方可乐定(每日 2～3 次,每次 1 粒),巯甲丙脯酸(Captopril,12.5～25 mg,每日 3 次),哌唑嗪(Prazosin,0.5～1 mg,每日 3 次)。上述各药亦可选择性联合用药。各种降压药如配合普萘洛尔(心得安),20～40 mg,每日 3 次,以及低盐低脂饮食,常取得较满意的降压效果。降压药要选择不减少肾血流量的药物。当收缩压降至 150 mmHg,舒张压降至 90 mmHg 时,就不应继续降压,以免影响肾小球滤过功能,加重尿毒症。尿毒症贫血的治疗比较困难,对缺铁、缺叶酸者要适当补充。有报告认为氯化钴(30 mg,每日 3 次)有促进肾分泌红细胞生成素的作用。另外,输注红细胞生成素可显著改善贫血状态。

输血对尿毒症患者无多大帮助,因为输注的红细胞,在尿毒症的环境中容易破坏,故只有严重贫血威胁患者生命时,才考虑输血,最好是输新鲜血。另外,在整个病期中都要加强护理,注意口腔、皮肤、阴部的清洁,防止继发感染。

四、护理

1.水肿的护理

(1)准确记录 24 h 的出入量。

(2)指导患者限制液体摄入量,控制水的入量<1 500 mL/d,并给予低盐(<2 g/d)饮食。

(3)每天测体质量。

(4)严密观察病情变化,定期测量生命体征及血清电解质。

(5)患者尽量不要肌内注射或皮下注射,因皮下水肿注射部位易发生溢液,影响药物吸收,且局部易发生感染。

2.预防感染

(1)增加营养,透析患者要进正常蛋白质饮食,蛋白质摄入量为每日每千克体质量 1.2 g,优质蛋白占 50%以上。

(2)透析治疗时严格无菌操作,家庭腹膜透析时必须每日进行房间空气消毒。

(3)指导并协助患者做好皮肤、口腔、外阴的护理。

(4)注意保暖,避免与上呼吸道感染的患者接触。

(5)长期卧床患者,应鼓励其进行深呼吸和有效咳嗽,以预防坠积性肺炎的发生。

3.健康教育

(1)加强合理饮食对本病的重要性教育,严格遵守饮食治疗原则,尤其是蛋白质的合理摄入和水钠的限制。

(2)根据病情和活动耐力进行适当的活动,以增强机体的抵抗力,避免劳力和重体力活动。

(3)定期复查肾功能、血清电解质等,准确记录每日的尿量、血压、体质量。

(4)遵医嘱用药,避免使用肾毒性较大的药物。

(5)注意个人卫生,皮肤瘙痒者切勿用力搔抓,以免破损引起感染。注意阴部的清洁,观察有无尿路刺激征的出现。

(6)注意保暖,避免受凉,以免引起上呼吸道感染。

(7)慢性肾衰竭患者应注意保护和有计划地使用血管,尽量不使用前臂、肘部等大静脉,以备用于血液透析治疗。已进行透析治疗的患者,血液透析者应注意保护好动、静脉瘘管,腹膜透析者保护好腹膜透析管道。

4.心理护理

因慢性肾衰竭患者需要长期的治疗,且不能够达到根治的目的,需血液透析者医疗费用较高,患者会因疾病本身或经济负担过重等原因而丧失治疗信心,因此应及时给予患者心理护理,向患者详细解释治疗及检查的目的、药物的作用及现代医学的快速发展,此疾病的治疗手段日益完善,患者的生存时间大大延长;医务人员在保证有效治疗的前提下,尽量节省患者的医疗费用。消除患者的各种顾虑,增强其战胜疾病的信心,最大限度地延长患者的生存时间。

5.患者的床单位要保持清洁、平整

整理床单位时避免硬拉硬拽,损伤患者的皮肤,因患者的抵抗力较弱,皮肤受损后易发生感染。

6.密切观察病情

严密监测患者的血生化变化,及时调整患者的治疗方案,维持患者的酸碱代谢及电解质的平衡。

7.做肾脏移植者

要向患者解释移植的目的、注意事项及移植后服用抗排斥药物的重要性,并详细告知患者服药的时间及药物的不良反应,使患者积极配合,提高移植后的生存时间,最大限度地延长患者的寿命。

(付薇薇)

第三节　慢性肾衰竭

慢性肾衰竭(CRF)是发生在各种慢性肾脏疾病基础上,由于肾单位严重受损,缓慢出现的肾功能减退至不可逆转的肾衰竭,其临床表现为肾功能异常,代谢产物潴留,水电解质和酸碱平衡失调,某些内分泌活性物质生成和灭活障碍,以至于不能维持机体内环境的稳定,而出现一系列严重的临床综合征。在治疗上,早期病例可采用保守疗法,及时解除可纠正因素,延缓病情进展。目前有不少学者致力于此阶段研究,寻找一套最佳方案。实践证明,早期保守治疗确能拖延尿毒症出现时间。晚期则以透析疗法和肾移植为主。随着科学技术的发展,透析疗法方案趋向个体化,患者透析周期缩短,透析时间短,透析效率高,明显延长生命。肾脏移植成功率大大提高,患者生存质量好。慢性肾衰竭预后仍较悲观,死因主要为各类并发症。

一、分期

依据肾有效滤过率和肾单位健存数量,结合临床症状和实验室检查,临床将慢性肾衰竭分为四期。

(一)肾贮备能力丧失期

肾单位受损未达总数50%(正常肾小球滤过率 GFR 约为 120 mL/min),此期的 GFR 减少至 30~60 mL/min。此时,肾储备能力虽已丧失,但肾排泄代谢废物、调节水电解质和酸碱平衡的能力仍能维持机体内环境的稳定。因而临床上几乎无症状,血生化检查正常、血肌酐和尿素氮通常在正常范围的高值或轻微升高。

(二)氮质血症期

肾单位受损 50%～70%,GFR 减少至 25 mL/min 左右,肾维持机体内环境稳定的能力有一定程度障碍。常有氮质血症(血肌酐＞177 μmol/L,血尿素氮＞7.7 mmol/L),肾浓缩能力有轻度损害(夜尿和多尿),轻度贫血。由于临床上多无明显症状,常易被临床医师和患者所忽视。此期如机体出现某些额外负荷,如血容量不足、感染、尿路梗阻或使用肾毒性药物等,则迅速出现肾衰竭甚至尿毒症症状。待上述额外负荷纠正,症状可逆转,恢复原来比较稳定的状态。

(三)肾衰竭期

肾单位减少 75%～90%,GFR 减少至 10～15 mL/min 左右,肾功能已严重受损,不能完善地维持机体内环境的稳定,患者出现明显的氮质血症(血肌酐＞442 μmol/L),肾浓缩和稀释功能显著障碍,出现等张尿。水电解质和酸碱平衡失调,表现为轻度或中度代谢性酸中毒、水钠潴留、低钙血症和高磷血症等。

由于肾排钾能力尚可勉强维持平衡,此期一般不出现高钾血症。贫血明显,轻度胃肠道症状(如食欲减退、轻度恶心呕吐)和神经精神症状(如疲乏无力、注意力不集中、精神萎靡等)。此期多发展为尿毒症,时间则取决于有无额外负荷或治疗及时否。

(四)尿毒症期

肾衰竭期进一步发展,残存的 GFR＜10 mL/min,血肌酐＞800 μmol/L。肾衰竭症状明显,体内多个系统均受累而出现相应的症状,尤以胃肠道、心血管和中枢神经系统症状为明显。常出现食欲缺乏、恶心呕吐、腹泻、口有尿臭味;心力衰竭、尿毒症性心包炎;神志不清、昏迷、抽搐。血肌酐、尿素氮显著升高,水、电解质失调严重,有明显的代谢性酸中毒,低钠血症和高钾血症,血钙降低,血磷升高。如不及时行透析治疗,极易危及患者生命而致死亡。

二、病因

(一)肾小球疾病

慢性肾小球肾炎最为常见,占发病率第一位,约为 65%,其他见于狼疮性肾炎、糖尿病性肾病、过敏性紫癜性肾炎和韦格内肉芽肿等。

(二)肾小管—间质疾病

肾小管—间质疾病主要是慢性肾盂肾炎,占发病率第 2 位,约为 20%,其他见于尿酸肾病肾钙化。

(三)血管疾病

急慢性高血压、非急进性高血压、下腔静脉及(或)双肾静脉血栓形成,肾多动脉炎等。

(四)尿路梗阻

双肾结石、前列腺病变、膀胱输尿管反流。

(五)遗传—家族性肾脏疾病

多囊肾、遗传性肾炎、尿路畸形。由于医疗技术水平的提高,人均寿命的延长,狼疮性肾炎和糖尿病肾病引起的慢性肾衰竭在整个原发病中占有比较重要的地位。此外,血管性病变(如高血压病、硬皮病和血栓性微血管病变等)、遗传性肾脏病及肾毒性物质引起的慢性肾衰竭也已渐为人们所重视。

三、发病机制

(一)慢性进展的机制

许多慢性肾脏疾病即使原发病病因已解除但仍然有慢性进展。

1.肾小球血流动力学改变

慢性肾衰竭时,由于大量肾单位破坏,而残余肾单位则出现过度灌注和过度滤过,进而导致肾小球硬化和残余肾单位的进一步破坏。据研究,当部分肾单位丧失功能后,残余肾单位和血流动力学、结构和通透性均发生变化。

2.肾小球高灌注的影响

高血压可导致肾脏损害,全身高血压可通过代偿性肾脏入球小动脉的扩张,使小球内呈高压状态,形成高灌注,从而导致肾小球微血栓形成,微动脉瘤形成,系膜细胞扩张,内皮下透明物沉着。高灌注持续存在,易导致蛋白尿持续,肾功能进行性恶化,肾小球塌陷、硬化。

3.饮食对肾脏病进展的影响

高蛋白饮食可增加肾脏负荷,形成高滤过。有报告,摄入过多脂肪酸可使肾功能恶化。摄入磷过多导致弥散性肾钙化,促使肾功能恶化。

(二)健存肾单位学说

慢性肾衰竭时部分肾单位完全丧失功能,而另一部分"残余"或"健存"肾单位则仍保持完整功能,这就是"健存肾单位学说"。肾实质损害造成肾衰竭时,大量肾单位破坏,而健存肾单位就必须增加工作量以维持体液及电解质平衡,因而出现代偿性肥大和滤过功能增强。实验研究表明,病侧肾小球滤过率(GFR)降低至 35%,健侧肾小球 GFR 则增加 11%。当肾小球滤过率下降到正常的 25%~30%时,肾小球滤过磷减少,肾小管重吸收减少的程度已不能代偿,血磷升高。

四、临床表现

临床主要表现为水、电解质和代谢紊乱,呈现多系统症状。

(一)水代谢障碍

当肾小球滤过率下降至 50%时,患者尿浓缩能力下降,表现为多尿、夜尿增加,尿渗透压可在 400 mOsm/(kg · H$_2$O)以下。当肾功能继续恶化呈现氮质血症时,产生渗透性利尿,尿量可多至 2000 mL/d 以上,比重固定在 1.010,称等张尿。晚期尿毒症时,肾小球滤过率极度下降,尿量日趋减少,血尿素氮明显上升,患者有烦渴多饮,严重水潴留,部分患者可发生急性左心衰竭。

(二)电解质代谢紊乱

1.钠代谢失调

GFR>25mL/min 时,多数仍保持正常调节能力。若<25 mL/min,调节能力下降,此时不限制钠摄入,极易发生钠潴留。但因此时排水能力下降大于排钠障碍,故常有稀释性低钠血症,其表现如淡漠、迟钝、乏力、肌痉挛、抽搐、严重时昏迷。

2.钾代谢失调

慢性肾衰竭时,血钾水平大多维持在正常水平。这主要是由于肾远端小管和结肠在醛固酮等因素的作用下,增加了钾的排泄。随着肾衰竭的进展,GFR<5 mL/min 时,肾调节钾代谢的能力明显降低,再因组织释钾增加,比如感染、创伤、消化道出血、输库血、大剂量使用青霉

素钾盐等,可发生高血钾。大部分高血钾患者无自觉症状,在做心电图和测电解质时发现。少部分患者可表现为疲乏无力,腱反射消失或减弱,心律失常。心电图检查示 QT 间期缩短,T 波高尖对称,S 波加深增大,ST 段压低等,严重者可发生室性心动过速、室颤而致猝死。低钾血症在慢性肾衰竭患者不常见,主要见于某些以肾小管—间质疾病为原发患者。低钾血症临床表现为倦怠无力、感觉异常、腹胀,严重者可发生弛缓性瘫痪、呼吸肌麻痹。

3.钙、磷、镁代谢失调

慢性肾衰竭时,常可见血磷升高、血钙降低和肾性骨营养不良及血镁升高。①高磷血症:慢性肾衰竭时,肾排磷减少,导致磷酸盐潴留和高磷血症,血磷一般在 1.5~2.5 mmol/L;②低钙血症:血钙一般在 1.75~2.25 mmol/L 之间,其原因有磷的潴留、维生素 D 代谢的改变和 PTH 动员骨钙进入血液,低钙血症患者神经肌肉激惹性增高、酸中毒、皮肤瘙痒、阳痿、高脂血症及神经传导速度减慢;③尿毒症性骨营养不良症:骨代谢紊乱在肾衰竭早期即可出现,随着肾衰竭的进展而加重,其致病原因主要有 PTH 产生过多、活性维生素 D_3 生成减少和慢性代谢性酸中毒,主要表现为软骨病(小儿为肾性佝偻病)、骨质疏松症、纤维性骨炎、骨质硬化症、软组织钙化等;④镁潴留:当 GFR 降至<30 mL/min 时,尿镁排出减少,血镁升高,血镁升高>4 mmol/L 时,可出现嗜睡、昏迷、肌肉无力及皮肤激惹等症状。

(三)代谢性酸中毒

慢性肾衰竭时,酸中毒的产生主要是因为:①酸性代谢产物的潴留,如硫酸、磷酸及有机酸等,当 GFR 降至 20 mL/min 时,酸性代谢产物从肾小球的滤过即显著减少而在体内潴留;②肾小管重吸收碳酸氢盐的能力显著降低;③肾小管泌氢功能受损;④肾小管制造氨的能力下降。轻度的代谢性酸中毒,临床上无明显症状;中度以上的酸中毒(二氧化碳总量<15 mmol/L)才有较明显的症状,临床表现为呼吸加深加快,严重时辅助呼吸肌都参与呼吸运动,其他症状有食欲缺乏、腹痛、恶心呕吐、虚弱无力、头痛、躁动不安等;严重酸中毒者可出现神志障碍、昏迷、心肌收缩力减弱、心力衰竭、血管扩张、血压下降。酸中毒可致中枢神经系统代谢紊乱,意识障碍,呼吸中枢和血管运动中枢麻痹而危及患者生命,是尿毒症的常见死亡原因之一。

(四)循环系统

循环系统主要包括尿毒症性心包炎、充血性心力衰竭、心肌病、高血压等,是尿毒症患者的重要死亡原因之一。

1.尿毒症性心包炎

尿毒症性心包炎指尿毒症患者心包腔壁层和脏层上皮的纤维素性炎症,多出现于尿毒症的终末期,发生率为 12%~20%。临床表现以心前区疼痛最常见。体检可听到心包摩擦音。15%~55%的心包炎患者伴有心包积液渗出,积液为黄色透明或血性。积液过多时出现心脏压塞症状,表现为劳力性气促、阵发性夜间呼吸困难、端坐呼吸,体检可发现心音遥远、心脏浊音区扩大、脉压减小、奇脉等,需紧急处理。

2.充血性心力衰竭和尿毒症性心肌病

充血性心力衰竭是慢性肾衰竭十分常见而又严重的并发症之一,占慢性肾衰竭死亡原因的第 2 位。其主要原因为:水、钠潴留、高血压、冠状动脉硬化、动静脉瘘、心脏压塞和缩窄、尿毒症性心肌病。临床表现为水肿,血压升高,体质量增加。体格检查可发现心跳加速、呼吸困难、双肺湿啰音、肝大或疼痛、颈静脉充盈、肝颈静脉回流征阳性。严重者可出现气促、不能平卧、急性肺水肿表现。M 型和二维超声心动图检查可了解左心室的功能状态、瓣膜活动情况以及有无心包积液的存在。

3.高血压

高血压为慢性肾衰竭最常见症状,发生率约占83%。有效、及时地控制血压可显著改善肾衰竭患者的预后。慢性肾衰竭的高血压是由于多种调节血压平衡的因素失调所致。其中最主要的原因是水、钠排泄障碍。

部分患者为血浆肾素水平升高。高血压早期可无明显症状,晨起后头颈部疼痛是高血压的特征性表现。眼底检查可见动脉变细、动静脉交叉和眼底出血点。严重高血压者可发生高血压脑病、全身惊厥、眼底改变和视盘水肿。

五、治疗要点

(一)可逆性因素的治疗

1.慢性肾衰竭原发病的可逆性

慢性肾衰竭的原发病有些是可以经积极治疗后得到逆转的,如狼疮性肾炎、结节性多动脉炎、过敏性血管炎、恶性高血压、肾结核、最近数月的尿路梗阻等。在行对症和透析治疗的同时,针对原发病进行相应治疗,可缓解尿毒症的发展。但病变已发展至固缩肾时,则无治疗意义。

2.纠正加重肾衰竭的可逆因素

治疗感染;解除尿路梗阻;纠正有效血容量不足;治疗心力衰竭;防止使用肾毒性药物;控制严重高血压;纠正水、电解质和酸碱平衡紊乱;避免骤然过度的高蛋白饮食。

(二)饮食治疗

现代饮食疗法对慢性肾衰竭的治疗作用已被大量实验研究和临床资料证实,其中尤以低蛋白饮食加用必需氨基酸疗法的治疗作用最引人注目。

(1)低蛋白、低磷饮食:每日蛋白质摄入 $0.5\sim0.6$ g/kg。当蛋白摄入量低于每日 0.5 g/kg时,应适当补充必需氨基酸,并保证足够热量摄入。

(2)必需氨基酸疗法:用量每日 $0.1\sim0.2$ g/kg。

(3)α-酮酸疗法:α-酮酸是氨基酸的前体。通过转氨基或氨基化的作用,α-酮酸在体内可转变为相应的氨基酸。口服制剂为 $6\sim12$ g/d[$0.1\sim0.2$ g/(kg·d)]。

(4)尿毒症患者营养素供给量。

(三)对症治疗

1.高血压

(1)限制钠盐和水分摄入,一般日钠控制在 1.0 g 左右,液体为尿量加 500 mL。

(2)利尿剂,如呋塞米 $80\sim200$ mg/d。

(3)选用β受体阻滞剂、血管紧张素转换酶抑制剂(卡托普利 25 mg,3 次/天)或钙通道阻滞剂(普萘洛尔 10 mg,3 次/天)。

(4)加强透析。

2.心力衰竭

其治疗方法同一般心力衰竭,但效果较差。主要治疗措施有:①限制水、钠摄入;②使用利尿剂;③洋地黄:负荷剂量为 $0.7\sim1$ g,维持量为 $0.05\sim0.1$ g,3~4 次/天;④血管扩张剂:苄胺唑啉或硝普钠,使用时密切观察血压变化,调整滴速;⑤加强透析。

3.贫血

(1)使用促红细胞生长素:50~100 U/kg,静脉或皮下注射。

(2)输血:少量多次输新鲜血。

4.纠正酸中毒

口服碳酸氢钠 1~2 g,3 次/天。

六、护理

(一)观察要点

(1)观察尿量、体质量,早期发现水潴留及脱水。

(2)观察贫血程度,有无出血倾向(消化道、皮肤、黏膜、咯血、脑出血)。

(3)观察血压波动情况。

(4)观察透析后并发症和瘘管使用情况。

(5)观察肾功能,电解质变化。

(6)观察饮食疗法执行情况,随时调整饮食方案。

(7)观察心理活动和情绪波动,及时疏导不良情绪。

(二)饮食管理

给优质低蛋白饮食,水肿时限制盐和水的摄入量。

(三)具体护理措施

(1)鼓励患者进食高生物价的食物,如鱼、肉、禽、蛋、奶酪等。

(2)限制植物蛋白的摄入,如米、面、豆制品,而代以麦淀粉、山芋、芋头、南瓜等。

(3)指导患者食谱。

(4)帮助和指导患者有关增进食欲的技巧:①更换不同质地和味道的流汁,如水果汁、奶油汤;②应用商品或家制高蛋白及高热卡的补充饮食,如浓缩牛奶、拌入各种调料,如香蕉糖浆、新鲜或冰冻水果;③饭前吸吮柠檬以刺激唾液分泌;④指导患者用香料改进食物的味道和香味(柠檬、薄荷、丁香、熏猪肉片等);⑤鼓励与他人共餐,提供令人愉快的、舒畅的进餐气氛;⑥避免过甜、过油或油煎食物。

(5)避免摄入高钠食品,如咸肉、泡菜、酱油等。对钠含量中等的食物如蛋类、牛乳、番茄汁及钠含量低的食物如水果、鸡、肝、新鲜蔬菜等可适量饮食。

(6)摄入含磷低的食物如无磷海鲜类。

(四)心理护理

慢性肾衰竭患者常有焦虑、抑郁、悲伤等心理表现,护理人员应经常与患者交谈,了解他们的心理活动情况,并辅以其他措施,如:①向患者介绍尿毒症的治疗进展,用幻灯、录像、图片等,鼓励患者战胜疾病;②加强治疗,减轻症状,提高生活质量;③鼓励长期透析患者参加社会活动,恢复力所能及的工作;④做好家属工作,给患者更多的家庭温暖;⑤做好单位领导协调工作,妥善解决医疗费用的来源,保证治疗不中断。

(五)仔细监测液体出入量

(1)力求每天在同样时间,同样条件下测量患者体质量。体质量的波动是液体潴留的较准确指标:0.5kg=500 mL;1kg=1000 mL。每日波动在 0.3~0.5 kg。

(2)每日统计尿量,以尿量作为饮水量的参考值。每天允许的入量要分次给予,并将服药时的饮水量也计算在内,特别是无尿或少尿患者。已使用替代疗法的患者,更要强调量出为入的原则。为解决患者烦渴现象,可让患者以含化冰块代饮水。有肾移植条件的患者,不宜饮人参茶等滋补药液,可选择菊花茶、绿茶等饮品。

（3）每日测量血压,力求做到四定（定时间、定体位、定血压计、定肢体）。血压的变化也常提示体内液量的多少。容量负荷增加时血压升高明显,同时可伴有第三间隙积液或黏膜、肢体、皮肤疏松部位水肿。除给予降压治疗外,减少体内液量对于降血压、改善患者体征作用明显,临床常用利尿、增加透析次数或透析时加大过滤等方法。

（付薇薇）

第七章 内分泌科疾病护理

第一节 腺垂体功能减退症

腺垂体功能减退症,是由多种病因引起的腺垂体前叶激素减少或缺乏所致的一系列临床综合征。腺垂体功能减退症可原发于垂体病变,或继发于下丘脑病变,表现为甲状腺、肾上腺、性腺等功能减退症和(或)蝶鞍区占位性病变。由于病因多,涉及的激素种类和数量多,故临床症状变化大,但补充所缺乏激素治疗后症状可快速缓解。

一、病因与发病机制

1.垂体瘤

成人最常见的原因,大都属于良性肿瘤。肿瘤可分为功能性和无功能性。腺瘤增大可压迫正常垂体组织,引起垂体功能减退或功能亢进,并与腺垂体功能减退症同时存在。

2.下丘脑病变

如肿瘤、炎症、浸润性病变(如淋巴瘤、白血病等)、肉芽肿(如结节病)等,可直接破坏下丘脑神经内分泌细胞,使释放激素分泌减少。

3.垂体缺血性坏死

妊娠期垂体呈生理性肥大,血供丰富,若围生期前置胎盘、胎盘早期剥离、胎盘滞留、子宫收缩无力等引起大出血、休克、血栓形成,可使腺垂体大部分缺血坏死和纤维化,致腺垂体功能低下,临床称为希恩综合征。动脉粥样硬化、子痫、糖尿病血管病变使垂体供血障碍也可导致垂体缺血性坏死。

4.蝶鞍区手术、放疗和创伤

垂体瘤切除、术后放疗以及乳腺癌做垂体切除治疗等,均可导致垂体损伤。颅底骨折可损毁垂体柄和垂体门静脉血液供应。鼻咽癌放疗也可损坏下丘脑和垂体,引起腺垂体功能减退。

5.各种颅内感染和炎症

细菌、病毒、真菌等感染引起的脑炎、脑膜炎、流行性出血热、梅毒或疟疾等均可损伤下丘脑和垂体。

6.糖皮质激素长期治疗

大量糖皮质激素可抑制下丘脑-垂体-肾上腺皮质轴,突然停用糖皮质激素后可出现医源性腺垂体功能减退,表现为肾上腺皮质功能减退。

7.先天遗传性

腺垂体激素合成障碍可有基因遗传缺陷,转录因子突变可见于特发性垂体单一或多激素缺乏症患者。

8.垂体卒中

垂体瘤内突然出血,瘤体骤然增大,压迫正常垂体组织和邻近视神经束,可出现急症危象。

9.其他

自身免疫性垂体炎、空泡蝶鞍、颞动脉炎、海绵窦处颈内动脉瘤均可引起腺垂体功能减退。

二、临床表现

垂体组织破坏达95％临床表现为重度,达75％临床表现为中度,破坏60％为轻度,破坏为50％以下者不出现功能减退症状。

促性腺激素、生长激素(GH)和催乳素(PRL)缺乏为最早表现;促甲状腺激素(TSH)缺乏次之;然后可伴有促皮质素(ACTH)缺乏。希恩综合征患者往往因围生期大出血休克而有全垂体功能减退症,即垂体激素均缺乏,但无占位性病变发现。腺垂体功能减退主要表现为相应靶腺(性腺、甲状腺、肾上腺)功能减退。

1.靶腺功能减退表现

(1)性腺(卵巢、睾丸)功能减退。常最早出现。女性多数有产后大出血、休克、昏迷病史,表现为产后无乳、绝经、乳房萎缩、性欲减退、不育、性交痛、阴道炎等。查体见阴道分泌物减少,外阴、子宫和阴道萎缩,毛发脱落,尤以阴毛、腋毛为甚。成年男子表现为性欲减退、阳痿、无男性气质等,查体见肌力减弱、皮脂分泌减少、睾丸松软缩小、胡须稀少、骨质疏松等。

(2)甲状腺功能减退。表现与原发性甲状腺功能减退症相似,但通常无甲状腺肿。

(3)肾上腺功能减退。表现与原发性慢性肾上腺皮质功能减退症相似,所不同的是本病由于缺乏黑素细胞刺激素,故皮肤色素减退,表现为面色苍白、乳晕色素浅淡,而原发性慢性肾上腺功能减退症则表现为皮肤色素加深。

(4)生长激素不足。成人一般无特殊症状,儿童出现生长障碍,表现为侏儒症。

2.垂体内或其附近肿瘤压迫症群

最常见的为头痛及视神经交叉受损引起的偏盲甚至失明。

3.垂体功能减退性危象

在全垂体功能减退症基础上,各种应激反应如感染、败血症、腹泻、呕吐、失水、饥饿、寒冷、急性心肌梗死、脑血管意外、手术、外伤、麻醉及使用镇静药、安眠药、降糖药等均可诱发垂体功能减退性危象(简称垂体危象)。

临床表现为:①高热型(体温>40 ℃);②低温型(体温<30 ℃);③低血糖型;④低血压、循环虚脱型;⑤水中毒型;⑥混合型。各种类型可伴有相应的症状,突出表现为消化系统、循环系统和神经精神方面的症状,如高热、循环衰竭、休克、恶心、呕吐、头痛、神志不清、谵妄、抽搐、昏迷等严重垂危状态。

三、医学检查

1.性腺功能测定

女性有血雌二醇水平降低,没有排卵及基础体温改变,阴道涂片未见雌激素作用的周期性改变;男性见血睾酮水平降低或正常低值,精液检查精子数量减少,形态改变,活动度差,精液量少。

2.甲状腺功能测定

游离 T_4、血清总 T_4 均降低,而游离 T_3、总 T_3 可正常或降低。

3.肾上腺皮质功能测定

24 h尿17-羟皮质类固醇及游离皮质醇排出量减少;血浆皮质醇浓度降低,但节律正常;

葡萄糖耐量试验显示血糖曲线低平。

4.腺垂体分泌激素测定

如 FSH、LH、TSH、ACTH、GH、PRL 均减少。

5.腺垂体内分泌细胞的储备功能测定

可采用 TRH、PRL 和 LRH 兴奋试验。胰岛素低血糖激发试验忌用于老年人、冠心病、惊厥和黏液性水肿的患者。

6.其他检查

通过 X 线、CT、MRI 无创检查来了解、辨别病变部位、大小、性质及其对邻近组织的侵犯程度。

肝、骨髓和淋巴结等活检,可用于判断原发性疾病的原因。

四、诊断要点

本病诊断须根据病史、症状、体征,结合实验室检查和影像学发现进行全面分析,排除其他影响因素和疾病后才能明确。

五、治疗

1.病因治疗

肿瘤患者可通过手术、放疗或化疗等措施缓解症状,对于鞍区占位性病变,首先必须解除压迫及破坏作用,减轻和缓解颅内高压症状;出血、休克而引起的缺血性垂体坏死,预防是关键,应加强产妇围生期的监护。

2.靶腺激素替代治疗

去除病因后需长期甚至终身维持治疗。①糖皮质激素:为预防肾上腺危象发生,应先补充糖皮质激素,常用氢化可的松,20～30 mg/d,服用方法按照生理分泌节律为宜,剂量根据病情变化做相应调整;②甲状腺激素:常用左甲状腺素 50～150 μg/d,或甲状腺干粉片40～120 mg/d,对于冠心病、老年人、骨密度低的患者,用药从最小剂量开始缓慢递增剂量,防止诱发危象;③性激素:育龄女性病情较轻者可采用人工月经周期治疗,维持第二性征和性功能,男性患者可用丙酸睾酮治疗,以改善性功能与性生活。

3.垂体危象抢救

抢救过程中,禁用或慎用麻醉剂、镇静药、催眠药或降糖药等。

六、护理诊断/问题

1.性功能障碍

性功能障碍与促性腺激素分泌不足有关。

2.自我形象紊乱

自我形象紊乱与身体外观改变有关。

3.体温过低

体温过低与继发性甲状腺功能减退有关。

4.潜在并发症

垂体危象。

七、护理措施

1.安全与舒适管理

根据自身体力情况安排适当的活动量,保持情绪稳定,注意生活规律,避免感染、饥饿、寒冷、手术、外伤、过劳等诱因。更换体位时注意动作要缓慢,以免发生晕厥。

2.疾病监测

(1)常规监测:观察有无视力障碍,脑神经压迫症状及颅内压增高征象。

(2)并发症监测:严密观察患者生命体征、意识、瞳孔变化,一旦出现低血糖、低血压、高热或体温过低、谵妄、恶心、呕吐、抽搐甚至昏迷等垂体危象的表现,立即通知医生并配合抢救。

3.对症护理

对于性功能障碍的患者,应安排恰当的时间与患者沟通,了解患者目前的性功能、性活动与性生活情况。向患者解释疾病及药物对性功能的影响,为患者提供信息咨询服务的途径,如专业医师、心理咨询师、性咨询门诊等。鼓励患者与配偶交流感受,共同参加性健康教育及阅读有关性健康教育的材料。女性患者若存在性交痛,推荐使用润滑剂。

4.用药护理

向患者介绍口服药物的名称、剂量、用法、剂量不足和不良反应的表现;服甲状腺激素应观察心率、心律、体温及体质量的变化;嘱患者避免服用镇静剂、麻醉剂等药物。应用激素替代疗法的患者,应使其认识到长期坚持按量服药的重要性和随意停药的危险性。严重水中毒浮肿明显者,应用利尿剂应注意观察药物治疗效果,加强皮肤护理,防止擦伤,皮肤干燥者涂以润肤剂。

5.垂体危象护理

急救配合:立即建立静脉通路,维持输液通畅,保证药物、液体输入;保持呼吸道通畅,氧气吸入;做好对症护理,低温者可用热水袋或电热毯保暖,但要注意防止烫伤;高热者应进行降温处理,如酒精擦浴、冰敷或遵医嘱用药。加强基础护理,如口腔护理、皮肤护理,防止感染。

八、健康指导

1.预防疾病

保持皮肤清洁,注意个人卫生,督促患者勤换衣、勤洗澡。保持口腔清洁,避免到人多拥挤的公共场所。鼓励患者活动,减少皮肤感染和皮肤完整性受损的机会;告知患者要注意休息,保持心情愉快,避免精神刺激和情绪激动。

2.管理疾病

指导患者定期复查,发现病情加重或有变化时及时就诊。嘱患者外出时随身携带识别卡,以便发生意外时能及时救治。

3.康复指导

遵医嘱定时、定量服用激素,勿随意停药。若需要生育者,可在医生指导下使用性激素替代疗法,以促进精子(卵子)生成。

(郭立华)

第二节 痛 风

一、概述

(一)疾病概述

痛风是嘌呤代谢障碍或尿酸排泄障碍引起的代谢性疾病,但痛风发病有明显的异质性,除高尿酸血症外可表现为急性关节炎、痛风石、沉积慢性关节炎、关节畸形、慢性间质性肾炎和尿酸性尿路结石。

随着经济发展和生活方式的改变,其患病率逐渐上升。痛风发病年龄为 30～70 岁,男性发病年龄有年轻化趋势,一般成人仅有 10%～20% 的高尿酸血症者发生痛风,老年人高尿酸血症患病率达 24% 以上。高尿酸血症发生的男女比例为 2∶1,而痛风发病的男女比例为 20∶1,即 95% 的痛风患者是男性。这是因为男性喜饮酒、赴宴,喜食富含嘌呤、蛋白质的食物,使体内尿酸增加,排出减少。

(二)病因与诱因

临床上仅有部分高尿酸血症的患者发展为痛风,确切原因不清。临床上分为原发性和继发性两大类。原发性基本属于遗传性,与肥胖、原发性高血压、血脂异常、糖尿病、胰岛素抵抗关系密切。继发性主要因肾脏病、血液病等疾病或药物、高嘌呤食物等引起。

(三)临床表现

临床多见于 40 岁以上的男性,女性多在绝经期后发病。

1.无症状期

早期症状不明显,有些可终身不出现症状,仅有血尿酸持续性或波动性增高,但随着年龄增长其患病率也随之增加,且与高尿酸血症的水平和持续时间有关。

2.急性关节炎期

急性关节炎为痛风的首发症状,多于春秋季节发病。常有以下特点:①多在夜间或清晨突然起病,多呈剧痛,数小时内出现受累关节的红、肿、热、痛和功能障碍,最常见于单侧拇趾及第 1 跖趾关节,其次为踝、膝、腕、指、肘等关节;②秋水仙碱治疗后,关节炎症状可迅速缓解;③发热,血白细胞增多;④初次发作常呈自限性,数日内自行缓解,受累关节局部皮肤出现脱屑和瘙痒,是本病特有的表现;⑤关节腔滑囊液偏振光显微镜检查可见双折光的针形尿酸盐结晶,是确诊本病的依据;⑥高尿酸血症。

3.痛风石及慢性关节炎期

痛风石是痛风的特征性临床表现,是尿酸盐沉积所致,常见于耳轮、跖趾、指间和掌指关节,常为多关节受累,多见关节远端,表现为关节肿胀、僵硬、畸形及周围组织的纤维化和变形,严重时患处皮肤发亮、菲薄,破溃则有豆渣样的白色物质排出。

4.肾脏病变

肾脏病变分为痛风性肾病和尿酸性肾石病二种。前者早期仅有间歇性蛋白尿,随着病情的发展而呈持续性,晚期可发生肾功能不全,表现为水肿、高血压、血尿素氮和肌酐升高。少数表现为急性肾衰竭,出现少尿或无尿。后者约 10%～25% 的痛风患者的肾脏有尿酸结石,呈泥沙样,常无症状,结石者可发生肾绞痛、血尿。

(四)辅助检查

1.血尿酸测定

正常值:男性为 150~380 μmol/L,女性为 100~300 μmol/L,女性更年期后接近男性,血尿酸测定高于正常值可确定高尿酸血症。

2.尿酸测定

限制嘌呤饮食 5 d 后,每日尿酸排出量超过 3.57 mmol/L,可认为尿酸生成增多。

3.滑囊液或痛风石内容物检查

急性关节炎期行关节穿刺,提取滑囊液,在偏正光显微镜下可见针形尿酸盐结晶。

4.X 线检查

急性关节炎期可见非特征性软组织肿胀;慢性期或反复发作后可见软骨破坏,关节面不规则,特征性改变为穿凿样、虫蚀样圆形或弧形的骨质透亮缺损。

5.电子计算机 X 线体层显像(CT)与磁共振显像(MRI)检查

CT 扫描受累部位可见不均匀的斑点状高密度痛风石影像;MRI 的 T_1 和 T_2 加权图像呈斑点状低信号。

(五)主要治疗原则

目前尚无根治原发性痛风的方法。治疗原则:①控制高尿酸血症,预防尿酸盐沉积;②迅速终止急性关节炎的发作,防止复发;③防止尿酸结石形成和肾功能损害。

二、护理评估

(一)一般评估

1.生命体征

每天监测体温、脉搏、呼吸、血压,特别是体温的变化。

2.关节与皮肤

评估患者痛风石、关节炎的情况;评估皮肤的情况,如有无皮疹、剥脱性皮炎、出血性带状疱疹、过敏性皮炎等。

3.相关记录

饮食、皮肤等,必要时记录饮水量。

(二)身体评估

1.视诊

患者痛风石、关节炎情况,有无红、肿、热、痛等。全身皮肤情况,有无皮疹等异常。

2.触诊

痛风石、关节炎疼痛情况。皮肤弹性,皮肤压之是否褪色等。

(三)心理—社会评估

评估患者对疾病治疗的信心,对痛风相关知识的掌握情况。

(四)辅助检查

1.血尿酸

当血尿酸男性超过 420 μmol/L,女性>350 μmol/L 可诊断为高尿酸血症。血尿酸波动较大,应反复监测。限制嘌呤饮食 5 d 后,如每天小便中尿酸排出量>3.57 mmol,则提示尿酸生成增多。

2.滑囊液或痛风石检查

急性关节炎期行关节腔穿刺,抽取滑囊液,如见白细胞内有双折光现象的针形尿酸结晶,是确诊本病的依据。痛风结石活检也可见此现象。

3.慢性并发症的检查

全身关节、足部检查、疼痛评估等。

(五)主要用药评估

1.应用治疗高尿酸血症药的评估

用药剂量、用药时间、药物不良反应的评估与记录。

2.急性痛风性关节炎期治疗药物的评估

用药剂量、用药时间的评估、药物不良反应的评估、注意有无出现"反跳"现象并记录。

三、主要护理诊断/问题

1.疼痛

关节痛与痛风结石、关节炎症有关。

2.躯体活动障碍

躯体活动障碍与关节受累、关节畸形有关。

3.知识缺乏

缺乏痛风用药知识和饮食知识。

4.潜在并发症

肾功能衰竭。

四、护理措施

(一)疾病知识指导

指导患者与家属有关痛风预防、饮食、治疗、活动等的相关知识。如注意避免进食高蛋白和高嘌呤的食物,忌饮酒,每天多饮水,饮水量>2000 mL/d,特别是服用排尿酸药物时更应多饮水,以帮助尿酸的排出。

(二)保护关节指导

指导患者日常生活中应注意:①活动时尽量使用大肌群,如能用肩部负重者不用手提,能用手臂者不用手指;②避免长时间持续进行重体力劳动;③经常变换姿势,保持受累关节舒适;④如有关节局部温热和肿胀,尽可能避免其活动,如运动后疼痛超过1~2 h,应暂时停止该项运动。

(三)药物服用的指导

排尿酸药、抑制尿酸生成药的服用应逐渐递增用量,用药过程中应按要求对肝功能、肾功能和尿酸水平进行测定,使用过程中,注意胃肠道反应,有无皮疹、过敏性皮炎等不良情况。如发生上述不良反应,应减量。

(四)关节及皮肤护理

指导患者保持关节功能位,防止变形。保持皮肤清洁,防止外伤导致皮肤破损,一旦发生皮肤破损,应及时予以处理。如皮肤出现瘙痒,注意不要抓破皮肤。

(郭立华)

第八章 妇产科疾病护理

第一节 阴道炎症

一、滴虫性阴道炎

滴虫性阴道炎是由阴道毛滴虫引起的常见阴道炎。

(一)病因

阴道毛滴虫属厌氧寄生原虫,呈梨形,无色透明,体积为多核白细胞的2～3倍。虫体顶端有4根鞭毛,体侧有波动膜,后端尖并有轴柱凸出。鞭毛随波动膜的波动而活动。阴道毛滴虫适宜在25 ℃～40 ℃,pH为5.2～6.6的温暖、潮湿的环境中生长。月经后阴道pH接近中性,故阴道毛滴虫于月经前后大量繁殖,引起炎症的发作。阴道毛滴虫能消耗或吞噬阴道上皮细胞内的糖原,阻碍乳酸生成,使阴道pH升高。阴道毛滴虫还可侵入尿道或尿道旁腺、膀胱、肾盂以及男性的包皮皱褶、尿道、前列腺等处。

(二)传播方式

1. 直接传播

经性交传播,为主要传播方式。

2. 间接传播

通过公共浴池、浴盆、浴巾、游泳池、坐式便器、衣物、污染的器械及敷料等传播。

(三)临床表现

1. 症状

主要症状是阴道分泌物增加及外阴瘙痒,偶有局部灼热、疼痛、性交痛等。分泌物的典型特点是灰黄色、稀薄、泡沫状(因阴道毛滴虫无氧酵解糖类产生气体所致),有臭味。若有混合感染,可呈黄绿色脓性并有臭味。

若合并尿道口感染,可有尿频、尿痛,有时可见血尿。阴道毛滴虫能吞噬精子,并能阻碍乳酸生成,影响精子在阴道内存活,可导致不孕。少数患者阴道内有阴道毛滴虫存在而无炎症反应,称为带虫者。

2. 体征

阴道黏膜充血、水肿,严重者有散在出血斑点,呈草莓状外观。阴道后穹隆有多量灰黄色稀薄白带或黄绿色脓性白带,多有泡沫。

(四)治疗原则

1. 全身用药

口服甲硝唑、替硝唑等药物。

2. 局部用药

1％乳酸或0.1％～0.5％醋酸溶液冲洗阴道后,将甲硝唑泡腾片置入阴道内。

（五）护理评估

1.病史

了解个人卫生习惯,是否接触污染的公共浴池、浴盆、浴巾、游泳池、坐式便器、衣物、污染的器械及敷料等,是否曾患阴道炎,阴道炎的发作与月经周期的关系,阴道炎的治疗经过与效果。

2.身体评估

(1)症状:评估阴道分泌物的量、性状、气味,外阴瘙痒程度,有无伴随症状。

(2)体征:观察阴道分泌物性状、量,注意阴道黏膜是否充血及有无"草莓状"外观。

(3)辅助检查:①悬滴法,从阴道后穹隆取少许分泌物混于玻片上的生理盐水中,在低倍镜下找到阴道毛滴虫即可确诊;②培养法,多次悬滴法阴性的可疑患者,可取分泌物进行病原体培养。

3.心理—社会评估

了解是否因怕羞或不重视而延误诊治;有无与丈夫共同治疗的障碍;是否因反复发作或久治不愈而焦躁、心情低落等。

（六）护理问题

1.舒适改变

舒适改变与阴道炎引起白带异常及外阴瘙痒有关。

2.焦虑

焦虑与治疗效果不佳、反复发作、担心影响生育有关。

3.组织完整性受损

组织完整性受损与阴道炎症有关。

4.知识缺乏

患者不了解滴虫性阴道炎防治方法及预后。

（七）护理措施

1.一般护理

加强个人卫生,保持外阴清洁、干燥,勤洗勤换,勿用肥皂等刺激性物品,避免搔抓。

2.心理护理

耐心解释该疾病是妇女常见炎症,坚持正规治疗可治愈,减轻焦虑与顾虑,增强治疗信心。对反复发作病例,应帮助患者寻找原因,指导治疗注意事项与调整治疗方法。鼓励患者及其性伴侣积极配合与坚持治疗,以早日彻底治愈疾病。

3.医护配合

(1)指导全身用药:按医嘱顿服甲硝唑 2 g 或替硝唑 2 g,也可口服甲硝唑 400 mg,2 次/日,7 d 为 1 个疗程。因甲硝唑抑制乙醇在体内氧化而产生有毒的中间代谢产物,故用药期间、甲硝唑停药 24 h 内、替硝唑停药 72 h 内禁酒。甲硝唑可透过胎盘达胎儿体内致胎儿畸形,亦可从乳汁中排出,故孕 20 周前或哺乳期禁用。甲硝唑口服后偶见胃肠道反应;此外,偶有头痛、皮疹、血白细胞计数减少、视力模糊、四肢麻木、运动失调等不良反应发生,一旦发现应及时报告医生并停药。

(2)教会局部用药:每晚用 1％乳酸或 0.5％醋酸溶液冲洗阴道或坐浴后,取下蹲位将甲硝唑泡腾片放入阴道深部,7～10 d 为 1 个疗程。

（3）指导随访与治愈标准：滴虫阴道炎常于月经后复发，判断其彻底治愈前应于月经干净后随访。其治愈标准为：每次月经干净后复查白带，连续 3 次检查均为阴性。

（八）健康教育

（1）加强公共卫生知识宣传，积极开展普查普治，消灭传染源；切断传染途径；切勿与他人共用毛巾、浴巾等物品；提倡淋浴、蹲厕，尽量避免在公共浴池泡澡；治愈前避免进入游泳池、浴池等公共场所；避免无保护性性交；鼓励患者与其性伴侣共同治疗。

（2）复查时，告知患者取分泌物前 24～48 h 避免性生活、阴道灌洗或局部用药。分泌物取出后应及时送检并注意保暖，否则阴道毛滴虫活动力减弱，易漏诊。

（3）嘱患者遵医嘱按疗程坚持用药，治疗期间禁止性生活。

（4）学会自我护理，用药前洗净双手及会阴，减少感染机会；内裤、坐浴盆具及洗涤用物应消毒 5～10 min 以消灭病原体，避免重复感染。

（5）养成良好卫生习惯，保持外阴清洁、干燥。

二、外阴阴道假丝酵母菌病

外阴阴道假丝酵母菌病（VVC）是由假丝酵母菌引起的常见外阴阴道炎。

（一）病因

外阴阴道假丝酵母菌病是一种常见的真菌性阴道炎，80%～90% 的病原体为白假丝酵母菌，白假丝酵母菌为双相菌，有酵母相和菌丝相。假丝酵母菌对热的抵抗力不强，加热至 60 ℃ 1 h 即可死亡；但对于干燥、日光、紫外线及化学制剂的抵抗力较强。此菌适宜在 pH 为 4.0～4.7 的酸性环境中生长。假丝酵母菌为条件致病菌，当阴道内糖原增加、酸度增高、全身及阴道局部细胞免疫力下降时，适合假丝酵母菌繁殖而引起炎症，多见于孕妇、糖尿病患者及接受大量雌激素治疗者。此外，长期应用抗生素，能抑制阴道乳酸杆菌生长，有利于假丝酵母菌繁殖；服用大量免疫抑制剂（如糖皮质激素）或患有免疫缺陷综合征，会使机体的抵抗力降低；穿紧身化纤内裤、肥胖者可使会阴局部温度及湿度增加，使假丝酵母菌得以繁殖而引起感染。

（二）传播方式

1. 内源性传播

内源性传播为主要方式。白假丝酵母菌为条件致病菌，平时寄生于阴道、口腔、肠道，一旦条件适宜可引起感染。这三个部位的白假丝酵母菌可互相传染。

2. 直接传播

少数患者可通过性交传染。

3. 间接传播

极少数患者通过接触污染的衣物传染。

（三）临床表现

1. 症状

主要为外阴瘙痒，甚至是难以忍受的奇痒，严重者可有尿痛、尿频、性交痛。急性期阴道分泌物增多，特征性分泌物呈白色稠厚、凝乳状或豆渣样。

2. 体征

外阴红肿、有抓痕，小阴唇内侧及阴道黏膜附有白色膜状物，擦去后露出红肿黏膜，急性期可见糜烂及浅表溃疡。

(四)治疗原则

1.消除诱因

合并糖尿病患者应给予积极治疗,及时停用广谱抗生素、雌激素及糖皮质激素。

2.局部治疗

单纯性外阴阴道假丝酵母菌病,用2%～4%碳酸氢钠溶液冲洗阴道后,放入咪康唑栓剂、制霉菌素栓剂或片剂于阴道内局部治疗。

3.全身治疗

局部用药效果差或病情顽固者,可选用伊曲康唑、氟康唑等药物口服。

(五)护理评估

1.病史

询问疾病发生情况,患者有无糖尿病及是否长期使用广谱抗生素、雌激素及糖皮质激素,了解疾病发生与月经的关系,目前是否妊娠等。

2.身体评估

(1)症状:评估外阴瘙痒程度,阴道分泌物的量、性状、气味,有无伴随症状。

(2)体征:评估阴道黏膜受损程度,有无充血、糜烂、溃疡及白色块状物等。

(3)辅助检查:①悬滴法,从阴道后穹隆取少许分泌物混于玻片上的10%氢氧化钾溶液中,低倍镜下找到白假丝酵母菌的芽生孢子和假菌丝即可确诊;②培养法,可疑患者多次阴性,可取分泌物进行病原体的培养,提高确诊率。

3.心理—社会评估

患者因外阴瘙痒而异常痛苦、焦虑、坐卧不安,影响休息和工作。

(六)护理问题

1.舒适改变

舒适改变与阴道炎引起外阴奇痒、灼痛、阴道分泌物多有关。

2.焦虑

焦虑与治疗效果不佳、反复发作有关。

3.组织完整性受损

组织完整性受损与外阴奇痒及反复搔抓有关。

4.知识缺乏

患者不了解外阴阴道假丝酵母菌病防治方法及预后。

(七)护理措施

1.一般护理

指导清淡饮食;急性期减少活动,避免摩擦外阴;保持外阴清洁、干燥,穿棉质内裤,并注意勤洗、勤换。

2.心理护理

介绍该病诱因、治疗注意事项,分析易复发的因素,解除思想顾虑;对于反复复发的病例,寻找原因,及时调整治疗方案,指导自我护理,缓解焦虑情绪,增强治疗信心。

3.医护配合

(1)指导阴道局部用药:先用2%～4%碳酸氢钠溶液冲洗阴道或坐浴,降低阴道酸度,抑制假丝酵母菌生长;再将咪康唑栓剂、或克霉唑栓剂或制霉菌素栓剂放于阴道深部,每晚 1 粒,连用 7～10 d。

妊娠合并白假丝酵母菌感染者,为避免胎儿感染,应坚持局部治疗,直至妊娠 8 个月。教会患者配制阴道冲洗药液的浓度、温度、治疗时间,冲洗药物要充分溶解,温度一般为 40 ℃,月经期间暂停阴道用药。

(2)指导全身用药:反复复发的病例、未婚女性可给予全身治疗,按医嘱顿服氟康唑 150 mg,或伊曲康唑 200 mg,1 次/日,连用 3～5 d,有肝病史及孕妇禁用。

(3)性伴侣治疗:有症状的性伴侣应同时治疗。

(4)指导随访与治愈标准:外阴阴道假丝酵母菌病易在月经前复发,治愈前应随访。月经前连续三个月复查白带均为阴性即为治愈。

(八)健康教育

健康教育基本同滴虫阴道炎。另注意积极治疗原发病,正确使用广谱抗生素、雌激素、糖皮质激素,消除诱因。

三、细菌性阴道病

细菌性阴道病是由于阴道内正常菌群失调引起的混合感染,其临床及病理特征无炎性改变。

(一)病因

生理情况下,阴道内有各种厌氧菌及需氧菌,其中以产生过氧化氢的乳酸杆菌占优势。本病常见于生育年龄,当阴道内乳酸杆菌减少时其他细菌大量繁殖,主要有加德纳尔菌、厌氧菌以及人型支原体,其中以厌氧菌居多,破坏了正常阴道菌群之间的相互平衡,引起细菌性阴道病。可能与性交过频、有多个性伴侣、抗生素的应用、阴道灌洗使阴道碱化有关。

(二)临床表现

10％～40％患者无明显临床表现。典型表现有阴道分泌物增多,呈灰白色、匀质、稀薄,有鱼腥臭味,性交后加重,少数患者有轻微外阴瘙痒或烧灼感。妊娠期妇女可致羊膜绒毛膜炎、胎膜早破、早产;非孕妇女可引起子宫内膜炎、盆腔炎等。

(三)治疗原则

以全身和局部抗厌氧菌治疗为主,主要药物有甲硝唑、克林霉素等。

(四)护理评估

1.病史

了解是否频繁性交、有多个性伴侣或长期阴道灌洗,是否患糖尿病及长期使用抗生素或雌激素,了解月经周期与发病的关系,询问曾进行的检查、治疗经过及治疗效果,询问孕妇有无胎膜早破及早产史等。

2.身体评估

(1)症状:评估阴道分泌物的量、性状,是否有特殊的鱼腥臭味。

(2)体征:评估阴道黏膜有无充血。

(3)辅助检查:①氨臭味试验:取阴道分泌物少许放于玻片上,加入 10％氢氧化钾溶液1～2 滴,产生烂鱼肉样腥臭味为阳性,是细菌性阴道病的典型特征;②线索细胞检查:取阴道分泌物放在玻片上,加一滴生理盐水混匀后,置于高倍显微镜下见到 20％以上的线索细胞,即可考虑细菌性阴道病的诊断;③阴道 pH 检查:阴道 pH 大于 4.5。

3.心理—社会评估

患者延误治疗,或未遵医嘱,或自我护理不当,可导致反复发作或久治不愈而易产生焦虑、烦躁情绪。

(五)护理问题

1.舒适改变

舒适改变与阴道炎引起白带异常及外阴瘙痒、灼痛有关。

2.焦虑

焦虑与治疗效果不佳、反复发作有关。

(六)护理措施

1.一般护理

加强休息与锻炼,增强机体抵抗力;保持外阴清洁与干燥,指导注意性生活卫生,避免过频或无保护性生活;避免不必要的阴道灌洗。

2.心理护理

向患者介绍本病的病因、治疗及预后,消除忧郁、焦躁等情绪,鼓励积极配合治疗。

3.医护配合

(1)指导全身治疗:首选甲硝唑,按医嘱每次 400 mg,2 次/日,7 d 为 1 个疗程。甲硝唑口服后偶见胃肠道反应,此外,偶有头痛、皮疹、血白细胞计数减少、视力模糊、四肢麻木等不良反应发生,一旦发现应报告医师并停药。性伴侣不需常规治疗。

(2)指导局部用药:每晚用 1% 乳酸或 0.5% 醋酸溶液冲洗阴道或坐浴后,取下蹲位将甲硝唑泡腾片放入阴道深部,7 d 为 1 个疗程。

(七)健康教育

加强性卫生知识宣传,避免不洁性行为和不必要的阴道灌洗;保持外阴清洁,促使恢复阴道自净作用,增强局部防御力;用药期间禁酒。

(高小飞)

第二节 子宫颈炎症

子宫颈炎症简称宫颈炎,是生育期妇女常见的疾病,有急性宫颈炎和慢性宫颈炎两种。

一、病因病理

(一)急性宫颈炎

急性宫颈炎多因淋病奈瑟菌、沙眼衣原体感染导致,多见于性传播疾病高危人群。病原体沿阴道黏膜上行多侵袭宫颈管,同时还会侵入尿道移行上皮、尿道旁腺及前庭大腺。其病理表现主要为宫颈黏膜充血、水肿、有脓性渗出物。

(二)慢性宫颈炎

慢性宫颈炎常因急性宫颈炎未治疗或治疗不彻底转变而来,多见于流产、分娩或手术损伤宫颈,导致病原体入侵所致。也可由于各种理化因素、炎性分泌物长期刺激宫颈,使鳞状上皮脱落,病原体侵入而致病。病原体主要有葡萄球菌、链球菌、大肠杆菌及厌氧菌,近年来淋病奈瑟菌、沙眼衣原体已成为常见病原体。慢性宫颈炎有以下几种病理类型。

1.宫颈糜烂

宫颈糜烂最常见,是由于宫颈外口处鳞状上皮受炎症刺激脱落,被柱状上皮所覆盖,外观呈鲜红色,称为宫颈糜烂。

(1)根据糜烂的深浅程度分型。①单纯型:糜烂面仅为单层柱状上皮所覆盖,表面平坦;②颗粒型:炎症继续发展,由于腺上皮过度增生并伴有间质增生,糜烂面凹凸不平呈颗粒状;③乳头型:当间质增生显著,表面凹凸不平现象更加明显,呈乳头状突起。

(2)根据糜烂面积的大小分度。①轻度:糜烂面积小于整个宫颈面积的1/3;②中度:糜烂面积占整个宫颈面积的1/3~2/3;③重度:糜烂面积占整个宫颈面积的2/3以上。

2.宫颈肥大

由于慢性炎症长期刺激,宫颈组织充血、水肿,腺体和间质增生,使宫颈呈不同程度的肥大,硬度增加,但表面多光滑。

3.宫颈息肉

慢性炎症长期刺激,使宫颈管局部黏膜增生并向宫颈外口突出形成息肉。息肉为一个或多个不等,直径约1 cm,色红、呈舌形、质软而脆,易出血,蒂细长。由于炎症存在,除去息肉后仍可复发。

(三)宫颈腺体囊肿

在宫颈糜烂愈合过程中,新生的鳞状上皮覆盖宫颈腺管口或伸入腺管,将宫颈腺管口阻塞;或腺管被周围增生的结缔组织或瘢痕压迫而变窄,甚至阻塞,宫颈腺体分泌物不能排出、潴留形成囊肿,又称纳氏囊肿。子宫颈表面有大小不等的白色透明或淡黄色突出物。

(四)宫颈黏膜炎

宫颈黏膜炎又称宫颈管炎,病变局限于宫颈管黏膜及黏膜下组织,宫颈管黏膜增生向外口突出,子宫颈口充血、红肿。由于炎性细胞浸润及结缔组织增生,可致子宫颈肥大。

二、临床表现

1.急性宫颈炎

急性宫颈炎主要表现为白带增多,呈黏液脓性,严重者可出现性交后出血、月经间期出血。若合并尿道感染,可出现尿急、尿频、尿痛。妇科检查:见宫颈红肿、黏膜外翻,有脓性分泌物从宫颈管流出,若累及尿道旁腺及前庭大腺,可见尿道口、阴道口红肿并有多量脓性分泌物。

2.慢性宫颈炎

慢性宫颈炎主要表现为白带增多,呈乳白色黏液状,也可为淡黄色脓性,伴有息肉形成时可为血性白带或出现性交后出血。当炎症沿宫骶韧带向盆腔扩散时则出现腰骶部疼痛及腹部下坠感。黏稠白带或脓性白带均不利于精子活动,可致不孕。

三、处理原则

1.急性宫颈炎

针对病原体给予敏感抗生素治疗。淋病奈瑟菌感染常用第三代头孢菌素,沙眼衣原体感染主要用四环素类(多西环素)、红霉素类(阿奇霉素)等。

2.慢性宫颈炎

以局部治疗为主,治疗前先排除早期宫颈癌。

可采用物理治疗、药物治疗及手术治疗,其中物理治疗是目前治疗效果较好、疗程最短的方法,因而较为常用。

四、护理评估

(一)病史

了解婚育史,有无不洁性生活史、多次流产史、妇科手术史,急性宫颈炎的治疗情况等。

(二)身体评估

1.症状

评估阴道分泌物的量、性状、气味;有无腰骶部疼痛、下腹坠痛;有无血性白带或性交后出血;有无尿急、尿频、尿痛等。

2.体征

评估子宫颈是否充血、有无脓性分泌物;评估宫颈糜烂面积大小和程度,有无子宫颈肥大、息肉、宫颈腺体囊肿。

3.辅助检查

急性宫颈炎者可行宫颈分泌物涂片检查及病原体培养;慢性宫颈炎者可行阴道分泌物检查,以了解阴道的清洁度、有无炎性细胞及特异性感染。常规进行宫颈刮片细胞学检查,必要时可行宫颈活组织检查,以排除早期宫颈癌。

(三)心理—社会评估

由于白带增多引起不适或治疗效果不佳使病程较长,患者思想压力大;若有血性白带或性交后出血而怀疑癌变时,常导致患者和家属精神紧张和恐惧。

五、护理问题

1.组织完整性受损

组织完整性受损与炎症及分泌物刺激有关。

2.焦虑

焦虑与病程长、担心癌变有关。

3.舒适改变

舒适改变与白带增多、腰骶部疼痛有关。

六、护理措施

(一)急性宫颈炎的护理

1.一般护理

给予高蛋白、高维生素饮食;做好生活护理,保证患者充分休息;嘱患者及时更换衣物,保持外阴清洁卫生。

2.心理护理

耐心讲解疾病知识,关心安慰患者,强调彻底治疗的重要性,鼓励患者积极配合诊治。

3.医护配合

(1)遵医嘱针对病原体给予敏感抗生素治疗。淋病奈瑟菌感染主张大剂量、单次给药,常用头孢曲松钠 250 mg,单次肌内注射;沙眼衣原体感染主要用多西环素、阿奇霉素,一般连服 7 d。注意观察用药后反应。

(2)指导患者随访,若治疗后症状持续存在,应随时复诊。

(二)慢性宫颈炎的护理

1.一般护理

宣传计划生育,知情避孕,减少人工流产发生;注意个人卫生,保持外阴清洁、干燥。

2.心理护理

向患者讲解有关宫颈炎的知识,解除患者的思想顾虑与恐癌心理,使其接受和配合治疗。

3.医护配合

(1)向患者解释检查的方法和必要性,协助医生进行宫颈刮片或宫颈活组织检查,以排除癌变。

(2)物理治疗的护理:常用的设施有激光、冷冻、红外线凝结及微波等。生殖器官急性炎症时禁行物理治疗,治疗时间宜选择在月经干净后 3～7 d 内进行。协助医生做好物理治疗准备,术后告知患者物理治疗的注意事项。①术后阴道分泌物增多,甚至有大量水样排液,在术后 1～2 周脱痂时可有少量出血,特别注意保持外阴清洁;②术后 2 个月内禁盆浴、性生活及阴道冲洗;③一般于两次月经干净后 3～7 d 到医院复查,未痊愈者可择期再行第二次治疗;④对接受物理治疗后的患者若有异常阴道流血或感染,应立即就诊。

(3)手术治疗的护理:包括息肉摘除术和宫颈锥形切除术,手术时间为月经干净后 3～7 d 内,术后应及时送病理检查。

(4)药物治疗的护理:子宫颈局部涂硝酸银、中药等,注意保护正常组织。

七、健康教育

(1)指导妇女定期妇检,向患者传授防病知识,注意性生活卫生,积极预防、彻底治疗急性宫颈炎。

(2)宣传计划生育,避免多次分娩及意外妊娠手术操作损伤宫颈。

(3)养成良好卫生习惯,注意月经期、孕产期、产褥期卫生,避免感染。

(高小飞)

第三节　痛　经

在行经前后或月经期出现下腹疼痛、坠胀、腰酸或合并头痛、乏力、头晕、恶心等其他不适,影响生活和工作质量者称为痛经。痛经分为原发性痛经和继发性痛经两类,前者指生殖器官无器质性病变的痛经,后者指由于盆腔器质性疾病(如子宫内膜异位症、盆腔炎或宫颈狭窄等)引起的痛经。本节只叙述原发性痛经。

一、病因

原发性痛经多见于青少年期,与月经时子宫内膜释放前列腺素(PG)增多有关。痛经患者子宫内膜和月经血中 PG 含量,尤其是 PGF_{2a} 和 PGE_2 含量较正常妇女明显升高,前列腺素可引起子宫平滑肌强烈收缩,甚至痉挛性收缩而出现痛经。另外,痛经也与子宫平滑肌不协调收缩,造成子宫供血不足,导致厌氧代谢物储积,刺激疼痛神经元有关。原发性痛经还与精神因素、神经因素、内分泌因素、遗传因素、免疫因素等有关。

二、临床表现

1.症状

月经期下腹痛是原发性痛经的主要症状,青春期多见。多在初潮后 1~2 年发病,疼痛多自月经来潮后开始,最早出现在经前 12 h。行经第 1 d 疼痛最剧烈,持续 2~3 d 缓解。疼痛部位多数位于下腹正中,可放射至腰骶部、外阴与肛门,少数患者疼痛可放射至大腿内侧。疼痛的性质以胀坠痛为主,重者呈痉挛性。伴有恶心、呕吐、腹泻、头晕、乏力等症状,严重时可有面色发白、四肢厥冷、出冷汗等症状。

2.体征

妇科检查无异常发现,偶有触及子宫呈过度前倾前屈位或后倾后屈位。

三、治疗原则

以对症治疗为主。疼痛不能忍受时使用镇痛、镇静、口服避孕药等治疗。

四、护理评估

(一)病史

了解患者的年龄、月经史、婚育史、家族史,询问与诱发痛经相关的因素,是否服用止痛药缓解疼痛。

(二)身体评估

1.症状

评估下腹疼痛发生的时间、部位、性质及程度,有无伴随症状。

2.体征

妇科检查无阳性体征(月经期无特殊需要,一般不行妇科检查)。

3.辅助检查

为排除盆腔病变,进行 B 超检查、腹腔镜检查、子宫输卵管碘油造影、宫腔镜检查等。

(三)心理—社会评估

痛经反复易引起小腹胀痛或腰酸感觉,使患者有意识或无意识地怨恨自己的性别,认为来月经是"倒霉"或"痛苦"的事情,个别患者甚至会出现神经质的表现。观察患者神经、精神方面的表现,注意神经质患者的性格特点。

五、护理问题

1.疼痛

疼痛与月经期子宫痉挛性收缩有关。

2.恐惧

恐惧与长期痛经造成的精神紧张有关。

六、护理措施

(一)心理护理

应特别重视精神心理的治疗与护理。关心并理解患者的不适和恐惧心理,告知痛经的知识及缓解疼痛的方法,耐心解释月经期出现小腹坠胀和腰酸等轻度不适属生理现象,不影响生育,多数妇女生育后症状可缓解或消失。从而消除紧张情绪,使身体和心情放松,缓解痛经。

(二)症状护理

指导缓解腹痛的方法,例如,腹部局部热敷和进食热的饮料(如热咖啡或热茶);指导自我放松技巧,增强自我控制能力,转移注意力,缓解痛经。

(三)医护配合

遵医嘱给予前列腺素合成酶抑制剂(布洛芬等止痛药)和口服避孕药(适用于要求避孕的痛经妇女)。

七、健康教育

加强月经期保健工作。宣传月经期应保持精神愉快;注意月经期清洁卫生,禁止性生活;注意保暖,避免寒冷刺激,预防感冒;合理休息和充足睡眠,避免剧烈运动;加强营养,宜进食清淡饮食,不宜进食生冷、辛辣食物。

(高小飞)

第四节　子宫内膜异位症

当具有生长功能的子宫内膜组织出现在子宫腔被覆黏膜以外部位时,称为子宫内膜异位症(EMT),简称内异症。异位的子宫内膜组织绝大多数位于盆腔内的卵巢、骶子宫韧带、子宫下部后壁浆膜面以及覆盖直肠子宫陷凹、乙状结肠的腹膜层和直肠阴道隔,其中以侵犯卵巢最常见,约占80%。如异位的子宫内膜组织生长于子宫肌层,称子宫腺肌病,常见于40岁以上的经产妇,部分患者两者合并存在。

一、病因

此病多见于生育期妇女,以25～45岁妇女居多,绝经或切除双侧卵巢后,异位的子宫内膜组织可逐渐萎缩吸收,妊娠或使用性激素抑制卵巢功能,可暂时阻止疾病的发展,故子宫内膜异位症是激素依赖性疾病。子宫内膜异位症的病因尚未明确,目前主要的学说有:子宫内膜种植学说、淋巴及静脉播散学说、体腔上皮化生学说、遗传学说等。

二、临床表现

1.症状

因人而异,约25%患者无明显症状。

（1）痛经：特点为继发性和进行性加重，疼痛多位于下腹部及腰骶部，有时可放射至会阴、肛门及大腿处。当异位的子宫内膜组织侵犯直肠子宫陷凹和骶子宫韧带时，可有肛门坠胀感或性交痛，月经期加重；卵巢子宫内膜异位囊肿破裂时，可引起急性腹痛和腹膜刺激症状；腹壁瘢痕子宫内膜异位症，可出现月经期瘢痕增大和疼痛。

（2）月经失调：15％～30％的患者有月经量增多、月经期延长或月经前点滴出血。

（3）不孕：约占 40％。可能是盆腔组织粘连、输卵管闭锁或蠕动受限、子宫后位固定及卵巢功能失调所致。

（4）性交痛：多见于直肠子宫陷凹有异位病灶或因病变导致子宫后倾固定的患者，且以月经来潮前性交痛更为明显。

2. 体征

盆腔检查典型患者子宫多后倾固定，直肠子宫陷凹、骶子宫韧带或子宫后壁下段等部位可扪及触痛性结节，在子宫的一侧或双侧附件处可扪及与子宫相连的囊性包块，活动度差。

三、治疗原则

应根据患者的年龄、症状、病变部位和范围以及生育要求等不同情况全面考虑。原则上症状轻微者可采用期待疗法；有生育要求的轻度患者先行药物治疗，重度患者行保留生育功能手术；年轻无生育要求的重度患者可采用保留卵巢功能手术并辅以性激素治疗；症状和病变均严重的无生育要求患者可考虑根治性手术。

四、护理评估

（一）病史

询问有无痛经、性交不适和不孕，有无流产、多次妊娠分娩或过度刮宫史、剖宫产史、输卵管通液术、输卵管碘油造影检查等可能的诱因；了解有无宫颈管粘连、阴道闭锁等引起经血潴留的因素。

（二）身体评估

1. 症状

询问有无继发性、进行性加重的痛经，疼痛是否放射至阴道、肛门或大腿；有无性交痛和肛门坠胀感等；疼痛是否明显发生在某次手术或宫腔操作之后；有无月经失调、不孕等表现。

2. 体征

进行双合诊检查和三合诊检查。判断子宫的位置、大小、质地、有无压痛、活动度；附件处有无肿块、肿块的大小和性质；阴道后穹隆是否扪及痛性结节，是否见蓝紫色斑点或结节。

3. 辅助检查

（1）腹腔镜检查：腹腔镜检查是目前诊断子宫内膜异位症的最佳方法，在腹腔镜下见到典型病灶或对可疑病变行活组织检查即可确诊。

（2）血清 CA_{125} 测定：子宫内膜异位症患者血清 CA_{125} 浓度可能增高，临床上主要用于重度子宫内膜异位症和疑有深部异位病灶者。

（3）B超检查：有助于明确囊肿位置、大小和形状。

（三）心理—社会评估

由于痛经进行性加重，影响生活、工作和学习；药物治疗疗程长、费用高且有不良反应，患者压力大,情绪低落。了解患者紧张、焦虑程度,判断其对疼痛恐惧的程度。有不孕、流产病史者观察和询问相关心理反应。

五、护理问题

1. 疼痛

疼痛与异位的子宫内膜出血刺激周围组织中的神经末梢有关。

2. 恐惧

恐惧与反复疼痛、不孕、病程长、药物不良反应及手术效果不佳有关。

3. 知识缺乏

患者缺乏疾病、手术及性激素治疗相关知识。

六、护理措施

(一)心理护理

关心理解患者,倾听患者对疾病的感受,向患者说明用药或手术的必要性,鼓励其树立信心,积极配合治疗。对尚未生育的患者,应给予指导和帮助,促使其尽早受孕,缓解和消除患者的焦虑。

(二)医护配合

子宫内膜异位症的治疗方案应依据患者年龄、症状、病变部位和范围、生育要求等综合考虑,包括期待治疗、药物治疗、手术治疗与护理等。

1. 期待治疗

适用于病变轻微、无症状患者,一般可数月随访1次。希望生育的患者,应促其尽早受孕。期待疗法中,若患者病情加重,应改用其他治疗方法。嘱患者随访。

2. 药物治疗

假孕或假绝经疗法已成为临床治疗本病的常用方法。主要使用性激素抑制治疗,使子宫内膜萎缩、退化,达到假孕或假绝经的效果。该法服药时间长,停药后复发。

用药注意事项:用药前告诉患者在孕激素治疗过程中可能出现低热、恶心、乏力、潮热、闭经等不良反应,停药后可逐渐恢复。达那唑的副反应有恶心、头痛、潮热、乳房缩小、体质量增加、性欲减退、多毛、痤疮等,患者一般能耐受。有肝功能损害、高血压、心力衰竭、肾功能不全、妊娠患者不宜应用药物治疗。

3. 手术治疗与护理

手术治疗是本病的首选治疗方法,目前认为以腹腔镜确诊、手术加药物为本病治疗的金标准。手术治疗适用于药物治疗后症状不缓解、局部病变加剧或生育功能未恢复者;较大的卵巢内膜异位囊肿,直径为5~6 cm或以上,特别是迫切希望生育者,根据手术范围的不同,可分为保留生育功能手术、保留卵巢功能手术和根治性手术3类。做好手术前、手术后护理,为减轻腹壁手术后伤口张力,可协助患者取半坐卧位。

七、健康教育

加强疾病知识的教育,月经期避免过度或过强运动,禁止性生活,以防经血倒流;月经期注意休息、保暖、保持心情舒畅。

有生育要求的患者,促其尽早受孕;行保留生育功能手术的患者,指导术后半年至一年内受孕;使用性激素治疗期间,应向患者介绍服药的注意事项及可能出现的反应;手术后应加强营养、多休息,注意卫生与锻炼。

(高小飞)

第五节　多胎妊娠

1 次妊娠子宫腔内同时有 2 个或 2 个以上胎儿,称为多胎妊娠。多胎妊娠发生概率较低,以双胎妊娠最多见。本节主要讨论双胎妊娠。

一、病因

双胎妊娠根据发生的机制不同分为双卵双胎和单卵双胎,其中双卵双胎的发生与遗传因素、应用促排卵药物、体外受精等因素有关;其次,随着孕妇的年龄、胎次的增加,也可能增加双胎妊娠的概率。单卵双胎的形成原因目前尚未明确。

二、临床表现

早孕反应较严重;妊娠中期腹部增大明显快于单胎妊娠,体质量快速增加;妊娠晚期下肢水肿、呼吸困难等压迫症状明显。产科检查子宫底高度、腹围均明显大于妊娠周数;可触及多个胎儿肢体;胎位可以出现异常,以一头一臀多见;不同部位可听到 2 个胎心音。妊娠 9 周时 B 超检查可见两个原始心管搏动。

三、对母儿的影响

双胎妊娠并发症多,对孕妇及围生儿造成很大威胁。孕妇于妊娠期容易并发妊娠期高血压病、贫血、羊水过多、胎位异常、流产、胎膜早破等疾病,分娩时容易出现子宫收缩乏力、胎盘早剥、产后出血等并发症。围生儿容易并发早产、胎儿生长受限、胎儿畸形、脐带异常、新生儿产伤等,新生儿死亡率较高。

四、治疗原则

妊娠期加强监护,避免并发症的发生,尤其注意防治贫血及早产。提前住院待产,选择合适的分娩方式,目前多采取剖宫产术。积极预防产后出血。

五、护理评估

(一)病史
询问有无多胎妊娠家族史,孕前是否使用过促排卵药等。

(二)身体评估
1.症状
评估孕早期有无明显的恶心、呕吐症状,孕晚期是否感觉腹部快速增大等。
2.体征
评估子宫是否大于孕周,是否可触及多个胎儿肢体,听到 2 个速率不一致的胎心音等。

3. 辅助检查

B 超检查是早期确诊双胎妊娠的首选方法，还可筛查畸形、判断胎位与双胎类型等。

（三）心理—社会评估

评估患者对发生双胎妊娠的心理感受及情绪反应。孕妇在妊娠早期常兴奋、喜悦，随着妊娠后期不适症状的出现，产生焦虑，对可能出现严重的并发症且可能危及新生儿而担忧等。

六、护理问题

1. 舒适改变

舒适改变与双胎妊娠导致腹部明显增大所导致的压迫症状有关。

2. 焦虑

焦虑与担心孕期及分娩时母儿的安危有关。

3. 潜在并发症

潜在并发症包括早产、脐带脱垂、胎盘早剥等。

4. 有围生儿受伤的危险

围生儿受伤与早产、新生儿发育不良、畸形、产伤等有关。

七、护理措施

（一）一般护理

加强营养，摄取足够热量、蛋白质、维生素、必需脂肪酸及富含铁的食物，适当增加铁剂、钙剂、叶酸，一般以控制体质量增加 $16\sim18$ kg 为宜；嘱增加产检次数，密切注意血压、子宫底高度、腹围和体质量的变化，检查有无贫血。注意休息，减少活动量，防止跌伤意外，每日增加卧床时间，取左侧卧位，抬高下肢，增加子宫胎盘血供，减少早产、胎膜早破的发生；腰背部不适可行局部按摩、热敷。

（二）心理护理

护士向患者及其家属讲解双胎妊娠的知识，加强孕期监护，介绍现代医疗及护理技术可以极大提高新生儿的存活率并能保障健康，消除孕妇担忧，提前做好产后心理辅导，指导准备双份新生儿用物，并协助孕妇及家属做好照顾双胞胎的心理及环境准备。

（三）产科护理

1. 妊娠期监护

定期监测母儿安危，积极防治贫血、早产等并发症，重点监护胎儿的生长发育情况及胎位的变化。护理人员配合医生做好定期检查和并发症的处理。

2. 分娩期护理

保证产妇良好体力，鼓励进食与适时睡眠；密切观察产程进展及胎心音；做好抢救新生儿的准备；第 2 产程协助行会阴后一侧切开术，第 1 胎儿娩出后，立即断脐，助手协助固定第 2 胎儿使其为纵产式，并严密观察胎心音、宫缩及阴道流血情况，及时排除脐带脱垂、胎盘早剥；通常 20 min 后第 2 胎儿自然娩出，立即腹部加压沙袋，以防腹压骤降引发休克，遵医嘱注射缩宫素，防产后出血。

3. 产后护理

观察阴道流血量和宫缩；若为早产，应加强早产儿的观察与护理。

八、健康教育

指导产妇注意休息、加强营养；观察阴道流血量及子宫复旧情况，防止产后出血；指导产妇正确母乳喂养；选择有效的避孕措施。

（陈本芳）

第六节　流　产

妊娠不足 28 周，胎儿体质量小于 1 000 g 而终止者，称为流产。根据流产的时间，流产可分为早期流产和晚期流产。妊娠不足 12 周发生的流产属于早期流产；妊娠在 12 周至不足 28 周发生的流产属于晚期流产。流产又分为自然流产与人工流产。本节主要讲述自然流产，其发生率达 10%～15%，多为早期流产，占 80% 以上。

一、病因

自然流产的发病原因很多，主要有以下六个方面。

(一)遗传基因缺陷

染色体异常是引起早期流产最常见的主要原因，包括染色体数目异常和结构异常。

(二)母体因素

1.全身性疾病

妊娠期母体发生各种急性或严重的疾病都可能引起流产。例如：高热、严重感染等刺激子宫强烈收缩引起流产；严重贫血、心脏病、高血压等可致胎儿缺氧甚至死亡导致流产等。

2.内分泌功能异常

黄体功能不全、甲状腺功能减退症或甲状腺功能亢进症、严重糖尿病等。

3.生殖器官异常

子宫畸形、子宫肌瘤等影响胚胎着床发育引发流产；宫颈内口松弛引起胎膜早破常导致晚期流产。

(三)环境因素

生活环境中有各种各样的有害物质，特别是在妊娠早期接触到有害物质时，引起胎儿发育畸形甚至死亡，导致流产。如过多接触放射线和铅、砷、甲醛、有机汞、苯等化学物质以及高温、噪声等，均可能导致流产。

(四)不良生活习惯

妊娠期间过度劳累、性生活过度、过度饮酒、吸烟、吸毒等。

(五)强烈应激或意外伤害

妊娠期间手术或发生外伤，如车祸、摔跤等，可引起流产。

(六)免疫功能异常

母体免疫功能异常也可引起流产，如母体抗精子抗体的存在导致妊娠期间对胎儿免疫耐受降低。

二、病理

早期流产时胚胎多数先死亡,随后底蜕膜出血、坏死,致胚胎与蜕膜层分离,刺激子宫收缩而被排出。晚期流产时,胎盘已完全形成。流产时往往先有腹痛,然后排出胎儿、胎盘,阴道流血较少。

三、临床类型及表现

无论何种类型的流产,其临床表现一般具有三个共同的症状,即停经、阴道流血及下腹痛,且阴道流血量及下腹痛的程度与病情轻重一致。

流产是一个动态过程,在自然流产发展的不同阶段,患者的临床表现不同,采取的护理措施也有差异,故根据流产不同阶段的临床表现,将流产分为先兆流产、难免流产、不全流产、完全流产、过期流产、感染性流产、习惯性流产。

1. 先兆流产

(1)停经后出现阴道少量出血。

(2)检查宫颈口未开,子宫符合孕月。

(3)尿妊娠试验阳性。

(4)超声波检查有胎心及胎动反射。

2. 难免流产

(1)在先兆流产的基础上,阴道流血增多。阵发性腹痛加重。

(2)检查宫口已开,子宫与妊娠月份相符或略小。

(3)超声波检查多无胎心及胎动反射。

3. 不全流产

(1)在难免流产的基础上,部分组织物已排出,腹痛减轻。

(2)阴道少量出血或大量出血甚至休克。

(3)检查宫口已开,子宫小于妊娠周数。

(4)超声波检查无胎心、胎动波。

4. 完全流产

(1)腹痛及阴道流血后,组织物全部排出。

(2)腹痛消失,阴道流血停止。

(3)检查宫口已关闭,子宫接近正常大小。

5. 过期流产

(1)有早孕反应及先兆流产的经过。

(2)反复发生阴道出血。

(3)检查子宫明显小于妊娠月份。

(4)尿妊娠试验为阴性。

(5)超声波检查无胎心、胎动反射。

6. 感染性流产

(1)在流产的基础上发生腹痛及体温增高。

(2)有阴道出血及恶臭味分泌物。

(3)检查子宫复旧差,子宫及附件有压痛。

7. 习惯性流产

习惯性流产指连续自然流产不少于 3 次。近年常用复发性流产取代习惯性流产,改为连续或自然流产不少于 2 次。

四、治疗原则

除先兆流产需保胎外,完全流产一般不需处理,其余类型流产均应尽快清除子宫腔内容物,即行清宫术,术后防感染与出血。

五、护理评估

(一)病史

详细了解有无停经史、流产史、既往史(心脏病、糖尿病等),了解早孕反应的情况,询问本次妊娠期间有无高热、严重感染,是否接触过有害物质等。

(二)身体状况

1. 症状

主要评估阴道流血量、颜色及下腹痛的程度、部位、性质等。其次了解有无恶心、呕吐、头晕、乏力、妊娠物排出等症状。

2. 体征

评估生命体征并记录,注意有无贫血及休克体征。妇科检查了解子宫颈口是否扩张、有无妊娠组织堵塞、子宫大小是否与孕周相符等。

3. 辅助检查

通过妊娠试验了解流产的预后;B 超确定胎儿是否存活,协助判断流产类型以指导治疗;稽留流产需测定出凝血时间、凝血酶原时间、血小板计数等排除凝血功能异常。

(三)心理—社会评估

主要评估患者对发生流产的心理感受及情绪反应。例如,患者出现阴道流血及下腹痛时,会出现焦虑不安,甚至因失去胎儿而感到悲伤、抑郁,对以后的治疗和护理可能表现出紧张、恐惧心理。

六、护理问题

1. 有感染的危险

感染与阴道流血时间长、子宫腔残留组织等有关。

2. 焦虑

焦虑与担心胎儿安危有关。

七、护理措施

(一)一般护理

注意休息,先兆流产患者应绝对卧床;加强营养,指导进食富含蛋白质、铁质的食物。保持外阴清洁卫生。

(二)心理护理

告诉患者其情绪波动会影响病情与保胎效果,同时患者心理可能也会受到医护人员的言行影响,护士应关心体贴患者,取得其信任,了解其内心感受,对不良情绪和心理问题进行安抚、疏导,告知患者流产的原因及治疗情况,使其正确认识疾病,保持心情平静,积极配合治疗和护理。同时宣传优生优育的重要意义,使患者理解保胎不成功时,不要强求,应顺其自然,鼓励面对现实。此外,还应及时与患者家属沟通,使之理解与配合。

(三)病情观察

严密观察阴道流血量有无增多、腹痛有无加重、阴道有无肉样组织排出。阴道长时间流血可能合并感染,应定时监测体温、脉搏、血压、呼吸,观察有无发热、贫血及休克征象,及时掌握患者的病情变化,以便及时处理。

(四)医护配合

1.保胎

绝对卧床休息,提供优质生活护理;避免身心刺激,少做检查,禁止性生活,遵医嘱给予维生素 E、黄体酮治疗;治疗期间密切观察病情变化。若因子宫颈口松弛导致习惯性流产者可于妊娠前或孕 12～18 周行子宫颈内口修补术,并做好手术护理。

2.止血

难免流产、不全流产、稽留流产、习惯性流产,应及时清除子宫腔内容物以达到止血的目的。积极配合医生做好手术护理,术后常规给予缩宫素治疗,促进子宫收缩达到止血效果。

3.抗感染

不全流产易合并感染,遵医嘱给予抗生素治疗,流血时间长或已实施清宫术者,应给予抗生素。

4.抗休克

当不全流产患者突然出现阴道大量流血或稽留流产引发 DIC 时,应协助患者取头低足高位,遵医嘱给予吸氧、输液、输血等抗休克治疗。

(周文婷)

第七节　会阴切开缝合术

会阴切开缝合术是妇产科常见的手术之一。适时的会阴切开有助于保护盆底软组织,避免其过度伸展及胎头长时间压迫造成的组织损伤。在妇科有时为阴道手术扩大视野而行会阴切开术。

一、适应证

(1)会阴弹性差、阴道口狭小或会阴部有炎症、水肿等情况,估计胎儿娩出时难免会发生会阴部严重的撕裂。

(2)胎儿较大,胎头位置不正,再加上产力不强,胎头被阻于会阴。

(3)35 岁以上的高龄产妇或者合并有心脏病、妊娠期高血压疾病等高危妊娠时,为了减少产妇的体力消耗,缩短产程,减少分娩对母婴的威胁,当胎头下降到会阴部时,就要行会阴切开术。

(4)子宫口已开全,胎头较低,但是胎儿有明显的缺氧现象,胎儿的心率发生异常变化,或心跳节律不匀,并且羊水混浊或混有胎便。

(5)借助产钳助产时。

二、操作方法

会阴切开之前,通常采用阴部神经阻滞麻醉及局部皮下浸润麻醉。

1. 会阴左侧后-侧切开术

(1)会阴切开:常选择会阴左后-侧切开。冲洗消毒会阴部并铺无菌洞巾。阴部神经阻滞及局部浸润麻醉生效后,术者于宫缩时以左手示、中两指伸入胎先露和阴道左侧后壁之间,既可保护胎儿又可指示切口的位置,右手持侧切剪刀在会阴后联合正中偏左 0.5 cm 处,向左 45° 剪开会阴,长 3~4 cm。切开后用纱布压迫止血。

(2)会阴缝合:胎盘娩出后,检查阴道有无其他部位的裂伤,阴道内填塞带尾纱布。检查会阴切口,找到阴道黏膜顶端,用 0 号或 1 号肠线自切口顶端上方 0.5~1 cm 处开始,连续褥式缝合阴道黏膜及黏膜下组织,至处女膜外缘处打结。采用 2-0 可吸收性缝线间断缝合会阴部肌层、皮下组织,常规丝线缝合会阴皮肤。缝合时应注意缝线松紧适宜、皮肤对合整齐。

(3)取出带尾纱布,进行肛门指诊,了解有无阴道后壁血肿及肠线穿过直肠黏膜。

2. 会阴正中切开术

(1)会阴切开:冲洗消毒会阴部后铺无菌洞巾。当胎头着冠时,沿会阴正中向下切开,根据产妇会阴后联合长短而定,一般剪开不超过 2~3 cm。切开后立即保护会阴,协助胎头俯屈以最小径线通过产道。

(2)会阴缝合:用 1 号肠线对位缝合阴道黏膜至阴道外口。将两侧皮下组织对位缝合,常规丝线缝合皮肤。虽然会阴正中切开的切口小,出血少,且易缝合,但应避免切口延长导致会阴 3 度裂伤,伤及肛门括约肌。

三、护理及注意事项

(1)护理人员术前向产妇讲清会阴切开术的目的,取得产妇理解并积极配合。

(2)术中指导产妇正确使用腹压,完成胎儿经阴道娩出。并密切观察产程进展,协助医师掌握会阴切开的时机。

(3)术后嘱产妇右侧卧位(会阴左侧后-侧切开时),保持外阴部清洁干燥。及时更换会阴垫。每日进行会阴冲洗 2 次,并嘱其排便后及时清洗会阴。产后 6 周内,应避免性生活。

(4)术后观察会阴切口有无渗血、红肿、硬结及脓性分泌物,有异常时及时通知医生处理。

(5)会阴切口肿胀伴明显疼痛时,选用 50%硫酸镁溶液湿热敷或 95%酒精湿敷,加用切口局部理疗,有利于愈合。

(6)会阴后一侧切口一般于术后 3~5 d 拆线,正中切口于术后第 3 天拆线。

四、会阴切开的并发症

1. 伤口血肿

表现为在缝合后 1~2 h 刀口部位即出现严重疼痛,而且越来越重,甚至出现肛门坠胀感。此时应立即告诉医护人员,及时进行检查,可能是医生在缝合时止血不够。对这种情况,只要及时拆开缝线,清除血肿,缝扎住出血点,重新缝合伤口,则疼痛会很快消失,绝大多数可以正常愈合。

2.伤口感染

伤口感染表现为在产后 2~3 d,伤口局部有红、肿、热、痛等炎症表现,并可有硬结,挤压时有脓性分泌物。遇到这种情况,应服用合适的抗生素,并拆除缝线,以便脓液流出。同时可采用理疗来帮助消炎或用 1∶5 000 的高锰酸钾温水溶液坐浴。采取这些措施后,由于会阴部血运丰富,有较强的愈合能力,一般 2 周后即会好转或愈合。

3.伤口拆线后裂开

个别产妇在拆线后发生会阴伤口裂开,如已经出院,应立即去医院检查处理。如果伤口组织新鲜,裂开时间短,可以在妥善消毒后立即进行第二次缝合,5 d 后拆线,大多可以愈合;如伤口组织不新鲜,且有分泌物,则不能缝合,可用高锰酸钾溶液坐浴,并服抗生素预防感染,待其局部形成瘢痕后愈合。

（王　雪）

第八节　胎头吸引术

胎头吸引术是将胎头吸引器外口置于露出的胎头上,再用注射器将吸引器内空气吸出,形成负压区,利用负压吸引原理,吸住胎头,配合宫缩,娩出胎头的一种助产技术。常用的胎头吸引器有锥形胎头吸引器和金属扁圆形胎头吸引器两种。

一、适应证

(1)产妇患心脏病、子痫前期等需要缩短第二产程者。

(2)产妇子宫收缩乏力致第二产程延长,或胎头拨露达半小时,胎儿仍不能娩出者。

(3)产妇有剖宫产史或子宫有瘢痕,不宜过分屏气加压用力者。

二、禁忌证

(1)严重头盆不称、面先露、产道阻塞等,不能经阴道分娩者。

(2)宫口未开全或胎膜未破者。

(3)胎头位置高,未达到阴道口者。

三、物品准备

胎头吸引器 1 个、100 mL 注射器 1 个、血管钳 2 把、吸氧面罩 1 个、治疗巾 2 张、纱布 4 块、一次性吸引管 1 根、供氧设备、新生儿低压吸引器、抢救药品等。

四、操作方法

(1)导尿排空膀胱后,协助产妇取膀胱截石位,冲洗后消毒外阴,铺巾。

(2)阴道检查确认宫口开全,阴道口见胎头,已破膜,胎位明确。

(3)放置吸引器,左手分开两侧小阴唇,并以示、中两指撑开阴道后壁,右手将涂以润滑剂的吸引器头端缓缓送入阴道,紧贴胎儿头颅顶部,避开囟门。注意勿夹住阴道软组织、宫颈或脐带等。

（4）开启电动负压吸引器，使负压达 37.24～46.55 kPa。听胎心，如无异常，可在阵缩时缓缓牵引，开始稍向下牵引，随胎头的下降、会阴部有些膨隆时转为平牵，当胎头枕部露于耻骨弓下，会阴部明显膨隆时，渐渐向上提牵。吸筒应随胎头的旋转而转动。

（5）在胎头双顶径平面娩出时，可松开止血钳，消除负压，取下吸筒，用手助胎头娩出。

（6）牵引时若听到"嘶嘶"声，说明漏气，可能与放置或牵引方向不妥有关，可稍旋转移动吸筒或重新抽出一些空气后再牵。牵引方向也可稍予改变。必要时取下重新放置。

五、护理及注意事项

（1）护理人员术前向产妇讲解胎头吸引术助产目的及方法，取得产妇积极配合。协助产妇取膀胱截石位，消毒外阴、导尿，不做会阴切开者一般不需麻醉。手指聚拢如圆锥状，涂消毒浸润剂慢慢伸入阴道，进一步检查宫颈口开大情况及胎头位置的高低及方位。阴道较紧者，可行会阴侧切术，便于胎头通过。

（2）术中牵拉胎头吸引器前，应检查吸引器有无漏气。吸引器负压要适当，压力过大容易使胎儿头皮受损，压力不足容易滑脱。若发生滑脱，虽可重新放置，但不应超过 2 次，否则改行剖宫产。

（3）术中牵引时间不应超过 20 min。

（4）术后应仔细检查软产道，有撕裂伤应立即缝合。

（5）术后密切观察新生儿有无头皮血肿及头皮损伤的发生，以便及时处理；注意观察新生儿面色、反应、肌张力，警惕发生新生儿颅内出血，做好抢救准备；新生儿应静卧 24 h，避免搬动；常规给予新生儿 10 mg 维生素 K，肌内注射，防止出血。

（6）胎头吸引可造成胎儿头皮水肿，但多在产后 24 h 内消失。但负压过大，或吸引时间过长，吸筒吸附位置不当，可产生头皮水泡、脱皮或头皮血肿，须较长时间才能消退、愈合。严重时，胎吸可造成胎儿颅内出血，应加以预防。

（王　雪）

第九节　臀位助产术

臀位分娩时，胎儿下肢及臀部自然娩出，仅脐以上部分由手法牵引娩出，称为臀位助产术。

一、适应证

（1）经产妇单臀位和完全臀位，初产妇单臀位。

（2）胎儿体质量小于 3 500 g；胎心好。

（3）产妇第二产程超过两小时而无进展者。

（4）产妇有严重并发症如心力衰竭，须立即结束分娩又无剖宫产条件。

（5）胎儿窘迫或脐带脱垂。

二、禁忌证

（1）有明显产道阻塞等骨产道异常，不能经阴道分娩者。

（2）宫口未开全或胎膜未破者。

（3）死胎、胎儿畸形者,应行穿颅术,避免手术时损伤产妇软产道。

三、术前准备

产妇膀胱截石位,外阴消毒,导尿;双侧阴部神经阻滞麻醉;初产臀位或会阴较紧的经产妇,须做较大的会阴切开;产钳备用。

四、操作方法

1. 堵臀法

堵臀法主要用于完全或不完全臀先露。其要点是适度用力阻止胎足娩出阴道,使宫缩反射性增强,迫使胎臀下降,胎臀与下肢共挤于盆底,有助于宫口和软产道充分扩张。

（1）堵臀:见胎儿下肢露于阴道口时,即用一消毒巾盖住阴道口,并用手堵住。每次宫缩时以手掌抵住,防止胎足早期脱出。这样反复宫缩可使胎臀下降,充分扩充阴道,直至产妇向下屏气强烈,手掌感到相当冲力时,即准备助产。

（2）娩出臀部:待宫口开全,会阴膨起,胎儿粗隆间径已达坐骨棘以下,宫缩时逼近会阴时,做会阴切开。然后选择一次强宫缩时,嘱产妇屏气用力,胎臀及下肢即可顺利娩出。

（3）娩出肩部:术者用治疗巾包住胎臀,双手拇指放在骶部,其余各指握持胎髋部,随着宫缩轻轻牵引并旋转,使骶部边下降边转至正前方,以利双肩进入骨盆入口。术者应注意双手勿握胎儿胸腹部,以免损伤内脏。并当脐部娩出时,将脐带轻轻向外拉出数厘米,以免继续牵引时过度牵拉。继续向外、向下牵引胎儿躯干的同时,徐徐将胎背转回原侧位。于耻骨联合下可见腋窝时娩出胎肩和上肢。

（4）娩出胎头:将胎背转至前方,使胎头矢状缝与骨盆出口前后径一致,胎头枕骨达耻骨联合下时,将胎体向母亲腹部方向上举,甚可翻至耻骨联合上,胎头即可娩出。

2. 扶着法

扶着法主要用于单臀先露,即腿直臀位。由于胎儿伸直的下肢与躯干能较好地扩张宫颈及阴道,并保持两壁在胸前交叉,防止上举,故单臀先露在无指征时,勿过早干预,尽量任胎臀自然娩出,至娩出达脐部时使胎背向上,术者两拇指放于胎儿大腿后面,其余四指放于骶部握住胎臀,将胎体上举并轻轻牵引,至双足脱出阴道后,即可按堵臀法娩出胎儿其他部分。

五、护理及注意事项

（1）术前护理人员应向产妇及家属解释臀牵引术的目的,取得其配合,并减轻焦虑。术前充分考虑适应证,权衡利弊,若估计臀位分娩有困难时,应及早行剖宫产。

（2）术中密切观察产妇宫缩及胎心变化,视病情给产妇吸氧或补充能量。堵臀时应严密监护产妇和胎心情况,注意有无脐带脱垂及宫缩异常,防止胎儿窘迫和子宫破裂。避免暴力而造成骨折、颈椎脱臼臂丛神经损伤、颅内出血等产伤。

（3）术中脐部至胎头娩出不宜超过 8 min,否则胎儿将因窒息而死亡。估计胎头娩出有困难时,应及早决定应用产钳助产,以免延误时间。

（4）术后观察新生儿有无产伤;检查产妇宫缩、阴道流血、会阴切口及排尿等。

（王　雪）

第十节 剖宫产术

一、适应证

(1)产道异常:骨盆狭窄或畸形、软产道阻塞(如肿瘤、畸形)。

(2)产力异常:子宫收缩乏力,发生滞产经处理无效者。

(3)胎儿异常:异常胎位,如横位、初产臀位、胎儿宫内窘迫、巨大胎儿等。

(4)妊娠合并症及并发症:妊娠合并心脏病、重度子痫前期及子痫、前置胎盘、胎盘早剥。

(5)过期妊娠儿、早产儿、"珍贵儿"、临产后出现胎儿窘迫情况等。

(6)瘢痕子宫、生殖道修补术后,以及各种头盆不称的情况。

二、禁忌证

死胎及胎儿畸形,不应行剖宫产术终止妊娠者。

三、物品准备

剖宫产手术包1个,内置卵圆钳6把,1号、7号刀柄各1把,解剖镊2把,小无齿镊2把,大无齿镊1把,18 cm弯血管钳6把,不锈钢小盆1个,弯盘1个,不同型号的直血管钳各4把,爱丽丝钳4把,阑尾拉钩2个,腹腔双头拉钩2个,巾钳4把,持针器3把,吸引器头1个,刀片3个,双层剖腹单1块,手术衣6件,治疗巾1块,纱布垫4块,纱布20块,1、4、7号丝线各1个,可吸收缝线若干根,手套10副。

四、操作方法

1.子宫下段剖宫产术

子宫下段剖宫产术为当前产科临床常见的剖宫产术式。

(1)切开腹壁:方式有中线纵切口、中线旁纵切口和耻骨联合上横切口。切口大小应以充分暴露子宫下段及顺利娩出胎儿为原则。

(2)探查腹腔:探查子宫旋转方向及程度、下段形成情况、胎头大小、先露高低,以估计子宫切口的位置及大小、手术的难易和准备做相应措施,探查后分别在宫体两侧与腹壁之间填入盐水纱垫,以推开肠管和防止羊水及血液进入腹腔。

(3)剪开膀胱反折腹膜:距子宫膀胱腹膜反折2 cm处钳起返折腹膜,横行剪开一小口,向两侧弧形延长至10~12 cm,两侧各达圆韧带内侧。

(4)分离下推膀胱:用鼠齿钳将子宫下段返折腹膜切口近膀胱侧的游离缘提起,术者以左手示指及中指钝性将膀胱后壁与子宫下段分离并向下推移,使子宫下段充分暴露。如果膀胱后血管明显,可将宫颈前筋膜剪开,在筋膜下推离膀胱,以减少出血。

(5)切开子宫:常规取子宫下段横切口,切口高度根据胎头位置高低而定,一般以胎头最大径线所在水平即下段最膨隆处为宜。①胎头深嵌者宜低,最低距膀胱不应短于2 cm。②胎头高浮者宜在子宫下段与宫体交界处下2 cm为宜,若在交界处切开,宫壁厚薄相差悬殊,缝合困难,影响愈合;在子宫下段正中横行切开2~3 cm,然后用两手示指向左、右两侧钝性撕开延长切口,阻力大时,切不可用暴力,应改用子宫剪刀剪开,左手示指引导下用子宫剪刀直视下弧形向两侧向上剪开,切口长度 10~12 cm,尽量避免刺破羊膜囊;子宫下段纵切口:适用于下段已充分扩张,两侧有静脉曲张或胎头已深深嵌入盆腔的产妇。

在子宫下段中部纵行切开2~3 cm,力求羊膜囊完整,以左手示中二指入切口下指引,右手持子宫剪向下剪至距离膀胱游离缘 2 cm 处,以免娩出胎头时损伤膀胱,同法向上剪开下段。若下段形成不够,向宫体部延伸而成为下段-宫体剖宫产术,目前已极少采用。

2.子宫体部剖宫产术

该术式操作简易迅速,可在紧急情况下迅速娩出胎儿,争取抢救机会。但其缺点是切口部肌肉组织厚,缝合常不理想,出血多,再孕时子宫破裂率高,术后粘连发生率高。

(1)切开腹壁和探查腹腔:同子宫下段剖宫产术。

(2)切开子宫:取两侧圆韧带之间的子宫壁正中纵切口 4~5 cm 至胎膜前,用子宫剪刀将上下端延长至 10~12 cm,然后刺破胎膜,及时吸净溢出的羊水。

(3)娩出胎儿:原则上以臀位助产方式完成。术者以右手扩大胎膜破口后伸入宫腔内握住胎足,以臀牵引方式娩出胎儿。

(4)娩出胎盘、胎膜:同子宫下段剖宫产术。

(5)缝合子宫切口:子宫前壁的缝合按肌层厚薄而定。目前大都采用两种缝合法。其一,间断＋连续缝合法:用大圆针及 1-0 络制肠线间断"8"字缝合肌层,不穿透子宫内膜及浆膜;第二层连续褥式缝合浆肌层。其二,连续＋间断＋连续缝合法:第一层连续缝合肌层内 2/3,不穿透子宫内膜及浆膜;第二层间断缝合浆肌层;第三层连续水平褥式缝合浆膜层,此时进针宜稍深以使浆膜完全覆盖子宫切口。

(6)清理腹腔:吸净溢入腹腔的羊水、胎便及血液,用生理盐水冲洗净腹腔,然后撤除堵塞纱垫,扶正子宫,探查双侧附件有无异常,用大网膜遮盖住子宫切口减少粘连,点清纱布敷料及器械。

(7)缝合腹壁:同子宫下段剖宫产术。

五、护理及注意事项

1.术前准备

(1)向家属讲解剖宫产术的必要性、手术过程及手术后的注意事项,消除患者紧张情绪,以取得患者及家属的配合。

(2)腹部备皮同一般腹部手术。

(3)术前禁用抑制剂,如吗啡等,以防新生儿窒息。

(4)安置保留导尿管,做好输血准备。

(5)准备好新生儿保暖和抢救工作,如气管插管、氧气及急救药品。

(6)产妇体位取仰卧位,必要时稍倾斜手术台或侧卧位,可防止或纠正产妇血压下降和胎儿窘迫情况。

(7)密切观察胎儿胎心,并做好记录。

2.术中配合

注意观察产妇生命体征,配合医师顺利完成手术过程。按医嘱输血、给宫缩剂。

如因胎儿下降太低,取胎头困难,助手可在台下戴消毒手套,自阴道向上推胎头,以利胎儿娩出。

3. 术后护理

按一般腹部手术后常规护理及产褥期妇女的护理,应该注意以下方面。

(1)术后 24 h 取半卧位,以利恶露排出。

(2)鼓励产妇勤翻身,早下床活动以防肺部感染及粘连等并发症;鼓励产妇 6 h 后进流食,以保证产妇营养,有利于乳汁的分泌。

(3)注意产妇子宫收缩及阴道流血情况。

(4)留置导尿管 24 h,拔除后注意产妇排尿情况。

(5)出院指导:保持外阴清洁;避孕 2 年以上;鼓励产妇坚持母乳喂养;进食营养丰富、全面的食物,保证产后恢复及母乳喂养的进行;坚持做产后保健操,以助身体的恢复;产后 42 d 到门诊复查子宫复旧情况。

(王 雪)

第九章　儿科疾病护理

第一节　小儿先天性心脏病

一、疾病概要

先天性心脏病是指胎儿时期心脏血管发育异常导致的畸形,是小儿最常见的心脏病。其发病率约为活产婴儿的 0.7%,而在早产儿中的发生率为成熟儿的 2~3 倍。

先天性心脏病的病因尚未完全明确。胎儿时期任何因素影响了心脏胚胎发育,使心脏的某一部分发育停顿或异常,即可造成先天性畸形,如遗传、宫内感染、药物影响、孕母接触大剂量放射线等。总之,先天性心血管畸形可能是胎儿周围环境因素与遗传因素相互作用所致。

先天性心脏病的种类很多,临床根据血流动力学改变,即在心脏左、右两侧及大血管之间有无异常通道和分流,临床有无青紫,可将先天性心脏病分为三类:左向右分流型(潜伏青紫型)、右向左分流型(青紫型)、无分流型(无青紫型)。

二、护理评估

(一)健康史

先天性心脏病的病因研究近年来有了重大进展。

1. 内在因素

主要与遗传有关,可为染色体异常或多基因突变引起。同一家庭中可有数人同患某一种先天性心脏病也说明其与遗传因素有关。

2. 外在因素

主要是宫内感染,特别是孕母在妊娠 2~8 周时感染风疹病毒、流行性感冒病毒、流行性腮腺炎病毒和柯萨奇病毒等是导致胎儿发生心血管畸形的重要因素。其他如孕妇接触过量放射线和服用某些药物(抗癌药、甲苯磺丁脲、抗癫痫药物等),孕妇患代谢紊乱性疾病(糖尿病、高钙血症等或能造成宫内缺氧的慢性疾病),妊娠早期吸食毒品、酗酒等,均可能与发病有关。

(二)身体状况

不同类型的先天性心脏病临床表现各不相同。

1. 室间隔缺损

室间隔缺损是先天性心脏病中最常见的类型,在我国几乎占小儿先天性心脏病的一半。

临床表现取决于缺损的大小和心室间压差。小型缺损可无明显症状,仅活动后稍感疲乏,生长发育一般不受影响。缺损较大时体循环血流量减少,影响生长发育,在新生儿后期及婴儿期即可出现症状,如喂养困难、吸吮时气急、体质量不增,患儿多消瘦、乏力、多汗;因肺循环充血易患肺部感染和心力衰竭;有时因扩张的肺动脉压迫喉返神经,引起声音嘶哑。

体检心界增大,心尖冲动弥散,胸骨左缘第 3、4 肋间可闻及Ⅲ~Ⅳ级响亮粗糙的全收缩期杂音,向四周广泛传导,并可在杂音最响处触及收缩期震颤,肺动脉瓣第二音增强。缺损很大且伴有肺动脉高压者(多见于儿童或青少年期),右心室压力也显著升高,此时右心室肥大较显著,左向右分流减少,当出现右向左分流时,患儿呈持续青紫,并逐渐加重,即艾森曼格综合征,此时心脏杂音较轻而肺动脉第二音显著亢进。

室间隔缺损易并发支气管炎、支气管肺炎、充血性心力衰竭、肺水肿和感染性心内膜炎。

2.房间隔缺损

房间隔缺损占先天性心脏病发病总数的 5%～10%,女性较多见。由于小儿时期症状多较轻,不少患者到成年时才被发现。

房间隔缺损的症状因缺损大小而有区别。轻者可以全无症状,仅在体检时发现心脏杂音。分流量大的因体循环血流量不足而影响生长发育,患儿体格较小、消瘦、面色苍白、乏力、多汗和活动后气促,并因肺循环充血而易反复呼吸道感染。当哭闹、患肺炎或心力衰竭时,右心房压力可超过左心房,出现暂时性右向左分流而呈现青紫。

体检时可见心前区隆起,心尖冲动弥散,心浊音界扩大,大多数病例于胸骨左缘第 2～3 肋间可闻及喷射性收缩期杂音,肺动脉瓣区第二音亢进和固定分裂(分裂不受呼吸影响)。左向右分流量较大时,可在胸骨左缘下方听到舒张期杂音。

房间隔缺损易并发支气管炎、支气管肺炎,重者可并发充血性心力衰竭。

3.动脉导管未闭

动脉导管未闭亦为小儿先天性心脏病常见的类型之一,占先天性心脏病发病总数的15%～20%,女性较多见。

临床症状决定于动脉导管的粗细。导管口径较细者,临床可无症状,仅在体检时偶然发现心脏杂音;导管粗大者分流量大,出现气急、咳嗽、乏力、多汗、心悸等,偶尔扩大的肺动脉压迫喉返神经而引起声音嘶哑。

体检患儿多消瘦,可有轻度胸廓畸形,于胸骨左缘第 2 肋间闻及粗糙响亮的连续性机器样杂音,占据整个收缩期和舒张期,于收缩期末最响,杂音向左锁骨下、颈部和背部传导,最响处可扪及震颤,以收缩期明显,肺动脉瓣区第二音增强,但多数被杂音淹没而不易识别。婴幼儿期因肺动脉压力较高,主、肺动脉压力差在舒张期不显著,因而往往仅听到收缩期杂音。此外,合并肺动脉高压或心力衰竭时,多仅有收缩期杂音。由于动脉舒张压降低,脉压增宽,可出现周围血管体征,如轻压指甲床可见毛细血管搏动、水冲脉等,脉压显著增宽时,可闻股动脉枪击声,有显著肺动脉高压者,出现下半身青紫和杵状趾。动脉导管未闭的常见并发症为支气管肺炎、感染性心内膜炎,分流量大者早期并发充血性心力衰竭。

4.法洛四联症

法洛四联症是存活婴儿中最常见的青紫型先天性心脏病,其发病率占各类先天性心脏病的 10%～15%。法洛四联症由以下四种畸形组成:①肺动脉狭窄;②室间隔缺损;③主动脉骑跨;④右心室肥厚。以上四种畸形中以肺动脉狭窄最重要,对患儿的病理生理和临床表现有重要影响。

法洛四联症临床症状的严重程度与肺动脉狭窄程度成正比,主要表现为青紫,大多数患儿于生后或 1 岁内出现发绀,多见于毛细血管丰富的浅表部位,如唇、指(趾)甲床、球结合膜等。因血氧含量下降,活动耐力差,稍一活动如啼哭、情绪激动、体力劳动、寒冷等,即可出现气急及青紫加重。患儿多有蹲踞症状,每于行走、游戏时,常主动蹲下片刻;蹲踞时下肢屈曲,使静脉回心血量减少,减轻了心脏负荷,同时下肢动脉受压,体循环阻力增加,使右向左分流量减少,从而缺氧症状暂时得以缓解;不会行走的小婴儿,常喜欢大人抱起,双下肢呈屈曲状。由于患儿长期缺氧,致使指(趾)端毛细血管扩张增生,局部软组织和骨组织也增生肥大,表现为指(趾)端膨大如鼓槌状。年长儿常诉头痛、头昏,与脑缺氧有关;婴儿有时在吃奶或哭闹后出现阵发性呼吸困难,严重者可引起突然昏厥、抽搐,甚至死亡。此外,由于长期缺氧,红细胞代偿性增加,血液黏稠度高,血流缓慢,易引起脑血栓。若为细菌性血栓,则易形成脑脓肿。

患儿体格发育多落后,重者智能发育也落后。心前区可稍隆起,胸骨左缘第 2～4 肋间可闻及Ⅱ～Ⅲ级粗糙喷射性收缩期杂音,其响度取决于肺动脉狭窄程度。肺动脉第二音减弱或消失。发绀持续 6 个月以上出现杵状指(趾)。法洛四联症常见并发症为脑血栓、脑脓肿及感染性心内膜炎。

5.肺动脉瓣狭窄

按狭窄部位的不同,可分为肺动脉瓣狭窄、漏斗部狭窄和肺动脉分支狭窄,其中以肺动脉瓣狭窄最常见。其发病率占先天性心脏病总数的 10%～20%。患儿早期可无症状。狭窄程度越重,症状也越明显,主要有劳累后气急、乏力、心悸。少数发生水肿、昏厥,甚至心力衰竭。患儿在出现心力衰竭以前发育尚可。体检可见心前区隆起,左侧胸骨旁可触及右室的抬举搏动,肺动脉瓣区可扪及收缩期震颤,胸骨左缘上部可闻及响亮的喷射性收缩期杂音,向周围传导。大多数患儿肺动脉第二音有不同程度的减轻。如右心室代偿失调而扩大,则于三尖瓣区可闻及收缩期吹风样杂音,同时可有颈静脉怒张、肝大、下肢水肿等右心衰竭表现。

(三)心理、社会资料

心脏畸形小儿的娩出,带给双亲的是无限的忧虑和日益沉重的压力,由于对疾病知识的缺乏,伴随着小儿喂养困难、发育迟缓、活动受限、体弱多病,以及检查和治疗复杂、手术费用的高昂、风险较大、预后难以预测等,家长往往表现出紧张、焦虑、恐惧、悲观的心理。随着年龄的增长,患儿因生长发育落后,不能按时入托、入学,正常活动、游戏、学习受到不同程度的限制和影响,会出现抑郁、焦虑、自卑、恐惧等心理。个别家长的弃婴行为,会影响患儿的身心发育,引起诸多社会问题。

三、护理诊断及合作性问题

1.活动无耐力

活动无耐力与先天性心脏病体循环血量减少或血氧饱和度下降有关。

2.营养失调:低于机体需要量

营养失调与喂养困难、食欲低下有关。

3.生长发育改变

生长发育改变与体循环血量减少或血氧下降影响生长发育有关。

4.潜在并发症

潜在并发症包括呼吸道感染、感染性心内膜炎、心力衰竭、昏厥、脑血栓等。

5.焦虑或恐惧

焦虑或恐惧与疾病的威胁和对手术的担忧有关。

6.知识缺乏

与患儿家长缺乏疾病的有关护理、治疗和预防知识有关。

四、护理目标

(1)患儿能进行适当的活动,学会掌握活动量,无心悸、气促等表现。

(2)患儿获得充足的营养和能量,满足生长发育的需要。

(3)患儿生长发育状况改善。

(4)患儿家长熟悉本病的知识,获得心理支持,焦虑或恐惧减轻。

(5)家长能说出先天性心脏病患儿的家庭护理要点和预防,更好地配合诊治工作。

五、护理措施

1.活动无耐力的护理

根据不同类型的先天性心脏病,制订合理的生活制度。

(1)保持环境安静,限制活动。重症应卧床休息,减少耗氧,每日测脉搏或心率2~4次。应多拥抱患儿,减少哭闹,保持患儿舒适,减少不良刺激。护理操作集中进行,避免引起情绪激动和烦躁。

(2)患儿要动静适度,减轻心脏负担:①除重症患儿需要卧床休息外,应在医护人员或家长监护下进行适当的活动;②游戏能使患儿生活趋于正常,减少烦躁不安;③休息和活动相互交替配合可以减少过多的能量消耗,又能增强对活动的耐受力;④在医护人员的监护指导下,进行中等强度的运动锻炼是安全的,而且对心脏病患儿的血流动力学会产生积极影响。在活动和游戏期间,护士应注意对患儿耐受程度的评估,方法是活动前先测量生命体征,包括脉搏(速率、节律)、血压、呼吸(速率、节律、费力程度),活动后即刻测量生命体征,患儿休息3 min后再测生命体征,若血压、呼吸恢复至活动前水平,脉率增快每分钟不超过6次,则说明活动适度,若患儿出现苍白、精神恍惚、发绀、眩晕、胸闷、心悸等症状时,要及时记录其程度,立即停止活动,卧床休息,抬高床头,并通知医生。

(3)法洛四联症患儿在游戏或走路时,常出现蹲踞现象,是机体耐受力低的表现,是患儿为缓解缺氧所采取的一种被动体位和自体保护性动作。当患儿蹲踞时,不要强行拉起,应让患儿自然蹲踞和起立,可劝其休息。

2.供给充足的营养和能量

由于心排出量减少、胃肠黏膜瘀血,组织缺氧,消化功能降低,致使患儿食欲低下。小婴儿因活动无耐力、气促影响吸吮动作,使吮乳速度减慢并易呕吐,造成喂养困难、摄入减少。因此,喂乳前最好先吸氧,斜抱位间歇喂乳,每次喂乳时间适当延长,耐心喂哺,必要时可将乳瓶乳头上的孔加大,以减少吸吮阻力,或用滴管滴入,避免呛咳和呼吸困难。应供给婴儿和年长儿高蛋白、高维生素、易消化的食物,要少量多餐,勿进食过饱。婴儿每天进食的能量应保证418 kJ/kg,年长儿每天应保证293~335 kJ/kg;应调剂食谱,注意食物的色、香、味,鼓励患儿进食,保证营养需要,以增强体质。心力衰竭时有水、钠潴留者,应根据病情采用无盐或低盐饮食。

3.加强护理,促进生长发育

为患儿提供良好的生活环境,空气新鲜,温度维持在18 ℃~20 ℃,湿度55%~65%,新生儿应注意保暖,儿童穿着衣服冷暖要适中。制订相应的饮食和生活制度,监测体温、脉搏、呼吸、血压、心律、心脏杂音的变化,保持情绪稳定,促进生长发育。

4.注意观察病情,防止发生并发症

(1)预防感染:先天性心脏病患儿,除严重心力衰竭者,均需按时接受预防接种,预防各种传染病；应避免到公共场所、人群集中的地方，以免交叉感染；应与感染患儿分室居住，避免接触感染患者；按气温改变随时增减衣物，避免着凉，预防感冒，防止肺部感染；在接受小手术(如拔牙、扁桃体切除术)时，术前、术后均应按医嘱给足量抗生素，严格执行无菌技术操作；仔细观察患儿口腔黏膜有无充血和破损，每日进行 2 次口腔护理。一旦发生感染应积极应用抗生素治疗，发生感染性心内膜炎时应选用有杀菌作用的抗生素，疗程 4～6 周。

(2)预防充血性心力衰竭：患儿饮食少量多餐，适当限制盐的摄入，给予适量的蔬菜类粗纤维食品，以保持大便通畅，必要时可给予开塞露通便，以免加重心脏负担；严格控制输液速度和量；密切观察病情，如有无面色苍白、烦躁不安、呼吸困难、端坐呼吸、吐泡沫样痰、水肿、肝大等心力衰竭的表现，一旦出现上述表现，立即置患儿于半卧位，给予吸氧，及时与医生取得联系，并按心力衰竭护理。

(3)预防脑血栓：法洛四联症患儿血液黏稠度高，夏天、发热、出汗、吐泻时，体液量减少，加重血液浓缩，易形成血栓，尤其是脑血栓，因此要注意供给充足的液体，必要时可静脉输液。

(4)预防昏厥和抽搐的发生：法洛四联症患儿因活动、哭闹、便秘等可引起缺氧发作，出现阵发性呼吸困难，甚至昏厥、抽搐，应限制患儿活动量，重症卧床休息，间歇吸氧，一旦缺氧发作，应将患儿置于胸膝卧位，给予吸氧，并与医生合作，给予吗啡及普萘洛尔抢救治疗。

(5)用药护理：洋地黄类药物是治疗本病的常用药物，应用时必须仔细复核剂量，注意给药方法，密切观察药物疗效及其不良反应。①每次应用洋地黄前应测脉搏，必要时听心率，若婴幼儿脉率每分钟少于 90 次，年长儿每分钟少于 70 次或脉律不齐时，暂停用药，并与医生联系考虑是否继续用药；②注意按时按量服药。为了保证洋地黄剂量准确，应单独服用，勿与其他药物混合，如患儿服药后呕吐，要与医生联系，决定补服或用其他途径给药；③洋地黄有效的指标是：气促改善，心率减慢，肝脏缩小，尿量增加，患儿安静，情绪好转；④洋地黄的毒性反应有：食欲减退、恶心、呕吐等消化系统表现，心动过缓或过速、期前收缩、房室传导阻滞等心律失常表现，视力模糊、黄视、嗜睡、昏迷等神经系统表现；⑤钙剂与洋地黄有协同作用，应避免同时使用，低血钾时可促使洋地黄中毒，应适当补充钾盐。

5.减轻焦虑或恐惧

重症先天性心脏病患儿，对疾病缺乏认识，正常活动受到限制，生长发育落后于同龄儿童，又面临手术，容易产生焦虑、自卑、恐惧心理。因此应给予患儿良好的休息环境，使患儿感觉舒适，以减轻精神负担；医护人员态度要和蔼可亲，对患儿体贴关心，建立良好的护患关系，取得患儿及家长的信任；应鼓励患儿进行适当的游戏和活动；要重视对患儿进行必要的心理咨询，细致了解并让患儿说出焦虑、恐惧的原因，有针对性地向患儿及家长进行卫生知识宣传，解释病情和检查、治疗经过，特别要宣传心脏外科手术的进展、技术的提高、同类疾病治愈的病例，使患儿及家长克服焦虑、紧张、悲观、恐惧等不正常心理现象，增强治愈信心，积极配合检查、治疗。

6.健康教育

(1)向患儿及家长介绍先天性心脏病发生的原因、主要表现、护理要点以及手术适宜年龄，特别要宣传心脏外科手术的进展，增强患儿及家长治愈疾病的信心。

(2)指导家长合理安排患儿饮食，耐心喂养。可给予高蛋白、高维生素、高能量的食物，以满足生长发育的需要，同时要强调多食含膳食纤维较多的蔬菜、水果等，以保证大便通畅，一般若 2 d 不排便，应给予开塞露通便。

（3）建立合理的生活制度，使患儿劳逸结合；教会家长评估患儿活动耐受力的方法和限制活动的指征；学会观察心力衰竭和脑缺氧的表现，以便及时就诊。

（4）强调预防感染的重要性，加强护理，按时预防接种，按医嘱合理用药。

（5）鼓励患儿与正常儿童接触，建立正常的社会行为方式。教会年长患儿自我监测脉搏的方法。定期带患儿到医院复查，调整心功能到最好状态，使患儿能安全到达手术年龄，安度手术关。

（6）虽然引起先天性心脏病的原因尚未完全明确，但加强孕妇的保健，特别是在妊娠早期适量补充叶酸，积极预防风疹、流感等病毒性疾病以及避免与发病有关的高危因素接触，对预防先天性心脏病具有积极意义。目前，在妊娠早、中期通过胎儿超声心动图、染色体及基因诊断等方法，可对先天性心脏病进行早期诊断和早期干预。

（杨立群）

第二节　先天性甲状腺功能减低症

一、疾病概要

先天性甲状腺功能减低症是由于甲状腺激素合成或分泌不足引起，以往称为呆小病或克汀病，是小儿最常见的内分泌疾病，可分为散发性和地方性两种。前者系因先天性甲状腺发育不良或甲状腺激素合成途径中酶缺陷所造成，国内发病率为 1/7 000；后者多见于甲状腺肿流行的山区，系由于该地区饮食中缺碘所致，随着碘化食盐在我国的广泛使用，其发病率明显下降。

当甲状腺功能不足时，可引起代谢障碍、生理功能低下、生长发育迟缓、智能障碍等。因此，不论何种原因引起者，均应尽早开始甲状腺素的替代治疗（也是本病的唯一治疗方法），先天性者需终生治疗，以维持正常生理功能。常用药物有甲状腺素干粉片和左甲状腺素钠，开始剂量应根据病情轻重及年龄大小而不同，并根据患儿的发育状况随时调整剂量。甲状腺素干粉片的小剂量为 5～10 mg/d，每 1～2 周增加 1 次剂量，直至临床症状改善、血清 T_4 和 TSH正常，即作为维持量使用，为每日 4～8 mg/kg。一般在出生 2 个月内即开始治疗者，不致遗留神经系统损害，因此治疗开始时间越早越好。

二、护理评估

（一）健康史

1.甲状腺不发育或发育不良

甲状腺不发育或发育不良是造成先天性甲状腺功能低下的最主要原因，患儿甲状腺在宫内阶段即因不明原因而发育不全或形成异位甲状腺。

这类发育不全的甲状腺部分或完全丧失了分泌功能，大多数患儿在出生时即存在甲状腺激素缺乏，仅少数可在出生后数年始出现不足症状。这种甲状腺发育不全可能与遗传素质和免疫介导机制有关。

2.甲状腺激素合成途径缺陷

甲状腺激素合成途径缺陷引起先天性甲状腺功能低下的第二位原因。这种缺陷可发生在碘的转运和氧化,碘与酪氨酸结合,甲状腺球蛋白的合成和水解,甲状腺素的脱碘等任一过程中。大多为常染色体隐性遗传病。

3.其他因素

其他因素包括:①因垂体分泌的促甲状腺激素(TSH)障碍而造成甲状腺功能低下,常见于特发性垂体功能低下或下丘脑、垂体发育缺陷,TSH 缺乏常与 GH、黄体生成素(LH)等其他垂体激素缺乏并存;②母亲在妊娠期应用抗甲状腺药物,该药可通过胎盘抑制胎儿甲状腺激素的合成;③或由于甲状腺细胞质膜上的 GSα 蛋白缺陷,使 cAMP 生成障碍而对 TSH 不反应;④或是由于末梢组织对 T_4、T_3 不反应所致,与 β-甲状腺受体缺陷有关;⑤而孕妇饮食中缺碘,致使胎儿在胚胎期即因碘缺乏而导致甲状腺功能低下,也可造成不可逆的神经系统损害。了解家族中是否有类似疾病,询问母孕期饮食习惯及是否服用过抗甲状腺药物,患儿是否有智力低下及体格发育较同龄儿落后,精神、食欲、活动情况如何,是否有喂养困难。

(二)身体状况

甲状腺功能减低症的症状出现早晚及轻重程度与患儿残留的甲状腺组织多少及功能有关。无甲状腺组织的患儿,在婴儿早期即可出现症状。有少量腺体者多于 6 个月后症状开始明显,偶亦有数年之后始出现症状者。

1.新生儿症状

生理性黄疸时间延长达 2 周以上,同时伴有反应迟钝、喂养困难、哭声低、腹胀、便秘、声音嘶哑、脐疝;患儿体温低、末梢循环差、四肢凉、皮肤出现斑纹或硬肿现象等。

2.典型病例

典型病例临床表现如下:①特殊面容:头大,颈短,皮肤苍黄、干燥,毛发稀少,面部黏液水肿,眼睑水肿,眼距宽,眼裂小,鼻梁宽平,舌大而宽厚,常伸出口外,腹部膨隆,常有脐疝;②生长发育落后:身材矮小,躯干长而四肢短,上部量与下部量之比>1.5,囟门关闭迟,出牙迟;③生理功能低下:精神、食欲差,不善活动,安静少哭,嗜睡,低体温,怕冷,脉搏及呼吸均缓慢,心音低钝,腹胀,便秘,第二性征出现晚等;④智力低下:动作发育迟缓,智力低下,表情呆板淡漠等。

3.地方性甲状腺功能减低症

因胎儿期缺碘而不能合成足量的甲状腺激素,以至影响神经系统的发育。临床表现有两种:①"神经性"综合征,以共济失调、痉挛性瘫痪、聋哑和智力低下为特征,但身材正常且甲状腺功能正常或仅轻度减低;②黏液水肿性综合征,以显著的生长发育和性发育落后、黏液水肿、智能低下为特征,血清 T_4 降低、TSH 增高。这两组症状有时会交叉重叠。

(三)心理、社会资料

本病是小儿内分泌系统常见病,严重影响小儿的生长发育,尤其是智能的发育。注意了解家长是否掌握与本病有关的知识,特别是服药方法和不良反应观察,提高家长对本病的认识,严防因知识缺乏而忽视病情,延误治疗或不能终身接受治疗。

三、护理诊断及合作性问题

1.体温过低

体温过低与代谢率低有关。

2.营养失调:低于机体需要量

营养失调与喂养困难、食欲差有关。

3.便秘

便秘与肌张力低下、活动量少有关。

4.生长发育的改变

生长发育的改变与甲状腺素合成不足有关。

四、护理目标

(1)患儿体温保持正常。

(2)患儿营养均衡,体质量增加。

(3)患儿大便通畅。

(4)患儿能掌握基本生活技能,无意外伤害发生。

五、护理措施

1.保暖

注意室内温度,适时增减衣服,避免受凉,重视皮肤护理。

2.保证营养供给

指导喂养方法,供给高蛋白、高维生素、富含钙及铁剂的易消化食物。对吸吮困难、吞咽缓慢者要耐心喂养,提供充足的进餐时间,必要时用滴管喂或鼻饲,以保证生长发育所需。

3.保持大便通畅

指导防治便秘的措施:提供充足液体入量;多吃水果、蔬菜;适当增加活动量;每日顺肠蠕动方向按摩数次;养成定时排便的习惯;必要时采用缓泻剂、软化剂或灌肠。

4.加强行为训练,提高自理能力

通过各种方法加强智力、行为训练,以促进生长发育,使其掌握基本生活技能。加强患儿日常生活护理,防止意外伤害发生。

5.健康教育

(1)指导用药:使家长及患儿了解终生用药的必要性,以坚持长期服药治疗,并掌握药物服用方法及疗效观察。

甲状腺制剂作用缓慢,用药1周左右方达最佳效力,故服药后要密切观察患儿食欲、活动量及排便情况,定期测体温、脉搏、体质量及身高。用药剂量随小儿年龄增长而逐渐增加。如药量过小,疗效不佳,患儿身高及骨骼生长迟缓;药量过大时,可引起烦躁、多汗、消瘦、腹痛和腹泻等症状。药物发生不良反应时,轻者有发热、多汗、体质量减轻、神经兴奋性增高;重者有呕吐、腹泻、脱水、高热、甚至痉挛及心力衰竭。服药期间应定期监测血清 T_3、T_4 和 TSH 的变化,随时调整剂量。

(2)宣传新生儿筛查的重要性:本病在遗传、代谢性疾病中发病率最高。早期诊断至为重要,生后1～2个月即开始治疗者,可避免严重神经系统损害。

(杨立群)

第三节　小儿急性上呼吸道感染

一、疾病概要

急性上呼吸道感染,简称上感,俗称"感冒",包括流行性上感和一般类型上感,是小儿最常见的疾病,主要指鼻、鼻咽和咽部的急性感染,常诊断为"急性鼻咽炎、急性咽炎、急性扁桃体炎"等,也可统称为上呼吸道感染。该病全年均可发生,以冬春为多。该病的治疗原则以支持治疗和对症治疗为主,适当选用抗病毒药物,病情较重、有继发细菌感染或发生并发症者,应合理应用抗生素。

二、护理评估

(一)健康史

本病90%以上是由病毒引起,主要有呼吸道合胞病毒、流感病毒、副流感病毒、腺病毒、鼻病毒、柯萨奇病毒、单纯疱疹病毒、EB病毒等。病毒感染后也可以继发细菌感染,常见为溶血性链球菌,其次为肺炎球菌等。由于上呼吸道的解剖生理特点和免疫特点,婴幼儿易患上呼吸道感染。患儿发病前多有"受凉"史,或当地有类似疾病的流行;有维生素D缺乏性佝偻病、营养不良、先天性心脏病、贫血等疾病的患儿因抵抗力低下易患本病,多有反复发病史及病程迁延。气候改变、空气污浊、护理不当等容易诱发本病。

(二)身体状况

病情轻重不一。与年龄、病原和机体抗病能力强弱有关。年长儿症状较轻,以局部症状为主;婴幼儿局部症状不显著而全身症状重。一般类型上感轻症主要是鼻咽部症状,多见于年长儿,常于受凉后1～3 d出现流涕、鼻塞、喷嚏、咽部不适、干咳及不同程度的发热,可伴有头痛、食欲减退、乏力、全身酸痛等。

重症多见于婴幼儿,可骤然起病,高热、咳嗽、拒乳、乏力,可伴有呕吐、腹泻、腹痛、烦躁,甚至高热惊厥。部分患儿发病早期可有阵发性腹痛,多位于脐周,与发热所致的阵发性肠痉挛或肠系膜淋巴结炎有关。体检可见咽部充血,扁桃体肿大,可有白色斑点状渗出物,颌下淋巴结肿大、触痛。肠病毒感染患儿可出现不同形态的皮疹。病程3～5 d。如体温持续不退或病情加重,应考虑感染可能侵袭其他组织或器官。

(三)心理、社会资料

因鼻塞或发热等不适感常引起患儿烦躁、哭闹。家长在患儿起病初多不重视,当患儿出现高热等严重表现后,家长便担心病情恶化,产生焦虑、抱怨等情绪。要多和患儿及家长沟通,消除急躁、焦虑情绪。特殊类型的上感常呈流行,且很多急性传染病的早期表现为上呼吸道感染症状,因此还应注意评估流行病学情况。

三、护理诊断与合作性问题

1.体温过高

体温过高与上呼吸道感染有关。

2.潜在并发症

潜在并发症包括高热惊厥。

3.烦躁、哭闹

烦躁、哭闹与咽痛、鼻塞通气不畅有关。

四、护理目标

(1)患儿体温恢复正常。

(2)患儿的饮食与睡眠等生活习惯恢复正常。

五、护理措施

1.发热的护理

(1)密切观察患儿的体温变化,急性期患儿应卧床休息,保持室内安静、空气清新,但应避免让冷风直接吹到患儿躯体;当体温超过 38.5 ℃时应给予物理降温,如头部冷敷、温水擦浴、冷盐水灌肠等。物理降温后 30 min 测体温,并记录于体温单上。维持室温 18 ℃～22 ℃,湿度 50%～60%,以湿化气道,利于呼吸道分泌物排出;定期进行空气消毒,以免病原体播散。

(2)保证患儿摄入充足的水分,鼓励患儿多饮水,以加快毒素排泄和调节体温,给予易消化和富含维生素的清淡饮食;对鼻塞严重妨碍吸吮的婴幼儿,宜在哺乳前 10～15 min 清除鼻腔分泌物后用 0.5%麻黄素液滴鼻,每次 1～2 滴,使鼻腔通畅,保证吸吮。必要时静脉补充营养和水分;及时更换汗湿的衣服,保持皮肤干燥、清洁;保持口腔清洁,及时清除鼻腔及咽喉部分泌物,保证呼吸道通畅,咽部不适时可给予咽喉喷雾剂或行雾化吸入。

(3)遵医嘱给予退热药,并观察记录用药效果。

2.观察病情

(1)密切观察病情变化,警惕高热惊厥的发生。采取有效措施控制患儿体温是预防高热惊厥发作的根本措施。婴幼儿体温超过 39 ℃时,应密切观察有无惊厥先兆,尤其是有高热惊厥史的患儿更应注意。当高热患儿出现兴奋、烦躁、惊跳等惊厥先兆时,应立即通知医生,按医嘱给予镇静药,同时采取降温措施。

(2)如患儿病情加重,体温持续不退,应考虑并发症的可能,需及时报告和处理。如病程中出现皮疹,应区别是否为某种传染病早期征象,以便及时采取措施。

3.健康教育

指导家长掌握上呼吸道感染的预防知识和护理要点,懂得相应的应对技巧,如加强体格锻炼,多进行户外活动,以增强机体抵抗力,但在呼吸道疾病流行期间,避免去人多拥挤的公共场所;气候变化时及时增减衣服,避免过热或过冷。鼓励母乳喂养;及时添加辅食,积极防治各种慢性病,如佝偻病、营养不良及贫血等,按时预防接种。在集体儿童机构中,有上感流行趋势,应早期隔离患儿,室内用食醋熏蒸法消毒(食醋 2～10 mL/m² 加水 1～2 倍,加热熏蒸到全部汽化)。

(宋述云)

第四节　小儿肺炎

一、疾病概要

肺炎系指由不同病原体或其他因素所致的肺部炎症,以发热、咳嗽、气促、呼吸困难和肺部固定湿啰音为主要临床表现。该病是儿科常见病,也是我国 5 岁以下小儿死亡的第一位原因,为我国儿童保健中重点防治的"四病"之一。积极采取措施,降低小儿肺炎的发病率和病死率是儿童医疗保健工作的重要任务。

二、护理评估

(一)健康史

引起肺炎的主要病原微生物为病毒和细菌,病毒中最常见的为呼吸道合胞病毒,其次为腺病毒、流感病毒等;细菌中以肺炎链球菌多见,其次有葡萄球菌、链球菌、革兰阴性杆菌等。低出生体质量、营养不良、维生素 D 缺乏性佝偻病、先天性心脏病等患儿易患本病,且病情严重,容易迁延不愈,病死率也较高。

(二)身体状况

支气管肺炎是小儿时期最常见的肺炎,多见于 3 岁以下婴幼儿。

1.轻症肺炎

轻症肺炎以呼吸系统症状为主,大多数起病急。主要表现为:①发热,热型不定,多为不规则发热,新生儿及重度营养不良儿可不发热,甚至体温不升;②咳嗽,咳嗽较频,初为刺激性干咳,以后有痰,新生儿则表现为口吐白沫;③气促,多发生在发热、咳嗽之后,呼吸加快,每分钟可达 40～80 次,可有鼻翼扇动,严重者呈现点头状呼吸、三凹征、唇周发绀。肺部可听到固定的中、细湿啰音,病灶较大者可出现肺实变体征。新生儿、小婴儿症状可不典型。

2.重症肺炎

由于存在严重的缺氧和毒血症状,除呼吸系统外,还可累及循环、神经和消化等系统,出现相应功能障碍。①循环系统:常见心肌炎和心力衰竭。心肌炎表现为面色苍白、心动过速、心音低钝、心律不齐,严重者可闻及奔马律。重症肺炎表现的心率增快、呼吸增快、呼吸困难、烦躁不安和肝脏增大,应与心力衰竭相鉴别,要进行综合判断;②神经系统:当发生脑水肿时表现为烦躁或嗜睡、意识障碍、惊厥、前囟隆起、球结膜水肿、瞳孔对光反射迟钝或消失、呼吸不规则、脑膜刺激征等;③消化系统:一般多为食欲减退、呕吐和腹泻等,发生中毒性肠麻痹时表现为严重的腹胀、膈肌升高,加重了呼吸困难。听诊肠鸣音消失,重症患儿还会呕吐咖啡样物,大便隐血阳性或解柏油样便。若延误诊断或病原体致病力强,可引起脓胸、脓气胸、肺大疱、肺脓肿、化脓性心包炎、败血症等并发症。

(三)心理、社会资料

评估患儿的心态,由于病情较重,住院时间较长,可因发热、缺氧等不适加上环境陌生及与父母分离而产生焦虑和恐惧,表现为哭闹、易激惹或少动寡言、情绪抑郁,或不能配合和支持医疗护理工作。家长因患儿住院时间较长、家庭正常生活秩序被打乱,同时因不了解该病的有关知识而产生焦虑和不安,表现为急躁、不知所措。

应评估患儿及家长的心理状态,对疾病的病因和预防知识的了解程度,家庭环境及家庭经济情况。了解患儿既往有无住院的经历。

三、护理诊断及合作性问题

1.气体交换受损

气体交换受损与肺部炎症有关。

2.清理呼吸道无效

清理呼吸道无效与呼吸道分泌物过多、黏稠,不易排出有关。

3.体温过高

体温过高与肺部感染或毒血症有关。

4.潜在并发症

潜在并发症包括心力衰竭、中毒性脑病、中毒性肠麻痹、脓胸。

四、护理目标

(1)患儿气促、发绀消失,呼吸平稳。

(2)患儿能及时清除痰液,呼吸道通畅。

(3)患儿体温恢复正常。

五、护理措施

1.改善缺氧状况

(1)保持病室环境舒适,空气流通,定期紫外线消毒,室温维持在 18 ℃～22 ℃,湿度以55％～60％为宜,利于呼吸道的湿化,有助于分泌物的排出。不同病原体肺炎患儿应分室居住,以防交叉感染。

(2)患儿应定时更换体位,具体应视病情和病变部位而调节,应经常帮助患儿翻身,更换体位,或抱起患儿以有利于分泌物排出,减轻肺部瘀血和防止肺不张。

(3)凡有低氧血症:呼吸困难、喘憋、口唇发绀、面色苍白等情况立即按医嘱给氧。婴幼儿可用面罩法给氧,年长儿可用鼻导管法。若出现呼吸衰竭则使用人工呼吸器。

(4)正确、适时留取标本送检,以指导临床用药;遵医嘱正确使用抗生素,以消除肺部炎症,促进气体交换。绝大多数重症肺炎是由细菌感染引起,故需采用抗生素治疗,注意观察治疗效果和不良反应。

2.保持呼吸道通畅

(1)及时清除患儿口鼻分泌物,经常协助患儿变换体位,同时轻拍背部,边拍边鼓励患儿咳嗽,以促进肺泡及呼吸道的分泌物借助重力和振动排出;病情许可的情况下可进行体位引流。

(2)给予超声雾化吸入,以稀释痰液,易于咳出;雾化吸入器中加入庆大霉素/利巴韦林(病毒唑)、地塞米松、糜蛋白酶等药物以消除炎症,分解痰液,促进排痰。必要时给予吸痰、吸痰不宜在哺乳后 1 h 内进行,以免引起呕吐,吸痰后酌情吸氧。

(3)遵医嘱给予祛痰药,如复方甘草合剂等;对严重喘憋者遵医嘱给予支气管解痉药,中毒症状明显,严重喘憋者可用地塞米松,疗程 3～5 d。

(4)给予易消化、营养丰富的流质、半流质饮食,少食多餐,避免过饱影响呼吸;喂食时应耐心,防止呛咳引起窒息;重症不能进食者,给予静脉营养。鼓励患儿多饮水,保证液体的摄入量,以湿润呼吸道黏膜,防止痰液黏稠不易咳出,同时可以防止发热导致的脱水。

3.降低体温

监测体温变化并警惕高热惊厥的发生。对高热者给予降温措施。保持口腔及皮肤清洁。

4.密切观察病情变化

(1)密切观察有无心力衰竭的表现:如患儿出现烦躁不安、面色苍白、气喘加剧、心率加速(幼儿＞160 次/分钟,婴儿＞180 次/分钟)、肝在短时间内急剧增大等心力衰竭的表现,及时报告医生。给予氧气吸入并减慢输液速度，遵医嘱给予强心、利尿、镇静药物，以增强心肌收缩力、减慢心率、增加心排出量、减轻体内水钠潴留，从而减轻心脏负荷。

（2）密切观察中毒性脑病的表现：若患儿出现烦躁或嗜睡、惊厥、昏迷、呼吸不规则等，提示颅内压增高，立即报告医生并共同抢救。

（3）当患儿腹胀明显伴低钾血症时，及时补钾；若有中毒性肠麻痹，应禁食、胃肠减压，遵医嘱皮下注射新斯的明，每次 0.04 mg/kg，以促进肠蠕动、消除腹胀、缓解呼吸困难。

（4）如患儿病情突然加重，出现剧烈咳嗽、烦躁不安、呼吸困难、胸痛、面色青紫，患侧呼吸运动受限等，提示并发了脓胸或脓气胸，应及时配合进行胸腔穿刺或胸腔闭式引流。

5. 健康教育

（1）向患儿家长介绍肺炎的有关知识，如发病原因、主要表现及转归等，介绍患儿的病情，解释治疗用药的作用和疗程；做医疗护理操作时应向孩子或家长做必要的解释。这样既可得到他们的配合和支持，又可缓解患儿及家长的紧张、焦虑情绪。

（2）指导家长做好家庭护理，室内空气应流通，光照充分，合理安排患儿休息对疾病康复非常重要，解释经常怀抱小婴儿及年长儿要经常更换体位的意义，教会家长拍背协助排痰的方法。

（3）指导家长正确用药，介绍治疗肺炎常用药物的名称、剂量、用法及不良反应，说明用药前后的注意事项。

（4）指导家长合理喂养，小儿应加强体格锻炼，以改善呼吸功能；对易患呼吸道感染的患儿，在寒冷季节或气候骤变外出时，应注意保暖，避免着凉；定期健康检查，按时预防接种；教育患儿咳嗽时用手帕或纸捂嘴，不随地吐痰，防止病原菌污染空气而传染给他人。积极治疗佝偻病、贫血、营养不良、先天性心脏病及各种急性传染病等，以减少肺炎的发生。

（杨立群）

第五节　小儿化脓性脑膜炎

一、疾病概要

化脓性脑膜炎是小儿时期常见的神经系统急性感染性疾病，可由各种化脓性细菌引起，以婴幼儿多见。约 80% 以上的化脓性脑膜炎是由肺炎链球菌、流感嗜血杆菌、脑膜炎球菌引起的。其致病原因与年龄、季节、地区、机体免疫功能、头颅外伤以及是否有先天性的神经或皮肤缺陷有关。脑组织在细菌毒素及多种炎症相关因子的作用下，形成以软脑膜、蛛网膜和表层脑组织为主的炎症反应，表现为广泛性血管充血、大量中性粒细胞浸润和纤维蛋白渗出，伴有弥散性血管源性和细胞毒性脑水肿。在早期或轻型病例中，炎性渗出物主要在大脑顶部表面，逐步蔓延至大脑基底部和脊髓表面。严重者可有血管壁坏死和灶性出血，或发生闭塞性小血管炎而致灶性脑梗死。因此，小儿化脓性脑膜炎病死率较高，神经系统后遗症较多。

本病的治疗主要是应用抗生素等控制感染、对症处理和支持疗法。若治疗及时，处理得当，预后较好，否则可危及生命或留有神经系统后遗症，如脑积水、耳聋、失明、智力障碍等。

预防本病主要是加强卫生宣传,因病原菌主要是经呼吸道侵入,故应保持室内卫生,空气新鲜,阳光充足;加强体格锻炼,提高机体抵抗力;对呼吸道感染、中耳炎、鼻窦炎、皮肤感染等要及时、彻底治疗。

二、护理评估

(一)健康史

常见的致病菌有脑膜炎奈瑟球菌、流感嗜血杆菌及肺炎链球菌等。新生儿和<2个月患儿以革兰阴性细菌、B组溶血性链球菌、金黄色葡萄球菌等为主;出生2个月至儿童时期以流感嗜血杆菌、脑膜炎奈瑟球菌和肺炎链球菌为主;>12岁小儿由脑膜炎奈瑟球菌或肺炎链球菌致病为多见。细菌大多数从呼吸道侵入,也可由皮肤、黏膜或新生儿脐部侵入,经血循环到达脑膜。少数化脓性脑膜炎可因鼻窦炎、中耳炎、乳突炎、皮样囊肿通道、眼眶蜂窝织炎、颅或脊柱骨髓炎、穿通性脑外伤和脑脊髓膨出感染扩散所致。

(二)身体状况

主要表现为感染、颅内压增高及脑膜刺激症状。但不同年龄其临床表现有较大差异:年长儿症状较典型;2岁以下的婴幼儿因前囟未闭,以致颅内压高时有缓冲的余地,故临床表现较隐匿而不典型;新生儿除上述因素外,尚因机体反应性差,神经系统的功能不健全,故临床表现极不典型。

儿童起病急,发热、头痛、呕吐和精神萎靡,随着病情进展可发生嗜睡、惊厥和昏迷;体检可见神智改变和脑膜刺激征。

婴幼儿常先出现上呼吸道和消化道感染症状,继之易激惹、烦躁不安或嗜睡、头向后仰、哭声尖锐、眼神发呆、双眼凝视,有时用手打头或摇头,常见惊厥。体检可见前囟饱满和布氏征阳性。

新生儿,特别是未成熟儿表现为非特异性的感染中毒症状。体温升高或降低,肌张力低下,少动、拒乳、吐奶、黄疸、发绀、呼吸不规则等。也可有烦躁、尖叫、嗜睡,一般无典型惊厥。前囟门张力增高而前囟突起较晚。

部分患儿在病程中可并发硬脑膜下积液、脑性低钠血症、脑室管膜炎、脑积水、癫痫等。

(三)心理、社会资料

婴幼儿化脓性脑膜炎起病急、表现重、病死率高、后遗症多,会给患儿或家长带来极大的焦虑、恐惧和不安;特别是意识清楚的年长儿得知自己脑内发生疾病,焦虑会更突出。

因此应注意评估家属对疾病的了解程度、护理知识的掌握程度,是否存在焦虑和恐惧心理,家长对医护人员的言行和态度非常敏感,特别需要心理支持。

三、护理诊断及合作性问题

1.体温过高

体温过高与细菌感染有关。

2.潜在并发症

潜在并发症包括颅内高压症。

3.营养失调:低于机体需要量

营养失调与摄入不足、机体消耗增多有关。

4.恐惧心理(家长的)

家长的恐惧心理与本病预后不良有关。

5.有受伤的危险

与抽搐有关。

四、护理目标

(1)患儿体温维持正常。

(2)患儿没有受伤的情况发生。

(3)患儿的营养供给能满足机体的需要。

(4)患儿的颅内压能维持在正常水平。

五、护理措施

1.维持正常的体温

保持病室安静,空气新鲜,绝对卧床休息。每 4 h 测体温 1 次,并观察热型及伴随症状。鼓励患儿多饮水,必要时静脉补液。出汗后及时更衣,注意保暖。体温超过 38.5 ℃时,及时给予物理降温或药物降温,以减少大脑氧的消耗,防止惊厥,并记录降温效果。遵医嘱给予抗生素治疗。

2.病情观察,防治并发症

(1)监测生命体征:若患儿出现意识障碍、囟门及瞳孔改变、躁动不安、频繁呕吐、肢体发紧等惊厥先兆,说明有脑水肿。若呼吸节律不规则、瞳孔忽大忽小或两侧不等大、对光反应迟钝、血压升高,说明有脑疝及呼吸衰竭。应经常巡视、密切观察、详细记录,以便及早发现给予急救处理。

(2)做好并发症的观察:如患儿在治疗中发热不退或退而复升,前囟饱满、颅缝裂开、呕吐不止、频繁惊厥,应考虑有颅内压升高的可能。可做头颅 CT 扫描检查等,以便早期确诊并及时处理。

(3)做好抢救药品及器械的准备:做好氧气、吸引器、人工呼吸机、脱水剂、呼吸兴奋剂、硬脑膜下穿刺包及侧脑室引流包的准备。

(4)用药护理:了解各种药的使用要求及不良反应。如静脉用药的配伍禁忌;青霉素稀释后应在 1 h 内输完,防止破坏,影响疗效;注意观察氯霉素的骨髓抑制作用,定期做血常规检查;静脉输液速度不宜过快,以免加重脑水肿;保护好静脉血管,保证静脉输液通畅,记录 24 h 出入水量等。

3.保证营养供给

保证足够热量摄入,根据患儿热量需要制订饮食计划,给予高热量、清淡、易消化的流质或半流质饮食。少量多餐,以减轻胃的饱胀感,并防止呕吐发生。注意食物的调配,增加患儿食欲。频繁呕吐不能进食者,应注意观察呕吐情况并静脉输液,维持水、电解质平衡。监测患儿每日热量摄入量,及时给予适当调整。

4.防止外伤

要协助患儿洗漱、进食、大小便及个人卫生等生活护理。做好口腔护理,呕吐后及时帮患儿漱口,保持口腔清洁,清除呕吐物,减少不良刺激。做好皮肤护理,保持大便通畅和臀部干燥,预防压疮发生。注意患儿安全,躁动不安或惊厥时防坠床发生,防舌咬伤。

5.健康教育

(1)加强卫生知识的大力宣传,预防化脓性脑膜炎。凡与流感嗜血杆菌性脑膜炎和流行性脑脊髓膜炎接触的易感儿均应服用利福平,每日 20 mg/kg,共 4 d。还可以采用脑膜炎双球菌荚膜多糖疫苗在流行地区实施预防接种。

(2)对患儿及家长给予安慰、关心和爱护,使其接受疾病的事实,增强战胜疾病的信心。根据患儿及家长的接受程度,介绍病情,讲清治疗及护理的方法,使其能主动配合。及时解除患儿不适,取得患儿及家长的信任。

(3)对恢复期和有神经系统后遗症的患儿,应进行功能训练,指导家长掌握常用的护理方法,减少后遗症的发生。

(杨立群)

第六节　小儿惊厥

一、疾病概要

惊厥是指由于神经细胞异常放电引起全身或局部肌群发生不自主的强直性或阵挛性收缩,常伴有不同程度意识障碍的一种神经系统功能暂时紊乱的状态,多见于婴幼儿,是儿科常见的急症。

惊厥的首要处理是迅速控制惊厥,可应用抗惊厥药物(如地西泮、苯巴比妥、10%的水合氯醛等),同时针对病因及伴随症状进行处理,其中祛除病因是控制惊厥的根本措施。

二、护理评估

(一)健康史

1.出生史

新生儿多有窒息或产伤史,可致缺氧缺血性脑病或颅内出血。

2.喂养史

新生儿喂养不及时易发生低血糖;婴儿维生素 D 不足可引起低钙血症等,均易发生惊厥。

3.感染及传染病史

感染是小儿惊厥最常见的原因,多见于呼吸系统及消化系统感染;传染病多有季节性,夏、秋季节多为细菌性痢疾、乙型脑炎及其他肠道传染病;秋、冬季节多为流行性脑脊髓膜炎及其他呼吸道传染病。

4.其他病史

中毒史(如药物或食物中毒可引起惊厥,尤以幼儿多见;冬季可见一氧化碳中毒等)、心或肾疾病史(如心律失常、急性肾小球肾炎等)、颅脑损伤或畸形、颅内出血或肿瘤等病史;既往发作史(如既往可有癫痫及高热惊厥类似的发作病史)。

5.发作诱因

部分小儿惊厥发作有明显的诱因,如高血压脑病在紧张及过度劳累时易诱发惊厥;原发性癫痫在突然停药或感染时易诱发惊厥等。

(二)身体状况

1.抽搐

惊厥发作时患儿处于过度兴奋状态,多表现为全身或局部肌群不自主地收缩,眼球上翻或凝视,多有意识障碍,持续数秒至数分钟自行停止。

2.惊厥持续状态

若一次发作持续超过 30 min 或反复发作间歇期意识不能恢复超过 30 min 者称惊厥持续状态。此时可引起体内氧消耗过多,脑组织缺氧可导致脑水肿及脑损伤,出现颅内压增高及脑损伤的表现。

3.高热惊厥

高热惊厥是婴幼儿最常见的惊厥,多由病毒性上呼吸道感染所致。

(三)心理、社会资料

惊厥患儿的心理改变主要表现在发作后,由于年龄及致病原因不同可产生不同的心理反应,如年长的癫痫患儿在醒来时可产生失控感、自卑、恐惧等心理,担心再次发作而长时间处于紧张状态;年幼患儿心理改变不明显。

患儿家长的恐惧较为突出,因知识缺乏,面对抽搐的患儿非常紧张,多表现为惊慌及不知所措,并采取错误的处置方式,如大声喊叫、摇晃患儿等。同时担心疾病的严重程度、对脑发育的影响、预后情况,产生焦虑心理。

(四)实验室及其他检查

根据需要做血、尿、粪常规检查,血生化检查(血糖、血钙、血钠、血尿素氮等),脑脊液检查(主要鉴别有无颅内感染),眼底检查(有视网膜下出血提示颅内出血,视盘水肿提示颅内高压),其他检查(如脑电图、颅脑 B 超检查、颅脑 CT 检查、磁共振成像等)。

三、护理诊断及合作性问题

1.潜在并发症

潜在并发症包括窒息、损伤、脑水肿。

2.焦虑

焦虑与家长缺乏惊厥的相关知识有关。

四、护理目标

(1)患儿生命体征平稳。

(2)患儿不发生外伤或外伤程度降到最低限度。

(3)患儿家长了解惊厥发作时的急救、护理要点和预防措施。

五、护理措施

1.急救护理

(1)就地抢救及保持安静:无论何种原因引起的惊厥,患儿机体多处于高度兴奋状态,轻微刺激即可使惊厥加重或延长抽搐时间。故患儿发作时急救处理首先要避免各种刺激,保持安静,应就地抢救,不要搬运,切勿大声喊叫或摇晃患儿,必要时可针刺止惊。

(2)保持呼吸道通畅:因小儿惊厥可出现喉肌痉挛而发生窒息,或因意识障碍而出现误吸造成呼吸不畅,加重机体缺氧,故应考虑呼吸维护,立即松解衣扣,以防衣服对颈、胸部的束缚影响呼吸,将舌轻轻向外牵拉,防止舌后坠阻塞呼吸道引起呼吸不畅;让患儿去枕仰卧位,头偏向一侧,以防呕吐物误吸发生窒息,及时清除呼吸道分泌物及口腔呕吐物,保持呼吸道通畅,备好吸痰器及急救药品。

(3)防止受伤:若患儿发作时倒在地上,应就地将患儿平放,及时将周围可能伤害患儿的物品移开;若在有栏杆的儿童床上发作时,应在栏杆处放置棉垫,防止患儿抽搐时碰在栏杆上,同时注意将床上的一切硬物移开,以免造成损伤;切勿用力强行牵拉或按压患儿肢体,以免骨折或脱臼,对有可能发生皮肤损伤的患儿应在患儿的手中或腋下垫上纱布,防止皮肤摩擦受损;已出牙的患儿应注意用纱布包裹压舌板置于患儿上下磨牙之间,防止舌咬伤。

(4)按医嘱应用止惊药物,如地西泮、苯巴比妥、水合氯醛等,以解除肌肉痉挛,并观察患儿用药后的表现,详细记录。

2.防止脑水肿

避免加重或诱发惊厥,重点是保持患儿安静,避免对患儿的一切刺激,如声、光及触动等,可按医嘱给予针刺及抗惊厥药控制惊厥,避免惊厥时间过长引起缺氧导致脑水肿甚至脑损伤。惊厥较重或持续时间较长者,应按医嘱给予吸氧,密切观察其呼吸、脉搏、血压、意识及瞳孔等变化,发现异常及时通知医生,发生脑水肿者按医嘱用脱水药。

3.心理护理

帮助患儿家长进行心理调适,首先表示同情和理解,并向他们讲解惊厥的有关知识,尤其是保持安静的重要性,介绍患儿的病情、预后估计及影响因素,根据不同病因,说明家长应采取的正确处理方法,对他们的一点点进步给予及时的肯定和鼓励,给他们心理支持,提高应对能力,使之更好地与医护人员配合。对年长患儿,在发作后尽量将其安置在单人房间,醒来时会感觉到隐私被保护,避免失控感及自卑心理的产生。

4.健康教育

(1)根据患儿及家长的接受能力选择适当的方式向他们讲解惊厥的有关知识,特别是急救处理、预防再发和避免受伤的有关知识,如应保持安静、避免刺激;在床边设置防护床栏,防止坠地摔伤;对有可能发生惊厥的患儿要有专人守护,以防患儿发作时受伤等。

(2)出院指导:重点讲解惊厥的预防、急救处理、后遗症的观察。对高热惊厥的患儿应向家长说明日后若发热仍有可能出现惊厥,介绍高热时应采取的降温方法,以防惊厥再发作,同时讲解惊厥发作时的急救方法,如就地抢救,针刺(或指压)人中穴,保持安静,不能摇晃、大声喊叫或抱着患儿往医院跑,以免加重惊厥或造成机体损伤。发作缓解时迅速将患儿送往医院查明原因,防止再发作。对癫痫患儿应嘱咐家长遵医嘱按时给患儿服药,不能随便停药,以免诱发惊厥,并嘱咐患儿避免到危险的地方及易受伤的环境中,以免发作时出现危险。对惊厥发作持续时间较长的患儿,应嘱咐家长日后利用游戏的方式观察患儿有无耳聋、肢体活动障碍、智力低下等神经系统后遗症,及时给予治疗和指导康复锻炼。

(宋述云)

第七节 小儿腹泻病

一、疾病概要

小儿腹泻或称腹泻病,是一组多病原、多因素引起的以大便性状改变和大便次数增多为特点的临床综合征,是儿科常见病。6 个月至 2 岁婴幼儿多见,1 岁内占半数,是造成小儿营养不良、生长发育障碍的主要原因之一。严重者可造成水与电解质紊乱,一年四季均可发病,但夏秋季发病率高。本病为我国儿童保健重点防治的"四病"之一。

临床上根据腹泻的病因可分为感染性腹泻和非感染性腹泻;根据病程可分为急性腹泻(病程在 2 周以内,最多见)、迁延性腹泻(病程在 2 周至 2 个月)和慢性腹泻(病程在 2 个月以上,多与营养不良和急性期未彻底治疗有关)。根据病情分为轻型腹泻及重型腹泻。

感染性腹泻时,病原微生物多随污染的食物、日用品、手或水进入消化道,当机体防御功能下降,大量病原微生物侵入并产生毒素,可引起腹泻。产毒性大肠埃希菌主要通过其产生的肠毒素促使水及电解质向肠腔内转移,肠道分泌增加导致水样腹泻,侵袭性大肠埃希菌、空肠弯曲菌、鼠伤寒沙门氏菌以及金黄色葡萄球菌等,可侵入肠黏膜组织,产生广泛的炎性反应,出现血便或黏冻状大便;轮状病毒侵袭肠绒毛的上皮细胞,使之变性坏死,绒毛变短脱落,引起水、电解质吸收减少,导致腹泻。同时,继发的双糖酶分泌不足使食物中糖类消化不全而积滞在肠腔内,并被细菌分解成小分子的短链有机酸,使肠液的渗透压增高,进一步造成水和电解质的丧失。

非感染性腹泻多因进食过量或食物成分不恰当引起,消化、吸收不良的食物积滞于小肠上部,使肠内的酸度减低,肠道下部细菌上移并繁殖,产生内源性感染,使消化功能更加紊乱。加之食物分解后腐败性毒性产物刺激肠道,使肠蠕动增加,引起腹泻、脱水、电解质紊乱及中毒症状。

小儿腹泻的治疗主要是调整饮食、控制感染、纠正水和电解质紊乱及对症治疗。

二、护理评估

(一)健康史

婴幼儿易患腹泻与下列因素有关。

1.易感因素

(1)消化系统特点:婴幼儿消化系统发育尚未成熟,胃酸和消化酶分泌不足,消化酶的活性低,不能适应食物质和量的较大变化;生长发育快,所需营养物质相对较多,胃肠道负担重,因此在受到不良因素影响时,易发生消化道功能紊乱。

(2)机体防御功能差:婴幼儿血清免疫球蛋白和胃肠道分泌型 IgA 水平及胃内酸度偏低,新生儿出生后尚未建立正常肠道菌群或因使用抗生素等引起肠道菌群失调时,使正常肠道菌群对入侵致病微生物的拮抗作用丧失,均可致肠道感染。

(3)人工喂养:由于不能从母乳中获取 SIgA、乳铁蛋白等体液因子、巨噬细胞和粒细胞等有很强抗肠道感染作用的成分。动物乳中,上述成分在加热处理过程中易被破坏,且人工喂养的食物和食具极易受污染,故人工喂养儿肠道感染发生率明显高于母乳喂养儿。

2.感染因素

肠道内感染的诱因多是食物污染、饮食不卫生、长期应用广谱抗生素或糖皮质激素致肠道菌群失调或机体免疫力低下继发感染等,感染的病原如下。

(1)病毒:寒冷季节的婴幼儿腹泻80%由病毒感染引起,以轮状病毒引起的秋冬季腹泻最常见,其次有柯萨奇病毒、埃可病毒、腺病毒等。

(2)细菌感染(不包括法定传染病):以致病性大肠埃希菌、产毒性大肠埃希菌、侵袭性大肠埃希菌及出血性大肠埃希菌为主,其次为空肠弯曲菌、耶尔森菌、鼠伤寒沙门氏菌等。

(3)其他:真菌和寄生虫也可引起肠炎,如白色念珠菌、蓝氏贾第鞭毛虫和阿米巴原虫等。

3.非感染因素

(1)饮食因素:①喂养不当可引起腹泻,多为人工喂养儿,常因喂养不定时,饮食量不当,或未经食物过渡突然断乳,过早喂给大量淀粉或脂肪类食物,突然改变食物品种或骤然断乳等;②过敏性腹泻,如对牛奶或大豆(豆浆)过敏而引起的腹泻;③原发性或继发性双糖酶缺乏或活性降低,肠道对糖的消化吸收不良而引起的腹泻。

(2)气候因素所致腹泻:腹部受凉使肠蠕动增加;天气过热使消化液分泌减少,由于口渴又吃奶过多,可能诱发消化功能紊乱而致腹泻。

(3)症状性腹泻:如患中耳炎、上呼吸道感染、肺炎或急性传染病时,可由于发热和病原体毒素的内在作用,导致消化功能紊乱性腹泻。

(二)身体状况

1.轻型腹泻

轻型腹泻多由饮食因素及肠道外感染因素引起;或因肠道内毒素或非侵袭细菌感染引起。起病可急可缓,以胃肠道症状为主,主要表现为食欲缺乏,偶有恶心、呕吐或溢乳。大便次数增多及性状改变,每日大便多在10次以下,呈黄色或黄绿色、稀糊状、有酸味,常见白色或黄白色奶瓣(皂块)和泡沫,可混有少量黏液,大便镜检可见大量脂肪球和少量白细胞。排便前常因腹痛而哭闹不安,便后恢复安静。一般无脱水及全身中毒症状,多在数日内痊愈。

2.重型腹泻

重型腹泻多由肠道内感染所致,或由轻型腹泻发展而来,除有较重的胃肠道症状外,还有较明显的脱水、电解质紊乱和全身中毒症状。

3.几种常见肠炎的临床表现特点

(1)轮状病毒肠炎:多见于秋冬季,以秋季流行为主,故又称秋季腹泻。常见于6~24个月婴幼儿。潜伏期1~3 d,起病急,常伴发热和上呼吸道感染症状,病初即出现呕吐,大便每日10次以上,量多,呈黄色或淡黄色,水样或蛋花汤样,无腥臭味,镜下无或偶见白细胞。常出现脱水和酸中毒症状。本病为自限性疾病,数日后呕吐渐停,腹泻减轻,3~8 d自行恢复。

(2)大肠埃希菌肠炎:以5~8月份气温较高季节多见,可在新生儿室、托儿所甚至病房流行。营养不良儿、人工喂养儿更易发病。致病性大肠埃希菌和产毒性大肠埃希菌肠炎大便呈蛋花汤样或水样、混有黏液,常伴呕吐,严重者可伴发热、脱水、电解质紊乱和酸中毒;侵袭性大肠埃希菌肠炎可排出痢疾样黏液脓血便,常伴恶心、呕吐、腹痛和里急后重,可出现严重的全身中毒症状,甚至休克;出血性大肠埃希菌肠炎开始为黄色水样便,后转为血水便,有特殊臭味,伴腹痛,大便镜检有大量红细胞,一般无白细胞。

三、护理诊断及合作性问题

1.腹泻

腹泻与喂养不当、感染导致胃肠道功能紊乱有关。

2.体液不足

体液不足与腹泻、呕吐丢失体液过多和摄入不足有关。

3.体温过高

体温过高与肠道感染有关。

4.潜在并发症

潜在并发症包括皮肤黏膜完整性受损、酸中毒、低血钾、低血钙、低血镁。

5.知识缺乏

知识缺乏与患儿家长缺乏合理的喂养知识、卫生知识以及腹泻患儿的护理知识有关。

四、护理目标

(1)患儿腹泻、呕吐次数逐渐减少至停止,大便次数、性状恢复正常。

(2)患儿脱水、电解质紊乱纠正,体质量恢复正常,尿量正常。

(3)患儿体温逐渐恢复正常。

(4)住院期间患儿无红臀发生。

(5)家长能了解小儿腹泻的病况、预防措施和喂养知识,能协助医护人员合理地护理患儿。

五、护理措施

1.控制腹泻,防止继续失水

(1)调整饮食:腹泻和腹泻的恢复期间,给予适宜的营养对促进恢复,减少体质量下降和生长停滞的程度,缩短腹泻后康复时间,预防营养不良非常重要。故腹泻脱水患儿除严重呕吐者暂禁食 4～6 h(不禁水)外,均应继续进食。母乳喂养儿继续哺乳,暂停辅食;人工喂养者,可喂以等量米汤或稀释的牛奶或其他代乳品,腹泻次数减少后,给予半流质,如粥、面条等,少量多餐,随着病情好转,逐渐过渡到正常饮食。病毒性肠炎多有双糖酶缺乏,不宜用蔗糖,对可疑病例暂停乳类喂养,改为豆制代乳品或发酵乳,以减轻腹泻,缩短病程。对少数严重病例口服营养物质不能耐受者,应加强支持疗法,必要时全静脉营养。

(2)严格消毒隔离制度:对感染性腹泻患儿应施行床边隔离,食具、衣物、尿布应专用,对传染性较强的腹泻患儿最好用一次性尿布,用后焚烧。护理患儿前后认真洗手,防止交叉感染。

(3)控制感染:感染是引起腹泻的主要原因,黏液、脓血便患者多为细菌感染,应根据临床特点,针对病原选用抗生素,再根据大便细菌培养和药敏试验结果进行调整。

大肠埃希菌、空肠弯曲菌、耶尔森菌、鼠伤寒沙门氏菌所致感染,常选用庆大霉素、丁胺卡那霉素、氨苄西林、红霉素、诺氟沙星、复方新诺明等。金黄色葡萄球菌肠炎、真菌性肠炎应立即停用原使用的抗生素,根据症状可选用万古霉素、新青霉素、利福平、甲硝唑或抗霉菌药物治疗。病毒性肠炎以饮食疗法和支持疗法为主,一般不用抗生素。

(4)微生态疗法:有助于恢复肠道正常菌群的生态平衡,抑制病原定植和侵袭,控制腹泻。常用双歧杆菌、嗜乳酸杆菌、粪链球菌、需氧芽孢杆菌、蜡样芽孢杆菌制剂。

(5)观察排便情况:观察记录大便次数、颜色、气味、性状、量,及时送检,采集标本时注意应采集黏液脓血部分。做好动态比较,根据大便常规检查结果,调整治疗和输液方案。

2.静脉补液

纠正水、电解质紊乱及酸碱失衡,脱水往往是小儿急性腹泻死亡的主要原因,合理的液体疗法是降低病死率的关键。根据病情可选择口服或静脉补液。

3.发热的护理

密切观察患儿体温变化,体温过高应给予头枕冰袋、温水或酒精擦浴等物理降温措施或遵医嘱给予药物降温。鼓励患儿多饮水,为患儿擦干汗,及时更衣,做好口腔护理及皮肤护理。

(杨立群)

第八节　小儿病毒性心肌炎

一、疾病概要

病毒性心肌炎是病毒侵犯心脏所致的以心肌局灶性或弥散性炎性病变为主要表现的疾病,有的可伴有心包或心内膜炎症改变。本病临床表现轻重不一,预后大多良好,但少数可发生心力衰竭、心源性休克或严重心律失常,甚至猝死。

本病的发病机制尚不完全清楚,近年来动物实验及临床观察表明,在疾病早期,病毒及其毒素可经血液循环,直接侵犯心肌细胞,产生心肌细胞的变性、坏死以及随后发生的纤维化等病理变化。部分病例由于病毒的 DNA、RNA 颗粒持续存在和复制,可呈现慢性进行性过程。长期的病毒性炎症的最终结局常是扩张性心肌病。另外,病毒感染后的变态反应和自身免疫反应也与发病有关。本病目前尚无特殊治疗方法,主要是减轻心脏负荷,改善心肌代谢及心功能,促进心肌修复。预后主要取决于心肌病变的轻重,治疗是否及时与恰当,有无足够的休息。多数患儿预后良好,少数转为慢性,暴发型如能渡过急性期,经适当治疗预后亦好。

二、护理评估

(一)健康史

引起病毒性心肌炎的常见病毒有柯萨奇病毒、埃可病毒、脊髓灰质炎病毒、腺病毒、合胞病毒、传染性肝炎病毒、流感和副流感病毒、麻疹病毒、单纯疱疹病毒及流行性腮腺炎病毒等,注意详细评估近期病毒感染史、传染病接触史。

(二)身体状况

患儿病前数日或 1～3 周多有轻重不等的前驱症状,主要为发热、周身不适、咽痛、肌痛、腹泻及皮疹等。某些病毒感染疾病,如麻疹、流行性腮腺炎等,则有其特异性征象。轻型患儿一般无明显症状,心肌受累明显时,患儿常诉心前区不适、胸闷、心悸、头晕及乏力等;重症患者可有心力衰竭、昏厥或突然发生心源性休克,表现为烦躁不安、呼吸困难、面色灰白、四肢冷湿和末梢发绀、血压下降等,可在数小时或数日内死亡。17 如反复发作心力衰竭,则心脏明显扩大,可并发严重心律失常或栓塞等,预后很差。体征为心脏轻度扩大,伴心动过速,心律失常,心音低钝及奔马律。一般无明显器质性杂音,伴心包炎者可听到心包摩擦音,心界明显扩大。

（三）心理、社会资料

患儿病情较重、病程长，加之疾病的痛苦及卧床、限制活动等，可产生焦虑、恐惧等心理，婴幼儿表现为哭闹、烦躁。家长因缺乏本病的有关知识，担心疾病对患儿生命造成威胁或影响今后的健康，常表现为紧张、忧虑、歉疚等，他们渴望健康指导，能和医护人员配合。

三、护理诊断及合作性问题

1.活动无耐力

活动无耐力与心肌收缩力下降、组织供氧不足有关。

2.潜在并发症

潜在并发症包括心律失常、心力衰竭、心源性休克等。

3.知识缺乏

与患儿家长缺乏疾病的护理和预防知识有关。

四、护理目标

(1)患儿心脏功能改善，活动量逐渐增加，胸闷、心悸等症状逐渐消失。

(2)患儿家长能说出本病的预防和护理要点。

五、护理措施

1.减轻心脏负担，改善心肌功能

(1)休息：急性期卧床休息，至热退后3～4周基本恢复正常时逐渐增加活动量。恢复期继续限制活动量，一般总的休息时间不少于3～6个月。重症患儿心脏扩大者、有心力衰竭者，应绝对卧床休息并延长卧床时间，待心力衰竭控制，心脏情况好转后再逐渐开始活动，以不出现心悸为宜。

(2)饮食：可给予高营养、易消化、低盐的食物，避免刺激性食物及暴饮暴食。

(3)改善心肌营养。①大剂量维生素C能清除自由基，增加冠状动脉血流量，改善心肌代谢，有助于心肌炎的恢复；能量合剂有加强心肌营养、改善心肌功能的作用；1,6-二磷酸果糖(FDP)可增加ATP的生成量，抑制氧自由基和组胺的释放，对缺血缺氧的心肌有明显保护作用；静脉注射或静脉点滴时，注意注入的速度不宜过快，以免加重心脏负担或引起疼痛；FDP不与其他药物同用，忌与碱性液、钙盐混合使用，因与洋地黄有协同作用，故心力衰竭时慎用。②激素可提高心肌糖原含量，促进心肌中酶的活力，改善心肌功能，同时可减轻心肌的炎性反应，并有抗休克作用，一般用于较重的急性病例，轻症病例多不主张应用，常用泼尼松口服，对急症抢救病例可应用地塞米松静脉滴注。

2.严密观察病情，及时发现和处理并发症

(1)密切观察和记录患儿精神状态、面色、心率、心律、呼吸、体温和血压变化。有明显心律失常者应进行连续心电监护，发现多源性期前收缩、频发室性期前收缩、高度或完全性房室传导阻滞、心动过速、心动过缓时应立即报告医生，采取紧急处理措施。

(2)胸闷、气促、心悸时应休息，必要时可给予吸氧。烦躁不安者可根据医嘱给予镇静药。有心力衰竭时置患儿于半卧位，尽量保持其安静，静脉给药应注意点滴的速度不要过快，以免加重心脏负担。使用洋地黄时剂量应偏小，一般用有效剂量的2/3即可，注意观察有无心率过慢，出现新的心律失常和恶心、呕吐等消化系统症状，如有上述症状暂停用药并与医生联系处理,避免洋地黄中毒。重症加用利尿药,但需警惕电解质紊乱而引起心律失常。

(3)发生心源性休克时积极抢救,使用血管活性药物和扩张血管药时,要准确控制滴速,最好能使用输液泵,避免血压波动过大。

3.健康教育

(1)向患儿及家长介绍本病发生的原因、表现特点、治疗过程和预后,减轻患儿及家长的焦虑和恐惧心理;积极配合治疗和护理。

(2)强调休息对病毒性心肌炎恢复的重要性,为患儿提供安静舒适的休养环境,多给患儿安慰与爱抚,尽量避免哭闹或烦躁,以免加重心脏负担。

(3)告知家长预防呼吸道感染和消化道感染的常识,疾病流行期间尽量避免去公共场所,加强护理。

(4)带抗心律失常药物出院的患儿,应让患儿和家长了解药物的名称、剂量、用药方法及其不良反应,嘱咐患儿出院后定期到门诊复查。

(杨立群)

第九节　小儿急性肾小球肾炎

一、疾病概要

急性肾小球肾炎简称急性肾炎,是儿科常见的一种与感染有关的急性免疫反应性肾小球疾病,占小儿泌尿系统疾病的首位。临床表现为急性起病,多有前驱感染,以血尿为主,伴不同程度蛋白尿,可有水肿、高血压或肾功能不全等。本病多见于5~14岁小儿,小于2岁者少见。男女之比为2:1。一年四季均可发病,但以秋冬季较多,可局部流行,预后大多良好。

临床常见的急性肾炎多数发生于A组β溶血性链球菌感染之后,被称为急性链球菌感染后肾炎(APSGN),而由其他感染后引起的急性肾炎,称为急性非链球菌感染后肾炎,临床较少见,通常所谓急性肾炎指前者而言。当机体感染链球菌后发生免疫复合物型变态反应。免疫复合物在肾小球基底膜激活补体系统,引起免疫反应和炎症反应。免疫损伤使肾小球基底膜断裂,血液成分漏出毛细血管,尿中出现蛋白、红细胞、白细胞和各种管型,同时,肾小球炎症造成内皮细胞和系膜细胞增生、肿胀,导致肾小球毛细血管狭窄或阻塞,血流量减少,滤过率降低,体内水、钠潴留,细胞外液和血容量增多,临床出现水肿、少尿、高血压等表现,严重者可出现循环充血、高血压脑病、急性肾功能不全。急性肾炎典型的病理表现是弥散性、渗出性和增生性肾小球肾炎。本病为自限性疾病,无特异治疗方法,主要是限制活动(卧床休息)、清除体内残存的感染病灶、控制钠水入量及利尿、降压等对症治疗和护理,对重症患儿应加强观察和及时处理。本病预后和病因有关,95%患儿预后良好,可完全康复,较少转为慢性肾炎和慢性肾衰竭。

二、护理评估

(一)健康史

90%患儿发病前1~3周有前驱感染史。在秋、冬季,呼吸道感染是急性肾炎主要的前驱疾病,尤以咽扁桃体炎常见;夏秋季则为皮肤感染,偶见猩红热。呼吸道感染至肾炎发病1～2周,而皮肤感染则稍长,2～3周。

(二)身体状况

急性肾炎临床表现轻重悬殊,轻者甚至无临床症状,仅于尿检时发现异常;重者在病初2周内可因病情进展迅速而危及生命。

1.典型表现

病初可有低热、疲倦、乏力、头晕、食欲减退、恶心、呕吐等一般症状。体检有时在咽部、颈淋巴结、皮肤等处发现前驱感染未彻底治愈的残迹。

(1)水肿、少尿:水肿为就诊的主要原因。多由眼睑开始,晨起为著,以后波及下肢及全身,一般为轻、中度水肿,多数为非凹陷性。在水肿同时,尿量明显减少。一般于病程2～3周内随着尿量增多,水肿渐消退。

(2)血尿:起病时几乎均有血尿,轻者仅有镜下血尿,30%～50%患儿为肉眼血尿,呈茶褐色或烟灰水样(酸性尿),也可呈洗肉水样(中性或弱碱性尿)。肉眼血尿多在1～2周内逐渐消失,少数持续3～4周,而镜下血尿一般持续1～3个月或更长时间才消失。血尿同时常伴有不同程度蛋白尿,一般为轻、中度,个别可达肾病水平。

(3)高血压:30%～70%的患儿可有高血压症状,一般为轻至中度,血压16.0～20.0/12.7～14.4 kPa,可伴有头晕、眼花、恶心等。多数患儿1～2周内随尿量增多血压降至正常。

2.严重表现

少数患儿在起病早期(1～2周内)可出现严重循环充血、高血压脑病、急性肾功能不全等严重症状。

3.非典型表现

少数肾炎患儿临床症状不典型:①有尿改变而无水肿、高血压等临床症状的为无症状性急性肾炎;②有水肿和(或)高血压,有时甚至出现高血压脑病或严重循环充血,而尿改变轻微或无改变的为肾外症状性急性肾炎;③以急性肾炎起病,但水肿和蛋白尿突出,伴轻度低蛋白血症和高胆固醇血症,呈肾病综合征表现的急性肾炎。

(三)心理、社会资料

患儿年龄较小者,往往对卧床休息难以配合;而年长儿,除来自疾病和医疗上对活动及饮食严格限制的压力外,还有来自家庭和社会的压力,如不能与同伴玩耍、休学、担心学习成绩下降等,会产生紧张、焦虑、抑郁、抱怨、悲观等心理,表现情绪低落、烦躁易怒等;因长期住院,担心家庭经济负担加重,可产生失望、否认、对抗等心理,表现为隐瞒、说谎及不合作等。

家长因缺乏本病有关知识,担心转为慢性肾炎影响患儿将来健康,可产生焦虑、失望和沮丧等心理,渴望寻求治疗方法,愿意接受健康指导并与医务人员合作。学龄期患儿的老师及同学因缺乏本病的有关知识,会表现出过多关心和怜悯,会忽略对患儿的心理支持,使患儿产生自卑心理。

三、护理诊断及合作性问题

1.体液过多

体液过多与肾小球滤过率下降,水、钠潴留有关。

2.营养不足

营养不足与水肿导致消化功能下降及限盐饮食有关。

3.潜在并发症

潜在并发症包括高血压脑病、严重循环充血、急性肾功能不全、药物不良反应。

4.焦虑

焦虑与病程长、医疗性限制及缺乏对疾病的了解等有关。

5.知识缺乏

与患儿及家长缺乏对疾病的认识及相关护理知识有关。

四、护理目标

(1)患儿尿量增加,水肿消退。

(2)患儿食欲恢复,进食量增加,满足生长的需要。

(3)患儿焦虑减轻或消失,表现为情绪稳定,能愉快接受医疗和护理。

(4)患儿及家长能说出本病的护理和预防要点,对康复有信心。

五、护理措施

1.体液过多的护理

(1)休息:向患儿及家长强调休息的重要性。起病2周内卧床休息,可减轻心脏负担,增加肾血流量,预防重症发生。待水肿消退、血压正常、肉眼血尿消失,可在室内轻微活动或户外散步,1~2个月内活动量宜加以限制,3个月内避免剧烈活动;当红细胞沉降率正常、尿红细胞<10个/HP可以上学,但应避免体育活动;尿常规正常3个月后或12 h尿细胞计数正常后可恢复正常生活。

(2)限制钠、水摄入:有助于减轻水肿及循环充血,从而减轻肾脏负荷。每日食盐量60 mg/kg为宜,严重水肿、尿少时限制水的摄入,一般为前一天液体排出量加上500 mL。

(3)遵医嘱用利尿药:早期凡具有明显水肿、少尿、高血压及全身循环充血者,均应按医嘱给予利尿药,应用利尿药前后注意观察体质量、尿量、水肿变化并做好记录。

(4)肾区(腰部)保暖(热敷):可促进血液循环,解除肾血管痉挛,增加肾血流量,以增加尿量,减轻水肿。每日一次,每次15~20 min。

(5)每周测体质量2次,用利尿药每日一次;准确记录24 h出入量,了解水肿增减情况和治疗效果。

(6)按医嘱取晨尿送检,每周2次,了解病情变化。

2.饮食管理

(1)向家长阐明饮食管理的重要性,因患儿胃肠道黏膜水肿,消化能力下降,应注意减轻胃肠道负担,可给患儿易消化、高糖、高维生素、含适量脂肪的低盐或无盐饮食,少量多餐。一般不必严格控制蛋白质和水的摄入,但有氮质血症时应限制蛋白质入量,每日0.5 g/kg。有肾衰竭时,禁食含高钾食物。

(2)在不违反饮食原则下尽量满足患儿饮食习惯与要求,制订可口的食谱,可利用糖、醋及其他调料等弥补低盐饮食口味欠佳,保证营养的摄入。

(3)尿量增加、水肿消退、血压正常后,可逐渐过渡到正常饮食,以保证小儿正常生长发育的需要。

3. 观察病情变化,防止发生严重表现

(1)预防严重循环充血的发生:患儿卧床休息,限制活动,尽量保持安静,以免加重心脏负担。密切观察呼吸、心率、脉搏等变化,注意有无烦躁不安、呼吸增快、呼吸困难,有无夜间睡眠不安、不能平卧、口吐粉红色泡沫痰、肝脏增大、青紫、颈静脉怒张等,警惕严重循环充血的发生。若出现上述表现,应让患儿半坐位、吸氧,及时报告医生,并按心力衰竭护理。

(2)预防高血压脑病的发生:病程早期观察血压变化,每日 2 次测血压,必要时按医嘱定期测量血压或做血压监测,按医嘱用降压药。若出现血压突然升高、剧烈头痛、烦躁、恶心、呕吐、眼花、一过性失明、惊厥等,提示高血压脑病,应立即让患儿卧床,头稍抬高并测生命体征,配合医生救治。

(3)预防急性肾功能不全的发生:注意观察尿量、尿色,准确记录 24 h 出入水量,每日测体质量,按医嘱取晨尿送检。患儿尿量增加,肉眼血尿消失,体质量每日下降 100～200g,提示病情好转。如尿量持续减少,应限制钠、水、蛋白质及含钾食物的摄入,一旦出现头痛、恶心、呕吐、心律失常,甚至惊厥、昏迷等,要警惕急性肾功能不全的发生,及时和医生取得联系,进行相应处理。

(4)用药护理。①抗生素:遵医嘱早期使用对链球菌敏感的抗生素,以清除病灶内残存的细菌,常用青霉素 10～14 d,或根据培养结果换用其他敏感抗生素。②利尿药:本病多数于起病后 1～2 周内自发利尿消肿,一般水肿不必用利尿药;尿少、水肿显著者,可给氢氯噻嗪、呋塞米、利尿酸,禁用保钾性利尿药和渗透性利尿药;氢氯噻嗪应餐后服药,以减轻胃肠道刺激;利尿酸宜深部肌内注射,减轻局部疼痛;利尿药应于清晨或上午给药,以免夜尿过多影响休息;应用利尿药前后注意观察体质量、尿量、水肿变化,有无脱水、低血容量、电解质紊乱的症状,并做好记录。③降压药:凡经休息、控制水盐、利尿而血压仍高者,应给予降压药,常用硝苯地平、肼苯哒嗪,较重者可给予利血平,高血压脑病时用硝普钠或二氮嗪快速降压;硝苯地平为口服或舌下含服;肼苯哒嗪为糖衣片,受潮后可粘连、变色,除去糖衣后显深黄色或深棕红色者不可再用,故要遮光密闭、干燥处保存;利血平肌内注射后可有鼻塞、面红、嗜睡等不良反应;硝普钠静脉滴注起效迅速,需严密监测血压变化,根据血压随时调整滴速,药液应在使用前新鲜配制,放置 4 h 后即不能再用,整个输液系统应用黑纸或铝箔包裹遮光,以免药物遇光失效,硝普钠主要不良反应有恶心、呕吐、情绪不稳定、头痛和肌痉挛等;二氮嗪可致钠、水潴留,因碱性较强,静脉注射勿漏出血管外,以防止皮下组织坏死。④血管扩张药及洋地黄制剂:为减轻心脏前后负荷,防止心力衰竭,可用血管扩张药硝普钠或酚妥拉明;一旦发生心力衰竭时,可使用快速洋地黄制剂,但剂量宜小,以免中毒,注意观察药物疗效及不良反应,症状好转后停药。

4. 减轻焦虑

(1)为使患儿能很好地休养,心情愉快地接受治疗,要创造一个良好的休养环境。

病室布置适合儿童心理特点,阳光充足,空气新鲜,室温维持在 20 ℃～22 ℃,不宜过凉,因为过凉可致肾小动脉发生反射性痉挛而影响肾功能。护理人员态度要和蔼,多与患儿交谈与游戏,和他们交朋友,以减轻陌生环境造成的心理压力。

(2)本病虽病程迁延,但经过系统治疗大多可以痊愈,应对患儿及家长耐心讲解病情,以解除他们的焦虑心情。护理人员要经常巡视病房,发现患儿存在的问题,及时给予解决,如帮助卧床时间较长的患儿进食、大小便,解除由活动受限带来的紧张情绪。

(3)根据年龄为患儿提供所喜爱的床上娱乐物品(如图画书、画报、收音机、电视机等),根据病情安排同病房患儿一定量的文娱活动,如讲故事、床上游戏等,这样可调整患儿情绪,减轻焦虑,使患儿精神愉快地休养、治疗。

(4)合理安排陪护时间和家人的探望,酌情延长家长陪护时间,年幼患儿可允许家长24 h陪护,以增加安全感,减轻焦虑;年长儿可帮助联系其同学及老师前来探望,给予心理支持。

(5)对学龄期患儿要注意帮助补习功课,解除因不能上学产生的心理压力。

5.健康教育

(1)根据患儿及家长的文化程度和理解能力,选择适当方式介绍患儿的病情、护理要点和预后估计,宣传本病是一种自限性疾病,以使他们能增强信心,更好地与医护人员合作。

(2)强调限制患儿活动是控制病情进展的重要措施,尤以前2周最关键。解释本病的病程较长,自始至终要适当限制活动,直至阿迪氏计数恢复正常。

(3)强调控制患儿饮食的重要性,说明低盐饮食虽然会造成食欲下降,但可使病情得到控制,减少重症的发生,可通过其他调味品及提供良好进餐环境来增进食欲,保证营养的摄入。

(4)指导家长按医嘱用药,介绍所用药物可能出现的不良反应,解除患儿及家长的疑虑,使他们能配合医护人员观察和记录尿量、尿色和血压。

(5)出院时应指导患儿及家长出院后1~2个月适当限制活动量,定期到医院查尿常规,随访半年。介绍本病预防的重点是防止链球菌感染,如加强营养和体格锻炼,增强机体抗病能力,注意皮肤清洁卫生,防止感染,避免居室长期潮湿。一旦发生上呼吸道或皮肤感染,应尽早应用抗生素彻底治疗。另外,感染后1~3周内应随访尿常规,及时发现和治疗本病。

(杨立群)

第十节　小儿尿路感染

一、疾病概要

尿路感染是儿童常见泌尿系统疾病之一,发病率居小儿泌尿系统疾病的第三位,本病可发生于任何年龄,2岁以下多见,女孩多于男孩。尿路感染治疗的关键是控制感染,祛除病因,缓解症状,防止复发和保护肾功能。其中主要是应用有效抗菌药物,经合理治疗多数2周内可痊愈,但有部分患儿可复发或再感染。慢性病例治愈率低,其中部分患儿可迁延多年发展成慢性肾衰竭,预后不良。

二、护理评估

(一)健康史

1.病原菌

尿路感染的致病源多数为细菌、真菌和支原体,病毒也可致病但较少见。其中80%~90%的致病菌为肠道杆菌,常见为大肠埃希菌。真菌感染常继发于长期应用广谱抗生素和皮质激素的患儿。

2.感染途径

(1)血源性感染:任何部位的细菌感染,只要引起菌血症或败血症,细菌都可随血流到达肾实质,引起尿路感染。

(2)上行性感染:致病菌从尿道口上行并进入膀胱、输尿管、肾脏,引起感染,这是尿路感染最主要的途径。膀胱输尿管反流常是细菌上行性感染的直接通道。

(3)淋巴感染和直接蔓延:较少见。结肠内的细菌和盆腔感染可通过淋巴管感染肾脏或膀胱;肾脏周围邻近器官和组织的感染也可直接蔓延。

3.易致病因素

小儿易发生尿路感染的原因有:①与小儿泌尿系统解剖生理特点有关;②泌尿道抵抗感染功能缺陷,如 IgA 抗体生成不足和局部缺血缺氧(如膀胱不自主强烈收缩)等,均可使细菌易于入侵;③婴儿未能控制排便或大便后未及时清洗致会阴部被污染,幼儿坐地玩耍致尿道口污染,受凉致机体抵抗力降低等;留置导尿管、尿路损伤或异物等常易导致感染;④先天性或获得性尿路畸形,增加尿路感染的危险性。

(二)身体状况

1.急性感染

(1)新生儿:以全身症状为主,多由血行感染引起,症状轻重不一。可有发热或体温不升、皮肤苍白、体质量不增、拒乳、腹泻、黄疸、嗜睡、烦躁甚至惊厥等。新生儿尿路感染常伴有败血症,局部排尿刺激症状多不明显。

(2)婴幼儿:女孩多见,全身症状重,局部症状轻微或阙如。可出现高热、呕吐、面色苍白、腹胀、腹泻等,甚至出现精神萎靡、激惹和惊厥。细心观察可发现患儿有排尿中断、排尿时哭闹、尿恶臭、顽固性尿布皮疹和夜间遗尿等。尿路刺激症状随年龄增长而逐渐明显。

(3)儿童:表现常与成人相似。上尿路感染以发热、寒战、腹痛、腰痛等全身症状明显,常伴肾区叩击痛、肋脊角压痛等;下尿路感染以膀胱刺激症状,如尿频、尿急、尿痛为主,尿液混浊,有时可出现终末血尿或遗尿。

2.慢性感染

病程多在 6 个月以上,轻症可无明显症状,也可表现为反复发作的尿路刺激症状、脓尿或细菌尿,病程久者可有贫血、乏力体质量减轻、发育迟缓、高血压及肾功能减退等。

(三)心理、社会资料

本病见于各年龄小儿,心理状况差别较大。

来自疾病和医院里的压力会使患儿产生紧张、拒绝、反抗等心理,婴儿主要表现为哭闹,幼儿表现为退化性行为及习惯的改变,年长儿此期自尊心很强,病后出现尿床或尿裤子,怕被别人嘲笑而产生紧张不安、抑郁、沮丧等心理。家长面对哭闹及频繁排尿的患儿,会出现焦虑、抱怨或歉疚,希望患儿尽快痊愈,渴望接受健康指导。

三、护理诊断及合作性问题

1.体温升高

体温升高与感染有关。

2.排尿异常

排尿异常与膀胱、尿道炎症有关。

3.潜在并发症

潜在并发症包括药物不良反应。

4.知识缺乏

与年长患儿及家长缺乏疾病的护理和预防知识有关。

四、护理目标

(1)患儿体温恢复正常。

(2)患儿尿频、尿急及遗尿的表现减轻或消失,排尿恢复正常。

(3)患儿及家长能说出本病的原因,做好相应的护理和预防。

五、护理措施

1.维持正常体温

发热使机体代谢增快,耗氧量增加,防御感染的能力降低,应做好发热患儿的护理,维持体温正常。

(1)环境:保持室内空气新鲜,维持室温在 18 ℃~22 ℃,相对湿度 55%~65%。

(2)休息:急性期卧床休息,出汗后及时更换内衣,保持皮肤、口腔清洁。保证摄入充足水分,以利降温。

(3)饮食:发热患儿宜给予流质或半流质饮食,食物应易于消化,含足够热量、丰富的蛋白质和维生素,以增强机体抵抗力。

(4)降温:监测体温变化,高热者给予物理或药物降温,采取退热措施后 0.5~1 h 复测体温一次,并记录降温效果。

(5)按医嘱给予抗感染药物。

2.减轻排尿异常

(1)保持会阴部清洁,便后冲洗外阴,清洗时应从前向后,避免污染尿道口;小婴儿勤换尿布,尿布用开水烫洗晒干,或煮沸、高压消毒。

(2)婴幼儿哭闹、尿道刺激症状明显者,可应用 654-2 等抗胆碱药解痉,也可给碳酸氢钠口服,以碱化尿液,减轻膀胱刺激症状。

(3)鼓励患儿大量饮水,使尿液增多,以利于冲洗尿道,促进细菌和毒素排出,不利于细菌生长繁殖。

(4)按医嘱留取患儿的中段尿液送尿培养,以了解病情变化和治疗效果。取尿时要做到无菌操作,由于细菌在尿液中繁殖很快,标本要在 30 min 内送检,否则应放在 4 ℃冰箱内。

(5)按医嘱给抗菌药物,注意观察患儿用药后的反应。

(6)观察并记录排尿次数、尿量、排尿时表情及尿液性状。

3.健康教育

(1)根据患儿及家长接受能力选择适当方式介绍本病的护理及预防要点,如幼儿不穿开裆裤、保持婴幼儿外阴部清洁,加强营养,增强体质,积极治疗感染性疾病等。

(2)指导并示范对患儿的护理操作。指导家长为婴儿勤换尿布、勤洗臀部,女孩清洗外阴时从前向后擦洗,单独使用洁具,以减少尿道口的污染;及时发现男孩包茎,清除污垢积聚,减少上行性感染。

(3)解释取中段尿培养时洗净外阴并进行消毒的目的是防止细菌污染尿液干扰检查结果,指导家长配合取尿。

(4)指导按时服药,定期复查,防止复发与再感染。一般急性感染于疗程结束后每月随访一次,除尿常规外,还应做中段尿培养,连续 3 个月,如无复发,可以认为痊愈。反复发作者,每 3～6 个月复查一次,共 2 年或更长时间。

(杨立群)

第十一节　小儿营养性缺铁性贫血

一、疾病概要

营养性缺铁性贫血是由于体内铁缺乏导致血红蛋白合成减少的一种贫血,临床上以小细胞低色素性贫血、血清铁蛋白减少和铁剂治疗有效为特点。缺铁性贫血是小儿最常见的一种贫血,任何年龄均可发病,以 6 个月至 2 岁婴幼儿发病率最高,对小儿健康危害较大,是我国重点防治的小儿常见病之一。本病的治疗原则是祛除病因,合理喂养,补充铁剂,防治感染,及时治疗能影响铁吸收利用的疾病等。

二、护理评估

1. 健康史

任何引起体内铁缺乏的原因均可导致贫血。

(1)储铁不足:胎儿在孕期最后 3 个月从母体获得的铁最多,足够其生后 4～5 个月造血所需,如早产、双胎、胎儿失血和孕母患严重缺铁性贫血等均可使胎儿储铁减少。

(2)铁摄入不足:是缺铁性贫血的主要原因。人乳、牛乳、谷物中含铁量均较低,吸收率也不同:人乳中铁 50% 可被吸收,牛乳中铁吸收率为 10%;肉类、鱼类、肝脏等动物性食物中铁吸收率为 10%～25%;谷物等植物性食物中的铁吸收率约为 1%。如不及时添加含铁较多的辅食,则易发生缺铁性贫血。年长儿偏食、挑食或摄入动物性食品过少等可导致铁摄入量不足。

(3)生长发育快:婴儿期生长发育迅速,血容量也增加较快,如不及时添加含铁丰富的辅食就很容易造成缺铁。早产儿和低出生体质量儿生后生长发育更快,更容易发生缺铁。

(4)铁吸收减少或丢失过多:食物中的不同成分对铁的吸收可产生不同影响,如维生素 C、果糖、氨基酸等还原物质可促进铁的吸收;磷酸、草酸等可与铁形成不溶性铁盐,妨碍铁吸收;植物纤维、茶、牛乳、蛋、咖啡等可抑制铁的吸收,所以食物搭配不合理可使铁吸收减少。某些疾病,如消化道畸形(梅克尔憩室、膈疝)、胃肠炎、慢性腹泻、钩虫病、肠息肉等可导致铁吸收障碍或丢失过多。用不经加热处理的鲜牛乳喂养的婴儿,可因对蛋白过敏出现少量肠出血(每日失血约 0.7 mL)而致铁丢失。

2. 身体状况

本病起病缓慢,患儿的临床表现随病情轻重而有不同。

(1)一般贫血表现:皮肤黏膜逐渐苍白,以唇、口腔黏膜及甲床最为明显。易疲乏无力,不爱活动,体质量不增或增加缓慢。年长儿可诉头晕、眼前发黑、耳鸣等。

(2)髓外造血表现:肝、脾可轻度肿大;年龄愈小,病程愈久,贫血愈重,肝、脾大愈明显。淋巴结肿大较轻。

(3)非造血系统表现。①消化系统:食欲减退,少数有异食癖,如喜食泥土、墙皮、煤渣等;

可有呕吐、腹泻；可出现口腔炎、舌炎或舌乳头萎缩；重者可出现萎缩性胃炎或吸收不良综合征症状。②神经系统：表现为烦躁不安、易激惹或萎靡不振，年长儿常精神不集中、记忆力减退，智力多数低于同龄儿，由此影响到儿童之间的交往以及模仿和语言学习、思维活动的能力，以致影响心理的正常发育。③心血管系统：明显贫血时心率增快、心脏扩大，重者可发生心力衰竭。④其他：因细胞免疫功能低下，常合并感染；可因上皮组织异常而出现指甲薄脆、不光滑甚至反甲（舟状指）。

3. 心理、社会资料

由于本病多发生在婴幼儿时期，其心理改变不明显；而病情较重、病程较长的年长患儿由于体格、智能发育受到影响，不能与同龄儿一样尽情玩耍、游戏，学习时注意力不易集中，记忆力、理解力较差，学习成绩较难提高，这些都会造成患儿情绪改变，产生焦虑、抑郁、自卑、厌学等心理。家长因对本病知识的缺乏，对早期贫血的患儿往往不够重视，而当病情加重时又会产生焦虑、歉疚的心理，对有异食癖的患儿，家长和社会往往不能正确对待，过多的责备，甚至歧视，会对患儿心理产生极其不良的影响。

三、护理诊断及合作性问题

1. 活动无耐力

活动无耐力与贫血致组织、器官缺氧有关。

2. 营养失调：低于机体需要量

营养失调与铁的供应不足、食欲下降、吸收不良、丢失过多或消耗增加有关。

3. 潜在并发症

潜在并发症包括感染、心力衰竭、药物不良反应。

4. 知识缺乏

与年长患儿及家长缺乏铁营养知识及疾病的护理和预防知识有关。

四、护理目标

（1）患儿倦怠、乏力有所减轻，活动耐力逐渐增强，活动量增加。

（2）患儿食欲恢复正常，缺铁因素消除，贫血纠正。

（3）患儿及家长能说出贫血的原因，正确选择含铁丰富的食物，满足生长的需要。

五、护理措施

1. 注意休息，适量活动

患儿病室应安静、清洁，阳光充足，空气新鲜。根据活动耐力下降程度制订休息方式、活动强度及每次活动持续时间，同时注意病情观察，调整活动强度。

（1）对轻、中度的贫血患儿，不必严格限制日常活动，注意其剧烈活动后易有疲劳表现，甚至头晕、目眩、心悸、发绀等，故此类患儿生活应有规律，做适合个体的运动，活动间歇保证患儿充分地休息。

（2）对易烦躁、激动的患儿，护理人员应耐心细致看护、抚慰，使其保持安静，避免因烦躁、哭闹而加重缺氧。护理操作应集中进行。

（3）对重度贫血患儿，因贫血严重，血红蛋白明显减少造成组织缺氧，可有心悸、气短或活动后症状明显加重。应吸氧、卧床休息，以减轻心脏负担，协助患儿的日常生活，定时测量心率。

2.合理安排饮食,纠正贫血

(1)主动向年长患儿及家长说明进食高蛋白、高维生素、高铁食品的道理。指出铁供给不足,既是缺铁性贫血的重要原因,又会造成小儿性情改变、记忆力减退等,危害小儿的身心健康。

(2)在营养师指导下制订饮食计划,提供含铁丰富的食品种类,如动物肝脏、动物血、瘦肉、豆类、紫菜、海带、黑木耳等,注意食物搭配,避免和影响铁吸收的食物同食,纠正不良饮食习惯如挑食、偏食等。

(3)提倡母乳喂养,按时添加含铁丰富的辅食或补充铁强化食品,如铁强化乳、铁强化食盐。婴儿 6 个月后应逐渐减少乳类的每日摄入量,以便增加含铁丰富的固体食物。鲜牛乳必须经加热处理后才能喂养婴儿。

(4)贫血患儿多表现有食欲缺乏,婴幼儿尤为明显。应采取增加食欲的措施:创造良好的进食环境,鼓励年长儿主动进食;经常更换饮食品种,注意色、香、味的调配,增添新鲜感;根据医嘱给患儿服用助消化药,如胃蛋白酶、多酶片等,促进消化,增进食欲;进食前不做引起疲劳的活动及进行不愉快、引起疼痛和不适的检查、治疗及护理。

(5)指导家长及早给早产儿和低体质量儿(约 2 月龄)补充铁剂(元素铁 $0.8\sim1.5$ mg/(kg · d)),但每天不能超过 15 mg。

(6)重症贫血并发心功能不全或明显感染者可输血,以尽快改善贫血状态。输血时应注意:①输血前认真检验血型及交叉配血,准确无误后方可给患儿输入;②输血过程严格按无菌技术操作;③以输入新鲜浓缩红细胞为宜,每次 $2\sim3$ mL/kg,贫血愈重,一次输血量应愈小,速度应愈慢,以免引起心功能不全;④密切观察输血过程,疑有输血反应时,立即减速或停止输血,及时报告医生紧急处理。

3.观察病情,防止发生并发症

(1)观察病情变化:①仔细观察贫血症状,如皮肤黏膜苍白,应在自然光线下观察口唇、口腔黏膜、眼结膜及甲床等,了解病情进展;②注意有无头晕、眼花、昏厥等脑缺氧的表现;③对重症患儿应及时测脉搏、血压,细心观察呼吸、脉搏、血压、面色、出血等变化,如有异常应及时报告医生处理。

(2)预防感染。①注意保护患儿,避免感染:缺铁会造成患儿细胞免疫功能缺陷,对感染的易感性增加,同时感染也可影响铁的吸收,从而加重贫血;应注意观察感染的征象,注意保护患儿,不要到公共场所人群集中的地方去,在医院内与感染患儿分房居住,施行保护性隔离,以免交叉感染。②做好口腔护理:贫血患儿口腔黏膜上皮角化,易剥脱、损伤,屏障功能下降,因此要注意观察,做好口腔护理,一般每日 2 次;应鼓励患儿多饮水,可起到清洁口腔的作用;如发生口腔炎,则按口腔炎护理。③预防皮肤损伤:注意保持皮肤清洁,应勤洗澡和更换内衣;对重症贫血卧床患儿,要注意更换体位,勤翻身,按摩受压部位,防止发生压疮。

(3)预防心力衰竭的发生:重度贫血患儿应卧床休息,以减少耗氧。取半卧位,使膈肌降低,减少回心血量,必要时吸氧。应密切观察病情,注意心率、呼吸、尿量变化,若出现心悸、气促、发绀、肝脏增大等症状和体征时,应及时通知医生,并按心力衰竭护理患儿。

(4)指导正确应用铁剂,观察疗效及不良反应。①铁剂是治疗本病的特效药,多采用口服补铁,经济、安全、不良反应小;指导家长选择易吸收的铁剂,最好是二价铁,常用的有硫酸亚铁、富马酸亚铁、葡萄糖酸亚铁、琥珀酸亚铁等；剂量以元素铁计算，口服量为每日 4~6 mg/kg，分 2~3 次口服；元素铁一次量不应超过 1.5~2 mg/kg，按此量可达到最高吸收率，超过此量吸收率反而降低，而且对胃肠道刺激作用增加；铁剂用至血红蛋白达正常水平后 2 个月左右方可停药，以补充铁的贮存量；近年来国内外采用每周口服铁剂 1~2 次方法代替每天 3 次防治缺铁性贫血，疗效肯定且小儿对口服铁剂顺应性增加。②口服铁剂对胃肠道有刺激，可致恶心、呕吐、腹泻或便秘、厌食、胃部不适及疼痛，宜从小剂量开始，1~2 d 内加至足量，并在两餐间服用，以减少对胃肠道的刺激；液体铁剂可使牙齿染黑，应用吸管或滴管服之，直接将药液送到舌根部；服用铁剂后大便变黑或呈柏油样，停药后恢复，应向家长说明原因，消除紧张心理。③铁剂可与维生素 C、果汁、稀盐酸等同服，以利吸收；忌与抑制铁吸收的食物，如牛奶、茶、咖啡、钙片等同服。④注射铁剂易出现不良反应，故较少应用，常在不能口服铁的情况下使用，如右旋糖酐铁等；用药时应深部肌内注射，最好分层注药，以利吸收，减轻疼痛，避免硬结形成；每次更换注射部位，可采用"Z"字形注射；注射前更换新针头或注射器内留微量（约 0.1 mL）气体，以防药液漏入皮下组织致局部坏死；注射铁剂可有过敏现象，如面红、荨麻疹、发热、关节痛、头痛或局部淋巴结肿大，个别甚至可有过敏性休克，故首次注射应严密观察，警惕过敏的发生。⑤观察疗效：铁剂治疗有效者在用药 3~4 d 后网织红细胞升高，7~10 d 达高峰，2~3 周后下降至正常；治疗约 2 周后血红蛋白逐渐上升，患儿乏力、易激惹等临床症状减轻，食欲增加。如服药 3~4 周仍无效，应查找原因。

4. 健康教育

(1)根据患儿的年龄及家长的文化程度和理解能力，大力宣传科学育儿的知识，讲解本病的病因、临床表现、治疗原则、护理要点和预防措施，使家长明确及时治疗和精心护理对小儿健康成长及智能发展有重要意义，从而改善焦虑等不良心理，积极主动配合治疗和护理。

(2)做好母亲保健工作，孕妇及哺乳期母亲应食用含铁丰富的食物。

(3)提倡母乳喂养，按时添加含铁丰富的辅食，强调进食高蛋白、高维生素、高铁饮食的意义。由于人乳铁的吸收较牛乳高，生后 6 个月内婴儿若有足量母乳喂养，可以维持血红蛋白和储存铁在正常范围。足月儿 4 个月后、低体质量儿 2 个月后应加维生素 C 及含铁较多的菜汤（绿色蔬菜）及水果汁；5~6 个月后可在粥、米糊内加蛋黄、鱼泥、肝泥、动物血等含铁多且易消化吸收的食物。人工喂养儿应喂强化铁的配方乳，并及时添加辅食。婴儿如以鲜牛乳喂养，必须加热处理以减少牛乳过敏所致肠道失血。对早产儿、低体质量儿宜自 2 个月左右给予铁剂预防。强调贫血纠正后，仍要坚持合理安排小儿膳食，培养良好饮食习惯，这是防止复发及保证正常生长发育的关键。

(4)坚持正确用药，全程治疗，详细告诉家长口服铁剂的注意事项、服药的时间及服药后的反应，正确应对。

(5)合理安排患儿的日常生活，解释患儿适度活动和休息的意义，指导家长观察和调整患儿活动的强度和时间。

(6)加强护理，注意预防交互感染，避免到人多的公共场所，避免与感染性疾病的患儿接触。积极防治慢性腹泻、感染及慢性失血性疾病。

(7)对因贫血导致智力减退、成绩下降者，应加强教育与训练，减轻自卑心理；对有异食癖患儿不应过多责备和歧视，应热心看护和引导、鼓励，与患儿一起共同纠正不良嗜好。

（杨立群）

第十二节 小儿营养性巨幼红细胞性贫血

一、疾病概要

营养性巨幼红细胞性贫血是由于缺乏维生素 B_{12} 和(或)叶酸所引起的一种大细胞性贫血,主要临床特点为贫血,神经精神症状,红细胞的胞体变大,骨髓中出现巨幼细胞,用维生素 B_{12} 和(或)叶酸治疗有效。本病多见于婴幼儿,2 岁以内约占 96% 以上。农村地区发病率较高。

本病的治疗原则是祛除诱因,加强营养,补充维生素 B_{12} 和叶酸,防治感染,对有明显神经精神症状的患儿可应用镇静药,重度贫血可予以输血。

本病预防的重点是改善乳母的营养;婴儿应及时添加辅食,特别是羊乳喂养儿;年长儿要注意食物的均衡,防止偏食;及时治疗影响维生素 B_{12}、叶酸吸收的胃肠道疾病和合理用药。

二、护理评估

1.健康史

(1)摄入量不足:人体所需的维生素 B_{12} 主要来源于动物性食物,如肝、肾、肉类、蛋类、海产品等,乳类中含量少,羊乳几乎不含维生素 B_{12} 和叶酸,植物性食物中含量甚少。胎儿可通过胎盘获得维生素 B_{12} 并贮存在肝脏,如孕妇缺乏维生素 B_{12} 可致婴儿储存不足。单纯母乳喂养、偏食或仅进食植物性食物均可导致维生素 B_{12} 摄入不足。绿色新鲜蔬菜、水果、酵母、谷类和动物肝、肾等含丰富叶酸,但经加热易被分解破坏,羊乳含叶酸量很低,牛乳中叶酸经加热也遭破坏,故单纯用这类乳品喂养而未及时添加辅食的婴儿可致叶酸缺乏。

(2)需要量增加:婴幼儿生长发育较快(尤其是早产儿),对维生素 B_{12} 和叶酸的需要量也增加,故不及时添加辅食易患病。维生素 C 缺乏、严重感染均可使维生素 B_{12} 消耗增加,如供给不足可致缺乏。

(3)吸收代谢障碍:严重营养不良、胃炎、胃酸和蛋白酶缺乏、慢性腹泻、局限性回肠炎、脂肪泻或吸收不良综合征使维生素 B_{12}、叶酸吸收减少。

(4)药物作用:长期应用广谱抗生素可使正常结肠内细菌所含的叶酸被清除而减少叶酸的供应;抗叶酸代谢药物(如甲氨蝶呤、巯嘌呤等)抑制叶酸代谢而致病;长期服用抗癫痫药(如苯妥英钠、苯巴比妥等)也可导致叶酸缺乏。

2.身体状况

(1)一般表现:起病缓慢,患儿多呈虚胖或伴颜面轻度水肿,毛发稀疏发黄,严重病例可有皮肤出血点或瘀斑。

(2)贫血表现:轻度或中度贫血者占大多数。患儿面色苍黄或蜡黄,睑结膜、口唇、指甲等处苍白;疲乏无力,常伴有肝、脾肿大。

(3)神经精神症状,其表现与贫血严重程度不完全平行。患儿可出现烦躁不安、易怒等症状。

维生素 B_{12} 缺乏者还可出现表情呆滞、目光发直、嗜睡,对外界反应迟钝,少哭不笑,智力、动作发育落后,甚至退步。重症病例可出现肢体、躯干、头部和全身震颤、手足无意识运动、甚至抽搐、感觉异常、共济失调、踝阵挛和巴彬斯基征阳性等。叶酸缺乏不发生神经系统症状,但可导致神经精神异常。

(4)其他:常有食欲缺乏、厌食、恶心、腹泻、呕吐和舌炎、舌下溃疡等。重症心脏扩大、心力衰竭,可闻及收缩期杂音。易发生感染和出血。

3.心理、社会资料

本病多见于婴幼儿时期,持续时间长,较严重的贫血不但会影响小儿的体格发育,而且会影响神经、精神的正常发育和小儿心理行为的正常发展,如注意力不易集中、反应迟钝、情绪不稳定等;有震颤的患儿,不能正常游戏和生活,会产生烦躁、焦虑或抑郁、自卑等改变。家长由于缺乏对本病的知识,担心患儿的病情会对今后造成影响,因而出现焦虑、担忧、歉疚等心理,他们渴望得到健康指导。

三、护理诊断及合作性问题

1.活动无耐力

活动无耐力与贫血致组织、器官缺氧有关。

2.营养失调:低于机体需要量

营养失调与维生素 B_{12} 和(或)叶酸摄入不足、吸收不良等有关。

3.生长发育改变

生长发育改变与营养不足、维生素 B_{12} 缺乏有关。

4.潜在并发症

潜在并发症包括受伤、感染。

5.知识缺乏

与年长患儿及家长缺乏疾病的营养和喂养知识及护理知识有关。

四、护理目标

(1)患儿活动耐力增强,活动量逐渐增加。

(2)患儿食欲恢复,精神好转,血清维生素 B_{12}、叶酸达到正常值。

(3)患儿体格、智能发育加快,生长发育逐渐恢复正常。

(4)患儿及家长能说出疾病的原因,合理营养与喂养。

五、护理措施

1.注意休息,适当活动

根据患儿的耐受情况安排其休息与活动。一般不须严格卧床,严重贫血者适当限制活动,协助满足其日常生活所需。有烦躁、震颤、抽搐者限制活动,必要时遵医嘱用镇静药。

2.指导喂养,加强营养

(1)改善哺乳母亲营养,及时添加富含维生素 B_{12}、叶酸的辅食。合理搭配患儿食物,年长儿防止偏食,养成良好的饮食习惯,以保证能量和营养素的摄入。贫血患儿多食欲低下,对年幼儿要耐心喂养,少量多餐,对年长儿说服教育,鼓励进餐,并要注意食物的色、香、味的调配,以引起患儿食欲。对震颤严重不能吞咽者可改用鼻饲。

(2)按医嘱给药:维生素 B_{12} 一般是肌内注射,叶酸是口服给药。单纯维生素 B_{12} 缺乏时,不宜加用叶酸治疗,以免加重神经精神症状;维生素 C 有助于叶酸的吸收,同时服用可提高疗效。用药后 2~4 d,患儿精神症状好转、食欲增加,随即网织红细胞上升,5~7 d 达高峰,2 周后降至正常。2~6 周红细胞和血红蛋白恢复正常,但神经精神症状恢复较慢,少数患儿需经数月后才完全恢复。在恢复期应加用铁剂,防止红细胞增加过快时出现缺铁。

3.促进生长发育

部分患儿可有体格、动作、智能发育落后和倒退现象,对其应加强护理,耐心教育,如做被动体操,逐渐训练坐、立、行等运动功能,并尽早给予药物治疗,以促进动作和智能发育。

4.加强护理,防止发生并发症

(1)防止受伤的护理:长期严重维生素 B_{12} 缺乏的患儿可出现全身震颤、抽搐、感觉异常、共济失调等,应严密观察患儿病情的进展。震颤严重者应按医嘱给予镇静药、维生素 B_6;上下门齿之间可垫缠有纱布的压舌板,以防咬破口唇、舌尖;限制活动,防止发生外伤。

(2)预防感染:因患儿抵抗力低下,应少去公共场所,避免交叉感染;在医院内施行保护性隔离;提供良好的环境,适当户外活动,按时预防接种。做好口腔护理,防止口炎,同时鼓励患儿多饮水,保持口腔清洁。

5.健康教育

(1)向家长介绍本病的发病原因、表现特点、治疗方法及预后,解释及时的药物治疗和正确教养,可以改善神经精神症状,给予家长心理支持和安慰。指导家长为患儿提供愉快的生活环境,多给患儿触摸、拥抱、亲吻等爱抚,促进其心理行为的发展。

(2)向家长进行营养卫生、合理喂养技术的宣传和指导,告知家长无论是何种方式喂养的小儿都应按时添加含维生素 B_{12}、叶酸丰富的辅食,如瘦肉、肾、肝、海产品、蛋类、绿叶蔬菜、水果、谷类等。乳母也应多吃上述食物,如母亲长期素食,缺乏动物性食物,则乳汁中维生素 B_{12} 量极少,不然满足婴儿生长所需而致发病。较大儿童要耐心说服他们克服不良饮食习惯,必要时协助家长制订合适的食谱。

(3)向家长说明本病的预防要点是及时添加辅食、饮食多样化,特别要注意动物性食物的摄入,及时治疗影响维生素 B_{12} 和叶酸吸收、利用的胃肠道疾病等。

(杨立群)

第十三节　小儿川崎病

川崎病又称皮肤黏膜淋巴结综合征(MCLS),是一种以变态反应性全身小血管炎为主要病理改变的结缔组织病。临床特点为急性发热、皮肤黏膜病损和淋巴结肿大。婴幼儿多见,男女比例为1.5∶1。本病虽四季可见,但每年4～5月份及11月份至次年1月份发病相对较多。

一、病因及病理

病因尚未十分明确。一般认为可能与多种病原感染有关,如 EB 病毒、逆转录病毒或链球菌、丙酸杆菌、支原体、立克次体、尘螨等都曾被认为是病原,但均未获得一致意见或未得到证实,现在有越来越多的研究发现是机体对感染源的免疫反应参与了其发病。也有人认为与环境污染、药物、化学剂、清洁剂等因素有关。目前认为川崎病是易患宿主对多种感染病原触发的一种免疫介导的全身性血管炎。

二、临床表现

(1)发热:多在 39 ℃以上,持续 8～10 d 或更长时间,抗生素治疗无效。

(2)皮疹:多形性弥散红斑,无疱疹与结痂,躯干部多见,面部、四肢也可见上述皮疹。发热后 2～4 d 出疹,持续 4～5 d 后消退。

(3)双眼球结膜充血,无脓性分泌物,无糜烂。

(4)唇红、干燥、破裂、出血,口咽黏膜充血,杨梅舌。

(5)手足硬肿:手足掌弥散性红斑,趾、指末端硬肿伴疼痛和僵直,恢复期出现特征性趾、指末端沿甲床膜状或薄片状脱屑。

(6)非化脓性淋巴结炎:淋巴结肿大,直径 0.5～1.5 cm,多为颈侧淋巴结,单侧多见,压痛轻,质较硬,不化脓。发热 3 d 后即出现此症,1 周后逐渐缩小。

三、实验室和其他检查

轻度贫血,外周血白细胞数增加,以中性粒细胞增加为主,有核左移现象。血小板早期正常,第 2～3 周显著增高。红细胞沉降率增快,C 反应蛋白阳性,免疫球蛋白升高,补体正常,类风湿因子、抗核抗体均阴性。部分患儿 ALT 和 AST 升高。尿沉渣中白细胞数增多,轻度蛋白尿。心电图示心动过速、ST-T 改变、各种房室传导阻滞、T 波改变及心律紊乱。B 超或冠状动脉造影见动脉扩张或动脉瘤,冠状动脉扩张好发部位依次为左冠脉主干、左前降支及右冠状动脉近端。

四、治疗要点

主要是减轻血管炎症和对抗血小板凝集,并预防冠状动脉瘤及动脉栓塞。

1.阿司匹林

阿司匹林为首选药物,具有抗炎、抗凝作用。早期与免疫球蛋白联用可控制急性炎症过程,减少冠状动脉病变。用法:每日 30～50 mg/kg,热退后可减为每日 3～5 mg/kg,持续用药至症状消失,红细胞沉降率正常,共 1～3 个月,分 3～4 次口服。

2.双嘧达莫(潘生丁)

血小板显著增多或有冠状动脉病变、血栓形成者加用双嘧达莫,每日 3～5 mg/kg,分 2～3 次口服,用至冠状动脉内径缩到<3 mm。

3.大剂量丙种球蛋白静脉滴注(HDIVIG)

早期(病程 10 d 以内)应用可明显减少冠状动脉病变发生,尤其适用于具有发生动脉瘤高危因素者。用法:每日 400 mg/kg,连用 5 d,或单剂量丙种球蛋白 2 g/kg,于 12 h 内静脉点滴。

4.其他

应用抗生素控制继发感染;有心肌损害者可用 ATP、辅酶 A 等保护心肌。

五、护理诊断

1.体温过高

体温过高与感染、免疫反应等因素有关。

2.皮肤完整性受损

皮肤完整性受损与小血管炎有关。

3.口腔黏膜改变

口腔黏膜改变与小血管炎有关。

4.潜在并发症

潜在并发症包括心脏受损。

六、护理措施

1.降低体温

急性期绝对卧床休息。病室的温、湿度适当。监测体温变化,观察热型及伴随症状,及时采取必要的治疗措施,警惕高热惊厥的发生。予清淡的高热量、高维生素、高蛋白质的流质或半流质饮食。鼓励患儿多饮水或静脉补液。遵医嘱进行病因治疗,注意阿司匹林的出血倾向和丙种球蛋白的过敏反应,一旦发生及时处理。

2.促进皮肤恢复

评估皮肤病损情况。保持皮肤清洁,衣被质地柔软而清洁,以减少对皮肤的刺激。每次便后清洗臀部。勤剪指甲,以免抓伤、擦伤。对半脱的痂皮应用干净剪刀剪除,切忌强行撕脱,防止出血和继发感染。每日用生理盐水洗眼1～2次,也可涂眼膏,保持眼的清洁以预防感染。

3.促进口腔黏膜恢复

评估患儿口腔卫生习惯及进食能力,观察口腔黏膜病损情况,每日口腔护理2～3次,晨起、睡前、餐前、餐后漱口,以保持口腔清洁,防止继发感染与增进食欲。口唇干裂时可涂护唇油;口腔溃疡涂碘甘油以消炎止痛。

4.观察病情

密切监测患儿有无心血管损害的症状,如面色、精神状态、心率、心律、心音、心电图改变等,如有以上变化立即进行心电监护,并及时处理。

5.健康教育

向家长交代病情,可能因患儿心血管受损、有猝死的危险而产生不安,应予心理支持。出院后定期做心电图、超声心动图等监测心血管的变化情况,残留冠状动脉病变者每3～6个月做1次。多发或较大冠状动脉瘤尚未闭塞者不宜参加体育活动。

(宋述云)

第十章　皮肤科疾病护理

第一节　病毒性皮肤病

一、带状疱疹

带状疱疹系由水痘－带状疱疹病毒引起,以群集性小水疱沿神经走向单侧分布,伴明显的神经痛为特征的病毒性皮肤病。

(一)病因及发病机制

带状疱疹由水痘－带状疱疹病毒引起。初次感染水痘－带状疱疹病毒后表现为水痘或呈隐性感染,以后病毒长期潜伏于脊髓后根神经节的神经元内,当机体抵抗力下降及各种诱发刺激的作用下,可使之激活,引起相应神经分布区的水疱和神经痛。

(二)临床表现

发疹前有轻度发热、全身不适、食欲缺乏以及患部皮肤烧灼感、感觉过敏或神经痛等前驱症状。初起时,患处出现带片状红斑,多于 1 d 内,在红斑的表面出现簇集性粟粒至绿豆大小丘疹、丘疱疹,迅速变为水疱,疱液清亮,疱壁紧张,互不融合,周围有红晕。严重时出现大疱或血疱,彼此融合,甚至坏死。数日后水疱干涸、结痂,愈后遗留暂时性淡红斑或色素沉着。水疱沿一侧皮神经呈带状分布,一般不超过体表中线,常见于肋间神经及三叉神经支配区。

神经痛为本病的特征之一,往往年龄越大越剧烈。可出现于起病前、发病中、皮疹消退后,尤其是老年患者常于损害消退后遗留较长时间的神经痛,但少数年轻患者,可仅有瘙痒而无疼痛。

本病具有自限性,病程 2～4 周。

由于病毒侵犯部位和病变程度不同,尚可出现以下特殊类型的带状疱疹,如不全型(顿挫型)带状疱疹、大疱型带状疱疹、出血型带状疱疹、泛发型(播散型)带状疱疹、眼带状疱疹和 Ramsay－Hunt 综合征。其中 Ramsay－Hunt 综合征为膝状神经节受累,影响第七脑神经的运动和感觉纤维而产生面瘫、耳痛及外耳道疱疹三联征。

(三)诊断

根据簇集性水疱、单侧带状排列,伴有显著神经痛等临床表现,易于诊断。

(四)鉴别诊断

本病有时需与单纯疱疹、肋间神经痛、急性阑尾炎、坐骨神经痛等疾病鉴别。

(五)治疗

治疗目的主要是缩短病程,缓解疼痛,预防各种并发症。

1.抗病毒治疗

阿昔洛韦 200 mg,每日 5 次,连用 7 d 亦可用阿昔洛韦注射剂,每次按 5 mg/kg,加入 5％葡萄糖或生理盐水 250 mL 中,每日 2 次静脉滴注,连用 5～7 d。或万乃洛韦,300 mg,每日 2

次,口服,连用 7 d。

2.镇痛

可选用各种镇痛药,如吲哚美辛 25 mg,每日 3 次,口服。或曲马朵 50 mg,每日 2 或 3 次,口服。亦可用布桂嗪(强痛定)、罗痛定(颅痛定)及奇曼丁等。神经营养药可选用维生素 B_1、维生素 B_{12} 等。

3.皮质类固醇激素

应用尚有争议,有人主张早期应用可减轻急性炎症,减少后遗神经痛。一般对年龄较大(50 岁以上)、神经痛明显或 Ramsary－Hunt 综合征患者可早期使用小剂量醋酸泼尼松。

4.外用药物治疗

可选用鱼石脂、炉甘石洗剂、酞丁安搽剂、喷昔洛韦软膏等,水疱破裂有渗出者用 1‰甲紫溶液。

额面部带状疱疹水肿明显者可用 0.08%庆大霉素生理盐水或 3%硼酸溶液湿敷。眼部带状疱疹可用 0.1%～0.5%碘苷滴眼液或阿昔洛韦眼药水或眼膏等。

5.美容治疗

发生在面部的带状疱疹可严重影响患者的容貌,产生恐惧心理。若治疗不当,可形成永久性的瘢痕和色素沉着。Ramsary－Hunt 综合征患者造成的面瘫和听力障碍不易恢复,不仅影响美感,还影响语言和咀嚼吞咽功能。

(1)瘢痕:可先试用非手术治疗,如瘢痕内注射长效皮质类固醇激素、放射疗法或硅胶膜等,若无明显效果后可选择手术治疗。

(2)色素沉着:可用激光治疗,若面积较小也可选择医学遮瑕剂外用。

(3)面瘫:可试用肉毒素注射美容术。

二、单纯疱疹

单纯疱疹是由单纯疱疹病毒感染所引起的以在皮肤黏膜交界处发生簇集性水疱为特点的病毒性皮肤病。

(一)病因及发病机制

病原体为单纯疱疹病毒。依据其抗原性不同可分为Ⅰ型和Ⅱ型。Ⅰ型主要侵犯生殖器以外的皮肤黏膜,Ⅱ型主要侵犯生殖器部位,且与宫颈癌等的发生有关。

人是单纯疱疹病毒唯一的自然宿主。患者和健康带毒者是传染源。直接密切接触与性接触为主要传播途径,亦可经飞沫传染。HSV 经口腔、呼吸道和生殖器黏膜以及破损皮肤侵入人体后,形成原发感染,其中 HSV－Ⅰ:型潜伏于三叉神经节和颈上神经节,HSV－Ⅱ型多在腰骶后根神经节,且多数为隐性感染,仅约 10%发病。由于 HSV 不产生永久免疫力,在机体抵抗力降低时,即可复发,反复发作的单纯疱疹患者多存在细胞免疫缺陷。

(二)临床表现

临床上将单纯疱疹分为原发性和复发性两大类。以后者多见。

1.原发性单纯疱疹

少见但严重,主要发生在 6 个月龄以上、5 岁以下或营养不良的婴儿,多以疱疹性牙龈口腔炎出现。其特征是口腔、牙龈上出现疱疹,亦可波及口周和唇缘,伴发热、咽痛及局部淋巴结肿痛。

2.复发性单纯疱疹

多见于成年人,好发于皮肤黏膜交界处,如口角、唇缘、鼻孔附近。局部先有灼热和痛痒感,随即在红斑的基础上出现簇集性水疱或丘疱疹,基底稍红,可发生糜烂。病变反复出现于同一部位,呈自限性,1～2周消退,愈后遗留暂时性红斑。累及角膜表现为树枝状角膜炎及角膜溃疡。

(三)诊断

根据发病部位、簇集性水疱、易复发等特点易于诊断。

(四)鉴别诊断

有时要与带状疱疹、脓疱疮、固定型药疹等疾病相鉴别。

(五)治疗

(1)治疗原则:缩短病程、防止继发感染和减少复发。

(2)对反复复发者应除去诱发因素并可试用免疫调节药,如左旋咪唑 50 mg,每日 3 次口服,服 3 d 停 4 d,连服 3 周。对病情严重者可用阿昔洛韦、万乃洛韦等抗病毒药物。

(3)局部治疗应加强护理,皮肤损害未破溃糜烂者可用酞丁胺搽剂、阿昔洛韦眼药水、碘苷眼药水外涂,每日 3 或 4 次。喷昔洛韦软膏(呋坦),每日 5 次外用,有较好疗效。有糜烂渗液或有继发感染者可用 1% 甲紫溶液或莫匹罗星、红霉素等抗生素软膏。

(4)美容治疗唇部发生的单纯疱疹不但影响说话、进食和感觉功能,还可影响口唇的表情及感情传递等审美功能。此外,反复发作留下的色素沉着斑也会影响美容。为减少对美容的影响,平时应适当锻炼身体,提高自身抵抗力,避免过度劳累、强烈日晒、过度饮酒。同一部位反复发作者可用激光治疗,若面积较小也可选择医学遮瑕剂外用。

三、疣

疣是一种常见的慢性病毒性皮肤病,以疣样增生为主要表现,临床上分寻常疣、跖疣、扁平疣、尖锐湿疣等。

(一)病因及发病机制

疣由人类乳头瘤病毒引起。目前已发现有 80 余种与疣类皮肤病相关,常见的有 1、2、3、4、10、11、18、28 等亚型。人是其唯一的宿主,对任何其他动物无致病性。主要通过直接接触传染,其次通过接触患者使用过的、受病毒污染的器物如针、刷子而间接传染。皮肤损害是病毒感染的主要因素。另外机体免疫功能,尤其是细胞免疫功能降低与疣的发生有关,用免疫抑制药和(或)皮质类固醇激素治疗者及细胞免疫功能缺陷者,疣的发病率比正常人增高。

(二)临床表现

1.寻常疣

寻常疣系 HPV-2、4 型或 7 型所引起,好发于儿童及青年,常见于手背、足背、手指、足趾、甲缘等处。皮肤损害为针尖至豌豆大乳头状角质隆起性丘疹。圆形或多角形,质地坚硬,表面粗糙,顶端分裂呈刺状,呈灰褐色、棕色或正常肤色。多无自觉症状,偶有压痛,摩擦或撞击后易出血。病程缓慢,约 65% 的寻常疣可在 2 年内自然消退,愈后不留痕迹。

2.跖疣

跖疣多见于成年人。皮肤损害好发于足底、趾间的受压部位。皮肤损害为黄豆或更大的角化性丘疹,表面粗糙不平,由于局部受压、摩擦形成黄色胼胝状,中央凹陷,无正常皮纹,除去表面角质后,下有疏松的乳白色角质软芯,其间可见散在的小出血点为其特征。行走和站立时疼痛。病程缓慢。

3.扁平疣

扁平疣由 HPV－3、HPV－5 等型引起,多见于青年。皮肤损害好发于面部、手背及前臂等处。皮肤损害为米粒至黄豆大的扁平圆形或多角形丘疹,正常肤色或灰褐色,表面光滑,融合或散在分布,或因搔抓自体接种,沿抓痕呈串珠状排列。一般无自觉症状,有时微痒。骤然出现,逐渐增多,经过慢性,可自然消退,愈后仍可复发。

(三)诊断

根据发病年龄、好发部位和皮肤损害特点易于诊断。

(四)鉴别诊断

寻常疣需与局限型疣状痣等疾病鉴别;跖疣需与鸡眼和胼胝等疾病鉴别;扁平疣需与汗管瘤、扁平苔藓、粟丘疹等疾病鉴别。

(五)治疗

1.寻常疣

本病主要采用局部治疗,一般不需全身治疗。

(1)局部治疗适用于疣体数目少的情况。根据部位、皮肤损害大小等,可采用以下方法中的一种进行。

1)电灼疗法:先清洁和消毒疣体及其周围皮肤,以 0.5％～1％普鲁卡因局部麻醉然后电灼并清除坏死组织,最后用抗生素软膏包敷患处,2 周左右痊愈。

2)液氮冷冻治疗。

3)锐匙刮除或用镊子在疣的基底部,以 30°用力向前推除,局部涂以碘伏或 2％～4％碘酊,压迫止血并包扎。

4)5％5－Fu 软膏或 3％酞丁胺霜外用,每日 2 次。

5)鸦胆子捣烂外敷,隔日 1 次。用时注意保护周围皮肤。

6)局部注射:①用异丙嗪和普鲁卡因配成脱疣液自疣基底部注射。②0.1％博来霉素(争光霉素)生理盐水溶液疣体根部注射,每周 1 次。

(2)全身治疗:适用于数目多,久治不愈者或免疫功能缺陷者,可选用下列方法。

1)聚肌胞肌内注射,每次 2～4 mL,每周 2 次,4 周为 1 个疗程。

2)干扰素肌内注射$(1～5)×10^6$U,每日 1 次,连用 10～14 d。

2.跖疣

(1)注意避免压迫摩擦,保持鞋袜干燥,防止继发感染。

(2)除选用寻常疣局部疗法中的(4)(5)(6)外,可采用下列方法。

1)3％甲醛溶液湿敷或浸泡患部,每日 1 次,每次 15 min,连用 4～8 周。

2)40％碘苷二甲亚砜溶液外涂或用 40％碘苷霜封包。

3)用 50℃热水浸泡,每日 1 次,每次 1 h,10 d 为 1 个疗程,可用至 3 个疗程。

(3)全身治疗同寻常疣。

3.扁平疣

(1)局部治疗

1)5％5－Fu 软膏或 3％酞丁胺霜外涂,每日 2 次,前者面部宜慎用。

2)0.05％～0.1％维生素 A 酸软膏或阿达帕林霜外用,每日 1～2 次。

3)维生素 D_3 衍生物也有一定疗效。

(2)全身治疗:除同寻常疣外,还可用下述方法。

1)左旋咪唑 50 mg,每日 3 次,连服 3 d,停 11 d,再连服 3 d,4～6 周为 1 个疗程。

2)西咪替丁 0.2～0.4 g,每日 3 次,2 周为 1 个疗程。

3)双嘧达莫 25 mg,每日 3 次,2 周为 1 个疗程。

4)其他:①乌洛托品 0.3～0.6 g,每日 3 次;②氧化镁 0.5 g,每日 3 次;③薏苡仁,30 g/d,水煎服。

(3)美容治疗:从视觉审美来看,疣破坏了皮肤的光滑、平整性,影响了皮肤的质感和美感。可根据病情采取冷冻、电灼、激光和刮除术等治疗手段同时实现治疗疾病和美容两方面的要求。

(许翠琴)

第二节　细菌性皮肤病

一、脓疱疮

脓疱疮,俗称黄水疮,是一种小儿多发的化脓性皮肤病。

(一)病因及发病机制

脓疱疮主要由凝固酶阳性的金黄色葡萄球菌,其次是链球菌,或两者混合感染所致。外环境条件,如高温、潮湿等均可为细菌在皮肤的繁殖提供机会。本病为接触传染,并具有较强的传染性,可在儿童中流行。

(二)临床表现

临床上一般分为寻常性脓疱疮、大疱性脓疱疮、深脓疱疮和葡萄球菌性烫伤样皮肤综合征四种类型,其中以寻常性脓疱疮最常见。

1. 寻常性脓疱疮

皮肤损害好发于暴露部位,如:面部、口周、鼻孔周围及四肢。初期为红斑或米粒至黄豆大小丘疹或水疱,迅速变为脓疱,疱壁薄,易破溃,周围绕有红晕。疱壁破溃后露出红色糜烂面,脓液干涸后形成黄色厚痂。可自体接种,自觉瘙痒。痂皮一般于 6～10 d 后脱落自愈,愈后不留瘢痕。

2. 大疱性脓疱疮

皮肤损害好发于面部、躯干及四肢,偶见于掌跖部。初为米粒大水疱或脓疱,迅速变为大疱,疱内容物先清澈后混浊,疱壁先紧张后松弛,脓液常沉积于疱底呈半月形,为本病的特征,脓疱周围无红晕。脓疱破溃,脓液干涸后结淡黄色痂,痂脱即愈,留有色素沉着。常有瘙痒。

3. 深脓疱疮

深脓疱疮又称臁疮。多见于营养不良的儿童和老年人,好发于下肢和臀区。初为水疱和脓疱,炎症明显,后损害扩大并向深部发展,中心坏死,表面形成黑色蛎壳样痂壳,脱落后形成边缘陡峭的溃疡。自觉疼痛。

4.葡萄球菌性烫伤样皮肤综合征

葡萄球菌性烫伤样皮肤综合征又称新生儿剥脱性皮炎及金葡菌性中毒性表皮坏死松解症。多发生于出生3个月以内婴儿,突然发病,初在口周及眼周发生红斑,后迅速蔓延至躯干及四肢,在红斑的基础上出现松弛性大疱或大片表皮剥脱,Nikolsky 征阳性,局部有疼痛。轻者1~2周皮肤损害干燥结痂痊愈,重者可因并发败血症、肺炎而危及生命。

(三)诊断

好发于儿童,流行于夏秋季节,皮肤损害多位于暴露部位,结合皮肤损害特点易于诊断。

(四)鉴别诊断

寻常性脓疱疮应与水痘和丘疹性荨麻疹鉴别;大疱性脓疱疮和葡萄球菌性烫伤样皮肤综合征需与天疱疮、大疱性类天疱疮、重症型多形红斑等疾病鉴别。

(五)预防及治疗

(1)一般治疗:注意个人卫生,保持皮肤清洁,夏季勤洗澡、勤换尿布,隔离患者防止传染。

(2)局部治疗:原则为清洁、消炎、杀菌、收敛,可用1:5 000 高锰酸钾溶液清洗患处,外涂1%甲紫溶液。抗生素软膏可用四环素、红霉素、新霉素及莫匹罗星(百多邦)等。

(3)全身治疗:根据病情轻重选用磺胺或抗生素,必要时根据药敏试验选择。口服可选用交沙霉素等抗生素,静脉注射可选用青霉素、红霉素、头孢唑啉等抗生素。

(4)葡萄球菌性:烫伤样皮肤综合征的治疗在上述治疗的基础上,应加强支持疗法,如输全血或血浆,或肌内注射丙种球蛋白。同时注意纠正水、电解质紊乱。

(5)美容治疗:脓疱疮好发于面部和四肢等暴露部位,严重影响患者的容貌。给予恰当的治疗后多可痊愈,不影响美观,一般不需特殊美容治疗。

二、毛囊炎、疖、痈

毛囊炎是毛囊的化脓性炎症;疖是毛囊及其周围的化脓性炎症;痈是指多个相邻近的毛囊发生深部感染而引起的聚集性疖肿。

(一)病因及发病机制

主要由凝固酶阳性的金黄色葡萄球菌所致,其次为白色葡萄球菌。机体抵抗力低下、皮肤不清洁、搔抓及营养不良、高温、多汗等为其发病的诱因。

(二)临床表现

1.毛囊炎

成年人多见。好发于头部、颈项部、臀区及外阴部。初起为粟粒大毛囊性炎性丘疹,逐渐形成脓疱,中央有毛发穿过,周围有炎性红晕,脓疱干涸或破溃后形成黄痂,痂皮脱落后痊愈,不留瘢痕。自觉轻度痒痛。

2.疖

好发于头面、发际、颈项及臀区等。初起为圆锥形毛囊性炎性丘疹,基底明显浸润,后增大形成坚硬结节,伴有红、肿、热、痛。数日后结节顶部出现黄白色脓栓,脓栓脱落,炎症逐渐消退愈合。严重者可伴有全身症状及附近淋巴结大。若多个疖肿反复发作、经久不愈者则为疖病。

3.痈

好发于颈项、背部、臀区和大腿等处。初期为红、肿、热、痛的弥散性肿块,表面光滑,边缘局限,表面常有多个脓栓,且互相贯通,呈蜂窝状。全身症状明显。

(三)实验室检查

血常规检查可见细胞计数升高,以中性粒细胞为主,严重者可有中毒颗粒或核左移。亦可取脓血行直接涂片革兰染色镜检,或将标本接种分离培养后鉴定菌种并做药物敏感试验。

(四)诊断

毛囊炎可根据浅在毛囊性炎性丘疹或小脓疱表现做出诊断。疖则根据炎性浸润较深的毛囊性结节,红、肿、热、痛明显,中心有脓栓等做出诊断。痈则根据红、肿、热、痛的弥散性肿块,表面光滑,边缘局限,表面常有多个脓栓,呈蜂窝状。全身症状明显等做出诊断。

(五)预防及治疗

1.一般治疗

注意皮肤卫生,防止外伤,积极治疗瘙痒性皮肤病及全身性疾病。

2.全身治疗

可根据病情适当选用磺胺类药物或抗生素,有条件时最好做脓培养,根据药物敏感试验结果选用敏感抗生素,疗程 10～14 d。

对顽固性反复发作的毛囊炎及疖病,可注射自家菌苗或多价葡萄球菌菌苗,每周 1 或 2 次,由 0.1 mL 开始,逐渐增至 1.0 mL。

3.局部治疗

对毛囊炎,以杀菌、止痒、清洁、干燥为原则。局部可用 2.5% 碘酊、莫匹罗星软膏、环丙沙星软膏(瑞康)等。对疖,应着重杀菌、消炎。早期可用热敷或 20% 鱼石脂软膏;如已化脓,应切开引流,但切忌挤压和早期切开,尤其是危险三角区的疖。对痈,病程早期局部热敷,若感染灶中心坏死组织较多,宜在局部浸润麻醉下,做"+"或"++"形切开,清除坏死组织,伤口用纱布填塞止血,术后通过换药或植皮愈合。

4.物理治疗

对早期疖肿和痈,可酌情选用紫外线、超短波等治疗。

5.美容治疗

创面愈合后可辅以美容治疗。

三、丹毒

丹毒是由 A 群乙型溶血性链球菌引起的皮肤及皮下组织内淋巴管及其周围软组织的急性炎症。

(一)病因及发病机制

病原菌为 A 群乙型溶血性链球菌,大多经过皮肤黏膜的微细损伤侵入。鼻部炎症和足癣分别为面部丹毒和小腿丹毒的主要诱因。

(二)临床表现

起病急,常有头痛、畏寒、发热等全身症状。皮肤损害好发于小腿或颜面,多为一侧性。表现为略高出皮面的水肿性鲜红色斑,表面紧张发亮,境界清楚,有时可发生水疱或大疱。自觉灼热疼痛,触痛明显。并伴有区域淋巴结大。白细胞总数及中性粒细胞增高。

(三)诊断

根据起病急剧,境界清楚的水肿性红斑,局部疼痛及压痛,结合好发部位及全身症状和实验室检查做出诊断。

(四)鉴别诊断

丹毒需与蜂窝织炎、接触性皮炎、类丹毒等疾病鉴别。

(五)治疗

1.治疗原则

早期、足量应用有效抗生素,控制炎症和防止复发。

2.全身治疗

首选青霉素 480 万～800 万 U 静脉滴注,或用头孢唑啉 5～6 g/d 静脉滴注。青霉素过敏者可用红霉素 1.2 g/d 加入 5％～10％葡萄糖溶液 1 000 mL 中静脉滴注。亦可选用其他头孢类抗生素等,一般疗程 10～l4 d。对高热者可对症处理。

3.局部治疗

用 50％硫酸镁溶液或 0.08％庆大霉素生理盐水湿敷,亦可外涂 15％～20％硫黄鱼石脂软膏。

4.物理治疗

可用音频、超短波、红外线等。

5.去除诱发因素

积极治疗足癣,鼻及耳等处病灶。

(许翠琴)

第十一章　急诊科疾病护理

第一节　急性呼吸衰竭

一、定义

急性呼吸衰竭(acute respiratory failure)是各种原因引起的肺通气和(或)换气功能严重障碍,以致不能进行有效的气体交换,导致缺氧伴(或不伴)二氧化碳(CO_2)潴留,从而引起一系列生理功能和代谢紊乱的临床综合征。在海平面大气压下,于静息条件下呼吸室内空气,并排除心内解剖分流和原发于心排出量降低等情况后,动脉血氧分压(PaO_2)<8 kPa(60 mmHg),或伴有二氧化碳分压($PaCO_2$)>6.65 kPa(50 mmHg),即为呼吸衰竭。因起病急骤,病变发展迅速,机体未能有很好的代偿,如不采取及时而有效的抢救措施,会危及患者生命。

二、病因与发病机制

1.病因

引起呼吸衰竭的病因很多,参与肺通气和肺换气的任何一个环节的严重病变,都可导致呼吸衰竭。

(1)各种导致气道阻塞的疾病:如急性病毒或细菌性感染或烧伤等物理、化学性因子等造成的上气道急性梗阻,异物阻塞也是一项引起急性呼吸衰竭的原因。

(2)肺实质病变:各种类型的肺炎包括细菌、病毒、真菌等引起的肺炎,误吸胃内容物,淹溺或化学毒性物质以及某些药物也可引起严重肺实质性炎症而发生急性呼吸衰竭。

(3)肺水肿:由各种严重心脏病(如心肌梗死、二尖瓣或主动脉瓣疾患等)、心力衰竭引起的心源性水肿;非心源性水肿,有人称之为通透性肺水肿,如急性高山病、复张性肺水肿、成人呼吸窘迫综合征(ARDS)。

(4)肺血管疾患:肺血栓栓塞,空气、脂肪栓塞等。

(5)神经肌肉系统疾患:脑血管疾病、脊髓颈段或高位胸段损伤、重症肌无力等。

(6)胸壁与胸膜疾病:胸壁外伤、自发性气胸或创伤性气胸、大量胸腔积液等。

2.发病机制

当上述各种原因导致肺通气或(和)肺换气功能受损时,即可导致低氧血症和高碳酸血症,从而导致急性呼吸衰竭。

(1)肺通气功能障碍:正常人在静息状态呼吸空气时,总肺泡通气量约为 4 L/min 能维持正常肺泡 PaO_2 和肺泡 $PaCO_2$。有效肺泡通气需要完整的解剖—生理链来保证,包括脑桥和延髓呼吸中枢与胸部神经肌肉的有机连接、胸廓和呼吸肌状态、气道通畅和肺泡的完整性。上述任何一环节受损即会导致肺泡通气不足。肺泡通气量减少会引起 PaO_2 下降和 $PaCO_2$ 升高。

（2）肺换气功能障碍：肺的气体交换是指肺泡内气体与肺泡毛细血管血液中气体的交换，主要是氧和二氧化碳的交换。肺气体交换主要取决于通气/血流灌注比值（V/Q）与弥散功能。

三、临床表现与诊断

1. 临床表现

临床表现除呼吸衰竭原发疾病的症状、体征外，主要为缺氧和二氧化碳潴留所引起的低氧血症、高碳酸血症或二者兼有，主要表现为呼吸困难和多脏器功能障碍。

（1）低氧血症：神经与心肌组织对缺氧十分敏感，缺氧时常出现中枢神经系统和心血管系统功能异常的临床征象，如判断力障碍、运动功能失常、烦躁不安等中枢神经系统症状。严重缺氧时，可表现为精神错乱、狂躁、昏迷、癫痫样抽搐。在心血管系统表现为血压下降、心律失常、心脏停搏等。缺氧患者的呼吸系统表现也是一项重要的临床征象，可表现为呼吸急促、辅助呼吸肌活动加强、鼻翼扇动、发绀、呼吸节律紊乱等。

（2）高碳酸血症：由于急性呼吸衰竭时二氧化碳的蓄积不仅程度严重且发生时间短促，因此可产生严重的中枢神经系统和心血管功能障碍。心血管方面表现为外周体表静脉充盈、皮肤充血、多汗、球结膜充血、血压升高、心率加快等。中枢神经系统出现先兴奋后抑制的现象，兴奋时表现为失眠、烦躁、躁动等，而后出现昏睡甚至昏迷等。

（3）其他重要器官功能受损：严重缺氧和二氧化碳潴留可导致肝、肾或胃肠功能障碍。部分患者可出现黄疸、肝功能异常；尿中可出现蛋白、红细胞和管型，血浆尿素氮、血肌酐增高。另外，也可能表现为应激性溃疡而致上消化道出血。

（4）水、电解质和酸碱平衡的失调：缺氧和二氧化碳潴留均伴随着酸碱平衡失调。因缺氧而通气过度可发生急性呼吸性碱中毒；急性二氧化碳潴留则表现为呼吸性酸中毒。严重缺氧时无氧代谢引起乳酸堆积，肾功能障碍使酸性物质不能排出，二者均可导致代谢性酸中毒。代谢性和呼吸性酸碱失衡又可同时存在，表现为混合性酸碱失衡。在酸碱平衡失调的同时，还可发生体液和电解质的代谢障碍。

2. 诊断

有导致呼吸衰竭的病因或诱因；有低氧血症或伴高碳酸血症的临床表现；在海平面大气压下，静息状态呼吸空气时，$PaO_2 < 8 \text{ kPa}（60 \text{ mmHg}）$，或伴 $PaCO_2 > 6.67 \text{ kPa}（50 \text{ mmHg}）$，并排除心内解剖分流或原发性心排血量降低时，呼吸衰竭的诊断即可成立。

四、急救配合与护理

1. 急救处理

急性呼吸衰竭作为临床常见危重症，直接危及伤病员的生命，只有采取及时有效的抢救措施，为原发病的治疗争取时间和创造条件，才能降低病死率。急性呼吸衰竭的治疗原则：首先在保持呼吸道通畅条件下，迅速纠正缺氧、二氧化碳潴留、酸碱失衡和代谢紊乱，防治多器官功能受损；其次是明确病因、治疗原发病及严密监测病情的发展，预防和治疗并发症。

（1）保持呼吸道通畅：保持呼吸道通畅是进行各种呼吸支持治疗的必要条件，是急性呼吸衰竭处理的第一步。在重症急性呼吸衰竭尤其是意识不清的患者，显得尤为重要。

（2）氧疗：缺氧是引起急性呼吸衰竭的直接原因，任何类型的呼吸衰竭都存在低氧血症，故积极纠正缺氧是治疗急性呼吸衰竭患者的重要措施，但不同类型的呼吸衰竭其氧疗的指征和给氧的方法不同。原则是Ⅱ型呼吸衰竭应给予低浓度（＜35％）持续吸氧；Ⅰ型呼吸衰竭则给予较高浓度（＞35％）吸氧。国外氦－氧混合气已较广泛地用于治疗呼吸系统疾病，可增加肺泡有效通气量，降低气道阻力，降低呼吸功耗，增大呼气流速，减少肺过度充气，促进二氧化碳的排出，减轻呼吸衰竭症状，但在国内广泛应用还存在一定的问题。

2.护理

（1）正确的体位：对急性呼吸衰竭的患者立即将头部取侧卧位，颈部后仰，抬起下颌。此种体位可以解除部分患者上气道的梗阻。

（2）保持气道通畅：协助患者咳痰，给予雾化吸入，湿化气道，使痰液稀释易于咳出。以负压吸引清除堵塞于呼吸道内的分泌物、血液或误吸的呕吐物、淹溺时的淡、海水等，通过气管内负压吸引有时可立即解除梗阻，改善通气。

（3）氧疗：急性呼吸衰竭重症，可用面罩法或经气管内插管、气管切开给予高浓度（＞50％）吸氧，但不可长期使用严防氧中毒。

（4）建立静脉通道：迅速建立静脉通道，用于药物治疗。

（5）监测和记录液体出入量：根据病情控制液体入量，需要时，应予记录出入量或填写护理记录单。注意电解质尤其是血钾的变化。

（6）监测呼吸、脉搏、意识状态等体征的变化：通过物理检查手段对患者临床情况进行仔细检查和连续观察是最简单、最基本和有价值的监测方法，任何先进监护仪往往也无法取代。

（7）监测动脉血气分析值的变化：动脉血气分析是诊断急性呼吸衰竭的关键，对指导机械通气和酸碱失衡的治疗具有重要意义。PaO_2对诊断缺氧和判断缺氧程度有重要价值，$PaCO_2$是判断肺通气功能的重要参数。在开始机械通气15～30 min后复测血气分析，可了解治疗效果。根据动脉血气分析结果可对通气方式、通气量、吸入氧气浓度和呼气末正压等进行适当调整。病情稳定后可每天测定1～2次。

（8）气道口护理：观察呼吸频率、呼吸深度和节律。记录气道分泌物的量、性状及颜色。检查气管造口伤口有无出血、渗出、皮下气肿和腥臭气味。保持伤口敷料清洁、干燥。每日更换或消毒内套管1～2次。更换套管或气管内抽吸时均应遵循无菌操作原则。

（9）湿化气道：应对放置人工气道或呼吸机治疗患者的吸入气体进行加温和湿化，避免气管内干燥、纤毛运动障碍、痰痂形成或气道阻塞、感染加剧及肺不张发生。

（10）心理护理：对急性呼吸衰竭的患者不仅要注意躯体功能的改变，也要重视心理情绪的变化。患者常对病情和预后有顾虑、心情忧郁、对治疗丧失信心。护理人员应经常巡视，积极采用语言与非语言的沟通方式，及时满足其需求。并教会患者自我放松等各种缓解焦虑的办法，以缓解呼吸困难，改善通气。

五、常见护理问题和护理措施

1.护理气体交换受损

护理气体交换受损与呼吸道痉挛、换气功能障碍有关

（1）环境与休息：提供安静舒适、空气洁净的环境，温度和湿度要适宜。

（2）病情观察：观察患者呼吸状况，判断呼吸困难类型。有条件可监测血氧饱和度、动脉血气变化，及时发现和解决患者异常情况。

（3）心理护理：呼吸困难可引起患者烦躁不安、恐惧，不良情绪反应可进一步加重呼吸困

难。因此,医护人员应陪伴患者身边,安慰患者,使其保持情绪稳定,增强安全感。

(4)保持呼吸道通畅。

(5)用药护理:遵医嘱应用支气管舒张剂、呼吸兴奋剂等,观察药物疗效和不良反应。

(6)氧疗和机械通气的护理:根据呼吸困难类型、严重程度不同,进行合理氧疗或机械通气,以缓解症状。

2.活动无耐力

活动无耐力与呼吸功能受损导致机体缺氧状态有关。

(1)休息和活动:合理安排休息和活动量,调整日常生活方式,如病情许可,有计划地增加运动量和改变运动方式,如室内走动、室外活动、散步、快走、慢跑、太极拳、体操等,逐渐提高肺活量和活动耐力。

(2)舒适体位:患者采取身体前倾坐位或半卧位,可使用枕头、背靠架或床边桌等支撑物,以患者自觉舒适为原则。避免紧身衣服或过厚盖被而加重胸部压迫感。

(3)呼吸训练:指导患者做缓慢深呼吸、腹式呼吸、缩唇呼吸等,训练呼吸肌,延长呼气时间,使其能完全呼出。

(王宏宇)

第二节　急性重症哮喘

一、疾病介绍

1.定义

急性重症哮喘(acute severe asthma)是指哮喘持续发作,出现急性呼吸困难,用一般支气管舒张剂无效,引起严重缺氧,导致血压下降、意识障碍甚至昏迷、死亡。严重的哮喘发作持续12 h以上者称为哮喘持续状态。急性重症哮喘病死率高达 $1\%\sim3\%$,近年来有逐年增高趋势。

2.急性重症哮喘的病因

(1)遗传因素:遗传因素在哮喘的发病中起重要作用,具体机制不明确,可能是通过调控免疫球蛋白 E 的水平及免疫反应基因发挥作用,二者互相作用、互相影响,导致气道受体处于不稳定状态或呈高反应性,而使相应的人群具有可能潜在性发展为哮喘的过敏性或特应性体质。

(2)外源性变应原

1)吸入性变应原:一般为微细颗粒,如衣物纤维、动物皮屑、花粉、油烟,空气中的真菌、细菌和尘螨等,另外还有职业性吸入物如刺激性气体。

2)摄入性变应原:通常为食物和药物,如海鲜、牛奶、鸡蛋、药物和食物添加剂等。

3)接触性变应原:外用化妆品、药物等。

3.发病机制

(1)气道炎症进行性加重。

(2)气道炎症持续存在且疗效不佳,同时伴有支气管痉挛加重。

（3）在相对轻度炎症的基础上骤发急性支气管痉挛。

（4）重症哮喘导致气道内广泛黏液分泌痰栓形成。

4.临床表现

（1）主要表现

1）呼吸困难：严重喘憋、呼吸急促、呼气费力、端坐呼吸，出现"三凹"征，甚至胸腹矛盾运动。

2）精神及意识状态：焦虑、恐惧、紧张、烦躁，重者意识模糊。

3）肺部体征：胸廓饱满呈吸气状态，呼吸幅度减小，两肺满布响亮哮鸣音，有感染时可闻及湿啰音；亦可因体力耗竭或小气道广泛痰栓形成而出现哮鸣音明显减弱或消失，呈"寂静肺"，提示病情危重。

4）脉搏：脉率常＞120 次/分钟，有奇脉；危重者脉率可变慢，或不规则，奇脉消失。

5）皮肤潮湿多汗，脱水时皮肤弹性减低。危重者可有发绀。

（2）患者主诉：患者出现严重的呼气性呼吸困难，吸气浅，呼气时相延长且费力，强迫端坐呼吸，不能讲话，大汗淋漓，焦虑恐惧，表情痛苦，严重者出现意识障碍，甚至昏迷。

5.治疗要点

（1）吸氧：低氧血症是导致重症哮喘死亡的主要原因。如果患者年龄在 50 岁以下，给予高浓度面罩吸氧（35%～40%）。给氧的目的是要将动脉血氧分压至少提高到 8 kPa，如果可能应维持在 10～14 kPa。入院后首次血气分析至关重要，并应严密随访，以了解低氧血症是否得到纠正，高碳酸血症是否发生，从而相应调整吸氧浓度和治疗方案。

（2）药物治疗：首先要建立静脉通道，遵医嘱用药。

1）肾上腺皮质激素：糖皮质激素为最有效的抗炎药。急性重症哮喘诊断一旦成立，应尽早大剂量使用激素，一般选用甲泼尼龙 40～125 mg（常用 60 mg），每 6 h 静脉注射 1 次或泼尼松 150～200 mg/d，分次口服。

2）β 受体激动剂：沙丁胺醇（舒喘灵）和特布他林（博利康尼）是目前国内外较为广泛使用的 β 受体激动剂，能迅速解除由哮喘早期反应所致支气管平滑肌痉挛，但对支气管黏膜非特异性炎症无效。在治疗急性重症哮喘时，多主张雾化吸入或者静脉注射。雾化装置以射流雾化器为佳，用氧气作为气源。超声雾化器对于严重缺氧患者可以进一步加重低氧血症，推荐剂量沙丁胺醇或特布他林溶液 1 mL（5 mg）＋生理盐水 4 mL 雾化吸入，氧流量 8～10 L/min，嘱咐患者经口潮气量呼吸，每 4～6 h 重复 1 次。静脉注射沙丁胺醇 1 mg 溶于 100 mL 液体内，在 30～60 min 内滴完，每 6～8 h 重复 1 次。

3）茶碱：具有舒张支气管平滑肌作用，并具有强心、利尿、扩张冠状动脉作用，此外，还可兴奋呼吸中枢和呼吸肌，为常用平喘药物。一般用法为氨茶碱＋葡萄糖液稀释后缓慢静脉注射或静脉滴注，首剂量 4～6 mg/kg，继而以每小时 0.6～0.8 mg/kg 的速度做静脉滴注以维持持续的平喘作用。应注意药液浓度不能过高，注射速度不能过快（静脉注射时间不得少于 10 min），以免引起严重毒性反应。

4）抗生素：在哮喘的急性发作期应用抗生素并非必要，但患者如有发热、脓痰，提示有呼吸道细菌继发感染时需应用抗生素，如静脉滴注哌拉西林每次 3～4 g，每 4～6 h 1 次；或头孢呋辛，静脉滴注每次 1.5g，每 8 h 1 次。或根据痰涂片和细菌培养，药敏试验结果选用。

（3）机械通气：重症哮喘常因严重的支气管痉挛、黏膜充血水肿及黏液大量分泌，使气道阻力和内压骤增,引起严重的通气不足,导致严重的呼吸性酸中毒和低氧血症,最终可造成机体多器官功能衰竭而死亡。如不能短时间内控制病情进展,病死率极高。患者经过临床药物治疗,症状和肺功能无改善,甚至继续恶化,应及时给予机械通气。其指征主要包括:意识改变、呼吸肌疲劳、$PaCO_2 \geqslant 6$ kPa(45 mmHg)等。可先采用经鼻(面)罩无创机械通气,若无效应,及早行气管插管机械通气。

机械通气注意事项:①注意观察、调节、记录呼吸器通气压力的变化,以防止气胸等并发症;②根据 $PaCO_2$ 数值调节呼吸器通气量;③意识清醒者需要全身麻醉,以配合气管插管和呼吸协调,使用呼吸器时可给予适量镇静剂或麻醉药;④注意气道湿化;⑤每隔 3~4 h 充分吸痰一次,吸引时间勿超过 15 s,以防缺氧,吸痰前后要密切观察病情,严防因积痰大量上涌或脱管等引起窒息;⑥吸痰时注意无菌操作,以减少呼吸道感染。

(4)做好急诊监护

1)对危重患者应持续心电监护,定时进行动脉血气检查,需要时胸部摄片。注意观察血压,有无吸停脉(奇脉)及意识状态的改变。酌情测定中心静脉压、肺动脉压及嵌顿压。为了判断气道阻塞程度及治疗效果,酌情进行简便肺功能测定。

2)感染的预防及处理:感染是哮喘患者发作加重的重要因素。实际工作中对治疗装置进行严格消毒、灭菌处理,及时更换呼吸管路,倾倒集液瓶内雾化液,吸痰、鼻饲的无菌操作,气囊的空气密闭气道都可以极大避免交叉感染和医院感染。病情允许时应及时翻身,以利痰液流出。

二、护理评估与观察要点

(一)护理评估

(1)既往史及有无哮喘家族史。

(2)发病的诱因及是否接触致敏原。

(3)咳嗽,痰液的颜色、性质、量和黏稠度。

(4)生命体征、意识状态。

(5)各项检查结果,如肺功能测定、痰液检查、动脉血气分析等。

(6)药物治疗的效果及不良反应,如各种吸入剂及糖皮质激素的应用。

(7)心理状况。

(二)观察要点

1.现存问题观察

重症哮喘患者多表现为极度呼吸困难,焦虑不安,大汗淋漓,明显发绀,心动过速(心率可达 140 次/分钟),甚至出现呼吸障碍而危及患者的生命,因此必须严密观察病情变化,准确监测体温、血压、脉搏、呼吸、意识等生命体征。观察氧疗效果:指(趾)甲、口唇、耳垂颜色变化情况。观察心率、心律变化,注意有无奇脉。在临床工作中,特别要注意以下几点:①患者呼吸频率>35 次/分钟,则是呼吸衰竭的先兆,其呼吸衰竭特征是呼吸频率突然由快变慢,吸呼比延长;②对于病情危重则哮鸣音消失,并不是病情好转的征象,而是一种危象;③如呼吸音很弱或听不到,则说明呼吸道阻塞严重,提示病情十分危重,有可能危及生命。

2.并发症的观察

(1)肺炎、肺不张或支气管扩张症:哮喘常因感染而诱发,又因气道痉挛、痰液引流不畅使感染迁延不愈,造成恶性循环。除合并支气管炎外,因痰栓也可致肺段不张与肺炎。反复发生肺炎的部位可有支气管扩张。

(2)自发性气胸:一旦发生气胸,往往可导致死亡。当哮喘患者突然发生严重的呼吸困难时,应立即做胸部 X 线检查,以确定是否合并气胸,如患者主诉胸闷不适,有憋气感,同时发现有呼吸急促、烦躁不安、血氧饱和度下降、冷汗、脉速,伴随胸痛出现,经医生确诊后,立即于患侧第二肋间行胸腔闭式引流,及时处理。观察呼吸的频率、节律、血氧饱和度。

(3)肺气肿、肺源性心脏病:经常发作哮喘持续状态,易出现肺气肿,进而发展成肺源性心脏病。这可能是因为低氧血症累及小血管,使小血管痉挛而造成肺动脉高压,逐渐成为肺源性心脏病。严密观察患者神志、精神、呼吸频率、节律,定期监测血气分析,观察生命体征的变化。

(4)呼吸衰竭:严重哮喘时,由于气道阻塞,发生严重通气障碍,使 PaO_2 明显降低,$PaCO_2$ 升高,发生呼吸衰竭。密切观察病情,监测呼吸与心血管系统,包括观察全身情况、呼吸频率、节律、类型、心率、心律、血压以及血气分析结果,观察皮肤颜色、末梢循环、肢体温度等变化。

(5)电解质紊乱与酸碱失衡:哮喘持续状态时,由于通气功能发生明显障碍,可引起高碳酸血症和低氧血症。临床表现为呼吸性酸中毒和缺氧状态,特别是由于黏液栓堵塞气道,严重时可以发生呼吸暂停。经积极抢救又可能由于吸氧过多,换气过度,产生呼吸性碱中毒,血气分析可出现低 $PaCO_2$ 和高 PaO_2 的情况。一般建议 pH$<$7.25 以下时可应用 5％碳酸氢钠溶液 100～150 mL/次静脉滴注。由于进食欠佳及缺氧所造成的胃肠道反应,患者常有呕吐,从而出现低钾、低氯性碱中毒,应予以及时补充,及时抽血查血电解质。

(王宏宇)

第三节 糖尿病酮症酸中毒

一、疾病概要

糖尿病酮症酸中毒(diabetic ketoacidosis,DKA)是糖尿病患者最常见的急性并发症,具有发病急、病情重、变化快的特点。占糖尿病住院患者的 8％～29％,每千名糖尿病患者年发生 DKA 者占 4％～8％,多由各种应激状态诱发,也可无明显诱因,延误诊断或者治疗可致死亡。

1.定义

由于糖尿病代谢紊乱加重,脂肪分解加速,产生的以血糖及血酮体明显增高及水、电解质平衡失调和代谢性酸中毒为主要表现的临床综合征。严重者常致昏迷及死亡。

2.诱因

DKA 诱因很多,1 型糖尿病有自发 DKA 倾向,2 型糖尿病患者在一定诱因作用下也可发生 DKA。

常见诱因:感染、胰岛素剂量不足或治疗中断、饮食不当、妊娠和分娩、创伤、手术、麻醉、急性心肌梗死、心力衰竭、精神紧张或严重刺激引起应激状态等,有时亦可无明显诱因。

3.病理生理

糖尿病酮症酸中毒是糖尿病患者在各种诱因作用下,由于胰岛素及升糖激素分泌双重障碍,造成糖、蛋白质、脂肪代谢紊乱以及水、电解质、酸碱平衡失调而导致高血糖、高血酮、酮尿、失水、电解质紊乱、代谢性酸中毒等综合征。

(1)高血糖:DKA 患者的血糖多呈中等程度的升高,常为 16.7～27.5 mmol/L(300～500 mg/dL),除非发生肾功能不全否则多不超过 27.5 mmol/L(500 mg/dL)。高血糖对机体的影响包括:①细胞外液高渗使得细胞脱水将导致相应器官的功能障碍;②引起渗透性利尿,同时带走水分和电解质进一步导致水盐代谢紊乱。

(2)酮症和(或)酸中毒:酮体是脂肪 β 氧化不完全的产物,包括乙酰乙酸、β-羟丁酸和丙酮 3 种组分,其中 β-羟丁酸和乙酰乙酸都是强酸。DKA 患者由于脂肪分解增加,产生大量的酮体,超过正常周围组织氧化的能力而引起高酮血症和酮症酸中毒,并消耗大量的储备碱。当血 pH 降至 7.2 时可出现典型的酸中毒呼吸(Kussmaul 呼吸),pH<7.0 时可致中枢麻痹或严重的肌无力甚至死亡,另外,酸血症影响氧与血红蛋白解离,导致组织缺氧、加重全身状态的恶化。DKA 时知觉程度的变化范围很大,当血浆 HCO_3^-≤9.0 mmol/L 时,不论其意识状态为半清醒或昏迷,均可视之为糖尿病酮症酸中毒昏迷(diabetic ketoacidosis and coma,DKAC),当血 HCO_3^- 降至 5.0 mmol/L 以下时,预后极为严重。

(3)脱水:DKA 时渗透性利尿、呼吸深快失水和可能伴有的呕吐、腹泻引起的消化道失水等因素均可导致脱水的发生。严重的脱水可引起血容量不足、血压下降,甚至循环衰竭等严重后果。

(4)电解质紊乱:DKA 时由于渗透性利尿、摄入减少及呕吐、细胞内外水分转移入血、血液浓缩等均可导致电解质紊乱。同时,由于电解质的丢失和血液浓缩等方面因素的影响,临床上所测血中电解质水平可高可低也可正常。DKA 时血钠无固定改变一般正常或减低,血钾多降低,另外,由于细胞分解代谢量增加,磷的丢失亦增加,临床上可出现低磷血症,低磷也可影响氧与血红蛋白解离引起组织缺氧。

4.临床表现及诊断

糖尿病酮症酸中毒按其程度可分为轻度、中度及重度。轻度实际上是指单纯酮症并无酸中毒,有轻中度酸中毒者可列为中度;重度则是指酮症酸中毒伴有昏迷,或虽无昏迷但二氧化碳结合力低于 10 mmol/L 时,患者极易进入昏迷状态。较重的酮症酸中毒临床表现包括以下几个方面。

(1)糖尿病症状加重:多饮多尿、体力及体质量下降的症状加重。

(2)胃肠道症状:包括食欲下降、恶心呕吐。有的患者,尤其是 1 型糖尿病患者可出现腹痛症状,有时甚至被误为急腹症。造成腹痛的原因尚不明了,有人认为可能与脱水及低血钾所致胃肠道扩张和麻痹性肠梗阻有关。

(3)呼吸改变:酸中毒所致,当血 pH<7.2 时呼吸深快,以利排酸;当 pH<7.0 时则发生呼吸中枢受抑制,部分患者呼吸中可有类似烂苹果气味的酮臭味。

(4)脱水与休克症状:中、重度酮症酸中毒患者常有脱水症状,脱水达 5% 者可有脱水表现,如尿量减少、皮肤干燥、眼球下陷等。脱水超过体质量 15% 时则可有循环衰竭,症状包括心率加快、脉搏细弱、血压及体温下降等,严重者可危及生命。

(5)神志改变:临床表现个体差异较大,早期有头痛、头晕、萎靡继而烦躁、嗜睡、昏迷,造成昏迷的原因包括乙酰乙酸过多、脑缺氧、脱水、血浆渗透压升高、循环衰竭等。

(6)诱发疾病表现:各种诱发疾病均有特殊表现应予以注意以免与酮症酸中毒互相掩盖,贻误病情。

5. 治疗要点

糖尿病酮症酸中毒发病急、进展快,处理时应注意针对内分泌代谢紊乱,去除诱因,阻止各种并发症的发生,减少或尽量避免治疗过程中发生意外,降低病死率等。

其中包括:补液、胰岛素的应用、补充钾及碱性药物,其他对症处理和消除诱因。

(1)补液:抢救 DKA 极为关键的措施。

1)在开始 2 h 内可补充生理盐水 1 000～2 000 mL,以后根据脱水程度和尿量每 4～6 h 给予 500～1 000 mL,一般 24 h 内补液 4 000～5 000 mL,严重脱水但有排尿者可酌情增加。

2)当血糖下降至 13.9 mmol/L 时,改用 5％葡萄糖生理盐水。对有心功能不全及高龄患者,有条件的应在中心静脉压监护下调整滴速和补液量,补液应持续至病情稳定,可以进食为止。

(2)胰岛素治疗

1)最常采用短效胰岛素持续静脉滴注。开始时以 0.1 U/(kg·h)(成人 5～7 U/h),控制血糖快速、稳定下降。

2)当血糖降至 13.9 mmol/L(250 mg/dL)时可将输液的生理盐水改为 5％葡萄糖或糖盐水,按每 3～4 g 葡萄糖加 1 U 胰岛素计算。

3)至尿酮转阴后,可过渡到平时的治疗。

(3)纠正电解质紊乱

1)通过输注生理盐水,低钠低氯血症一般可获纠正。

2)除非经测定血钾高于 5.5 mmol/L、心电图有高钾表现或明显少尿、严重肾功能不全者暂不补钾外,一般应在开始胰岛素及补液后,只要患者已有排尿均应补钾。一般在血钾测定监测下,每小时补充氯化钾 1.0～1.5 g(13～20 mmol/L),24 h 总量 3～6 g。待患者能进食时,改为口服钾盐。

(4)纠正酸中毒

1)轻、中度患者,一般经上述综合措施后,酸中毒可随代谢紊乱的纠正而恢复。仅严重酸中毒(pH≤7.0)时,应酌情给予小剂量碳酸氢钠,但补碱忌过快过多,以免诱发脑水肿。

2)当 pH＞7.1 时,即应停止补碱药物。

二、护理评估与观察要点

1. 护理评估

(1)病史:询问患者或者其家属有无糖尿病病史或者家族史、起病时间、主要症状及特点,如极度口渴、厌食、恶心、呕吐、昏睡及意识改变等。注意询问有无感染、胰岛素治疗不当、饮食不当,以及有无应激状态等诱发因素。

(2)心理—社会状况:评估患者对疾病知识的了解程度,有无焦虑、恐惧等心理变化,家庭成员对疾病的认识和态度等。

(3)身体状况:评估患者的生命体征、精神和神志状态,已有昏迷的患者,注意监测患者的瞳孔大小和对光反射情况;患者的营养状况;皮肤湿度和温度的改变和有无感染灶或不易愈合的伤口等。

2. 观察要点

注意观察病情,当患者出现显著软弱无力、呼吸加速、呼气时有烂苹果样味道、极度口渴、厌食、恶心、呕吐及意识改变,应警惕酮症酸中毒的发生。已经诊断为 DKA 的患者应密切监测生命体征和意识状态,详细记录 24 h 出入量,每 2 h 测血糖一次,及时抽查尿糖、酮体,注意血常规、电解质和血气变化。

(王宏宇)

第四节　脑　疝

脑疝是由于颅内压不断增高,其自动调节机制失代偿,脑组织从压力较高区向低压区移位,部分脑组织通过颅内生理空间或裂隙疝出,压迫脑干和相邻的重要血管和神经,出现特有的临床征象,是颅内压增高的危象,也是引起患者死亡的主要原因。脑疝是脑移位进一步发展的后果,一经形成便会直接威胁中脑或延髓,损害生命中枢,常于短期内引起死亡。

(一)护理要点

降低颅内压,严密观察病情变化,及时发现脑疝发生,给予急救护理。

(二)主要护理问题

(1)脑组织灌注量异常(brain perfusion abnormalities):与颅内压增高、脑疝有关。

(2)清理呼吸道无效(in fective airway clearance):与脑疝发生意识障碍有关。

(3)躯体移动障碍(impaired physical mobility):与脑疝有关。

(4)潜在并发症:意识障碍、呼吸、心搏骤停。

(三)护理措施

1.一般护理

病室温湿度适宜,定期开窗通风,光线柔和,减少人员探视。患者取头高位,床头抬高 15°～30°,做好基础护理。急救药品、物品及器械完好备用。

2.对症护理

(1)脑组织灌注量异常的护理

1)给予低流量持续吸氧。

2)药物治疗颅内压增高,防止颅内压反跳现象发生。

3)维持血压的稳定性,从而保证颅内血液的灌注。

(2)清理呼吸道无效的护理

1)及时清理呼吸道分泌物,保持呼吸道通畅。

2)舌根后坠者应抬起下颌或放置口咽通气道,以免阻碍呼吸。

3)翻身后保证患者体位舒适,处于功能位,防止颈部扭曲。

4)昏迷患者必要时行气管插管或气管切开,防止二氧化碳蓄积而加重颅内压增高,必要时使用呼吸机辅助呼吸。

(3)躯体移动障碍的护理

1)给予每 1～2 h 翻身 1 次,避免拖、拉、推等动作。

2)每日行四肢关节被动活动并给予肌肉按摩,防止肢体挛缩。

3)保持肢体处于功能位,防止足下垂。

（4）潜在并发症的护理

1）密切观察脑疝的前驱症状，及早发现颅内压增高，及时对症处理。

2）加强气管插管、气管切开患者的护理，进行湿化气道，避免呼吸道分泌物黏稠不易排出。

3）对呼吸骤停者，在迅速降颅内压的基础上按脑复苏技术进行抢救，给予呼吸支持、循环支持和药物支持。

二、健康指导

（一）疾病知识指导

1. 概念

当颅腔内某一分腔有占位性病变时，该分腔的压力高于邻近分腔，由于颅内压的持续增高迫使一部分脑组织向压力最小的方向移位，并被挤进一些狭窄的裂隙，造成该处脑组织、血管及神经受压，产生相应的临床症状和体征，称为脑疝。根据移位的脑组织及其通过的硬脑膜间隙和孔道，可将脑疝分为：小脑幕切迹疝（tentorial hernia），是位于幕上的脑组织（颞叶的海马回、钩回）通过小脑幕切迹被挤向幕下，又称颞叶钩回疝；枕骨大孔疝（tonsillar hernia）是位于幕下的小脑扁桃体及延髓经枕骨大孔被挤向椎管内，又称为小脑扁桃体疝；一侧大脑半球的扣带回经镰下孔被挤入对侧分腔可产生大脑镰下疝（subfalcial hernia），又称扣带回疝。

2. 主要的临床症状

（1）小脑幕切迹疝

1）颅内压增高的症状：表现为剧烈头痛及频繁呕吐，并有烦躁不安。

2）意识改变：表现为意识模糊、浅昏迷以至深昏迷，对外界的刺激反应迟钝或消失。

3）瞳孔改变：双侧瞳孔不等大。初起时患侧瞳孔略缩小，对光反射稍迟钝，患侧瞳孔逐渐出现散大，略不规则，直接及间接对光反射消失，但对侧瞳孔仍可正常。这是由于患侧动眼神经受到压迫牵拉所致。另外，患侧还可有眼睑下垂、眼球外斜等。如脑疝继续发展，则出现双侧瞳孔散大，对光反射消失。

4）运动障碍：多发生于瞳孔散大侧的对侧，表现为肢体的自主活动减少或消失。如果脑疝继续发展，症状可波及双侧，引起四肢肌力减退或间歇性出现头颈后仰、四肢挺直、躯背过伸、角弓反张等去大脑强直症状，是脑干严重受损的特征性表现。

5）生命体征的紊乱：表现为血压、脉搏、呼吸、体温的改变。严重时血压忽高忽低，呼吸忽快忽慢，出现面色潮红、大汗淋漓，或者面色苍白等症状。体温可高达 41 ℃以上，也可低至 35 ℃以下而不升，甚至呼吸、心跳相继停止而死亡。

（2）枕骨大孔疝：表现为颅内压增高、剧烈头痛、频繁呕吐、颈项强直或强迫头位等。生命体征紊乱出现较早，意识障碍、瞳孔改变出现较晚。因脑干缺氧，瞳孔可忽大忽小。由于位于延髓的呼吸中枢严重受损，呼吸功能衰竭的表现更为突出，患者早期即可突发呼吸骤停而死亡。

（3）大脑镰下疝：引起患侧大脑半球内侧面受压部的脑组织软化坏死，可出现对侧下肢轻瘫，排尿障碍等症状。

3. 脑疝的诊断

脑疝的最大危害是干扰或损害脑干功能，通过脑干受累临床表现进行诊断。由于病程短促，常常无法进行头部 CT 检查。

4.脑疝的处理原则

（1）关键在于及时发现和处理：对于需要手术治疗的病例，应尽快进行手术治疗。患者出现典型脑疝症状时，应立即选用快速降低颅内压的方法进行紧急处理。

（2）可通过脑脊液分流术、侧脑室外引流术等降低颅内压、治疗脑疝。

（二）饮食指导

（1）保证热量、蛋白质、维生素、糖类、氨基酸等摄入。

（2）注意水、电解质平衡。

（3）保持大便通畅，必要时可使用开塞露通便、服用缓泻剂或给予灌肠。

（三）用药指导

（1）遵医嘱按时、准确使用脱水利尿药物，甘露醇应快速静脉滴注，同时要预防静脉炎的发生。

（2）补充钾、镁离子等限制输液滴速药物时，要告知患者家属注意事项，合理安排选择穿刺血管。

（3）根据病情变化调整抗生素前，详细询问药物过敏史。

（四）日常生活指导

（1）意识昏迷、植物生存状态患者应每日定时翻身、叩背，保持皮肤完整性。加强观察与护理，防止压疮、泌尿系感染、肺部感染，暴露性角膜炎及废用综合征等并发症发生。

（2）肢体保持功能位，给予康复训练。

三、循证护理

脑疝是颅内高压的严重并发症。有学者对126例外伤性颅内血肿致脑疝患者的研究结果显示，当患者GCS评分从8分逐渐下降时，应加大脱水治疗力度，改善患者的颅内高压状态，为手术赢得时间。有研究结果显示，对于重度妊娠高血压综合征的患者，护理人员应重视观察意识、瞳孔的变化，尤其重视对应用镇静剂的患者的夜间观察，以便预防或及早发现脑疝的发生。

（王宏宇）

第五节　急腹症

一、疾病介绍

急腹症（acute abdomen）是以急性腹痛为突出表现，需要早期诊断和紧急处理的急性腹部疾患的总称，包括内、外、妇、儿、神经、精神等多学科或各系统的疾病。外科急腹症具有起病急、变化多、进展快、病因复杂的特点，因此，及时、准确地对急腹症做出诊断和救护是非常重要的，一旦延误诊断，抢救不及时，就会给患者带来严重的危害，甚至危及生命。

1.定义

急腹症（acute abdomen）是指腹腔内、盆腔和腹膜后组织和脏器发生了急剧的病理变化，从而产生以腹部的症状和体征为主，严重时伴有全身反应的腹部疾患的总称。

2. 病因

(1)功能紊乱：是指神经—体液调节失常而出现的脏器功能紊乱,临床表现为急性腹痛,但往往查不到形态学的改变。

(2)炎症病变：炎症是机体对于损伤的一种以防御保护为主的生物学反应,常有较明显的局部症状,全身则出现发热、白细胞计数增加以及随之而来的各系统功能变化。常见病包括：急性阑尾炎、急性腹膜炎、急性胆囊炎、输卵管炎、盆腔炎等。

(3)梗阻性疾病：梗阻是指空腔脏器及管道系统的通过障碍。急腹症中,以梗阻为主要病理变化的疾病如肠梗阻、胆道梗阻、尿路梗阻等。

(4)穿孔病变：穿孔是指空腔脏器穿破。常见的有急性胃十二指肠溃疡穿孔、肠穿孔、宫外妊娠和卵巢破裂等。

(5)出血性疾病：腹内各脏器破裂出血。其机制主要是血管破裂,或毛细血管损伤而发生的渗血等。

3. 发病机制

腹痛的主要发病机制包括腹内空腔脏器阻塞、腹膜刺激、血管功能不全、黏膜溃疡、胃肠蠕动改变、包膜牵张、代谢异常、神经损伤、腹壁损伤或腹外脏器病变等。

按病理生理机制主要分为 3 大类：内脏性腹痛、躯体性腹痛、牵涉痛,前两者是腹痛的基本原因。

(1)内脏性腹痛：大多由于空腔脏器或实质性脏器的包膜受牵张所致,其神经冲动由内脏传入纤维传入大脑中枢,产生痛感。内脏传入纤维为很细的无髓神经细胞纤维,传导速度慢,定位不准确,多为钝痛,伴反射性恶心、呕吐等特点。早期轻重不一,轻者可仅表现为含糊的不适感,重者可表现为剧痛或绞痛,可为持续性疼痛,也可为阵发性或间断性疼痛。如受累脏器与运动有关,疼痛多为间断性或阵发性、绞痛或痉挛性疼痛,为大多数内科疾病所致的急性腹痛的发病机制。

(2)躯体性腹痛：是由壁腹膜受到缺血、炎症或伸缩刺激产生的痛感。由有髓传入神经纤维传导疼痛刺激至同一脊神经节段,与体表分布区相一致。因此,躯体性腹痛多可定位疼痛刺激的部位,疼痛剧烈,主要是锐痛、刀割样痛、持续性疼痛,咳嗽或活动可能会引起疼痛加重,疼痛持续时间较长。躯体性原因引起的腹痛体检时可出现压痛或触痛、反跳痛、肌紧张。阑尾炎的典型表现涉及内脏和躯体痛,早期表现为脐周痛(内脏性疼痛),但当炎症扩展至腹膜(躯体性疼痛)时,疼痛可准确定位在右下腹部。

(3)牵涉痛：又称放射痛或感应痛,是由于有些内脏传入纤维和躯体传入纤维共同使用同一神经元,使 2 个似乎不相干的部位同时感觉有疼痛。如胆道疾病(如胆囊炎)引起右肩背部牵涉痛;膈肌刺激(如脾破裂)产生肩痛;胸内疾病如急性下壁心肌梗死可伴上腹痛、恶心、呕吐等症状。

4. 临床表现

(1)腹痛：是急腹症的主要临床症状,其临床表现、特点和程度随病因或诱因、发生时间、始发部位、性质、转归而不同。

1)炎性腹痛：起病慢,腹痛由轻逐渐加重,以后呈持续性疼痛,有固定的压痛点,有的伴有全身症状,如体温升高,血白细胞计数升高。主要是炎性物质渗出,刺激腹膜引起。此类多见于急性阑尾炎、急性胆囊炎和急性胆管炎、急性胰腺炎等疾病。

2)穿孔性腹痛:起病急,腹痛突然加重,呈持续性疼痛。同时伴有压痛、反跳痛、腹肌紧张等腹膜刺激征,肠鸣音减弱。全身症状有体温升高,脉搏增快,白细胞升高。临床上以急性阑尾炎、胃十二直肠穿孔最重,肠穿孔中毒症状较重,而疼痛较轻,更要重视。

3)腹腔内出血:常见于外伤性肝、脾及宫外孕破裂等病。特点是病情急而重,危及生命,以失血性休克为主,表现为头晕、烦躁、面色苍白、脉搏细速,血压下降甚至血细胞检查示急性贫血。若腹穿抽出不凝血,则为实质性脏器破裂出血,应该立即准备急诊手术。

4)急性梗阻:呈阵发性腹痛,间歇期仍有隐痛,伴有频繁呕吐。腹部症状主诉明显,但体征不明显。早期体温、血常规一般无变化。胆管梗阻伴有黄疸、发热,尿路梗阻伴有血尿,肠梗阻肛门停止排便、排气。

5)缺血性腹痛:内脏急性缺血可产生剧烈腹痛,一般为持续性绞痛,阵发性加剧,有明显的腹膜刺激征,有时还可以扪及腹部包块。缺血性腹痛的原因主要有 2 类:①血管栓塞,如肠系膜动脉急性栓塞;②内脏急性扭转造成缺血,多见于肠扭转、肠套叠、卵巢囊肿蒂扭转等。

(2)伴随症状

1)恶心、呕吐:早期为反射性,是内脏神经受刺激所致。如阑尾炎早期,胃、十二指肠溃疡穿孔等。由于胃肠道通过障碍导致呕吐,称为逆流性呕吐,一般表现较晚、较重,如晚期肠梗阻。也有因毒素吸收,刺激中枢所致,晚期出现呕吐。呕吐物的性质对诊断有重要参考价值。

2)大便情况:询问有无排气及大便,大便性状及颜色。如腹痛发作后停止排气、排便,多为机械性肠梗阻。反之,若出现腹泻或里急后重,可能是肠炎或痢疾。柏油样便常为上消化道出血,小儿果酱样便应考虑肠套叠。

3)其他:绞痛伴有尿频、尿急、尿痛或血尿,多考虑泌尿系统感染或结石;腹痛伴有胸闷、咳嗽、血痰或伴有心律失常,应考虑胸膜、肺部炎症或心绞痛等;伴寒战、高热,可见于急性化脓性胆管炎、腹腔脏器脓肿、大叶性肺炎、化脓性心包炎等;伴黄疸,可见于急性肝、胆道疾病,胰腺疾病,急性溶血等;伴休克,常见于急性腹腔内出血、急性梗阻性化脓性胆管炎、绞窄性肠梗阻、消化性溃疡急性穿孔、急性胰腺炎、急性心肌梗死等;伴肛门坠胀感、阴道不规则流血、停经等见于妇科急腹症。

(3)辅助检查:如超声波,胸腹 X 线检查,心电图,血、尿、便三大常规检查,将结果综合分析,做出鉴别,以达到分诊准确,同时为医生的进一步诊断奠定基础。

1)血、尿、便常规检查:是每个腹痛患者皆需检查的项目,有助于诊断。血白细胞总数及中性粒细胞增高提示炎症病变;尿中出现大量红细胞提示泌尿系统结石、肿瘤或外伤,有蛋白尿和白细胞则提示泌尿系统感染;脓血便提示肠道感染,血便提示狭窄性肠梗阻、肠系膜血栓栓塞、出血性肠炎等。

2)血液生化检查:血清淀粉酶增高提示为胰腺炎,是腹痛鉴别诊断中最常用的血生化检查;血糖与血酮的测定可用于排除糖尿病酮症酸中毒引起的腹痛;血清胆红素增高提示胆道疾病;肝、肾功能及电解质的检查对判断病情亦有帮助。

3)X 线检查:腹部 X 线片检查在腹痛的诊断中应用最广。膈下发现游离气体,胃肠道穿孔几乎可以确定;肠腔积气扩张、肠中多处液平面则可诊断肠梗阻;输尿管部位的钙化影可提示输尿管结石;腰大肌影模糊或消失提示后腹膜炎症或出血;X 线钡餐造影或钡灌肠检查可以发现胃、十二指肠溃疡、肿瘤等,但疑有肠梗阻时应禁忌钡餐造影;胆囊、胆管造影,内镜下的逆行胰胆管造影及经皮穿刺胆管造影对胆系及胰腺疾病的鉴别诊断甚有帮助。

4）B超检查：主要用于检查胆道和泌尿系结石、胆管扩张、胰腺及肝脾大等。对腹腔少量积液、腹内囊肿及炎性肿物也有较好的诊断价值。

5）内镜检查：可用于胃肠道疾病的鉴别诊断，在慢性腹痛的患者中常有此需要。

6）CT检查：CT对急腹症的诊断与B超相似，且不受肠内气体干扰，常应用于某些急腹症的诊断和鉴别诊断。

7）腹腔穿刺：腹痛诊断未明而发现腹腔积液时，可考虑做腹腔穿刺检查。穿刺所得液体应送常规及生化检查，必要时还需做细菌培养。

8）心电图：对年龄较大者，应做心电图检查，以了解心肌供血情况，排除心肌梗死和心绞痛。

5. 治疗要点

根据患者病情的轻重缓急而采取不同的救治方法。通过检查探明病因，标本兼治。

（1）一般处理

1）体位：在无休克的情况下，急腹症患者宜采用半卧位或斜坡卧位，可使腹肌松弛，改善呼吸、循环、减轻腹胀，控制感染等。合并休克者需采用休克卧位。

2）饮食：未明确诊断的患者，应当禁食。对病情较轻，确定采用非手术治疗者，可给流质或易消化的半流质饮食，但需要严格控制进食量。对于胃肠穿孔，已出现肠麻痹等病情较重者，必须禁食。疑有空腔脏器穿孔、破裂或腹胀明显者，应禁食水并放置胃肠减压管。

3）纠正水、电解质紊乱和酸碱失衡：防止休克，建立静脉通路，补充血容量，并应用抗生素防治感染，为手术治疗创造条件。

（2）非手术治疗适应证

1）急性腹痛好转或疼痛＞3 d而无恶化。

2）腹膜刺激征不明显或已局限。

3）有手术指征但患者不能耐受手术者，在积极采用非手术治疗的同时，尽量创造条件，争取尽早手术。

非手术治疗必须在严密观察病情及做好手术准备的情况下进行，若经短期非手术治疗后急腹症的症状、体征未见缓解反而加重者，应及时采用手术疗法。

（3）手术治疗的适应证

1）诊断明确，需立即处理者。如急性化脓性阑尾炎、异位妊娠破裂等。

2）诊断不明，但腹痛和腹膜炎体征加剧，全身中毒症状加剧者。

3）腹腔内脏器大出血。

4）急性肠梗阻疑有绞窄坏死者。

二、护理评估及观察要点

1. 护理评估

（1）病史

1）年龄与性别：儿童腹痛，常见的病因是蛔虫症、肠系膜淋巴结炎与肠套叠等。青壮年则多见溃疡病、肠胃炎、胰腺炎。中老年则多胆囊炎、胆结石，此外，还需注意胃肠道疾病、肝癌与心肌梗死的可能性。肾绞痛较多见于男性，而卵巢囊肿扭转、黄体囊肿破裂则是妇女急腹症的常见病因，如系育龄期妇女，则宫外孕应予以考虑。

2)既往史:有些急腹症与过去疾病密切相关。如胃、十二指肠溃疡穿孔史,腹部手术、外伤史,胆道疾病,泌尿道结石,阑尾炎,女性患者月经史、生育史等。

3)腹痛:询问过往有无腹痛的经历,此次腹痛有无前驱或伴随症状,如发热、呕吐等,起病的缓急、症状出现的先后;腹痛的最明显的部位有无转移和放射;腹痛的性质为持续性、阵发性或者持续疼痛伴有阵发性加重;疼痛的程度;诱发和缓解因素。

4)起病急剧而一般情况迅速恶化者,多见于实质性脏器破裂、空腔脏器穿孔或急性梗阻、急性出血坏死性胰腺炎、卵巢囊肿蒂扭转、宫外孕破裂等;开始腹痛较轻而后逐渐加剧者多为炎症病变,如阑尾炎、胆囊炎等。

(2)身体评估

1)全身状况:有无痛苦表情,生命体征是否平稳。

2)腹部检查:触诊时从不痛部位逐渐检查至疼痛部位,手法要轻柔(冬季手要温暖)以免引起腹肌紧张,而影响判断,同时了解腹部有无压痛、反跳痛、肌紧张及有无移动性浊音、肠鸣音等,观察患者面色、精神和意识的变化。

2.观察要点

(1)生命体征的变化:定时测量体温、脉搏、呼吸、血压,观察神志变化。注意有无脱水、电解质失衡及休克表现。

(2)消化道功能状态:如饮食、呕吐、腹泻、排气、排便,以及腹痛的部位、性质和范围的变化。

(3)腹部体征的变化:如腹胀、肠蠕动、压痛、反跳痛、肌紧张、肝浊音界以及移动性浊音等。

(4)重要脏器:如心、肝、肺、肾、脑等功能的变化。

(5)加强病情的动态观察,注意新的症状和体征。

(6)保持输液管道及各导管的通畅,准确记录出入量。

(王宏宇)

第六节 休 克

休克(Shock)即由于各种严重创伤、失血、感染等导致神经体液因子失调,心排血量及有效循环血容量不足,微循环灌注量明显下降,因而无法维持重要生命脏器的灌流,以致缺血、缺氧、代谢紊乱等引起一系列病理、生理变化的综合征。休克的原因很多,有效循环血容量锐减是其共同特点。

一、休克分类

休克可按病因不同分为以下 6 种。

(1)低血容量性休克:包括失血、失液、烧伤、过敏、毒素、炎性渗出等。

(2)创伤性休克:创伤后除血液丢失外,组织损伤大量液体的渗出,毒素的分解释放、吸收,以及神经疼痛因素等,都可导致休克。

(3)感染性休克:多见于严重感染,体内毒素产物吸收所致等。

（4）心源性休克：见于急性心肌梗死、严重心肌炎、心律失常等。

（5）过敏性休克：为药物或免疫血清等过敏而引起。

（6）神经源性休克：见于外伤、骨折和脊髓麻醉过深等。

二、休克分期

各种原因引起的休克虽各有特点，但最终导致的生理功能障碍大致相同，有效循环血容量不足是重要因素，心排血量下降是直接过程，血管床的容积扩大，微循环瘀血，器官功能障碍是最终结果。

1.休克早期

休克早期又称缺血性缺氧期：此期实际上是机体的代偿期，微循环受休克动因的刺激，使儿茶酚胺、血管紧张素、加压素、TXA 等体液因子大量释放，导致末梢小动脉、微循环、毛细血管前括约肌、微静脉持续痉挛，使毛细血管前阻力增加，大量真毛细血管网关闭，故循环中灌流量急剧减少。上述变化使血液重新分布，以保证心脏等重要脏器的血供，故具有代偿意义。随着病情的发展，某些血管中的微循环动静脉吻合支开放，使部分微循环血液直接进入微静脉（直接通路）以增加回心血量。此期患者表现为精神紧张，烦躁不安，皮肤苍白、多汗，呼吸急促，心率增速，血压正常或偏高，如立即采取有效措施容易恢复，若被忽视，则病情很快恶化。

2.休克期

休克期又称瘀血期或失代偿期：此期系小血管持续收缩，组织明显缺氧，经无氧代谢后大量乳酸堆积，毛细血管前括约肌开放，大量血液进入毛细血管网，造成微循环瘀血，血管通透性增强，大量血浆外渗，此外，白细胞在微血管上黏附，微血栓形成，使回心血量明显减少，故血压下降，组织细胞缺氧及血管受损加重。除儿茶酚胺，血管加压素等体液因素外，白三烯（LTS）纤维连接素（Fn）、肿瘤坏死因子（TNF）、白介素（TL）、氧自由基等体液因子均造成细胞损害，也为各种原因休克的共同规律，被称为"最后共同通路"。临床表现为表情淡漠，皮肤黏膜发绀，中心静脉压降低，少尿或无尿，及一些脏器功能障碍的症状。

3.休克晚期

休克晚期又称 DIC 期：此期指在毛细血管瘀血的基础上细胞缺氧更重，血管内皮损伤后胶原暴露，血小板聚集，促发内凝及外凝系统，在微血管形成广泛的微血栓，细胞经持久缺氧后胞膜损伤，溶酶体释放，细胞坏死自溶，并因凝血因子的消耗而播散出血，同时，因胰腺、肝、肠缺血后分别产生心肌抑制因子（MDF）、血管抑制物质（VDM）及肠因子等物质，最终导致重要脏器发生严重损伤、功能衰竭，此为休克的不可逆阶段。

三、主要临床表现

1.意识和表情

休克早期，脑组织血供尚好，缺氧不严重，神经细胞反应呈兴奋状态，患者常表现为烦躁不安。随着病情的发展，脑细胞缺氧加重，患者的表情淡漠，意识模糊，晚期则昏迷。

2.皮肤和肢端温度

早期因血管收缩口唇苍白，四肢较冷、潮湿。后期因缺氧或瘀血口唇发绀，颈静脉萎缩，甲床充盈变慢。

3.血压

血压是反映心输出压力和外周血管的阻力，不能代表组织的灌流情况。在休克早期，由于外周血管阻力增加,可能有短暂的血压升高现象,此时舒张压升高更为明显,心排血量低,收缩压相对减低,因而脉压减小,这是休克早期较为恒定的血压变化,只有代偿不全时,才出现血压下降。

4. 脉搏

由于血压低,血容量不足,心搏代偿增快,以维持组织灌流,但由于每次心搏出量都较少,这样更加重心肌缺氧,心肌收缩乏力,所以在临床常常是脉搏细弱。

5. 呼吸

多由缺氧和代谢性酸中毒引起呼吸浅而快,晚期由于呼吸中枢受抑制,呼吸深而慢甚至不规则。

6. 尿量

早期是肾前性,尿量减少反映血容量不足,肾血灌注不足,后期有肾实质性损害,不但少尿,重者可发生无尿。以上为各类休克共同的症状和体征,临床上战创伤性休克突出的表现有"5P"。即皮肤苍白(pallor),冷汗(prespiration),虚脱(prostration),脉搏细弱(pulseless-ness),呼吸困难(pulmonary deficiency)。

四、病情评估

评估的目的是根据临床各项资料,及早发现休克的前期表现及病情的变化情况,为休克的早期诊治争取有利时机。

(一)病情判断

1. 病史收集

重点了解休克发生的时间、程度、受伤史、伴随症状;是否进行抗休克治疗;目前的治疗情况等。

2. 实验室检查

需测量以下数据。

(1)测量红细胞计数,血红蛋白和血细胞比容,可了解血液稀释或浓缩的程度。

(2)测量动脉血气分析和静脉血二氧化碳结合力,帮助了解休克时酸碱代谢变化的过程和严重程度。

(3)测定动脉血乳酸含量,反映细胞内缺氧的程度,也是判断休克预后的一个重要指标,正常值为 1.3 mmol/L。

(4)测定血浆电解质,有助于判断休克时机体内环境与酸碱平衡是否稳定。

(5)测定肝、肾功能,有助于了解休克状态下肝肾等重要脏器的功能。

(6)测定血小板计数、凝血酶原时间与纤维蛋白原以及其他凝血因子等,有助于了解是否有发生 DIC 的倾向。

(二)临床观察

1. 神志状态

反映中枢神经系统血流灌注情况,患者神志清楚,反应良好表示循环血量已能满足机体需要。休克早期可表现为兴奋状态,随着休克程度的加重,可转为抑制状态,甚至昏迷。

2. 肢体温度、色泽

肢体温度和色泽能反映体表灌流的情况,四肢温暖,皮肤干燥,轻压指甲或口唇时局部暂时苍白而松压后迅速转为红润,表示外周循环已有改善,黏膜由苍白转为发绀,提示进入严重休克;出现皮下瘀斑及伤口出血,提示 DIC 的可能。

3.体温不升或偏低

但发生感染性休克时,体温可高达 39 ℃。

4.脉搏

休克时脉搏细速出现在血压下降之前,是判断早期休克血压下降的可靠依据。

5.呼吸

呼吸浅而快,伴有酸中毒时呼吸深而慢。晚期可出现进行性呼吸困难。

6.尿量

观察尿量就是观察肾功能的变化,它是反映肾脏毛细血管灌注的有效指标,也是反映内脏血流灌注情况的一个重要指标。早期肾血管收缩,血容量不足,可出现尿量减少;晚期肾实质受损,肾功能不全,少尿加重,甚至出现无尿。

7.血压与脉压

观察血压的动态变化对判断休克有重要作用。休克早期由于外周血管代偿性收缩,血压可暂时升高或不变,但脉压减小;失代偿时,血压进行性下降。脉压是反映血管痉挛程度的重要指标。脉压减小,说明血管痉挛程度加重,反之,说明血管痉挛开始解除,微循环趋于好转。

五、治疗

由于休克可危及生命,应紧急采取有效的综合抢救措施以改善血管的组织灌流,防止生命攸关的器官发生不可逆的损害,其治疗原则必须采取综合疗法,尽早去除病因,及时、合理、正确地选用抗休克药物,以尽快恢复有效循环血量,改善组织灌流,恢复细胞功能。

1.紧急处理和急救

对心跳、呼吸停止者立即行心肺复苏术。对严重的战创伤者采取边救治边检查边诊断或先救治后诊断的方式进行抗休克治疗。同时采取以下方法。

(1)尽快建立 2 条以上静脉通道补液和应用血管活性药。

(2)吸氧,必要时气管内插管和人工呼吸。

(3)监测脉搏、血压、呼吸、中心静脉压、心电图等生命体征及测量指标。

(4)对开放性外伤立即行包扎、止血和固定。

(5)镇痛,肌内注射或静脉注射吗啡 5~10 mg,但严重颅脑外伤、呼吸困难、急腹症患者在诊断未明时禁用。

(6)尽快止血:一般表浅血管或四肢血管出血,可能采用压迫止血或止血带方法进行暂时止血,待休克纠正后再行根本性止血;如遇内脏破裂出血,可在快速扩容的同时积极进行手术止血。

(7)采血标本送检,查血型及配血。

(8)留置导尿管监测肾功能。

(9)全身检查,以查明伤情,必要时进行胸、腹腔穿刺和做床旁 B 超、X 线片等辅助检查明确诊断,在血压尚未稳定前严禁搬运患者。

(10)对多发伤原则上按胸、腹、头、四肢顺序进行处置。

(11)确定手术适应证,做必要术前准备,进行救命性急诊手术、如气管切开、开胸心脏按压、胸腔闭式引流、剖腹止血手术等。

(12)适当的体位,取休克位,即头和腿部各抬高 30°,以增加回心血量及减轻呼吸时的负担,要注意保暖。

(13)向患者或陪伴者询问病史和受伤史,做好抢救记录。

2.液体复苏

(1)复苏原则:休克液体复苏分为 3 个阶段,根据各阶段的病理、生理特点采取不同的复苏原则与方案。

1)第一阶段为活动性出血期:从受伤到手术止血约 8 h,此期的重要病理生理特点是急性失血(失液)。治疗原则主张用平衡盐液和浓缩红细胞复苏,比例为 2.5∶1,不主张用高渗盐液、全血及过多的胶体溶液复苏,不主张用高渗溶液是因为高渗溶液增加有效循环血容量升高血压是以组织间液、细胞内液降低为代价的,这对组织细胞代谢是不利的,不主张早期用全血及过多的胶体是为了防止一些小分子蛋白质在第二、三阶段进入组织间,引起过多的血管外液体潴留,同时对后期恢复不利,如患者大量出血,血色素很低,可增加浓缩红细胞的输注量。

2)第二阶段为强制性血管外液体潴留期:历时 1~3 d。此期的重要病理生理特点是全身毛细血管通透性增加,大量血管内液体进入组织间,出现全身水肿,体质量增加。此期的治疗原则是在心肺功能耐受情况下积极复苏,维持机体足够的有效循环血量。同样,此期也不主张输注过多的胶体溶液,特别是清蛋白。此期关键是补充有效循环血量。

3)第三阶段为血管再充盈期:此期机体功能逐渐恢复,大量组织间液回流入血管内。此期的治疗原则是减慢输液速度,减少输液量。同时在心肺功能监护下可使用利尿剂。

(2)复苏液体选择:理想的战创伤后复苏液体应满足以下几个要素:①能快速恢复血浆容量,改善循环灌注和氧供;②有携氧功能;③无明显不良反应,如免疫反应等;④易储存、运输,且价格便宜。

1)晶体液:最常用的是乳酸钠林格液,钠和碳酸氢根的浓度与细胞外液几乎相同,平衡盐溶液和生理盐水等也均为常用。

扩容需考虑 3 个量,即失血量、扩张血管内的容积、丢失的功能细胞外液,后者必须靠晶体液纠正,休克时宜先输入适量的晶体液以降低血液黏稠度,改善微循环。但由于晶体液的缺陷在于它不能较长时间停留在血管内以维持稳定的血容量,输入过多反可导致组织水肿,故应在补充适量晶体液后应补充适量的胶体液如清蛋白、血浆等。

2)胶体液:常用的有 706 代血浆、中分子右旋糖酐、全血、血浆、清蛋白等,以全血为最好。全血有携氧能力,对失血性休克改善贫血和组织缺氧特别重要。补充血量以维持人体血细胞比容 0.30 左右为理想,但胶体液在血管内只维持数小时,同时用量过大可使组织间液过量丢失,且可发生出血倾向,常因血管通透性增加而引起组织水肿。故胶体输入量一般为1 500~2 000 mL。中度和重度休克应输一部分全血。右旋糖酐－40 也有扩容、维持血浆渗透压、减少红细胞凝聚及防治 DIC 的作用。但它可干扰血型配合和凝血机制,对肾脏有损害,且可引起变态反应,故不宜大量应用,每天 500~1 000 mL 即可。晶体液和胶体液有各自的优势,也有自己的不足。

(3)液体补充量:常为失血量的 2~4 倍,不能失多少补多少。晶体与胶体比例为 3∶1。中度休克者输全血 600~800 mL,当血球比积低于 0.25 或血红蛋白低于 60g/L 时应补充全血。

（4）补液速度：原则是先快后慢，第一个 30 min 输入平衡液 1 500 mL，右旋糖酐 500 mL，如休克缓解可减慢输液速度，如血压不回升，可再快速输注平衡液 1 000 mL，如仍无反应，可输全血 600～800 mL，或用 7.5% 盐水 250 mL，其余液体在 6～8 h 内输入。在抢救休克患者时，不仅需要选择合适的液体，还需以适当的速度输入，才能取得满意的效果，然而，快速输液的危险性易引起急性左心衰竭和肺水肿，故必须在输液的同时监测心脏功能，常用的方法是监测中心静脉压（CVP）与血压或肺动脉楔压（PAWP）。

（5）监测方法：临床判断补液量主要靠监测血压、脉搏、尿量、中心静脉压、血细胞比容等。有条件应用 Swan-Ganz 导管行血流动力学监测。循环恢复灌注良好指标为尿量 300 mL/h；收缩压＞13.3 kPa（100 mmHg）；脉压＞4 kPa（30 mmHg）；中心静脉压为 0.5～1 kPa（5.1～10.2 cmH_2O）。

3. 抗休克药物的应用

（1）缩血管药物与扩血管药物的应用：缩血管药物可以提高休克伤员的血压，以受体兴奋为主的去甲肾上腺素 3 mg 左右或间羟胺（阿拉明）10～20 mg，加在 500 mL 液体内静脉滴注，维持收缩压在 12～13.3 kPa（90～100 mmHg）为宜，如组织灌注明显减少，仅为权宜之计，仅用于血压急剧下降、危及生命时，应尽快输血输液恢复有效血容量。扩血管药物可在扩容的基础上扩张血管以增加微循环血容量，常用的有异丙肾上腺素、多巴胺、妥拉唑林、山莨菪碱、硝普钠等，尤其适用于晚期休克导致心力衰竭的伤员。

血管活性药物必须在补足血容量的基础上使用，应正确处理血压与组织灌注流量的关系。血管收缩剂虽可提高血压，保证心脑血液供应，但血管收缩本身又会限制组织灌流，应慎用。血管扩张剂虽使血管扩张血流进入组织较多，但又会引起血压下降，影响心脑血液供应。在使用时应针对休克过程的特点灵活应用。例如使用适量的阿拉明等既有 α 受体又有 β 受体作用的血管收缩剂，维持灌流压，同时使用小剂量多巴胺维持心、脑、肾血流量是较为合理而明智的。

（2）肾上腺皮质激素：肾上腺皮质激素可改善微循环，保护亚细胞结构，增强溶酶体膜的稳定性，并有抗心肌抑制因子的作用，严重休克时主张大剂量、早期、静脉、短期使用肾上腺皮质激素。常用甲基强的松龙，每次 200～300 mg；或地塞米松，每次 10～20 mg；或氢化可的松，每次 100～200 mg，隔 4～6 h 静脉注射 1 次。应注意的是大剂量糖皮质激素会使机体抗感染能力下降，延迟伤口愈合，促进应激性溃疡的发生，故应限制用药时间，一般为 48～72 h，有糖尿病或消化道溃疡出血危险者应慎用。

（3）盐酸纳洛酮：盐酸纳洛酮具有阻断 β 内啡肽的作用，可使休克时血压回升，起到良好的抗休克作用。此外，它还能稳定溶酶体膜，抑制心肌抑制因子，增加心排血量。其主要的不良反应为疼痛，一定程度上限制了休克的治疗。

4. 纠正酸中毒和电解质紊乱

酸中毒贯穿于休克的始终，因此，应根据病理生理类型结合持续监测的血气分析，准确掌握酸中毒及电解质的异常情况，采取措施。

（1）代谢性酸中毒缺碱 HCO_3^- ＞5 mmol/L 时，常非单纯补液能纠正，应补充碱性药物，常用的药物为碳酸氢钠、乳酸钠和氨丁三醇。

（2）呼吸性酸中毒合并代谢性酸中毒：一般暂不需要处理，若同时伴有血中标准碳酸盐（SB）和 pH 增高时则需要处理。对气管切开或插管的患者，可延长其外管以增加呼吸道的无效腔,使 PCO_2 增至 4 kPa(30 mmHg)以上以降低呼吸频率。

(3)呼吸性酸中毒常为进行性充血性肺不张所致通气不足并发症引起,应早清理气道以解除呼吸道梗阻,及早行气管切开术,启用人工呼吸器来维持潮气量 12~15 mL/kg,严重时应采用呼气末正压呼吸(PEEP)。

休克时酸中毒主要是乳酸聚积引起的乳酸性酸中毒,故二氧化碳结合力作为判定酸中毒和纠正酸中毒的指标可能更为合理,也可采用碱剩余计算补碱量,计算公式如下。

所需补碱量=(要求纠正的二氧化碳结合力—实测的二氧化碳结合力)×0.25×千克体质量,或所需补碱量=(2.3—实测碱剩余值)×0.25×千克体质量

由于缺氧和代谢性酸中毒,容易引起细胞内失钾,尽管血钾无明显降低,但机体总体仍缺钾,因此应在纠酸的同时补钾。

5.对症治疗

(1)改善心功能:由于各类休克均有不同程度的心肌损害,除因急性心肌梗死并发休克者外,当中心静脉压和肺动脉楔压升高时可考虑使用洋地黄强心药,并应注意合理补液,常用药为毛花苷 C(西地兰)0.2~0.4 mg 加入 25%葡萄糖液 20 mL 内,静脉缓慢推注。

(2)DIC 的防治:DIC 的治疗原则以积极治疗原发病为前提,改善微循环应尽早使用抗凝剂以阻止 DIC 的发展。常用的药物为肝素。

此药物可阻止凝血酶原转变为凝血酶,从而清除血小板的凝集作用,DIC 诊断一经确定,即应尽早使用,用量为 0.5~1 mg/kg,加入 5%葡萄糖液 250 mL 中,静脉滴注,每 4~6 h 1 次,以使凝血时间延长至正常值的 2 倍(即 20~30 min)为准。

(3)氧自由基清除剂:休克时组织缺氧可产生大量氧自由基(OFR),它作用于细胞膜的类脂,使其过氧化而改变细胞膜的功能,并能使中性粒细胞凝聚造成微循环的损害。抗休克使用的 OFR 清除剂有:超氧化物歧化酶(superoxide dismutase,SOD)、过氧化氢酶(CAT)、维生素 C 和 E、谷胱甘肽与硒等。

(4)抗休克裤:它能起到"自身输血"作用,自身回输 750~1000 mL 的储血,以满足中枢循环重要脏器的血供。

同时还有固定骨折、防震、止痛及止血的作用,一般充气维持在 2.7~5.3 kPa(20~40 mmHg)即可,是战时现场休克复苏不可缺少的急救设备。

(5)预防感染:休克期间人体对感染的抵抗力降低,同时还可以发生肠道细菌易位,肠道内的细菌通过肠道细菌屏障进入人体循环引起全身感染等。对严重挤压伤或多处伤,合并胸腹部创伤者应在抢救开始即早期大剂量应用抗生素,预防损伤部位感染。

六、监护

1.一般情况监护

观察患者有无烦躁不安、呼吸浅快、皮肤苍白、出冷汗、口渴、头晕、畏寒等休克的早期表现,加强体温、脉搏、呼吸、血压的监测,尤其要重视脉压的变化。

2.血流动力学监测

(1)心电监测:心电改变显示心脏的即时状态。在心功能正常的情况下,血容量不足及缺氧均会导致心动过速。

(2)中心静脉压(CVP)监测:严重休克患者应及时进行中心静脉压的监测以了解血流动

力学状态。中心静脉压正常值为 0.49～1.18 kPa(5～12 cmH$_2$O),低于 0.49 kPa(5 cmH$_2$O)时常提示血容量不足;＞1.47 kPa(15 cmH$_2$O)则表示心功能不全,静脉血管床收缩或肺静脉循环阻力增加;＞1.96 kPa(20 cmH$_2$O)时,提示充血性心力衰竭。

在战伤休克情况下,应注意中心静脉压和动脉压以及尿量三者的关系,确定血容量补足与否、扩容速度快慢、右心排血功能、是否应该利尿。中心静脉压是休克情况下补液或脱水的重要指标。

(3)肺动脉楔压(PAWP)及心血量(CO)监测:肺动脉楔压有助于了解肺静脉、左心房和左心室舒张末期的压力,以此反映肺循环阻力的情况;有效地评价左右心功能,为使用心肌收缩药、血管收缩剂或扩张剂等心血管药物治疗提供依据及判断疗效。肺动脉楔压正常值为 0.8～2 kPa(6～15 mmHg),增高表示肺循环阻力增高。肺水肿时,肺动脉楔压大于 3.99 kPa(30 mmHg)。当肺动脉楔压升高,即使中心静脉压无增高,也应避免输液过多,以防引起肺水肿。心排血量一般用漂浮导管,测出心排血量。休克时心排血量通常降低,但在感染性休克有时较正常值增高。

(4)心脏指数监测:心脏指数指每单位体表面积的心排血量,可反映休克时周围血管阻力的改变及心脏功能的情况。正常值为 3～3.5L/(min·m^2)。休克时,心脏指数代偿性下降,提示周围血管阻力增高。

3.血气分析监测

严重休克由于大量失血,使伤员处于缺氧及酸中毒状态,如伴有胸部伤,可以导致呼吸功能紊乱。

因此,血气分析监测已成为抢救重伤员不可缺少的监测项目。随着休克加重,会出现低氧血症、低碳酸血症、代谢性酸中毒,可以多种情况复合并发出现,故而需多次反复监测血气分析才能达到治疗的目的。

4.出凝血机制监测

严重休克时,由于大量出血、大量输液、大量输注库存血,常导致出血不止,凝血困难,出现DIC。故应随时监测凝血酶原时间、纤维蛋白原及纤维蛋白降解产物等,帮助诊断。

5.肾功能监测

尿量是反映肾灌注情况的指标,同时也反映其他血管灌注情况,也是反映补液及应用利尿、脱水药物是否有效的重要指标。休克时,应动态监测尿量、尿比重、血肌酐、血尿素氮、血电解质等,应留置导尿管,动态观察每小时尿量,抗休克时尿量应＞20 mL/h。

6.呼吸功能监测

呼吸功能监测指标包括呼吸的频率、幅度、节律、动脉血气指标等,应动态监测。使用呼吸机者根据动脉血气指标调整呼吸机使用。

7.微循环灌注的监测

微循环监测指标如下:①体表温度与肛温,正常时两者之间相差 0.5 ℃,休克时增至 1 ℃～3 ℃,两者差值越大,预后越差;②血细胞比容,末梢血比中心静脉血的血细胞比容大 3％以上,提示有周围血管收缩,应动态观察其变化幅度;③甲皱微循环,休克时甲皱微循环的变化为小动脉痉挛,毛细血管缺血,甲皱苍白或色暗红。

(王宏宇)

第七节　中　暑

一、疾病介绍

(一)定义

中暑(heatstroke,HS)是指在高温作业环境下,由于热平衡和(或)水盐代谢紊乱而引起的以中枢神经系统和(或)心血管障碍为主要表现的急性疾病,临床分为轻症 HS 和重症 HS。在部队训练、抗震、抢险、救灾、高温作业时常有重症 HS 的发生。重症 HS 发病凶险,病死率高,且存活患者常遗留不同程度的中枢神经系统后遗症。

(二)病因

高温气候是引起中暑的主要原因,有资料表明,连续 3 d 平均气温超过 30 ℃和相对湿度超过 73%时最易发生中暑;其次,干热环境(高温辐射作业环境)和湿热环境(高温、高湿作业环境)也易中暑。凡能导致机体热负荷增加和(或)散热功能障碍的因素,均可诱发中暑。

(1)产热增加:在高温或高湿、烈日或通风不良环境中,长时间从事繁重体力劳动或体育运动;发热、甲状腺功能亢进等代谢增强。

(2)热适应差:高血压、冠心病、肺心病、糖尿病等慢性疾病,以及肥胖、营养不良、年老体弱、孕产妇、过度疲劳、缺少体育锻炼、睡眠不足、饮酒、饥饿等人群突然进入热区旅游或工作;恒温下生活及作业的人群突然进入高温环境。

(3)散热障碍:见于湿度较大、过度肥胖、穿紧身或透气不良衣裤、先天性汗腺缺乏症、硬皮症、痱子、大面积烧伤后瘢痕形成,应用抗胆碱能药、抗组胺药、抗抑郁药、β 受体阻滞剂、利尿剂、吩噻嗪类,以及脱水、休克、心力衰竭等人群。

(三)发病机制

当周围环境气温升高达到一定程度下,体内热调节不当时,体温升高引起中枢神经系统兴奋,致使机体各内分泌腺体功能亢进,而导致耗氧量增加,酶活性增强,新陈代谢加快,机体产热增加。此时,若散热不足,一定时间后体内热蓄积过多,体温急剧升高达 40 ℃以上,导致中暑发生。高热引起缺氧,毛细血管通透性增加,组织水肿,代谢性酸中毒发生,最终导致中枢神经、肾、肝细胞的损害;高温环境、繁重体力劳动可使过量汗液分泌,导致失水、失盐、血液浓缩及血液黏稠度增加,血管扩张,血容量不足,从而导致周围循环衰竭。

(四)临床表现

(1)先兆中暑:过量出汗、口渴、头晕、耳鸣、四肢无力、胸闷、心悸、恶心、注意力不集中、体温正常或略升高但不超过 38 ℃。如及时脱离高温环境,经对症处理后,症状可很快消除。

(2)轻度中暑:面色潮红、胸闷、心率增快、皮肤灼热;体温超过 38 ℃;有早期周围循环衰竭的表现,如恶心、呕吐、面色苍白、四肢皮肤湿冷、多汗、脉搏细数、血压下降等。如采取及时有效的措施,可很快恢复正常。

(3)重度中暑:除具有轻度中暑症状外,同时伴有高热、四肢肌肉、腹肌甚至肠平滑肌发生痉挛、昏厥、昏迷等症状。

(五)分类

(1)热射病:在烈日下劳动、训练和行军等作战时间过长,又无防护措施时发生。由于暴晒或热辐射作用,使体内热蓄积,导致体温调节中枢、心脏及汗腺功能衰竭,临床特点是高热,体温可高达 40 ℃～42 ℃。患者表现为剧烈头痛、头晕、眼花、耳鸣、呕吐、烦躁不安、无汗,严重者可发生惊厥和昏迷。

(2)热痉挛:多见于健康壮年人。在高温下强体力劳动、训练、急行军等大量出汗后,饮水量大又未能及时补充钠盐,体液被迅速稀释,使血液中钠和氯化物浓度降低而引起短暂、间歇的肌肉痉挛。特点为四肢无力、肌肉痛性痉挛与头痛,以腓肠肌多见,阵发性痛性痉挛持续数分钟,多能自行缓解。

(3)热衰竭:最为多见,患者体内无过多热蓄积,中暑原因主要为出汗过多而导致失水、失钠,血液浓缩,饮水中缺钠,从而导致低渗性脱水,继而出现皮肤血管扩张,血管舒缩功能失调,导致心血管功能紊乱和周围循环衰竭。患者表现为头晕、头痛、恶心、呕吐、胸闷、面色苍白、皮肤湿冷、脉搏细速、血压下降、体位性昏厥、手足抽搐和昏迷等。

(六)治疗要点

1.现场处理

迅速将患者转移到阴凉通风处休息或静卧,有条件的可安置在 20 ℃～25 ℃的空调或电扇房间内,解开或脱掉患者的衣服。神志清醒者口服凉盐水、清凉含盐饮料。

2.医院内救护

(1)中暑先兆与轻度中暑:及时脱离高温环境至阴凉处、通风处静卧,观察体温、脉搏、呼吸、血压变化。服用防暑降温剂,如人丹、十滴水或藿香正气散等,并补充含盐清凉饮料,如淡盐水、冷西瓜水、绿豆汤等,经以上处理即可恢复。

(2)重度中暑:①中暑发生循环衰竭者,医疗、护理的重点是纠正失水、失钠、血容量不足所致的脱水和循环衰竭,尽快建立静脉通路,补充等渗葡萄糖盐水或生理盐水,纠正休克,注意输液速度不可过快,以防增加心脏负荷而发生肺水肿,密切观察病情变化;②中暑出现痉挛者,除补充足量的液体外,注意监测水、电解质,纠正低钠、低氯,控制痉挛,抽搐频繁者应静脉注射10%葡萄糖酸钙 10 mL 或用适量的镇静剂如 10%水合氯醛 10～15 mL 灌肠,或苯巴比妥钠0.1～0.2 g 肌内注射,并注意安全保护、防止坠床,及时吸氧,保持呼吸道通畅;③对日射病者应严密观察意识、瞳孔等变化,头置冰袋或冰帽,用冷水洗面及颈部,以降低体表温度,有意识障碍呈昏迷者,要注意防止因呕吐物误吸而引起窒息,并将患者的头偏向一侧,保持其呼吸道通畅;④中暑高热者主要是纠正体温调节功能失调所致高热,同时注意生命体征、神志变化及各脏器功能状况,防治并发症。

3.做好急诊监护

(1)循环系统监护:心电监护能发现心律失常、心肌损伤及高钾血症、低钾血症。在中心静脉压监测下补液,纠正体液的丢失和低血容量,防治休克。

(2)肾功能监护:行导尿术,严格记录出入液量,密切观察每小时尿量及性质,注意有无出现肌红蛋白尿。对高钾血症或急性肾衰竭患者,尽早进行腹膜透析或血液透析。

(3)呼吸系统监护:对实施气管内插管和机械通气的昏迷患者,注意保持气道通畅,及时吸痰,给予高流量吸氧。监测动脉血气及血清电解质,维持水、电解质酸碱平衡。

(4)颅内压监护:头痛、呕吐和视力障碍是颅内压增高的主要症状,因此要注意观察,评估颅内压增高的程度,及时对症处理,避免脑水肿的发生。

二、护理评估与观察要点

（一）护理评估

（1）所在的环境，停留时间，劳动强度，患者的心理状态。

（2）生命体征，意识，皮肤的颜色、温度、湿度，脱水程度。

（3）中暑发生的时间及持续时间。

（4）是否出现伴随症状，如高热、皮肤干燥无汗、痉挛、晕厥、昏迷等症状。

（5）降温效果如何。

（6）实验室检查结果，肝肾功能、电解质等。

（7）用药效果及不良反应。

（二）观察要点

（1）现存问题：观察高温中暑主要是由于高热不断攻击机体，对细胞及细胞内结构造成损伤，使机体各系统发生一系列病理变化，尤其对大脑损害较重，脑组织损伤越严重，患者预后越差。因此，快速降温非常重要，密切监测体温变化，每 15～30 min 测 1 次肛温。严密观察四肢末梢循环状况、毛细血管充盈情况，对于合并有周围循环衰竭和 DIC 的高热患者，注意肢体末端保温。

（2）并发症的观察

1）急性肾衰竭：中暑患者由于出汗增多、饮水减少、循环血量不足，导致肾血流量减少，尿量减少。重度中暑患者细胞损害，导致血钾升高，酸中毒的发生。若患者合并有慢性肾脏疾病，则加剧对肾脏的损害。因此，需要严密观察肾功能变化，观察尿液颜色，观察是否有血红蛋白尿，监测尿量、尿比重、血电解质、尿素氮、肌酐水平，在维持血压稳定的情况下，尿量在 50 mL/h 以上。尿量减少时，适当使用呋塞米、甘露醇增加尿量，有酸中毒时，及时补充碳酸氢钠，及时纠正血容量不足，必要时进行腹膜或血液透析。

2）脑水肿：重度中暑患者可能出现全身多器官损伤，尤其是脑损伤，患者可表现为剧烈头痛、嗜睡、意识障碍，甚至抽搐。脑组织伤越严重，患者预后越差。因此，需要严密观察患者病情变化，尤其是神志、瞳孔的变化。尽早进行头部降温，减少细胞的代谢，减轻脑损伤。遵医嘱保证各种药物的准确、及时输入。尽快输入甘露醇进行脱水治疗。若患者发生抽搐，注意患者安全，防止咬伤、坠床、外伤的发生，同时注意保持呼吸道通畅。

3）心力衰竭、肺水肿：控制液体滴速，给予强心利尿药物，并注意纠正酸中毒及低血钾。

4）肝功能损害：严密监测患者肝肾功能，应用保肝药物，注意用药反应。

5）DIC：严密观察全身有无出血倾向，定期监测各项血液指标，遵医嘱应用小剂量肝素，必要时输入新鲜血、血浆及浓缩血小板悬液，按输血常规护理。

（王宏宇）

第十二章　老年病科护理

第一节　老年高血压病

一、概述

高血压是以血压升高为主要临床表现、伴或不伴有多种心血管危险因素的综合征，即休息 5 min 以上，在未使用抗高血压药物的情况下，3 次以上非同日测得的血压即收缩压 ≥140 mmHg 和（或）舒张压≥90 mmHg 可诊断高血压。

高血压具有血压波动大，容易发生直立性低血压，并发症多且重的特点。老年人病死率为 13％（中青年仅 6.9％），从死因来看，西方国家以心力衰竭占首位，脑卒中和肾衰竭次之，我国以脑卒中最多，其次是心力衰竭和肾衰竭。

二、病因

1.遗传因素

约 60％高血压患者有高血压家族史，与无高血压家族史者比较，双亲一方有高血压者的高血压患病率高 1.5 倍，双亲都有高血压病者则高 2～3 倍。

2.职业和环境因素

脑力劳动者的高血压患病率超过体力劳动者，从事精神紧张度高的长期受环境噪声和不良视觉刺激者发生高血压的可能性较大。

3.饮食习惯

(1)在我国一般人群中，15％～42％为盐敏感者，而 28％～74％的高血压患者为盐敏感者。

盐摄入量与收缩压升高幅度呈明显正相关，高 K^+、高 Ca^{2+} 的饮食可能降低高血压的发病率，高蛋白质摄入属于升压因素。

(2)长期酗酒者高血压的患病率升高。

4.其他因素

(1)吸烟。

(2)超重、肥胖是血压升高的重要危险因素。体质量指数以 20～24 为正常范围，腹型肥胖者容易发生高血压。

(3)阻塞性睡眠呼吸暂停综合征的患者 50％有高血压，血压高度与其病程有关。

三、诊断要点

1.临床表现

大多数患者病情发展慢，病程长，早期约半数患者无明显症状。

(1)一般常见症状有头痛、头晕、头胀、健忘、眼花、失眠、烦闷、乏力、四肢麻木、心悸气短、耳鸣等。

(2)约 1%可发展为急进型高血压,即舒张压持续≥130 mmHg,出现严重的心、脑、肾损害,发生脑血管意外、视力模糊、眼底出血、渗出和视盘水肿,常死于肾衰竭、脑卒中或心力衰竭。

(3)老年高血压的特点:单纯收缩压升高多见,血压波动大,症状少,并发症多。

2.辅助检查

①尿常规;②血生化;③超声心动图;④眼底检查;⑤心电图;⑥24 h动态血压监测。

四、治疗

1.一般治疗

①饮食调节;②控制体质量;③戒烟限酒;④适量运动;⑤充足的睡眠;⑥调整情绪。

2.药物治疗

①利尿药,有噻嗪类、襻利尿剂和保钾利尿剂 3 类,如氢氯噻嗪等;②β 受体阻滞剂,如美托洛尔、阿替洛尔等;③钙通道阻滞剂,如硝苯地平、氨氯地平;④血管紧张素Ⅱ受体转换酶抑制剂,如卡托普利、依那普利、培哚普利;⑤血管紧张素阻滞剂,如氯沙坦、替米沙坦等;⑥其他,如利舍平、哌唑嗪等。

五、主要护理问题

(1)头痛与血压升高有关。

(2)活动无耐力与头晕相关。

(3)焦虑与对疾病预后担心相关。

(4)缺乏疾病相关知识。

(5)跌倒与直立性低血压相关。

六、护理目标

(1)患者主诉疼痛消除或减轻,能运用有效的方法消除或减轻疼痛。

(2)患者活动耐力提高。

(3)患者能说出引起焦虑的原因,应付方法及患者焦虑减轻。

(4)患者高血压相关知识增加。

(5)患者能有效避免发生跌倒。

七、护理措施

(一)心理护理

(1)观察、同情患者的感受,和患者一起分析其产生焦虑的原因及表现,并对其焦虑程度做出评价。

(2)理解患者,了解患者的思想,耐心倾听患者的诉说,对患者提出的问题要给予明确的答复,建立良好的护患关系,提供安静舒适、整洁、无不良刺激的环境。

(3)向患者说明焦虑对身心健康和人际关系可能产生不良影响,限制患者与其他具有焦虑情绪的患者及亲友接触,培养患者对自然环境和社会的良好适应能力,避免情绪激动及焦虑、过度紧张,遇事要沉着、冷静。

（4）对患者的合作与进步及时给予鼓励和肯定。

（二）健康教育

1.科学饮食

（1）四要：低盐低脂、低胆固醇、高纤维素和维生素的食物、多食含钙丰富的食品。

如芋类、绿色蔬菜、新鲜水果、马铃薯、鱼、牛肉、猪瘦肉、蛋、豆制品、牛奶、木耳等，每顿六分饱即可。

（2）四忌：忌含糖的饮料及咖啡，忌高热量食品，忌含有较多钠盐的食物，忌暴饮暴食。

2.戒烟限酒

每天饮用少量的红葡萄酒，如一天一杯可使血压降低，但过量饮酒可加重高血压病。

3.适量运动

（1）建议慢跑、步行、太极拳、气功等锻炼，每周 3～5 次，每次 30～60 min，活动能力应当根据患者个体化情况，循序渐进，对于年老或体弱的患者，应当相应推后活动进度。

（2）一级高血压患者可正常工作，适当地参加体力劳动，避免过度劳累。

（3）二级患者应增加休息时间，保证充分的睡眠。

（4）三级高血压合并心力衰竭等并发症者，绝对卧床休息，最好采取左侧卧位。

4.对家属、患者进行健康宣教

（1）让其了解疾病发作的原因及诱发因素，控制高血压的重要性，照护知识与技能，为家属提供情感支持，缓解压力。

（2）指导病员掌握高血压诱因的预防知识。

（3）做好出院前的康复指导，讲解高血压用药的目的、剂量、不良反应、注意事项等，说明擅自加大药量和停药的危害性，必须严格执行医生制订的治疗方案，加强患者生活管理、服药的依从性。

（4）病员可自备血压计及学会自测血压，应记录测量日期、时间、地点和活动情况。

（5）在服药时应于座位或卧位时服，服药后半小时内禁突然变换体位，尤其站立。

（6）不需要严格禁止性生活，但若有头晕、心悸、胸闷等不适，应停止性生活，并及时就医。

5.保持心情舒畅

教会患者正确对待生活中的不良事件，增强自我的控制能力，遇压力善于向人倾诉，养成良好的心理素质。

（三）高血压急症病情观察及护理

1.急性左心衰竭

（1）临床表现：气急、心悸、口唇发绀、端坐呼吸、咯粉红泡沫样痰。

（2）护理：嘱患者双腿下垂，采取坐位，予吸氧，并迅速通知医生。

2.脑血管意外

（1）临床表现：呕吐、头痛、意识障碍、肢体瘫痪。

（2）处理：①观察生命体征、神志的变化，记录头痛的性质、程度、时间、发作规律、伴随症状及诱发因素；②出现呕吐，应让患者平卧，头偏向一侧，以免剧烈呕吐时将呕吐物吸入气道。

3.高血压脑病

（1）临床表现：血压突然升高，常伴有恶心、呕吐、剧烈头痛、尿频。

（2）处理：安慰患者别紧张，卧床休息，上床挡，监测血压，遵医嘱给予降压药、利尿剂、镇静剂,观察并记录用药后的效果。

4.心绞痛

(1)临床表现:疼痛延伸至颈部、左肩背或上肢,面色苍白、出冷汗。

(2)处理:嘱患者安静休息,舌下含服 1 片硝酸甘油并吸入氧气。

(四)用药护理

1.利尿剂(氢氯噻嗪)

(1)药物不良反应:乏力、发生低血钾症和影响血糖、血脂、血尿酸代谢。

(2)服药指导:推荐使用小剂量,每天使用不超过 25 mg,无尿及对磺胺过敏者禁用本类药物,密切观察水电解质平衡,有无高代谢障碍、钾缺乏或过敏反应。

2.钙通道阻滞剂(硝苯地平)

(1)药物不良反应:心率增快、面部潮红、头痛、下肢水肿等。

(2)服药指导:对老年患者有较好的降压疗效,可用于合并糖尿病、冠心病或外周血管病患者,长期治疗还具有抗动脉粥样硬化作用。

3.血管紧张素转换酶抑制剂(卡托普利)

(1)药物不良反应:刺激性咳嗽和血管性水肿、皮疹、心悸。

(2)服药指导:①限制钠盐摄入或联合使用利尿剂可使疗效迅速增强,餐前 1 h 服药;②随访检查血白细胞计数及分类计数,最初 3 个月每 2 周一次,此后定期检查,有感染迹象时随即检查;尿蛋白检查每个月一次,老年人应用本品需酌减剂量

4.β受体阻滞剂(美托洛尔)

(1)药物不良反应:对心肌收缩力、窦性心律有抑制作用,疲乏、眩晕。

(2)服药指导:①心率＜45 次/分钟、心源性休克、急性心力衰竭等禁用;②长期使用本品时如欲中断治疗,须逐渐减少剂量,老年患者用量与年轻人等同。

(梁润兰)

第二节　老年心绞痛

一、概述

心绞痛(angina)是一种由于冠状动脉供血不足,导致心肌急剧的、暂时的缺血缺氧,以发作性胸痛或胸部不适为主要表现的临床综合征。

二、病因及诱因

冠状动脉疾病是其主要发病原因,动脉痉挛、主动脉瓣异常、严重的贫血等也是常见原因。老年人心绞痛的发病诱因包括劳累、激动、饱餐、受寒或急性循环衰竭。

三、诊断要点

1.临床表现

(1)典型心绞痛:发生在胸骨中下段难以忍受的憋闷感、压迫感或紧缩感,持续 3～5 min,

常向左臂及左手指放射,较少见的情况下疼痛向右肩放射。疼痛可以在上述一个或多个部位发生。

(2)老年人心绞痛:以不稳定型心绞痛为多见,症状多不典型。疼痛部位可以在牙部与上腹部之间的任何部位。由于痛觉减退,其疼痛程度往往较轻,而气促、疲倦、喉部发紧、左上肢酸胀、胸骨后烧灼感等疼痛以外的症状表现较多。

2.辅助检查

(1)心电图:心绞痛发作时,可出现 ST 段压低、T 波低平或倒置;变异性心绞痛 ST 段抬高。

(2)运动负荷试验心电图:若出现 ST 段水平型或下斜型压低$\geqslant 0.1$ mV,持续时间大于 2 min 为阳性。动态心电图可提高检出率。

(3)冠状动脉造影:本检查具有确诊价值,管腔面积缩小达到 70%～75%甚至以上会严重影响血供,管腔面积缩小 50%～70%有一定意义。

四、治疗

1.目的

稳定型心绞痛治疗的目的是防止或减轻心肌缺血,缓解症状。

(1)发作时治疗:①休息;②药物治疗:常用硝酸甘油或硝酸异山梨酯。

(2)缓解期治疗:①药物治疗,常用 β 受体阻滞剂、硝酸酯类、钙离子拮抗剂、抗血小板药物及调整血脂药物;②经皮冠状动脉成形术或支架植入术;③冠状动脉搭桥术;④运动锻炼治疗。

2.不稳定型心绞痛

通常不稳定型心绞痛患者应入院治疗。

(1)一般处理:①休息;②给予心电监护,密切观察病情;③吸氧。

(2)止痛:①吗啡;②硝酸甘油、硝酸异山梨酯;③钙离子拮抗剂等。

(3)抗凝:可以选择使用肝素、阿司匹林。

(4)经皮冠状动脉介入治疗。

(5)其他:缓解后继续①饮食控制;②改变生活方式;③β 受体阻滞剂、硝酸酯类、钙离子拮抗剂、抗血小板药物及调整血脂药物、活血化瘀的中药治疗。

五、主要护理问题

(1)疼痛与心肌缺血、缺氧有关。

(2)活动无耐力与氧的供需失调有关。

(3)焦虑与心前区疼痛及对预后的忧虑有关。

(4)缺乏控制诱发因素及预防性药物应用知识有关。

(5)潜在并发症:急性心肌梗死。

六、护理目标

(1)患者疼痛缓解,活动耐力增加。

(2)患者情绪稳定,焦虑减轻。

(3)患者了解心绞痛的发生过程和诱因,能采取合适的自我护理方法,遵守保健措施,选择适当的活动方法,发作次数减少或不发作。

(4)无并发症发生。

七、护理措施

(一)防止诱因

(1)日常生活中根据老人的心功能状态合理安排活动,避免过度劳累。

(2)保持乐观、稳定的情绪。

(3)养成少食多餐的习惯。

(4)气候变化时注意防寒与保暖。

(5)戒烟。

(二)监测病情

(1)严密观察胸痛的特点及伴随症状,随时监测生命体征、心电图的变化,注意有无急性心肌梗死的可能。

(2)观察疼痛是否缓解,观察血压、心率、心律变化,有无面色改变、大汗、恶心呕吐等。

(3)监测心电图,及时了解病情变化,有无并发症如心肌梗死,一旦出现立即告知医生。

(三)活动与休息

1.急性期

①心绞痛发作时立即停止活动,休息;②必要时吸氧 2～4 L/min;③指导患者使用放松技术。

2.缓解期

①鼓励患者参加适当的体力劳动和体育锻炼,但避免重体力劳动、竞争性运动和屏气用力动作;②若活动时出现呼吸困难、胸痛、脉搏过快,应立即停止活动,安静休息,并给予积极的处理。

(四)饮食护理

1.三五七饮食原则

①三高:高纤维、新鲜度、植物蛋白质;②五低:低脂肪、低胆固醇、低盐、低糖及酒精;③七分饱。

2.适当摄入

①植物性蛋白,如豆类、豆制品;②充足的膳食纤维,如芹菜、大白菜等;③维生素和无机盐,新鲜蔬菜和水果。

3.限制摄入

①限制脂肪和胆固醇较高的食物,如肥肉、煎炸食品、动物内脏等,胆固醇＜200 mg/d 以下;②少盐和少饮酒,盐的摄入控制在 5 g/d、饮酒量在 25 g/d。

4.注意事项

①控制总能量摄入,少吃甜食和含糖饮料,保持理想体质量;②避免刺激性食物,不饮浓茶和咖啡;严禁暴饮暴食。

(五)用药护理

1.硝酸甘油或硝酸异山梨酯

(1)不良反应:颜面潮红、头胀痛、头部跳动感、心悸、血压下降。

(2)处理:①首次使用时宜平卧;②舌下含化硝酸甘油若 3～5 min 仍不缓解,及时告知医生;③口服硝酸甘油前应先用水湿润口腔,再将药物嚼碎置于舌下,有条件的老人最好使用硝酸甘油喷雾剂;④对于心绞痛发作频繁或含服硝酸甘油效果差者,遵医嘱静脉滴注硝酸甘油,注意控制输入速度。

2.钙通道阻滞剂

(1)不良反应:低血压。

(2)处理:①从小剂量开始使用;②观察血压动态变化;③指导患者口服缓释剂勿嚼碎。

3.β受体阻滞剂

①不良反应:心率慢、气促、心慌;②处理:对伴有慢性阻塞性肺疾病、心力衰竭或心脏传导病变的老人用药应多观察,并按照医嘱逐渐减量、停药。

4.阿司匹林或肝素

①不良反应:出血;②处理:注意观察有无牙龈或皮肤出血,观察患者各项血凝指标,必要时按照医嘱减量或停药。

5.吗啡

①不良反应:呼吸抑制;②处理:观察呼吸频率节律,必要时换药。

(六)心理护理及健康教育

1.心理护理

①针对患者个性特点,了解发作原因,仔细观察目前的情绪状态,与患者讨论可能与心绞痛有关的危险因素,总结预防发作的方法;②逐渐改变急躁易怒的性格,保持平和的心态,可采取放松技术或与他人交流的方式缓解精神压力。

2.合理膳食

①宜摄入低热量、低脂、低胆固醇、低盐饮食;②多食蔬菜、水果和粗纤维食物,如芹菜、糙米等;③避免暴饮暴食,注意少量多餐。

3.控制体质量

在饮食治疗的基础上,结合运动治疗。

4.适当运动

①运动方式应以有氧运动为主;②注意运动的强度和时间因病情和个体差异而不同;③必要时需要在监测下进行。

5.戒烟

指导吸烟的老人戒烟。

(七)出院指导

1.用药指导

①坚持遵医嘱服药,学会观察药物不良反应;②出院后遵医嘱服药,不要擅自增减药量,自我检测药物的不良反应;③外出时随身携带硝酸甘油以备急用;④硝酸甘油应放在棕色瓶内存放于干燥处,药瓶开封后每6个月更换1次,以确保疗效。

2.定期复查

告知患者应定期复查心电图、血糖、血脂等。

3.避免诱发因素

应注意尽量避免过劳、情绪激动、饱餐、寒冷刺激等。

4.沐浴安全

①应在身体允许的情况下洗澡;②不宜在饱餐后或饥饿时洗澡;③水温要适宜,勿过冷过

热；④时间不宜过长，一般不超过 20 min；⑤门不要上锁，以防发生意外。

5.病情自我检测指导

①教会患者及家属心绞痛发作时的缓解方法，胸痛发作时应立即停止活动或舌下含服硝酸甘油；②如服用硝酸甘油不缓解，或心绞痛发作比以往频繁，程度加重，疼痛时间延长，应立即到医院就诊，警惕心肌梗死的发生；③不典型心绞痛发作时可能表现为牙痛、上腹痛等，为防止误诊，可先按心绞痛发作处理并及时就医。

（八）介入和手术治疗的护理

对有介入和手术治疗的患者，积极准备并配合实施介入或外科手术治疗。

（梁润兰）

第三节　老年急性心肌梗死

一、概述

急性心肌梗死（acute myocardial infarction，AMI）是指因冠状动脉血供急剧减少或中断，使相应心肌严重而持久地缺血而导致心肌坏死，属于冠心病的严重类型。

大多数心肌梗死发生后患者有望完全恢复，但大约 10% 的患者仍然在 1 年内死亡，多数发生在最初 3～4 个月。存在心绞痛、室性心律失常和心力衰竭的老年患者危险性更高。老年人急性心肌梗死的胸痛不典型，容易发生心力衰竭、肺水肿、室壁瘤、心室破裂、水电解质失衡及院内感染等并发症。老年 AMI 患者非 Q 波性心肌梗死（NQMD）较多，再梗死及梗死后心绞痛发生率高。

二、病因及诱因

血栓是冠状动脉阻塞最常见的原因。老年人 AMI 的发病诱发因素较中青年有差异，缺乏体育锻炼及社交活动是老年人 AMI 的主要危险因素，老年人 AMI 常可在休息或睡眠过程中发生。

三、诊断要点

（一）临床表现

1.典型表现

心绞痛持续时间延长，超过 30 min，患者大汗淋漓、面色苍白、躁动不安、濒死感，含硝酸甘油不能缓解。

2.不典型表现

多数老年 AMI 的表现不典型，较少有心前区疼痛，尤其是伴有糖尿病的高龄老人可无胸痛，老人可表现为牙、肩、腹等部位的疼痛，而较多的则有气急、疲劳、衰弱、胸闷、恶心、头昏、休克、意识障碍等表现。

（二）辅助检查

①心电图；②冠状动脉造影；③血清心肌酶检查；④放射性核素心肌显像；⑤超声

心动图检查。

四、治疗

老年人 AMI 的治疗目标是挽救濒死的心肌,防止梗死扩大,保护和维持心脏功能,减少并发症的危害,使老人度过急性期后保持尽可能多有功能的心肌。

(1)一般治疗:①休息;②吸氧;③监护;④阿司匹林,立即给予阿司匹林片嚼服,并且维持治疗。

(2)止痛:①吗啡或哌替啶;②可待因;③硝酸甘油或硝酸异山梨酯等。

(3)再灌注心肌:①溶栓疗法:链激酶、尿激酶和组织纤维蛋白溶酶原激活物;②经皮冠状动脉成形术或支架植入术;③紧急冠状动脉搭桥术。

(4)抗心律失常:根据情况选择药物、电极除颤或起搏器治疗。

(5)抗心力衰竭:左心衰竭常用利尿剂或吗啡等,右心室梗死应慎用利尿剂。

(6)抗休克:根据情况可以选择升压、扩血管、补充血容量或纠正酸中毒;必要时进行冠状动脉搭桥术或经皮冠状动脉成形术或支架植入术。

(7)抗凝可以选择使用肝素或阿司匹林。

(8)β受体阻滞剂:美托洛尔等以减慢心率和减弱心脏泵血力量,可降低心脏的工作负荷。

(9)血管紧张素转换酶抑制剂(ACEI):如卡托普利、依那普利等以保护心肌。

(10)极化液疗法:由 10％葡萄糖、胰岛素、10％氯化钾及 25％硫酸镁等配制的极化液,恢复心肌细胞膜的极化状态。

五、主要护理问题

(1)疼痛与心肌缺血坏死有关。

(2)活动无耐力与氧的供需失调有关。

(3)便秘与进食少、活动少、不习惯床上排便有关。

(4)潜在并发症:心律失常、心力衰竭、心源性休克。

六、护理目标

(1)患者主诉疼痛程度减轻或消失。

(2)能主动参与制订活动计划并按要求进行活动,主诉活动耐力增强,活动后无不适应。

(3)能描述预防便秘的措施,不发生便秘。

(4)患者不发生并发症,或发生并发症后能及时发现和处理。

七、护理措施

1.病情观察

(1)任何怀疑心肌梗死的病例都应严密心脏监护,连续监测心电图、血压、呼吸 5～7 d,密切观察心律、心率和心功能的变化,每 1～2 h 测量并记录血压、脉搏和呼吸。

(2)观察有无心律失常、心力衰竭、心源性休克发生。

(3)随时监测血清酶及生化检查,了解患者血电解质、血气分析、心肌酶学改变。

2.老年心肌梗死患者的休息与活动

(1)急性期 24 h 内绝对卧床休息。

(2)病情稳定无并发症,24 h 后:①允许患者坐床边椅;②患者可以看电视,但电视节目内容应不引起患者紧张与激动;③指导患者进行腹式呼吸,关节被动与主动运动;④在患者活动耐力范围内,鼓励患者自理部分生活活动如协助患者洗漱、进餐,逐渐过渡到床边活动;⑤若有并发症,则应适当延长卧床时间。

(3)5~7 d:①病室内行走,室外走廊散步,做医疗体操;②在帮助下如厕、洗澡,试着上下一层楼梯等。

(4)第 2~3 周:①可试着康复训练或出院;②康复训练前评估患者的年龄、病情进展、心肌梗死的面积及有无并发症等;③患者的生命体征平稳,无明显疼痛,安静时心率低于100 次/分钟,无严重心律失常、心力衰竭和心源性休克时,可进行康复训练。

(5)第 6 周后:可每日步行 1~2 km、打太极拳等。

3.饮食护理

(1)第 1 天进食流质。

(2)第 2~3 天以流质为主,逐步进食稀饭或面条等半流质。

(3)第 3 天可吃软饭。

(4)病情好转 2 周后可进普食,注意事项同"老年高血压患者健康教育"。

4.排便护理

(1)评估排便情况:①评估排便的次数、形状;②平时有无习惯性便秘,是否服用通便药物。

(2)通便措施:①保持体位舒适,床边以坐便器替代便盆;②排便时提供隐蔽条件,如屏风遮挡;③一旦出现排便困难,使用开塞露或低压盐水灌肠,但急性期禁止灌肠,以免因排便次数增加而加重心脏负担;④应激状态时,采用松弛疗法减少刺激。

(3)预防便秘:①增加富含纤维素的食物,如水果、蔬菜的摄入,每日 800 g 左右;②病情允许的情况下摄入足够液体(2 000 mL/d);③无糖尿病者每天清晨给予蜂蜜 20 mL 加温开水同饮;④顺时针腹部按摩以促进肠蠕动;⑤无腹泻时常规应用缓泻剂;⑥适宜运动,养成规律排便习惯。

5.用药护理

(1)极化液:应用时注意有无电解质紊乱。

(2)血管紧张素转换酶抑制剂:①注意有无头晕、乏力、肾功能损害等;②用药过程中要严密监测血压、血清钾浓度和肾功能;③从小剂量开始,几天内逐渐加至耐受剂量。

(3)溶栓剂、抗凝剂:①注意有无出血倾向,包括皮肤黏膜出血、血尿、便血、咯血、颅内出血等;②应密切观察有无头痛、意识改变及肢体活动障碍;③注意血压及心率的变化,是否有低血压,及时发现脑出血的征象;④注意有无寒战、发热、皮疹等过敏反应发生;⑤一旦出血,应紧急处置;⑥胃肠道出血、严重的高血压、近期内发生脑卒中或心肌梗死发生前 1 个月以内进行过外科手术的患者一般不主张进行溶栓治疗。

(4)洋地黄类药物:①急性心肌梗死后 24 h 内尽量避免使用;②长时间使用注意观察有无黄绿视、复视、腹泻等不良反应。

6.心理护理

(1)安置患者于冠心病监护室(CCU),向患者介绍 CCU 的情况及心电监护仪的作用,消除患者的焦虑、恐惧。

向患者讲明住进 CCU 后病情的任何变化都在医护人员的严密监护下,并能得到及时的治疗,最终会转危为安,以缓解患者的恐惧心理。简明扼要地解释疾病过程与治疗配合,说明不良情绪会增加心肌耗氧量而不利于病情的控制。

(2)保持环境安静,避免不良刺激。将监护仪的报警声尽量调低,以免影响患者休息,增加患者的心理负担。

(3)严重疼痛者积极采取止痛措施,烦躁不安者可肌内注射地西泮使患者镇静。

(4)让患者亲属也了解心肌梗死的基本知识,必要时增加探视的次数,争取家庭、社会的支持。

7.溶栓治疗的护理

(1)询问患者是否有脑血管病病史,活动性出血和出血倾向,严重而未控制的高血压,近期大手术或外伤史等溶栓禁忌证。

(2)溶栓前先检查血常规、出凝血时间和血型。

(3)迅速建立静脉通路,遵医嘱应用溶栓药物,注意观察有无不良反应。

(4)溶栓疗效观察:可根据下列指标间接判断溶栓是否成功:①胸痛 2 h 内基本消失;②心电图 ST 段于 2 h 内回降>50%;③2 h 内出现再灌注性心律失常;④血清 CK-MB 酶峰值提前出现(14 h 以内)。冠状动脉造影可直接判断冠脉是否再通。

8.健康教育

(1)饮食调节:①摄入低热量、低盐、低糖、丰富维生素饮食;②低饱和脂肪酸和低胆固醇饮食,要求饱和脂肪酸占总热量的 7% 以下,胆固醇<200 mg/d。

(2)戒烟:①每次随诊都必须了解并登记吸烟情况;②积极劝导患者戒烟,并实施戒烟计划。

(3)用药指导:①按医嘱服药;②了解药物的作用和不良反应;③学会定时测脉搏、血压。

(4)心理指导:①患者应该保持乐观、平和的心情,正确对待自己的病情;②家属对患者要积极配合和支持,并创造一个良好的身心休养环境;③避免生活中其压力;④当出现紧张、焦虑或烦躁等不良情绪时,寻求他人理解及疏导,必要时争取患者工作单位领导和同事的支持。

(5)疾病知识:认识并防治与冠心病有关的危险因素。

9.常见并发症护理

(1)心律失常:①急性期严密心电监测,及时发现心率及心律的变化,特别是在溶栓治疗即刻至溶栓后 2 h 内应设专人床边心电监测;②发现频发室性期前收缩,成对出现或呈短阵室速,多源性或 R-on-T 现象的室性期前收缩及严重的房室传导阻滞时,应立即通知医生,遵医嘱使用利多卡因等药物,警惕室颤或心脏停搏的发生;③监测电解质和酸碱平衡状况,按照医嘱及时纠正;④准备好急救药物和抢救设备,如除颤器、起搏器等,随时准备抢救。

(2)心力衰竭:①急性心肌梗死患者在起病最初几天,严密观察患者有无呼吸困难、咳嗽、咳痰、少尿、颈静脉怒张、低血压、心率加快等,听诊肺部有无湿啰音;②避免情绪激动、饱餐、用力排便等可加重心脏负担的因素;③一旦发生心力衰竭,及时吸氧,予患者端坐卧位休息,协助医生进行强心、利尿、镇静等处理。

10.出院指导

(1)家庭环境设置:①了解环境对疾病的影响;②保持居室空气清新、温湿度适宜、光线充足、清洁整齐。

(2)睡眠指导:①养成早睡早起的习惯,养成规律的睡眠;②夜间突发不适及时呼救。

（3）预防便秘：①改变饮食习惯；②必要时服用缓泻药，以减少老年冠心病患者因便秘而增加的危险。

（4）休养：①病情许可的情况下，在恢复期逐渐增加活动量，要限制剧烈活动；②日常活动以不引起胸闷、心悸、胸痛、气短、乏力为原则。

（5）康复指导：①体力活动量必须考虑年龄，心肌梗死前活动水平及体力状态等；②运动中以达到患者最大心率的 60%～65% 的低强度长期锻炼为最佳；③运动方式包括步行、慢跑、太极拳、骑自行车、游泳；④每周运动 3～4 d，开始时每次 10～13 min，逐步延长到每天 30 min 以上；⑤避免剧烈活动和竞技性活动；⑥参加个人卫生活动、家务劳动、娱乐活动等。

（6）性生活：①无并发症的患者，AMI 后 6～8 周可恢复性生活；②性生活应适度，若性生活后出现心率、呼吸增快，持续感到胸痛、心悸持续 15 min、疲惫等情况，应节制性生活。

（7）家属及健康照顾者的教育：①学会测量脉搏的方法；②了解运动、饮食、药物治疗的有关知识；③学会怎样创造良好的家庭护理环境；④按时服药，遵医嘱服用 β 受体阻滞剂、硝酸酯类、钙离子拮抗剂、血管紧张素转换酶抑制剂、降脂药及抗血小板药物等；⑤随身携带保健盒并告知应用方法，以便紧急时应用；⑥教会家属心肺复苏的基本技术以备急用。

（8）调整生活方式：①注意饮食，戒烟酒，保持乐观、平和的心情；②避免饱餐；③防止便秘。

（9）门诊随诊：①定期门诊随诊；②若胸痛发作频繁，程度较重，时间较长，服用硝酸酯类制剂疗效较差时，提示急性心血管病变，应及时就医。

（梁润兰）

第四节　老年脑梗死

一、概述

脑梗死（CI）又称缺血性脑卒中（CIS），是指局部脑组织因血液循环障碍导致缺血、缺氧而发生的软化坏死，引起神经功能障碍的一种脑血管病。主要包括脑血栓和脑栓塞两大类。

其发生率占脑血管病的 60%～70%，其中脑血栓占脑卒中的 60%，脑栓塞占脑卒中的 5%～20%。

在美国和其他工业化国家，脑梗死是前三位的主要死因之一，美国每年约有 50 万人患脑梗死，其中 15 万人死亡，约有 200 万脑梗死患者幸存。脑梗死的发病率和病死率随年龄的增长而增高，特别是年龄在 65 岁以上者尤为明显。

二、病因

引发脑梗死的原因有：①脑动脉粥样硬化；②脑动脉炎；③颈动脉粥样硬化斑块脱落引起的栓塞；④其他病变，如先天性血管畸形、肿瘤、血液高凝状态等。

三、诊断要点

1. 临床表现

（1）偏瘫、失语、偏身感觉障碍。

（2）多为急骤发病：常于安静休息或睡眠时发病，起病在数小时或 1～2 d 内达到高峰。

（3）多无前驱症状部分患者有头晕、头痛等前驱症状。

（4）一般意识清楚或有短暂意识障碍。

（5）有颈动脉系统和（或）椎－基底动脉系统的症状和体征。

（6）腰穿脑脊液一般不含血，若有红细胞可考虑出血性梗死。

2.辅助检查

①MRI、CT；②X 线；③心电图；④血、尿等常规；⑤MRA 或数字减影血管造影（DSA）或 TCD 甚至脑血管造影检查；⑥脑脊液检查。

四、治疗

1.溶血栓疗法

常用药物有尿激酶、链激酶等。

2.降纤治疗

常用药物有降纤酶等。

3.抗血小板治疗

常用药物有阿司匹林、氯吡格雷、噻氯匹定等。

4.脑保护治疗（NPT）

常用药物可分为钙通道拮抗剂、钠通道拮抗剂、天门冬氨酸调节剂等。

5.外科治疗

临床上患者出现脑疝症状时，常使用外科治疗，包括去骨瓣减压手术和缺血脑组织切除术。

6.其他治疗

防治脑水肿、中药治疗、物理治疗、其他内科治疗、其他外科治疗、康复治疗等。

五、主要护理问题

（1）躯体活动障碍与偏瘫或平衡能力降低、治疗管道等有关。

（2）吞咽障碍与意识障碍或延髓麻痹有关。

（3）语言沟通障碍与大脑语言中枢功能受损有关。

（4）抑郁/焦虑与脑部病变导致偏瘫、失语或社会支持缺乏等有关。

（5）失用综合征与意识障碍、偏瘫、衰老所致长期卧床或活动缺乏有关。

（6）潜在并发症：肺部感染，与长期卧床或活动缺乏有关。

六、护理目标

（1）患者能够适应卧床或生活自理能力下降状况，能够采取有效的沟通方式表达自己的需要与情感，患者卧床期间感到清洁舒适，生活需要得到满足。

（2）患者配合相应康复治疗，掌握恰当方法，各种能力如自理活动、梳头、洗脸、如厕、穿衣等逐步恢复正常。

（3）患者能够控制情绪，正确使用正当情绪，合理表达情感，保持心境的平和。

（4）患者能够描述各种并发症产生的原因及预防措施，无相关并发症发生。

七、护理措施

1.生活护理

(1)基础护理:做好口腔护理、尿管护理,定时翻身拍背,保持患者清洁等。

(2)防止便秘:食用含纤维素多的食物;早晚行腹部按摩;必要时服用缓泻药物;必要时使用开塞露帮助排便。

(3)饮食护理:限制脂肪摄入量;控制总热量;适量增加蛋白质;限制精制糖和含糖类的甜食;经常饮水。

2.用药护理

(1)抗凝药物:宜在饭后服药;避免与碳酸钙等制酸剂同时服用;注意有无皮肤瘀斑、鼻出血等出血征象。

(2)溶栓药物:同一肢体上建立两条静脉通道,一条专门输入溶栓药物,一条作多渠道补液,另一侧上肢用于检测血压;现配现用;观察有无出血现象,注意神志变化。

(3)降压药物:观察并防止血压骤升骤降。

(4)降颅内压药物:选择大血管,确保药物的快速进入。

3.安全护理

防止坠床、跌倒;防止噎呛;防止烫伤。

4.康复护理

(1)肢体活动的康复。①上肢活动锻炼:先用手扶稳坐好,逐渐抬高床头的角度,当患者坐位能持续 30 min 后缓慢进行躯干仰俯、扭转和侧曲运动,配合上肢锻炼坐位时的平衡功能;②下肢活动锻炼:先练习扶床站立及下蹲,然后双手扶床进行原地踏步,两侧下肢的重心转移,以患侧肢体负重练习为主,接着进行平衡与协调的练习,逐渐站稳及站久,慢慢移动身体,接着开始行走;③日常生活活动锻炼:先是手指锻炼,其次是精细活动锻炼,再次是洗漱、穿戴的练习,然后由室内到室外活动,最后练习上下楼梯。

(2)吞咽功能的康复。①直接训练法:直接吞咽,每日少食多餐;②口、下颚、舌的训练:指导患者进行鼓腮、闭唇、张口等,以便改善口面肌肉的运动;③患者不能主动活动时,可被动或辅助运动。

(3)语言功能的康复。先学习单音,然后常用单字,接着可以逐步使用双音词、短语、短句、长句;听话语能指物指图;听指令行动;回答问题;阅读。

(4)认知功能的康复。①早期:通过交谈、听音乐、读书报等刺激患者躯体感觉,提高患者觉醒能力和辨认环境的能力;②中期:应进行记忆力、注意力、思维训练、缺补填空的能力;③晚期:应增强独立和适应能力,逐步适应日常生活需要。

5.心理护理

(1)起病初期:讲解疾病的性质,如何对待已出现的症状,让患者脑海中有一个概念,解除由疾病伴随而来的恐慌与焦虑。

(2)恢复期:建立良好的护患关系和正性的情感支持;解决好不同患者的不同具体问题;评估患者心理需求;激励患者配合各项治疗,特别是康复计划,鼓励患者树立乐观情绪,面对现实。

6.并发症的处理及护理

(1)肺部感染:抗感染、祛痰、解痉治疗;定时翻身,帮助拍背排痰,防止误吸的发生。

（2）尿路感染：抗感染治疗；定时更换尿管，每日进行尿道口护理。

（3）静脉血栓的形成：消除紧张、恐惧情绪，抬高患肢，高于肺平面 20～30 cm，以促进静脉回流；观察肢端皮温，保持室内温度 25 ℃左右；忌冷、热敷，忌按摩及活动。

7. 老年脑梗死患者的健康教育

（1）饮食：低盐低脂易消化饮食。

（2）活动：保持良好的生活习惯，适量运动与体育锻炼。

（3）心理：保持情绪稳定、心情愉快，忌暴怒或忧郁，忌大喜大悲。

（4）日常生活：保持生活规律，忌过度劳累或休息不好，戒烟忌酒，注意保暖。

（5）复查：定期复查血压、血糖、血脂。

（6）药物：坚持在医生指导下正确服药。

（梁润兰）

第五节　老年心力衰竭

一、概述

老年人慢性心力衰竭和其他成人一样，是各种心血管疾病终末阶段的临床表现，其发生与发展是一个进行性的过程，发生率随年龄增长而增加。但老年人存在着心血管结构和功能的增龄变化，往往同时合并多种病因和其他脏器功能异常，使其临床表现具有隐匿性、复杂性、并发症多的特点。心力衰竭按发病缓急可分为慢性心力衰竭和急性心力衰竭，临床上以慢性心力衰竭居多。本节阐述的内容以老年慢性心力衰竭为主。

（一）老年心力衰竭的特点

1. 老年心力衰竭的病理生理特点

（1）心排血量较成年患者减少更为明显：正常老年人最大心排血量（17～20 L/min）比成年人（25～30 L/min）明显减少。

（2）容易发生低氧血症：老年患者呼吸功能减退、低心排血量、肺瘀血、肺通气/血流比例失调等原因，容易出现低氧血症，即使轻度心力衰竭就可出现明显的低氧血症。

（3）对负荷的心率反应低下：因窦房结等传导组织的退行性变，老年人心力衰竭时心率可不增快，即使在运动和发热等负荷情况下，心率增快也不明显。

（4）左室舒张功能下降，使左心房压力增高，导致肺循环和体循环静脉瘀血。

2. 老年心力衰竭多病因共存

心力衰竭的发生与发展是多种因素共同作用的结果，多种心血管及非心血管性疾病对于心力衰竭的发生、发展及预后产生了重要影响。对于老年心力衰竭很难用一种或两种疾病去解释其发病原因，与心力衰竭的发生、发展的相关因素非常复杂。多种心血管疾病，如高血压、缺血性心脏病、瓣膜性心脏病、先天性心脏病以及心肌病等是引起心力衰竭的常见原因。

3. 老年心力衰竭症状不典型

（1）无症状：可无典型表现，甚至已处于中度心力衰竭可完全无症状，一旦存在某种诱因，则可发生重度心力衰竭,危及生命。

(2)常有非特异性症状:可表现为疲乏无力,运动耐量降低,大汗淋漓,慢性干咳,胃肠道症状明显(厌食、腹部不适、恶心、腹泻等),味觉异常,白天尿量减少,夜尿增多,神经精神症状(精神错乱、易怒、睡眠障碍)突出。

4.并发症多

(1)心律失常:以窦性心动过缓和心房纤颤最多见,室性心律失常、房室传导阻滞亦为常见,这些心律失常可诱发或加重心力衰竭。

(2)肾功能不全:因肾灌注不足而引起少尿和肾前性氮质血症,心肾同时衰竭不仅增加治疗的难度,而且增加了病死率。

(3)电解质及酸碱平衡失调:老年人心力衰竭时因限钠,食欲减退,继发性醛固酮增加及利尿剂等因素,易发生低钾、低镁、低氯等电解质紊乱,还可发生代谢性碱中毒或酸中毒,使病情恶化,加速死亡。

(二)病因

1.病因构成

老年人慢性心力衰竭大多数为多病因性,尤其常见的有老年缺血性心脏病、高血压心肌损害、糖尿病心肌病、退化性钙化瓣膜病、贫血性心肌损害、肺源性心脏病、心肌淀粉样变等。另外,近年来的研究表明,许多其他因素亦与心力衰竭的发生以及发展有关。这些因素包括:年龄、性别、遗传易感性、肥胖、慢性肾功能不全、睡眠呼吸障碍、贫血、慢性阻塞性肺疾病(COPD)、心律失常、过量饮酒等。将这些与心力衰竭的发生、发展相关的因素统称为心力衰竭的广义病因。

2.多病因并存

在老年人慢性心力衰竭中,两种或两种以上心脏病并存的检出率高达 65%,以高血压合并冠心病、冠心病合并肺心病、糖尿病合并冠心病等多见。其中一种心脏病是引起慢性心力衰竭的主要原因,另一种则参与和促进慢性心力衰竭的发生发展。随着年龄老化,多病因慢性心力衰竭比例增大,很难用一两种病因解释。

3.诱因

诱因多样性是老年人心力衰竭的特点。约 90% 的心力衰竭发作或加重是有诱因的,最常见的有感染、心律失常、电解质及酸碱平衡紊乱、过度体力活动、情绪激动、气候骤变、治疗不当等。早期预防、纠正危险因素,减少心力衰竭的发生和加重是护理的首要目标。

(三)临床表现

按心功能不全发生的部位可分为左心衰竭、右心衰竭和全心衰竭。临床上左心衰竭最常见,单纯右心衰竭较少见。

1.症状

(1)呼吸困难:劳力性呼吸困难和呼吸困难可发展为端坐呼吸(端坐呼吸见于左心衰竭严重时),阵发性夜间呼吸困难(常见于入睡 1～2 h 后突感胸闷、气急而被迫坐起),静息性呼吸困难甚至出现急性肺水肿。呼吸困难为左心衰竭最早、最常见的症状。

(2)咳嗽和喘鸣。

(3)心排血量减少可引起乏力、四肢沉重感、夜尿增多、少尿、意识模糊、失眠、头痛、焦虑、记忆障碍、多梦和噩梦。疲劳是心排血量下降引起,运动性的疲劳和衰弱是常见症状,可因休息而消失。

（4）瘀血性肝大可引起上腹部或右上腹憋闷感或钝痛、进食后饱胀感、厌食、恶心和呕吐。

2.体征

左心衰竭会出现体液向肺泡内渗出而造成肺部可闻及湿啰音，在后背肺底部可以听到，随体位可改变。但老年人肺部啰音可呈多样性及不典型性。伴支气管痉挛时，两肺有明显的哮鸣音，类似支气管哮喘。急性肺水肿时，双肺野可闻及粗大的水泡音及哮鸣音，舒张期奔马律。全心衰竭时可有胸腔积液的体征。体循环静脉高压可引起颈静脉怒张，水肿。

多数患者心脏扩大，尤以左心室为主。右心衰竭可导致肝脏增大、肝脏触痛和腹腔积液。压迫肝脏可出现肝颈静脉回流征，压迫中上腹可出现腹颈静脉反流征。右心衰竭所致的水肿通常最先出现在身体的低垂部位。严重的右心衰竭可出现全身性水肿。

（四）治疗原则

老年心力衰竭治疗原则与一般心力衰竭类似，但是治疗时应更加小心谨慎，要注意到老年人器官老化，基础疾病多，药动学与年轻人有差异；老年人使用药物多，要注重药物的相互作用。对老年人而言，要完全祛除导致心力衰竭的病因几乎是不可能的，但应采取积极措施防止心肌进一步损害。

二、护理评估

1.病史评估

（1）患病与诊治经过：有无冠心病等基础心脏疾病史；有无呼吸道感染、心律失常、过度疲劳等诱发因素。询问病程经过，如首次发病的时间；呼吸困难的特点和严重程度；有无咳嗽、咳痰或痰中带血；有无疲乏、头晕、失眠等。以上症状常是左心衰竭患者的主诉。还应了解患者是否有恶心、呕吐、食欲缺乏、腹胀、体质量增加及身体低垂部位水肿等右心衰竭表现。了解相关检查结果、用药情况、效果及心力衰竭分级。

（2）心功能不全的判断：对心功能分级、心力衰竭分期和 6 min 实验进行评估，为治疗、护理提供依据。

1）心功能分级：美国纽约心脏病协会（NYHA）于 1928 年提出并一直沿用至今，是按诱发心力衰竭症状的活动程度将心功能分为 4 级。这种评估方法的特点是以患者的主观感觉为依据，简单易行，临床应用最广，但其结果与客观检查发现并非一致，且个体差异较大。

Ⅰ级：患者患有心脏病，但日常活动量不受限制，一般活动不引起疲乏、心悸、呼吸困难或心绞痛。

Ⅱ级：体力活动轻度受限。休息时无自觉症状，但平时一般活动可出现上述症状，休息后很快缓解。

Ⅲ级：体力活动明显受限。休息时无症状，低于平时一般活动量时即可引起上述症状，休息较长时间后方可缓解。

Ⅳ级：不能从事任何体力活动。休息时亦有心力衰竭的症状，体力活动后加重。

2）心力衰竭分期：2014 年 AHA/ACC 心力衰竭指南已经把关注焦点调整到成人心力衰竭的诊断和治疗上。目前的指南推荐对心力衰竭患者采用 ABCD 分期方法。

A 期：无器质性心脏病或心力衰竭症状，但有发生心力衰竭的高危因素如高血压、心绞痛、代谢性综合征等。

B 期：已有器质性心脏病变，如左室肥厚、左室射血分数降低，但无心力衰竭症状。

C 期：有器质性心脏病且目前或既往有心力衰竭症状。

D 期：需要特殊干预治疗的难治性心力衰竭。尽管采用强化药物治疗，但静息状态时患者仍有明显心力衰竭症状，常反复住院或没有特殊干预治疗不能安全出院。

3)6 min 步行试验：该评估方法的特点是以主观感觉与客观结果为依据，安全、简便、易行。临床上，除用以评估患者的运动耐力和心脏储备功能外，还常用于心力衰竭的治疗效果评价及预后估计。要求患者在平直走廊里尽可能快地行走，测定其 6 min 的步行距离，以此为依据将心力衰竭划分为轻、中、重 3 个等级。

（3）目前病情与一般情况：询问此次发病情况，病情是否有加重趋势；询问患者食欲、饮水量、摄盐量；睡眠状况；有无夜尿增多或尿量是否减少，有无便秘；日常生活是否能自理；活动受限的程度。

2.身体评估

（1）呼吸节律、频率、深度，脉搏、血压、血氧饱和度。

（2）意识与精神状况。

（3）体位、面容与表情、皮肤黏膜有无发绀。

3.关注实验室及其他检查

关注相关阳性结果，根据病情变化，结合护理专业特点，有助于提出护理计划。

4.心理及社会评估

询问患者在近期生活中有无较大的生活事件发生。心力衰竭往往是心血管病发展到晚期的表现。长期的疾病折磨和心力衰竭反复出现，体力活动受到限制，甚至不能从事任何体力劳动，生活上需他人照顾，常使患者陷于焦虑不安、内疚、绝望甚至对死亡的恐惧之中。评估患者不良情绪。

三、主要护理问题

（1）气体交换受损与左心衰竭致肺瘀血有关。

（2）体液过多与右心衰竭致体静脉瘀血、水钠潴留、低蛋白血症有关。

（3）活动无耐力与心排血量下降有关。

（4）潜在并发症：洋地黄中毒、猝死。

（5）皮肤完整性受损与长期卧床或强迫体位、水肿、营养不良有关。

（6）焦虑与慢性病程、病情反复发作呈加重趋势、担心疾病预后有关。

（7）营养失调低于机体需要量与长期食欲下降有关。

四、护理措施

1.一般护理

（1）休息与体位：限制患者的体力和脑力活动，休息可以降低基础代谢，以减轻心脏负荷，利于心功能恢复。有明显呼吸困难时，应卧床休息；劳力性呼吸困难者，应减少活动量，以不引起症状为度。对夜间阵发性呼吸困难者，应给予高枕卧位或半卧位，加强夜间巡视观察。对端坐呼吸者，可使用床上小桌，让患者扶桌休息，必要时双腿下垂。注意体位的舒适与安全，可用枕头或软垫支托肩、臂、骶、膝，以避免受压。必要时加用床栏防止坠床。尽量鼓励患者多翻身、咳嗽，适当地在床上肢体活动，病情恢复期鼓励患者适量活动，保持排便通畅，避免排便时过度用力。

(2)氧疗：吸氧 2～4 L/min，吸氧过程中观察患者的缺氧情况及神志改变，随时检查鼻导管的通畅，保持呼吸道通畅。

(3)饮食及控制钠盐的摄入

1)控制输液速度和总量在 1500 mL，根据患者的病情及年龄，速度控制在 20～30 滴/分钟或用输液泵控制滴数。心力衰竭患者应注意水的摄入包括液体的入量，一切水质的东西，所有的汤、水、煲、粥、饮料、牛奶、水果都在控制范围，即摄入的液体总量（包括输液量、饮食中的液体成分及饮水量）一般不要超过排出量如汗液及尿量等。

2)心力衰竭患者钠排泄减少，任何方式的摄入钠盐均可加重症状。目前推荐的限盐量为：心功能Ⅱ级每日摄入钠盐（氯化钠）5 g，心功能Ⅲ级每日摄入钠盐（氯化钠）2.5 g，心功能Ⅳ级每日摄入钠盐（氯化钠）1 g，忌食腌制食物。

3)对于血浆蛋白低，蛋白摄入量不低于 1～1.5 g/(kg·d)，给予高蛋白、高维生素、低脂肪、易消化食物，注意少食多餐，避免过饱，避免摄入难消化及产气多的食物，戒烟限酒。

4)超重或肥胖的慢性心力衰竭患者应适当减肥，超重的标准是体质量指数在 25～30 kg/m²，肥胖的标准是指体质量指数＞30 kg/m²。

2.心理护理

心理应激在心力衰竭的发病中起重要作用，有时甚至诱发肺水肿，同时心力衰竭时所致的呼吸困难使患者感到紧张和恐惧，焦虑和抑郁是一些老年患者中比较常见的不良情绪。具体措施如下所示。

(1)建立和谐的护患关系：在护理过程中要耐心认真倾听和解释，给予患者真诚的关心和安慰，使患者了解与所患疾病相关知识、治疗护理及预防保健措施，消除不良心理反应，保持情绪稳定，以积极乐观的心态接受治疗和护理。

(2)心理支持：要积极、主动地与患者沟通、交流，通过交流掌握患者的心理状况，分析产生不良情绪的主要原因，再针对具体情况，在精神上给予患者鼓励和支持以消除其顾虑。教会患者一些简单的情绪调节方法，例如倾听舒缓的乐曲、深呼吸法、肌肉放松法等进行自我心理调节，保持一种乐观、积极的心态。

(3)家庭及社会支持：来自家庭、社会的支持与鼓励，能让患者感到亲情、友情的温暖，获得心理慰藉，有利于消除不良情绪。

3.疾病监测

密切观察呼吸困难有无改善，观察呼吸的频率、节律、深浅度及血氧饱和度，发绀是否减轻，听诊肺部湿啰音是否减少等。准确记录 24 h 出入量，保持体液平衡。若病情加重，立即报告医生。

4.用药护理

遵医嘱及时、准确用药，观察药物的作用及不良反应。

(1)利尿剂是心力衰竭治疗的基础用药，用利尿剂的过程中要观察 24 h 小便量，必要时每小时观察尿量。还应注意患者服药的依从性、食物对口服药物吸收的影响以及患者钠盐的摄入情况。多数干预措施在早期就应采用，这样才能够保证较好的临床效果。

(2)血管扩张剂，通过扩张血管减少回心血量，降低心脏前负荷，通过扩张动脉，降低体循环阻力和左室射血时的阻力，从而降低心脏后负荷。用药期间要严密观察血压及脉搏变化。

（3）洋地黄药物，应根据年龄、症状、体征、电解质、肝肾功能、心电图表现、体质量、脉搏、心率、心律等情况用药，用药前数脉搏（可数 30 s），用药后及时观察心力衰竭的症状和体征改变状况，记录出入量，注意脉搏和心电图的变化。观察是否出现洋地黄中毒的表现：观察神经精神状况（如烦躁不安、嗜睡、头昏、黄视或绿视）；消化系统症状（恶心、呕吐、食欲缺乏）；每次给药前测量心率、心律，当成人心率低于 60 次/分钟，要高度警惕洋地黄中毒。洋地黄用量个体差异很大，老年人、心肌缺血缺氧、重度心力衰竭、低钾低镁血症、肾功能减退等情况对洋地黄较敏感。地高辛有认知功能受损及心脏传导阻滞，使用时应严密观察患者用药后的反应，必要时监测血清地高辛浓度。

5. 水肿的护理措施

（1）观察水肿的消涨程度，每日测量体质量，必要时测量下肢及腹围。准确记录出入量，保持出入平衡。

（2）加强皮肤护理，协助患者更换体位，保持床单元的清洁、干燥、平整，预防压疮的发生。

五、健康指导

1. 院内指导

（1）疾病知识指导：向患者介绍本病的表现特点、发生发展、疾病转归、危险因素、预防措施及常见的并发症的预防。

（2）用药指导：告知患者药物的名称、剂量、用法、作用与不良反应。心力衰竭常规应用的药物有强心、利尿、扩血管药物，如地高辛、螺内酯、ACEI、β-阻滞剂等，详细介绍这些药物的注意事项及用药后反应。强调应用洋地黄药物时，服药前要测心率或脉搏 1 min，如脉搏低于 60 次/分钟，脉搏不规则或忽快忽慢时停用，应立即就诊。应用利尿剂后每日观察尿量及体质量并记录，观察血压、脉搏、电解质情况以及水肿消退情况。尤其是应用排钾利尿剂后要观察有无乏力、恶心、呕吐、腹胀等低钾表现。使用血管扩张药物应观察用药前后血压、心率的变化。

（3）休息指导：休息可以减少氧气的消耗、减少回心血量、减慢心率，从而减轻心脏负担。依据心功能分级，注意休息，保证充足睡眠，避免劳累，适当活动，以免发生肢体血栓等并发症。

（4）饮食指导：进食低热量、多维生素、易消化食物，少量多餐，晚餐不宜过饱，避免夜间发生心功能不全。目前由于利尿剂应用，心功能Ⅰ级对钠盐限制不必过严，心功能Ⅱ级食盐小于 5 g/d，心功能Ⅲ级食盐小于 2.5 g/d，心功能Ⅳ级食盐小于 1 g/d，适当限制饮水，每天 500 mL 左右。

（5）急救处理指导：告知患者急性左心衰竭时出现缺氧和呼吸困难危险征象时，应立即坐起，双腿下垂，保持镇静，避免因躁动加重心脏负担，立即呼叫，急救治疗。

2. 院外指导

（1）自我保健指导：增强自我保健意识，避免诱发心力衰竭的因素。气候变化时及时增添衣物，预防感冒，防治呼吸道感染；积极治疗引起心力衰竭的疾病，如高血压、冠心病、心律失常等；保持乐观情绪，适当参加力所能及的活动，如散步、太极拳等。

（2）用药与饮食指导：心力衰竭理想的规范化治疗不是一步到位的，是一个长期的过程，达到药物靶剂量（最大耐受剂量）常需要 3～6 个月，甚至 1 年以上的剂量调整过程，达靶剂量后还要维持治疗。告诫患者不要擅自减量和停药，定期测量血压及脉搏。遵医嘱用药，并注意观察用药后的不良反应。出院后坚持心力衰竭饮食原则,不能随意进食和暴饮暴食。

(3)复诊指导:告知患者如出现疲倦、乏力、水肿、上腹饱胀或伴恶心、呕吐、劳动或夜间平卧时发生咳嗽、呼吸困难等情况时,应及时就诊,坚持门诊定期随访。

(4)照顾者的指导:在老年慢性心力衰竭患者居家康复过程中,由于年龄偏大,自我管理能力下降,家庭照顾者的护理质量直接影响到患者的生活质量,因此护士在进行健康教育时不要忽略了家庭照顾者的需求,应该与患者同步实施,使照顾者更好地掌握患者的疾病知识与护理技巧,为老年心力衰竭患者提供全方位的护理,提升患者的健康水平。

具体指导:①指导急性发作期的体位要求及表现;照顾者要对患者的日常饮食进行合理搭配,知道心力衰竭饮食的要求及注意事项,每天记录出入量及体质量并记录,保持出入平衡,观察患者双下肢水肿及皮肤情况;②对照顾者讲解心力衰竭疾病的相关知识,告知心力衰竭的诱因、病情复发或加重的判断及应对措施;③照顾者与老年患者相处密切,应了解老年人的心理状况,多与其沟通、交流,做到理解、支持,避免不良情绪的发生;④照顾者应掌握药物的作用、名称、剂量、服用方法及时间,观察药物的不良反应;⑤稳定期休息与活动:正确指导照顾者为活动自如的患者进行康复训练,老年慢性心力衰竭倾向于选择可以改善心肺功能的有氧运动,如散步、太极拳等;⑥按医嘱陪同随访及复诊。

(梁润兰)

第六节　老年人心律失常

一、病因

老年人由于各种病因引起心脏兴奋、起搏和传导的异常,因而产生节律的紊乱,称为老年人心律失常。老年人心律失常较年轻人多见,且随着年龄的增长而增高。由于心律失常的危害在于引起血流动力学的恶化,常应按发病机制进行处理。一般轻度心律失常,对血流动力学影响不大,常不必进行处理。严重者如引起心、脑、肾等重要脏器功能不全,甚至猝死,就必须抓紧治疗。

老年人心律失常最常见病因是冠心病,其他如高血压、风心病、老年退行性心瓣膜病、心肌炎、心肌病、肺心病、心肌淀粉样变等器质性心脏病也可引起,另外各种心肌缺血、缺氧、电解质紊乱、感染、劳累、中毒、应激、烟酒等也可诱发本病或加重病情,部分患者可无器质性心脏病依据。

二、发病机制

老年人心律失常产生的机制,以冠状动脉粥样硬化性为常见原因,对窦房结、房室结及其他心脏传导系统或心肌部有影响。另外,老年人窦房结内及其周围、结间束的起搏细胞减少,出现退行性病变及纤维化,房室束特别是左束支传导纤维退行性变,还有心肌变性或淀粉样变等都是产生老年人心律失常的特异性因素。

目前对快速心律失常发病机制的阐述与折返(最常见)、异位兴奋性增高、触发有关。常见于室上速、房颤、室速、室颤等。另外,老年心律失常还有房早、结早、室早、Ⅰ度房室传导阻滞、病窦综合征、Ⅱ、Ⅲ度房室传导阻滞较多见,右束支传导阻滞较左束支传导阻滞多见,但后者临床意义更为重要。常引起倦怠无力、昏厥、意识障碍等短暂性脑缺血的表现,有时在心绞痛发作或出现心力衰竭时,才发现心律失常,提醒临床高度重视。

三、治疗

(一)病因治疗

病因治疗是治疗心律失常的根本措施。某些病因去除后,心律失常即可消失,如电解质紊乱、药物不良反应引起的心律失常、在去除这些诱发因素后,心律失常即可纠正。其他病因治疗包括纠正心脏病理改变、调节异常病理生理功能(如冠状动脉狭窄、心功能不全、自主神经张力改变等)。

(二)对症治疗

如休息、吸氧、镇静药物及支持疗法等。

(三)针对心律失常本身进行治疗

1.药物治疗

(1)抗快速心律失常的药物。药物治疗的目的在于:①终止持续性快速心律失常的发作;②减慢室上性心律失常的心室率,以便获得血流动力学的改善;③消除快速心律失常的复发因素,如期前收缩、儿茶酚胺分泌增加等。快速心律失常的药物治疗可选用减慢传导和延长不应期的药物,如迷走神经兴奋剂(新斯的明、洋地黄制剂)、拟交感神经间接兴奋迷走神经药物(甲氧明、苯福林)或抗心律失常药物。目前临床应用的抗心律失常药物达数十种之多,根据药物对心肌细胞动作电位的作用,将其分成四大类。

Ⅰ类:①ⅠA类,延长动作电位时程,中度减慢动作电位 0 相上升速度(Vmax),减慢传导,如奎尼丁、普鲁卡因酰胺、丙吡胺;②ⅠB类,缩短动作电位时程,轻度减慢 Vmax,轻度减慢传导,如利多卡因、美西律、苯妥英钠、妥卡尼、乙吗噻嗪(莫雷西嗪);③ⅠC类,轻度延长动作电位时程,明显减慢 Vmax,显著减慢传导,如恩卡尼、氟卡尼、劳卡尼、普罗帕酮。

Ⅱ类:即 β 受体阻滞剂,阻断 β 肾上腺素能受体,减慢动作电位上升速度,抑制 4 位相除极,如普萘洛尔、美托洛尔、阿替洛尔。

Ⅲ类:延长动作电位时限和不应期,以胺碘酮为代表,其他如溴苄胺。

Ⅳ类:钙离子阻滞剂,主要通过影响 4 位相阻断细胞膜的钙通道,以维拉帕米为代表药物,其他有地尔硫䓬。

其他类:包括洋地黄、腺苷、三磷酸腺苷(ATP)、钾盐和镁盐等。

(2)提高心肌自律性和传导性的药物

1)抗胆碱药:减低迷走神经张力,加速窦性心率及房室和房内传导,用于治疗窦性心动过缓、窦房和房室传导阻滞及窦房结功能低下出现的异位节律,常用药为阿托品(Atropine)。

2)β 受体兴奋剂:提高自律性,加速房室传导,用于治疗房室传导阻滞、病态窦房结综合征,常用药物有异丙肾上腺素(Isoproterenol)、麻黄碱。

3)甲状腺激素:治疗甲状腺功能低下所致的窦性心动过缓。

4)摩尔乳酸钠:治疗血钾过高、缺氧、酸中毒有关的心率过慢及心搏骤停。

2.非药物治疗

(1)兴奋迷走神经:主要用以终止阵发性室上性心动过速的发作。常用的方法有:①刺激咽喉、诱发恶心、呕吐；②屏气，嘱患者深吸气后闭口，手捏鼻，然后用力做呼气动作（Valsalva法）或深呼吸后闭口，手捏鼻，然后用力做吸气动作（Muller法）；③压迫眼球，患者取仰卧位，嘱其闭眼下视，用手指压迫眼球上部以免损伤角膜，每次 10 秒钟，先左后右试压一侧，无效时可同时压两侧，勿按压过重，患者稍感疼痛即可，有青光眼及高度近视者禁忌；④颈动脉窦按摩，操作前应先听诊颈动脉，如有杂音则不宜进行。患者取仰卧位，于甲状软骨上缘水平颈动脉搏动最明显处用手指压向颈椎，先按摩右侧约 10 秒钟，如无效再按摩左侧，切不可两侧同时按摩，以免阻断脑部血供或引起心搏停顿，按压眼球或颈动脉窦时，均应同时听诊心脏或心电图观察，一旦心动过速停止，即应停止按压。

（2）其他：①电击复律；②人工心脏起搏术；③食道调搏技术；④手术疗法；⑤其他：如无水酒精注射、射频消融治疗预激合并室上速等。在临床选用治疗措施时，应权衡利弊，全面考虑，尤其要注意的是抗心律失常药物所致心律失常的治疗。

四、护理评估

（一）病史

有助于判断心律失常的类型和重要性。应详细询问激发发作、终止或加重的因素，持续时间，发作时的心率、节律，有无昏厥、胸痛、抽搐或心力衰竭表现，以及治疗经过。

（二）临床表现

1. 症状

老年患者往往自觉症状不明显，有的患者仅有乏力和烦躁的感觉，有的虽然频发期前收缩（期间收缩）或心房颤动（房颤），但无明显不适。然而老年患者多伴有不同程度的心、脑、肾功能衰退，对药物耐受性降低；或早已存在重要脏器的供血不足，尤其是脑动脉硬化。因此，任何类型的心律失常都可能激惹出心、脑严重综合征，较易发生血流动力学变化，出现心悸、胸痛、昏厥、阿斯（Adam-Stroke）综合征、休克等临床表现。

2. 体征

心率缓慢（<60 次/分钟）而规则，以窦性心动过缓、2∶1 或 3∶1 房室传导阻滞或完全性房室传导阻滞、窦房传导阻滞或房室交界性心律多见；心率过快（>100 次/分钟）而规则，以窦性心动过速、心房扑动、房性或室性心动过速常见；不规则的心律，以期前收缩（期间收缩）为最常见；快而不规则者，以心房颤动或扑动、房性心动过速伴不规则房室传导阻滞为多；慢而不规则者，以心房颤动、窦性心动过缓伴窦性心律不齐、窦性心律合并不规则窦房或房室传导阻滞为多；心律规则而第一心音强弱不等（大炮音），尤其是伴颈静脉搏动间断不规则增强，多见于完全性房室传导阻滞或室性心动过速。

（三）实验室及其他检查

1. 心电图及 24 h 动态心电图（Holter）

心电图及 24 h 动态心电图是目前发现心律失常的最常用方法之一。一般认为心电图检出率为 32%，实际发生率较此为高。若应用 Holter 或心电监测，文献报道老年人心律失常的发生率可高达 92%，大大提高了心律失常的检出率。

2. 心脏电生理检查

心腔内心电图记录、希氏束心电图、心内膜标测，程控食道调搏及其他心脏电生理检查，有助于鉴别心律失常的类型和发病机制，对选择治疗、判断预后（心室晚电位）有重要的临床意义。

（四）诊断与鉴别诊断

依据病史、临床表现和心电图、Holter、心脏电生理检查结果即可确诊。

鉴别诊断时其意义在于是否真正患有老年人心律失常，并证实是哪种心律失常；这种心律失常是否具有临床重要性，心功能和血流动力学是否发生障碍。

五、常见护理问题

(1)潜在并发症：心排血量减少。

(2)焦虑与威胁生命的心律失常有关。

(3)对心律失常的病因和治疗不了解。

(4)个人应对无效：与对病情的错误理解和对死亡的恐惧有关。

六、护理目标

(1)患者无心律失常或已恢复到最佳节律。

(2)患者的焦虑减轻。

(3)患者能够运用有效的应对方法。

(4)患者能够描述心律失常的病因和治疗。

七、护理措施

（一）一般护理

1.病情轻者的一般护理

日常生活不受限制，但须注意：①劳逸结合，避免过度劳累和剧烈活动；②调节情绪，避免过度焦虑、情绪激动和精神紧张等；③饮食方面，宜增加富含维生素 C 的食物，如蔬菜和水果。

2.病情重者的一般护理

(1)患者宜安置在安静的单人房间，保持病房的安静，减少各种刺激，谢绝探视。一般患者可平卧，呼吸急促和血压不正常者可采用半卧位，休克者可采用仰卧中凹位。心律失常可因精神激动、烦躁而加重，护理人员应嘱患者安静勿躁，心情舒宽，并耐心听取患者诉说每次诱发的病因与处理经过，转告医生，以便做治疗参考。

(2)清醒患者可给予高热量、高蛋白饮食。昏迷患者靠输入营养药物通常不能满足机体的需要，故一般须给予鼻饲。

(3)立即行心电监测，以明确心律失常的类型、发作频度，及时报告医师，争取早确定诊断，早制订紧急抢救方案并协助处理。

(4)快速建立静脉通道，立即给予氧气吸入。

(5)急诊心律失常者，由于症状严重，病情凶险，患者多焦虑不安、惊恐、惧怕、有濒死感，加之原发病及血流动力学的影响，致使患者过度紧张。因此，应加强心理护理，耐心与患者交谈，并详细了解患者病情变化的原因，给患者讲明治疗方法和应该注意的事项，消除恐惧心理，使其积极配合治疗和护理，以利早日康复。

（二）病情观察与护理

1.观察病情变化

对心律失常患者除了重点监测心电图变化外，对全身情况的观察也很重要。要加强巡视，尤其是夜间巡视,要重视患者的主诉,密切观察病情微细的变化。定期测量血压、脉搏、呼吸。注意观察神色的变化,有时可出现在心律改变之前。并将病情的动态改变做好详细的记录。对于复律后的患者尚需警惕严重心律失常的复发。如发现异常,及时报告医生并协助处理。

2.用药护理

老年人肝肾功能减退,用药后更易出现抗心律失常药物的不良反应与毒性反应。部分老年患者可能同时存在多种心律失常,故老年心律失常患者用药更应慎重。

(1)熟悉各种心血管疾病常用药物的作用机制、理化性质、药物剂量、吸收排泄途径、特有的不良反应及毒性反应;重点观察、询问临床症状和体征,监测血压、心律和心率的变化,定期复查血清电解质改变,以便及早发现、及时处理。有条件时最好进行血清药物浓度的监测,这对早期发现、正确判断药物的毒性反应和不良反应具有指导作用。例如,地高辛血药浓度>2 ng/mL时考虑中毒。

(2)注意药物剂量和给药途径:一般地说,药物的不良反应和毒性反应的大小同药物剂量成正比。毒性反应出现的快慢与给药途径有如下的顺序关系:静脉注射>呼吸吸入>肌内注射>皮下注射>口服>直肠灌注。因此,药物应用剂量越大,越要仔细观察。静脉推注给药时一定要掌握注药速度,必要时应持续心电监护,有条件时备好除颤器、临时心脏起搏器等急救设施,以确保安全。

(3)对于老年人用药应特别强调个体化,即用药时要全面考虑患者的年龄、性别、体质量及其心脏病情轻重,慎重选用药品。剂量一般要减小至中年人剂量的1/3~1/2,甚至更小。用药过程中必须密切观察病情,不断调整剂量,以取得最佳效果。

(4)注意预防或消除诱发因素。患者本身的某些因素可加重药物的不良反应和毒性反应,必须随时注意观察,如心肌缺血加重、电解质紊乱、酸碱平衡紊乱、甲状腺功能亢进、甲状腺功能低下等因素。

(5)医护人员严格"三查七对",防止误服及过量服用药物;核对医嘱应作为观察、防止药物毒性反应和不良反应的一个内容。若怀疑患者发生了药物毒性反应和不良反应,应及时报告医师并进行积极处理。

3.电复律的护理

(1)复律前的护理:①加强心理支持,应向患者做好细致的解释工作,使患者处于接受治疗的最佳状态;②检查并记录患者的一般情况及生命体征,并作心电图描记,以便在恢复窦性心律后进行对比,并选用R波较高的导联进行心电监护;③吸氧;④建立静脉通路;⑤准备器械、药品,备好复苏所用的器械和抢救药品。

(2)复律后的护理:①转复后配合心电监护,密切观察心律、血压、呼吸及神志改变,每30 min测量1次,直至平稳;②因电复律后窦性心律不稳定,活动后易复发,嘱患者卧床休息1~2 d;③严密观察肢体活动情况和神志改变,观察有无脑栓塞或周围血管栓塞症状和体征;④注意观察与电极接触的皮肤是否有灼伤,必要时可按皮肤灼伤护理。

(3)出院指导:①预防复发,心房颤动患者需严格遵医嘱规律用药,避免药量不足或过量;②预防栓塞,嘱患者定时、定量服抗凝药,定期检查凝血酶原时间;③叮嘱患者避免劳累、紧张、情绪激动等诱发因素,防止心律失常复发;④定期到医院复查心电图。

4.其他护理措施

(1)有些心律失常的发生可能与电解质紊乱,尤其是钾或者酸碱失衡有关。因此,常须做血钾和血气分析测定,以利于及时纠正,使心律失常得到迅速控制。

(2)应随时准备好有关药物、仪器、器械吸引器等抢救物品和器材。对可能出现快速的威胁生命的心律失常,应备好除颤器。对可能出现高度或Ⅲ度房室传导阻滞者,事先做好浸泡消毒临时起搏导管电极及附件,并备好临时起搏器。

八、健康教育

心律失常的患者应注意劳逸结合,生活规律,保持情绪稳定,快速性心律失常者应戒烟,避免摄入刺激性食物,如咖啡、可乐、浓茶、烈酒等;心动过缓者应避免屏气用力的动作,如用力排便等,以免因兴奋迷走神经而加重心动过缓。患者应遵医嘱服用抗心律失常药物,严禁随意增加剂量以防加剧药物的不良反应和毒性。教给患者及家属测量脉搏的方法以利于自我监测病情。另外,还应教给患者家属心肺复苏术的简单方法,以备紧急需要时应用。

(梁润兰)

第七节　老年人风湿性心脏瓣膜病

一、概述

风湿性心脏瓣膜病,亦称慢性风湿性心脏病,系指患风湿性心脏病后,所遗留的心脏瓣膜病变。主要表现为心瓣膜狭窄或关闭不全。本病虽多见于 20～40 岁成年人,但由于人口老龄化,老龄人口日益增多,老年人风湿性心脏瓣膜病患病率与日俱增。

本病是风湿热时风湿性心瓣膜炎所遗留的慢性瓣膜损害。临床上大约 40％老年人在童年或青年时期有过风湿热病史,由于青中年时期风湿热的缓解间期较长,到了老年才有心脏受损的表现,本病常累及二尖瓣、主动脉瓣、三尖瓣、肺动脉瓣,主要为二尖瓣及主动脉瓣,三尖瓣病变则很少见。感染后先为瓣膜的交界线和基底部发生水肿,炎症及赘生物形成,以后瓣膜粘连及纤维化,而致瓣口狭窄。按照病变程度,可分为隔膜型和漏斗型,前者病变较轻,瓣膜活动尚佳,后者病变较重,常伴瓣膜关闭不全。

二、治疗

据资料表明在未做手术治疗的慢性风湿性心脏病患者中,年轻患者的平均存活期为 13～15 年,而在未手术治疗的轻、中度风湿性心脏病和保持窦性心律的中年患者中,大约 70％可以存活 15～20 年,而无明显的恶化。大约有 1/3 未做手术治疗的风湿性心脏病老年患者在尸检时,发现有严重的二尖瓣狭窄,因此老年人风湿性心脏病的治疗主要还是内科治疗。对有躯体栓塞的患者可抗凝治疗,对二尖瓣狭窄和房颤患者,应像对青年患者一样,也应考虑抗凝治疗。

当二尖瓣病变严重时,也可考虑手术治疗。在有经验的外科医生手中,老年患者二尖瓣分离术和瓣膜置换术的结果相当好,5 年生存率达 60％。但应注意其适应证,有下列情况时可考虑手术治疗:①有严重的肺动脉高压者;②有进行性呼吸困难及对内科治疗效果不佳的充血性心力衰竭;③尽管经过恰当的内科治疗,但仍难维持其生活。年龄对这些患者并不是进行外科手术治疗的禁忌。此外,对严重主动脉瓣狭窄的老年患者,因其自然病程很差,可考虑进行主动脉瓣置换术。

三、护理评估

(一)临床表现

二尖瓣狭窄后在心室舒张时,左心房流入左心室的血流受阻,左心房压力增高,逐渐扩张、肥厚。左心房压力增高使肺静脉压及肺毛细血管、肺动脉压力增高,重时患者可发生咯血及肺水肿。长期左心房及肺动脉高压,使右心室负荷增加,产生右心室扩张肥厚,最终导致右心衰竭,二尖瓣关闭不全时,在心室收缩期,除大部分血液进入主动脉外,还有部分血液反流到左心房,使左心房的充盈度和压力均增加,而左心室的排出量却降低。心室舒张期,由于左心房流入左心室的血量较正常增多,导致左心房和左心室肥大,最后引起左心衰竭。二尖瓣病变最易引起房性心律失常,以心房纤颤最常见,心房纤颤还易发生左心房内附壁血栓,脱落后可引起脑动脉栓塞、下肢动脉栓塞等。

由于主动脉瓣狭窄,当左心室收缩时,排血受阻,负荷加重,久之左心室发生代偿性肥大。严重病例,因左心室排出量显著降低,可影响冠状动脉及脑的血流量,因而产生心绞痛、左心衰竭、眩晕或昏厥。

主动脉瓣关闭不全时,左心室在舒张期不仅接受左心房流入的血液,还要接受由主动脉反流来的血液,因此左室负荷增加,产生左心室代偿性肥大和扩张,逐渐发生左心衰竭,继之可引起右心衰竭。若反流量大,主动脉舒张压显著降低,可引起冠状动脉灌注不足而产生心绞痛。主动脉病变一旦发生心力衰竭常在 2～3 年内死亡,也可发生猝死。

体征基本和年轻人相同,但需要注意的是,部分老年患者可无症状或症状不典型,体征也常发生变异,如典型心脏杂音常被肺气肿、肺内感染的啰音或快速心律失常、心力衰竭、栓塞等并发症或合并症所干扰和掩盖,房颤是心脏杂音消失和变异的主要原因,因此在临床体检时应避免误诊及漏诊,对一时搞不清楚的问题应密切观察,注意其心音的动态变化。

(二)实验室及其他检查

1.血液检查

有风湿活动的病例,红细胞沉降率、抗"O"均可增高。并发细菌性心内膜炎时,血白细胞计数升高,血培养阳性。

2.X 线检查

轻度二尖瓣狭窄者,心影可正常,或仅有左心房增大,较重者左心房明显增大,并有右心室增大,心影呈梨形,肺门血管阴影增大。二尖瓣关闭不全,左心室扩大,肺动脉段突出。吞咽钡餐时,右前斜位可见食管因左心房扩张而向后、向右移位。选择性左心室造影可见有二尖瓣反流。主动脉瓣狭窄时,胸部 X 线片示左心室扩大,升主动脉狭窄后扩张。主动脉瓣关闭不全时,X 线检查显示左心室不同程度的扩大,心影呈靴形,主动脉弓突出,透视下可见显著搏动。

3.心电图检查

二尖瓣轻度狭窄的病例,心电图可完全正常;中度狭窄的病例,P 波增宽,并有切迹,形成所谓"二尖瓣 P 波"。右胸导联可出现增大的双相 P 波,提示左心房肥大,电轴右偏,并有右心室肥大的表现,晚期患者常有心房纤颤表现。二尖瓣关闭不全时,心电图检查可见左心室肥大、劳损。出现肺动脉高压时,可有左、右心室肥大或右心房肥大的表现。主动脉瓣狭窄时,心电图检查可见左心室肥大、劳损,出现左束支阻滞或室内传导阻滞。主动脉瓣关闭不全时,心电图示电轴左偏,左心室肥大、劳损,后期可有左心室内传导阻滞。

4. 超声心动图

二尖瓣狭窄时显示二尖瓣前叶曲线,舒张期 E 峰下降缓慢;F 点消失;E-A 之间呈一平段,出现城墙样改变。二尖瓣关闭不全时,M 型超声可见舒张期二尖瓣前叶 EF 斜率增大,瓣叶活动幅度增大,左心房增大,收缩期左心房过度扩张,主动脉瓣关闭减慢,左心室扩大,室间隔活动过度。

5. 心导管检查

二尖瓣狭窄主要表现为右心室、肺动脉和肺毛细血管压力增高,后者压力曲线 α 波显著,肺循环阻力增大,心排血量指数降低。二尖瓣关闭不全患者右心导管示肺动脉、右心室与肺毛细血管的压力增高,肺循环的阻力也有不同程度的增高,而心排血量降低。

（三）诊断与鉴别诊断

老年人风湿性心脏瓣膜病,往往不具有年轻人的典型表现,给临床诊断造成困难,因此,熟悉老年病特性是减少本病诊断失误的前提。此外,应详细询问病史,仔细体格检查,提高对本病的警惕性,注意与肺心病、冠心病、心肌病、高血压性心脏病、左心房黏液瘤、先天性心脏房间隔缺损、二尖瓣脱垂综合征、特发性肥厚性主动脉瓣下狭窄等相鉴别。

四、常见护理问题

(1)活动耐力下降与心排出量减少有关。

(2)体液过多与右心功能不全有关。

(3)焦虑与环境陌生、不适应住院,担忧家庭问题,担心手术预后,对疾病诊疗技术缺乏知识等有关。

(4)低效性呼吸型态与肺功能不全有关。

(5)恐惧与担心手术结果、不良信息刺激等有关。

(6)潜在并发症如心律失常、休克、心力衰竭、呼吸衰竭、心跳呼吸骤停等,与缺氧、麻醉有关。

五、护理目标

(1)患者主诉活动时无不适,耐力增加。

(2)患者自述疼痛减轻。

(3)患者能描述心脏瓣膜病的症状、治疗及保健措施。

六、护理措施

（一）一般护理

(1)卧床休息,呼吸困难时取半卧位,室内保持阳光充足,空气流通。

(2)高蛋白、高维生素、易消化饮食,多食新鲜蔬菜和水果,限制脂肪摄入。有心力衰竭者应限制钠盐和水的摄入。

(3)有心力衰竭者,应根据病情给予氧气吸入,或间断吸氧。并按心力衰竭及护理常规护理。

(4)高热患者按发热护理常规护理。

（5）做好患者的生活护理,对绝对卧床患者应随时满足其生活上的护理需要,关心开导患者,消除其悲观情绪,鼓励其树立战胜疾病的信心,积极配合治疗。

（二）病情观察与护理

（1）严密观察体温、心率、心律、血压、呼吸、咳嗽及咳血痰,注意有无并发症出现。服用洋地黄或奎尼丁时,密切观察疗效及不良反应。

（2）根据病情需要配合医师做血流动力学监测。应用洋地黄时禁用钙剂,以免发生协同作用,导致洋地黄中毒。一旦有风湿活动,如发热、红斑、红细胞沉降率快,应按医嘱给予抗风湿治疗及休息。单纯二尖瓣狭窄需做二尖瓣球囊扩张的患者,应做好术前准备及术后护理。

七、健康教育

（1）鼓励患者进食高蛋白、高维生素、低脂肪、易消化饮食,有心力衰竭者应限制钠盐摄入。

（2）育龄妇女采取节育措施。

（3）日常生活中适当锻炼,加强营养,提高机体抵抗力。注意防寒保暖,避免感冒和呼吸道感染,避免与上呼吸道感染、咽炎患者接触,一旦发生感染应立即用药治疗。

（4）在拔牙、内镜检查、导尿术、分娩、人工流产等手术操作前应告诉医师自己有风湿性心脏病史,以便于预防性使用抗生素,劝告扁桃体反复发炎者在风湿活动控制后 2～4 个月手术摘除扁桃体。

（5）告诉患者坚持按医嘱服药的重要性,提供有关药物使用的书面材料,并定期门诊复查,防止病情进展。

（梁润兰）

第八节　老年人感染性心内膜炎

一、概述

老年人感染了细菌、病毒、立克次体、霉菌等微生物后,致使原有器质性心脏病的心内膜受侵袭而引起病理变化,即形成感染性心内膜炎(inactive endocarditis,简称 IE)。

对于老年性 IE,目前有两种分类方法。一种是将心内膜炎分为急性、亚急性,这是在抗生素药物使用之前的一种方法。另一种是用致病微生物分类来了解病程,以区分微生物的种类,从而指导抗生素的合理应用,使住院病死率明显下降。近年来,发现 IE 的致病菌由白色葡萄球菌、金葡菌、肠球菌或革兰氏阴性杆菌所引起者增多,而草绿色链球菌有所减少,老年人有时有容易患霉菌或立克次体感染的危险。作为 IE 的诱因,口腔感染引起者减少,而心脏介入手术引起者较以前增多,晚期癌症、糖尿病及长期卧床、压疮感染者等,均易招致 IE。因此,提高对老年性 IE 的认识,对于早期诊断与治疗,改善预后有重要临床意义。

目前根据感染微生物分类比以前其他分类更好。几乎任何致病菌均可引起老年性 IE。然而,在经鉴定出致病菌的病例中,链球菌和葡萄球菌引起心内膜炎占绝大多数(86%～92%)。有人报道肠球菌所致 IE 也有上升趋势。真菌,尤其是念珠菌和曲霉菌也可引起霉菌性心内膜炎。

在风湿性心脏病基础上发生 IE 者可达 60%，但目前已有下降趋势，而在老年性心瓣膜退变、动脉硬化或心内膜附壁血栓、二尖瓣脱垂基础上发生 IE 者，有上升趋势。另外，肥厚性心肌病、马凡氏综合征、心内异物（人工瓣膜、间隔修补片）或起搏器导管线，也能增加患者对 IE 的易感性。

病原菌侵入心内膜后，急性期引起心瓣膜及腱索的急剧损害，附着大而脆的赘生物，脱落后引起栓塞，心瓣膜可发生溃疡及急性穿孔或腱索发生断裂。微生物脱落还可引起脑、肺、肾等脏器脓肿。致病菌在上述病因中，形成的大部分赘生物是由被破坏改变的炎性心内膜或心瓣膜延伸而来，主要为血小板栓子、纤维蛋白、病原菌和坏死的心瓣膜组织组成。

细菌性赘生物多呈绿色、黄色、粉红色，愈后渐变灰色，容易形成细菌性动脉瘤，有别于风湿性赘生物。霉菌性赘生物容易脱落而形成栓子，造成栓塞。

三、治疗

1. 用药原则

血培养后尽早使用杀菌性抗生素，大剂量长疗程静脉用药为主，一般用药 4 周或 4 周以上。血培养分离出病原微生物后，可根据药物敏感试验结果指导用药。①青霉素：本病的大多数致病菌对青霉素敏感，而且青霉素毒性较小，是首选药物，常用剂量为青霉素每天 1 800 万～3 000 万单位，分 3～4 次静脉滴注，青霉素过敏者可用万古霉素；②联合用药：青霉素与氨基糖苷类抗生素，如链霉素、庆大霉素、阿米卡星等联合应用以增强杀菌能力；③革兰阴性肠道细菌所致的感染性心内膜炎应主要选用氨基糖苷类抗生素。

2. 外科治疗

外科治疗适合于药物不能控制的感染，特别是霉菌感染；出现有危及生命的大赘生物；有瓣膜明显损害而致顽固性心力衰竭；人造瓣膜感染经抗感染治疗无效者。

四、护理评估

（一）病史

患者常有获得性或先天性心脏病病史，如风湿性心瓣膜病、法洛四联症、动脉导管未闭等。多数患者无前驱症状，部分近期有手术、器械检查或感染史。

（二）临床表现

老年人 IE 的症状往往不典型。发热是本病的主要症状，但常被误诊为呼吸道感染。某些并发症如栓塞、心、肾功能不全等，常被误认为是脑、心、肾血管疾病的后果。因此，必须了解老年人 IE 的特点，提高诊断率。

1. 全身表现

急性者多无典型心脏表现，临床表现为败血症的过程，如寒战、乏力、高热等。亚急性者，多数起病缓慢，初期表现为周身不适，食欲缺乏，乏力，体质量减轻，关节酸痛，低中度不规则持续发热，伴有进行性贫血，皮肤黏膜瘀点和杵状指（趾），脾大等。

2. 心脏表现

除原有心脏病体征外，如发现新的心脏杂音或原有心脏杂音变得粗糙，要考虑本病的可能性。心力衰竭是常见的并发症，也是最常见的死因。主要是由于瓣膜破坏、穿孔、乳头肌腱索受损,使瓣膜功能不全,导致心力衰竭的发生。此外,栓子脱落或瓣叶附近脓肿注入主动脉窦堵塞较大冠状动脉分支时,可突然发生心肌梗死。因此,老年人发生 AMI 时应考虑本病所致。

3.重要脏器栓塞表现

重要脏器栓塞表现是老年人 IE 的重要表现之一,仅次于心力衰竭,可在发病后数天或数月出现,全身大动脉及重要器官均可发生,栓塞发生率在 36%～66%,依次以脑、肾、脾、肺、肠系膜动脉及冠状动脉、四肢动脉栓塞较为常见。

(三)实验室及其他检查

(1)血化验检查:血红蛋白、红细胞减少,白细胞增多,红细胞沉降率增快,免疫球蛋白 IgG、IgA、IgM 可增高。立克次体引起者 IgM 增高较明显。

(2)尿液检查:可有蛋白尿、镜下血尿和肾功能损伤。

(3)血培养:在使用抗生素前或发热寒战时抽血 6～8 mL,可连续几次,同时进行需氧及厌氧培养,可提高检出率(阳性率 70%),急性患者多为金黄色葡萄球菌、化脓性链球菌、肺炎球菌等。亚急性患者多为草绿色链球菌,其他如产碱杆菌、变形杆菌、粪链球菌、大肠埃希菌及霉菌等。

(4)心电图检查:可检出各种心律失常,如期前收缩、AVB、AF 及 QRS、ST-T 改变,但无特异性。

(5)超声心动图:可发现心内膜或瓣膜有大小不同和数目不等的赘生物,并且对瓣膜形态、启闭状况,以及探测瓣膜破坏、腱索断裂,可做出明确的诊断。

(6)胸部 X 线检查:可显示心力衰竭、肺梗死并发症的存在。

(7)心导管和心血管造影检查:对确定 IE 的损害程度、原有心脏病变、估价瓣膜功能、是否合并冠心病等有重要意义。但导管可使赘生物脱落,引起重要脏器栓塞。因此,要严格掌握适应证,在造影时注入造影剂要少,以防发生意外。

(8)核素心脏扫描:常用核素^{67}Ga(镓)对心内膜炎症部位的心肌脓肿扫描有所帮助,但需时长,假阳性较多,还有待进一步研究。

(四)诊断和鉴别诊断

根据病史、临床表现及实验室等检查,一般可做诊断。应与风湿热、系统性红斑狼疮、结核病、淋巴瘤、白血病等相鉴别。

五、常见护理问题

(1)焦虑与早期诊断不明确,预感到自身健康受到威胁有关。

(2)对慢性病认识不足。

(3)营养失调:发热、卧床,造成食欲减退。

(4)潜在并发症:由于赘生物较脆易发生动脉栓塞。

六、护理目标

(1)体温正常,血培养阴性。

(2)患者主诉疼痛减轻、次数减少。

(3)生活能自理。

(4)心排血量充足,如血压正常、脉搏有力。

(5)不出现心力衰竭。

（6）心力衰竭得到迅速控制。

（7）患者发生栓塞的危险性降低。

（8）患者能描述心内膜炎的病因、发展、预防。

七、护理措施

（一）一般护理

（1）嘱患者安静,严格卧床休息,保持舒适体位。避免用力,大便干燥或便秘,应嘱多饮水或服用缓泻剂。

（2）病室应保持清洁、安静,注意保暖。保证充分的休息。

（3）饮食要清淡,给予高热量、高蛋白、高维生素易消化的半流食或软食,并给予适当清凉饮料,如西瓜汁、藕汁、绿豆汤、大豆卷汤等,避免过食煎炸油腻食物以及辛辣刺激之品。发热期间多饮水。

（4）加强皮肤及口腔护理,对有连续畏寒、发热、出汗的患者,应加强皮肤和口腔护理,每日应进行擦澡或行晨晚间护理,勤更换衣服,注意保暖,避免受凉,每餐后应用 1:5 000 呋喃西林液含漱,以保持皮肤、口腔的清洁,防止感染。

（5）加强心理护理,患者住院时间较长,易产生焦虑情绪,应关心和安慰患者,做好解释工作,避免激动和烦躁,使其能安心治疗。

（二）病情观察与护理

（1）密切观察病情变化,随时注意体温、脉搏、呼吸、血压、心律的改变。仔细观察瘀点的好发部位,如上肢、口腔黏膜、睑结膜、前胸、手足等处有无瘀点出现,一旦发现可为诊断提供依据。加强对栓塞症状的观察,及时发现栓塞现象及心力衰竭表现。出现病情变化时及时通知医生,并做好相应的抢救及护理。

（2）早期治疗给予大剂量抗生素时,注意用药前做过敏试验及观察用药后反应。

（3）当肢体栓塞处发生疼痛时,可用热水袋或湿热敷,以改善血液循环,减轻疼痛。有腰痛、血尿应及时留尿检查。有偏瘫时按瘫痪患者护理常规护理。肺栓塞咯血、呼吸困难时给半卧位,同时给予氧气吸入。有胸痛、休克症状时应及时配合抢救。

（4）当栓塞患者需行抗凝治疗时,应密切注意出血倾向及有关护理。

（5）患者发生心力衰竭时,按心力衰竭护理常规护理。

（6）高热时按发热护理常规护理,寒战时注意保暖。

（7）本病的细菌常深居赘生物中,为纤维蛋白和血栓所掩盖,常须长期应用大剂量抗生素静脉滴注,所以应注意保护静脉,轮流选择不同部位的静脉作穿刺,同时应预防静脉炎的发生。

（8）准确记录患者每日液体出入量,根据尿量、血电解质情况,补充水分,维持水和电解质的平衡。

（9）患者一旦出现并发症,应按并发症护理常规护理。

八、健康教育

1. 教育患者及其亲属了解有关本病及其防治知识

着重了解以下几点。

（1）本病的病因和病程。

（2）长期应用抗生素的意义。

（3）预防本病的重要性和具体方法，如在拔牙、切除扁桃体及做其他手术前应告诉主管医师自己有过心内膜炎病史，并接受预防性应用抗生素治疗；平时保持口腔卫生和皮肤卫生等，以减少病原体侵入的机会。

（4）自我监测的目的和方法，以评估治疗效果，识别并发症的早期征兆以及本病复发的征兆。一般在停止治疗后2周内出现体温再度升高、结合食欲缺乏和乏力等应考虑复发。

2.心理疏导

对于患者提出的各种顾虑，应做出清晰的解释，鼓励患者树立信心。经验表明，一个有信心的患者既可顺从治疗，又能增加治疗效果，促进恢复。

（梁润兰）

第九节　老年糖尿病

一、概述

老年糖尿病（diabetes mellitus，DM）是指年龄在60岁以上的老年人，由于体内胰岛素分泌不足或胰岛素作用障碍，引起内分泌失调，从而导致物质代谢紊乱，出现高血糖、高血脂及蛋白质、水与电解质等代谢紊乱的疾病。包括60岁以前诊断和60岁以后诊断为糖尿病者。其患病率随年龄增加而上升，我国老年人DM的患病率约为16%。

糖尿病分为四型，即1型糖尿病、2型糖尿病，其他特殊类型和妊娠糖尿病。老年糖尿病绝大多数为2型糖尿病。

二、病因

不同类型的糖尿病其病因不同。引起糖尿病的病因可归纳为遗传因素及环境因素两大类。各种致病因子作用于机体导致胰岛功能减退而引发的糖、蛋白质、脂肪、水和电解质等一系列代谢紊乱综合征。

三、诊断要点

1.临床表现

（1）起病隐匿且症状不典型：仅有1/4或1/5老年患者有多饮、多尿、多食及体质量减轻的症状，多数患者是在查体或治疗其他疾病时发现有糖尿病。

（2）并发症多：常并发呼吸、消化、皮肤及泌尿生殖等各系统的感染，且感染可作为疾病的首发症状出现。此外，老年糖尿病患者更易发生高渗性非酮症糖尿病昏迷和乳酸性酸中毒，老年糖尿病患者还易并发各种大血管或微血管症状，如冠心病、高血压、脑卒中、糖尿病肾脏病变、糖尿病视网膜病变、皮肤瘙痒等。

（3）多种老年病并存：易并存各种慢性非感染性疾病，如心脑血管病、缺血性肾病，白内障等。

（4）易发生低血糖：自身保健能力及依从性差，可使血糖控制不良或用药不当，引起低血糖的发生。

2.实验室检查

①尿糖测定;②血糖测定;③葡萄糖耐量试验;④糖化血红蛋白测定;⑤血浆胰岛素和C-肽测定;⑥其他。

四、治疗

糖尿病治疗强调早期、长期、综合治疗及治疗方法个体化的原则。治疗目标是通过纠正患者不良的生活方式和代谢紊乱,防止急性并发症的发生和减低慢性并发症的风险,提高患者生活质量和保持良好的心理状态。

1.饮食治疗

饮食治疗是所有糖尿病治疗的基础。

2.运动疗法

适当的运动有利于减轻体质量,提高胰岛素敏感性,改善血糖和脂代谢紊乱,还可减轻患者的压力和紧张情绪。

3.药物治疗

(1)口服药物治疗:主要包括促胰岛素分泌剂(磺脲类和非磺脲类药物)、增加胰岛素敏感性药物(双胍类和胰岛素增敏剂)和α-葡萄糖苷酶抑制剂。

(2)胰岛素治疗:胰岛素的应用须在一般治疗和饮食治疗的基础上进行。制剂类型:按作用快慢和维持作用时间,胰岛素制剂可分为超短效、短效、中效和长效4类。

4.胰腺和胰岛移植

由血糖感受器、微型电子计算机和胰岛素泵组成。

5.并发症的治疗

①低血糖;②糖尿病酮症酸中毒、高渗性昏迷;③糖尿病足;④抑郁症。

五、主要护理问题

(1)营养低于机体需要量或高于机体需要量与胰岛素分泌或作用缺陷引起糖、蛋白质、脂肪代谢紊乱有关。

(2)潜在并发症:低血糖、酮症酸中毒、高渗性昏迷、抑郁症、糖尿病足。

六、护理目标

(1)患者体质量恢复正常水平并保持稳定,血糖正常或维持理想水平。

(2)未发生糖尿病急性并发症和慢性并发症或发生时能被及时发现和处理。

七、护理措施

(一)一般护理

1.老年糖尿病患者的饮食护理

(1)控制总热量:总热量每天每千克标准体质量 25~30 kcal。

(2)进餐分配合理:老年人的饮食最好按一日四餐或五餐分配。

(3)尊重饮食习惯:饮食疗法尽量简单,符合患者饮食习惯,避免过多的变动。

(4)纠正不良嗜好:纠正影响糖代谢的饮食习惯,避免晚餐进食过多等。

（5）补充微量元素：老年糖尿病患者适量补充铬、锌、镁等微量元素。

2.老年糖尿病患者的运动护理

（1）运动方式：以有氧运动为主，如慢跑、散步等，运动应量力而行。

（2）运动前评估：糖尿病的控制情况，决定运动方式、时间以及所采用的运动量。

（3）运动时监测：不宜空腹运动，注意补充水分，随身携带糖果，不宜单独运动。

（4）其他注意事项：随身携带糖尿病卡，急救电话以备急需。

3.老年糖尿病患者的用药护理

（1）口服药：①了解药物性质，护士应了解各类降糖药物的作用、剂量、用法，不良反应和注意事项；②指导正确服用，磺脲类降糖药治疗应从小剂量开始，每种药物餐前、随餐、餐后服用交代清楚；③降糖药用药原则：老年人用药应避免使用经肾脏排出、半衰期长的降糖药物；④更新药物清单：护士应及时检查并更新患者的药物清单，改善患者不合理用药的情况。

（2）胰岛素。①准确用药：熟悉各种胰岛素的名称、剂型及作用特点，准确执行医嘱，做到制剂、种类正确，剂量准确，按时注射；②抽吸药顺序：长、短效或中、短效胰岛素混合使用时，应先抽吸短效胰岛素再抽吸长效胰岛素。

（3）药物保存：未开封的胰岛素放于冰箱4～8 ℃冷藏保存，正在使用的胰岛素在常温下可使用28 d，无须放入冰箱，应避免过冷、过热。

（4）部位更换：胰岛素采用皮下注射法，注射部位要经常更换；宜选择皮肤疏松部位，如上臂三角肌、臀大肌、大腿前侧、腹部等。

（5）无菌操作：注射胰岛素时，严格无菌技术操作，防止发生感染。

（6）监测血糖：如发现血糖波动过大或持续高血糖，应及时通知医生。

（7）老人用药：应从小剂量开始逐步增加，血糖控制不可过分严格。

（二）并发症的护理

1.低血糖的护理

（1）病情观察：观察低血糖的临床表现：神志改变、认知障碍、肌肉颤抖、心悸、出汗、饥饿感、焦虑，严重时发生抽搐、昏迷；老年糖尿病患者血糖不低于2.8 mmol/L 也可出现低血糖症状，应特别注重观察夜间低血糖症状的发生。

（2）急救措施：老年糖尿病患者一旦确定发生低血糖，应尽快给予糖分补充；神志清醒者，可给予糖水、含糖饮料或饼干、面包等，15 min 后测血糖如仍低于2.8 mmol/L，继续补充以上食物一份；如病情重，神志不清者，应立即给予静脉注射50％葡萄糖40～60 mL，或静脉滴注10％葡萄糖液。

（3）预防措施：①护士应充分了解患者使用的降糖药物，并告知患者和家属不能随意更改和增加降糖药物及其剂量，并且监管其定时定量服药；②老年患者容易在后半夜及清晨发生低血糖，护士应提醒其晚餐适当增加主食或含蛋白质较高的食物，并加强巡视和观察；③老年糖尿病患者血糖不宜控制过严，空腹血糖宜控制在9 mmol/L 以下，餐后2 h 血糖在12.2 mmol/L 以下即可；④老年糖尿病患者应按时注射胰岛素，定时进餐。指导患者及家属了解糖尿病低血糖反应的诱因、临床表现及处理方法。

2.酮症酸中毒、高渗性昏迷的护理

（1）病情观察：当老年糖尿病患者有诱因时，密切观察是否出现酮症酸中毒、高渗性昏迷的征象；严密观察和记录患者神志、生命体征、24 h 液体出入量等的变化；及时准确地做好各种检验标本的采集和送检,并将检验结果及时通知主管医师。

(2)急救与护理:立即开放两条静脉通路,准确执行医嘱,确保液体和胰岛素的输入;患者绝对卧床休息,给予持续低流量吸氧;加强老年糖尿病患者基础护理,注意皮肤、口腔护理,注意保暖,防止坠床;昏迷者按昏迷常规护理。

3.抑郁症的护理

(1)病情观察:当患者病情出现了糖尿病本身难以解释的变化时,应使用标准抑郁症量表进行筛查;老年糖尿病患者新近或反复出现抑郁症表现,对患者本人或他人有伤害性行为时,护士应配合医师立即进行药物治疗,护士更应监管老人服药情况;协助医师对老人在6周内评估疗效,及时调整用药。

(2)护理措施:老年糖尿病患者一旦确诊抑郁症按老年抑郁症常规护理。

4.糖尿病足的护理

(1)足部观察:每天检查老年糖尿病患者双足1次,观察足部皮肤有无颜色、温度改变及足背动脉搏动情况,了解足部有无感觉减退、麻木、刺痛感等。

(2)足部清洁:避免感染,嘱家属及陪护为患者勤换鞋袜,每天应用温水和中性肥皂洗脚,注意洗净趾缝,若足部皮肤干燥,洁后可涂用护肤品。

(3)指导穿鞋:大小应选择轻巧柔软、前端宽大的鞋子,鞋底要有弹性。

(4)袜子选择:袜子以弹性好、透气及散热性好的棉毛质地为佳。

(5)预防外伤:①指导老人不要赤脚走路,以防刺伤,外出时不可穿拖鞋,以免踢伤。保持鞋子里衬的平整;②对有视力障碍的老年患者,应由他人帮助修剪指甲;③同时应注意防止烫伤、外伤、电力伤等。

(6)说服戒烟:足溃病的预防教育应从早期指导患者控制和监测血糖开始;同时要说服吸烟的老年糖尿病患者戒烟;必要时可采用强制性戒烟,或药物辅助戒烟。

八、健康教育

糖尿病教育是老年糖尿病防治中的一个重要方面。由于老年人可能身患多种疾病,衰弱且合并认知功能障碍,因此,与其他年龄组患者教育不同的是,老年糖尿病的教育充分强调对患者家属和生活照护者的教育。其内容具体如下。

(1)详细向患者与照护者讲述关于自我监测的方法。指导患者与照护者学习和掌握监测血糖、血压、体质量指数的方法,如微量血糖仪的使用、血压的测量方法、体质量指数的计算等。了解糖尿病的控制目标。

(2)对患者进行一对一的讲解或建议家属或生活照护者参加糖尿病知识培训班。

(3)定期评估患者血糖自我监护的效果和能力。

(4)应当告诉患者、家属及生活照护者关于高血糖和低血糖发生的诱因、预防措施、症状、如何监测、治疗方法以及应当什么时候去糖尿病门诊等。

(5)在给予新的药物时,应告知患者所用药物的目的、服用方法、常见不良反应并定期检查。

(6)教育患者及其生活照护者足部溃疡发生的危险因素及预防措施等。

(7)预防意外发生。教导患者外出时随身携带识别卡,以便发生紧急情况时及时处理。

(王颖琦)

第十三章　精神科疾病护理

第一节　躁狂发作

一、临床表现

躁狂发作主要有三个临床特征,即情感高涨或易激惹、思维奔逸和精神运动性兴奋,又称"三高症状"。如果上述症状一次发作持续在 1 周以上,称为躁狂发作(或称躁狂症)。

1.情感高涨

情感高涨是必备的症状。患者主观体验愉快,自我感觉良好,整天兴高采烈,欢欣喜悦,感到天空格外晴朗,周围事物的色彩格外绚丽,自己无比快乐和幸福。心境高涨往往生动、鲜明,与内心体验和周围环境相协调,具有感染力,常引起周围人的共鸣。患者虽然失眠,但自感精力充沛,心情舒畅。

有的患者情绪反应不稳定、易激惹,时而欢乐愉悦,时而激动暴怒。部分患者以愤怒、易激惹、敌意为特征,并不表现为情感高涨,动辄暴跳如雷、怒不可遏,甚至可出现破坏及攻击行为,但常常很快转怒为喜或赔礼道歉。

2.思维奔逸

思维奔逸表现为联想迅速,自觉大脑反应格外敏捷,思维内容丰富多变,概念接踵而至,有时感到说话跟不上思维的速度,常表现为说话声大、语速变快、高谈阔论、滔滔不绝、手舞足蹈、眉飞色舞。但讲话内容较肤浅,且凌乱无意义,常给人以信口开河之感。患者注意力不集中,常随境转移,讲话的内容常从一个主题很快转到另一个主题,表现为意念飘忽,有的患者可出现音联和意联。

3.活动增多

患者精力显得异常旺盛,兴趣范围扩大,喜热闹、交往多,精力旺盛,忙碌不停,爱管闲事,好打抱不平,兴趣广泛但无定性。动作快速敏捷,活动明显增多,但做任何事常常是虎头蛇尾,有始无终。对自己的行为缺乏正确判断,如任意挥霍钱财,乱购物,处事欠深思熟虑,行为轻率不顾后果。注重打扮装饰,但并不得体,行为轻浮,好接近异性。工作上,自认为有过人的才智,乱指挥别人,训斥同事,狂妄自大,但毫无收获。自觉精力充沛,不知疲倦,睡眠明显减少。病情严重时,自我控制能力下降,举止粗鲁,甚至有冲动毁物行为。

4.躯体症状

患者很少有躯体不适主诉,可有交感神经功能兴奋症状,表现为面色红润、双目有神、瞳孔轻度扩大、心率加快、便秘等。因患者体力过度消耗,容易引起失水、体质量减轻等。患者食欲增加,性欲亢进,睡眠需要减少,往往影响周围人的正常休息。

5.精神病性症状

部分患者在情绪高涨的基础上可能出现幻觉与妄想。幻觉多为幻听,内容多是称赞自己的才能和权力,与其情绪相符合。妄想的内容常与其自我评价过高密切相关,甚至形成夸大妄想,但内容并不荒谬,与现实联系紧密,经过努力可能办到;而且妄想很少是固定不变的。有时也可出现关系妄想、被害妄想等,一般持续时间不长。

6.其他症状

躁狂发作时患者的主动和被动注意力均有增强,但不能持久,易为周围事物所吸引。在急性发作期这种随境转移的症状最为明显。部分患者有记忆力的增强,常常充满许多细节琐事,对记忆的时间常失去正确的分界,以致与过去的记忆混为一谈而无连贯。在发作极为严重时,患者呈极度的兴奋躁动状态,可有短暂、片段的幻听,行为紊乱而毫无指向,伴有冲动行为;也可出现意识障碍,有错觉、幻觉及思维不连贯等症状。多数患者在疾病的早期即丧失自知力。

躁狂发作临床表现较轻者称为轻躁狂。患者可存在持续至少数天的情感高涨、精力充沛、活动增多,有显著的自我感觉良好,注意力不集中,也不能持久,轻度挥霍,社交活动增多,性欲增强,睡眠需要减少。有时表现为易激惹,自负自傲,行为较莽撞,但不伴有幻觉、妄想等精神病性症状,对患者社会功能有轻度的影响。部分患者有时达不到影响社会功能的程度,一般人常不易觉察。

老年躁狂发作的患者临床上表现为心境高涨的较少,主要表现为易激惹,狂妄自大,有夸大观念及妄想,言语增多,但常较啰唆,可有攻击行为。意念飘忽和性欲亢进等症状亦较少见。病程较为迁延。

二、护理评估

1.评估主观资料

(1)认知活动:评估患者有无联想障碍、注意力障碍,有无夸大观念、妄想,以及对自己精神状态的认识能力和程度。

(2)情感活动:评估患者的情绪有无不稳定、自我感觉很好、容易激惹、急躁,评估患者的心情是否高涨。

(3)意志行为活动:评估患者有无活动明显增多、行为异常,是否为兴奋状态,自我控制能力如何,有无冲动、攻击行为等。

2.评估客观资料

(1)躯体状况:评估患者有无睡眠需要减少、精力异常旺盛,以及食欲情况,有无交感神经兴奋表现等。

(2)对精神疾病的认知:评估患者有无自知力及损害程度。

(3)社会心理状况:评估患者的家庭环境、各成员之间关系是否融洽、经济状况、受教育情况、工作环境及社会支持系统。

(4)既往健康状况:评估患者的家族史、患病史、药物过敏史。

(5)治疗用药情况:评估患者以往治疗用药情况、药物不良反应,有无碳酸锂中毒等情况。

(6)实验室及其他辅助检查:评估患者的血、尿、便常规,血生化、心电图、脑电图检查,以及特殊检查等结果。

三、护理诊断

1.营养失调(低于机体需要量)

营养失调与极度兴奋躁动,无法或拒绝静坐进食,能量消耗量超过摄取量有关。

2.睡眠型态紊乱

睡眠型态紊乱与持久兴奋对睡眠无须求及交感神经亢进有关。

3.思维过程改变

思维过程改变与重度躁狂兴奋及思维异常有关。

4.有暴力行为的危险

有暴力行为对自己或他人与情绪易激惹、意识障碍等有关。

5.社交障碍

社交障碍与极度兴奋、情绪不稳定、易激惹及有暴力行为的危险有关。

四、护理目标

（1）减少过度活动及体力消耗。

（2）患者住院期间不会伤害自己和他人。

（3）建立和维持营养、水分、排泄、休息和睡眠等方面的适当生理功能。

（4）建立良好的护患关系并协助患者建立良好的人际关系。

（5）帮助患者完成自己制订的各项活动计划。

（6）指导患者及其家属认识疾病、预防复发。

五、护理措施

1.一般护理

（1）提供安全和安静的环境：躁狂患者情绪兴奋，躁动不安，且注意力增强，很容易受周围环境影响，因此应提供一个较宽大的空间，居室须安静、舒适，保持空气新鲜、避免阳光刺激。室内物品要求颜色淡雅、整洁，尽量简化以避免患者兴奋毁物。

应与其他冲动易激惹的患者分开管理，以减少患者间情绪相互感染。密切注意患者的精神状态，对情绪亢奋、行为不能自制者，须防止其毁物伤人；对情绪低落者，须防止其自杀。

（2）维持适当的营养：患者由于极度兴奋，整日忙碌于他认为有意义的活动，而忽略了最基本的生理需求，护理人员必须以少量多餐的方式主动地提供高营养、易消化的食物及充足的饮水，满足患者的生理需求。同时，合理地安排患者活动、休息和睡眠的时间，并提示患者维持适当的穿着及个人卫生。

（3）指导患者重建规律有质量的睡眠模式：指导并督促者每日养成定时休息习惯，如有入睡困难，应做好安眠处理，以保证患者足够的休息时间，这有利于控制症状，安定情绪，促使病情早日康复。

（4）引导患者正确消耗过剩的精力：躁狂症患者往往精力充沛、不知疲倦，加之急躁不安、自控力差、易激惹，容易使精力发泄变成破坏性行为，护理人员应正面引导患者做不需要专心、又无竞争性的活动，以发泄过剩的精力，如参加工娱治疗、打球、跑步、拔河比赛、擦地板等活动，并加以鼓励和肯定。

2.症状护理

部分躁狂症患者以愤怒、易激惹、敌意为特征，甚至可出现破坏和攻击行为。护理人员需及时了解患者既往发生暴力行为的原因，是否有新的诱发因素出现，设法消除或减少这些因素。护理人员要善于早期发现暴力行为的先兆，如情绪激动、无理要求增多、有意违背正常秩序、出现辱骂性语言、动作多而快等，以便及时采取预防措施，避免暴力行为的发生。对处在疾病急性阶段的患者,应尽可能地满足其大部分要求,对于不合理、无法满足的要求也应尽量避免采用简单、直接的方法拒绝,以避免激惹患者。当确定患者有明显的暴力行为先兆时,应立刻按照暴力行为的防范措施处理。

3.用药护理

躁狂患者有不同程度的自制力缺乏,不安心住院,甚至拒绝治疗。应耐心劝说,鼓励患者表达对治疗的感觉和看法,针对个体进行帮助分析并设法解决。在用药的过程中,护理人员应密切观察患者的合作性、药物的耐受性和不良反应,特别是对应用锂盐治疗的患者要更加关注,注意血锂浓度的监测,防止发生锂盐中毒。

对恢复期的患者,应明确告知维持用药对巩固疗效、减少复发的意义,并了解患者不能坚持服药的原因,与患者一起寻找解决的办法。

对容易忘记服药的患者,则必须与其商量将吃药与日常活动配合在一起的方法并取得家属配合。

4.心理护理

建立良好的护患关系。患者常常兴奋好动,语言增多。患者诉说的诸多感受,往往并非是真正的内心感受和体验,而是用否认的意念来逃避真正的想法。

因此,建立良好的护患关系有利于护患间的沟通和交流,让患者表达内心的真实想法,以利病情的缓解。

六、健康教育

1.患者

①协助患者认识疾病的有关知识,教会患者控制情绪的方法,学习新的应对技巧;②指导患者掌握症状复发的先兆,预防复发;③教患者掌握药物的不良反应,坚持用药;④定期门诊复查。

2.家属

①指导家属疾病知识及预防复发的知识,教会家属为患者创造良好的家庭环境,锻炼患者的生活和工作能力;②指导家属学会识别、判断疾病症状的办法;③使家属了解督促和协助患者按时服药、定期复查的重要性。

七、护理评价

(1)患者情绪稳定。

(2)患者营养状况良好,维持正常睡眠,生活自理能力恢复。

(3)患者的精神症状得到缓解或消失,自知力恢复。

(4)患者能与护士和病友正常地进行交谈,能反映心理问题与心理需要。

(5)患者配合治疗和护理,积极参与工娱治疗活动。

(6)患者的社交能力、社会适应能力恢复。

(李姗姗)

第二节 抑郁发作

一、临床表现

抑郁发作以明显而持久的心境低落为主,并有相应的思维和行为改变,病情严重者可有精神病性症状。表现可分为核心症状群、心理症状群与躯体症状群三方面。如果抑郁症状一次发作持续存在 2 周以上即为抑郁发作(也称抑郁症)。

1.核心症状群

核心症状群包括心境或情绪低落、兴趣缺乏及乐趣丧失三个主征,是抑郁的关键症状。

(1)情绪低落:患者终日忧心忡忡、愁眉苦脸,可从轻度心情不佳、闷闷不乐到忧伤、悲观、绝望。此种低落的情绪不为喜乐的环境而改变,患者即使碰到令人高兴的事也高兴不起来,对现在感到无用和无助,对将来感到无望。患者常常可以将自己在抑郁状态下体验的悲观、悲伤情绪与丧亲所致的悲哀相区别。有时患者也会察觉到自己与别人不同,因而尽力掩饰伪装,称之为"微笑性抑郁"。典型的病例其抑郁心境具有晨重夜轻节律的特点,清晨或上午陷入心境低潮,下午或傍晚渐见好转,此时能进行简短交谈和进餐。

(2)兴趣缺乏:丧失既往生活、工作的热忱,对任何事都兴趣索然。患者行为缓慢,活动减少,生活被动、疏懒,多终日独坐一处,不想做事,不愿和周围人接触交往,逐渐发展到不去工作、疏远亲友、回避社交。

(3)乐趣丧失:患者无法从生活中体验到乐趣,或称为快感缺失。

2.心理症状群

(1)焦虑:焦虑常是抑郁症的主要症状,常与抑郁伴发,患者表情紧张、恐惧,坐立不安,惶惶不可终日,搓手顿足、来回踱步等,特别是更年期和老年抑郁症患者更明显。伴发的躯体症状可以掩盖主观的焦虑体验而成为临床主诉。

(2)自罪自责:在情感低落的影响下,患者自我评价过低,往往以消极和否定的态度看待自己,过分贬低自己的能力、才智,对过去感到自责自罪,严重时可达妄想程度。

(3)自杀观念和行为:是患者最危险的症状。有些患者病理性意志增强,可反复出现自杀观念和行为,不惜采用各种手段和途径,进行周密计划以达到自杀目的。抑郁者的自杀率是正常人的 20 倍,约有 67％的患者有自杀观念,有 10％～15％的患者有自杀行为,有过一次重度抑郁(达到要住院的程度)的人群中,最后有 1/6 死于自杀。

抑郁症自杀行为可出现在疾病的任何时期,但往往发生在缓解期,可能是重症期精神运动性抑制而不能将自杀行为付诸行动。

(4)精神病性症状:抑郁症患者悲观失望,有罪过感、无价值感,在此基础上形成妄想。如罪恶妄想、疾病妄想、被害妄想(患者认为是罪有应得)等。可有轻度的感知觉障碍,如幻听、幻视,但抑郁心境缓解后不持续存在。对疾病缺乏自知力。

(5)认知症状:主要是注意力和记忆力的下降。这类症状可逆,随治疗的有效而缓解。认知扭曲也是重要特征,如对各种事物均做出悲观解释,将周围一切都看成灰色的。

(6)精神运动性迟滞:患者思维联想速度缓慢,反应迟钝,注意力集中困难,记忆力减退。临床表现为主动言语减少,回答问题拖延很久,语速明显减慢,声音低沉,患者感到脑子不能用了,思考问题困难,工作和学习能力下降。有的患者回答问题过程中,声音越来越小,语速越来越慢,词语越来越减少,严重者无法进行交流。严重时可达木僵状态,称为"抑郁性木僵"。部分患者可出现激越症状。

3.躯体症状群

(1)睡眠障碍:典型的睡眠障碍是早醒,比平时早醒2～3 h,醒后不能再入睡,在早醒的同时常伴有情绪的低潮。有的表现为入睡困难,睡眠不深,少数患者表现为睡眠过多。

(2)食欲减退、体质量减轻:多数患者都有食欲缺乏、胃纳呆症状,患者不思茶饭或食之无味,味同嚼蜡,常伴有体质量减轻。体质量减轻与食欲减退不一定成比例,少数患者可表现为食欲增强、体质量增加。

(3)性功能减退:疾病早期即可出现性欲减低,男性可能出现阳痿,女性患者有性感缺失。

(4)非特异性躯体症状:患者可表现身体任何部位的疼痛,躯体不适主诉可涉及各脏器,自主神经功能失调的症状也较常见。

抑郁发作临床表现较轻者称之为轻度抑郁,主要表现为情感低落、兴趣和愉快感的丧失、易疲劳,自觉日常工作能力及社交能力有所下降,不会出现幻觉和妄想等精神病性症状,但临床症状较环性心境障碍和恶劣心境为重。

老年抑郁症患者除有抑郁心境外,多数患者有突出的焦虑烦躁情绪,有时也可表现为易激惹和敌意。精神运动性迟缓和躯体不适主诉较年轻患者更为明显。因思维联想明显迟缓及记忆力减退,可出现较明显的认知功能损害症状,类似痴呆表现,如计算力、记忆力、理解和判断能力下降,国内外学者将此种表现称之为抑郁性假性痴呆。

躯体不适主诉以消化道症状较为常见,如食欲减退、腹胀、便秘等,常常纠缠于某一躯体主诉,并容易产生疑病观念,进而发展为疑病、虚无和罪恶妄想。病程较漫长,易发展成为慢性。

二、护理评估

1.评估主观资料

(1)认知活动:评估患者有无自责自罪观念及妄想、疑病观念、疑病妄想、被害妄想和关系妄想,有无自卑、无价值感,有无无助、无望及无力感,以及对自己疾病的认识情况。

(2)情感活动:评估患者是否兴趣减退或丧失,有无愁眉不展、唉声叹气、悲观绝望、哭泣流泪、焦虑恐惧、自罪感、负罪感等。

(3)意志行为活动:评估有无意志活动减少、不愿参加平素感兴趣的活动,有无懒于生活料理及不顾个人卫生,有无自杀自伤的消极企图及行为。

2.评估客观资料

(1)躯体状况:评估患者有无疲乏无力、心悸、胸闷、胃肠不适、便秘、性功能下降等,有无体质量明显减轻或增加。

(2)对疾病的认识:评估患者的自知力和损害程度。

(3)社会心理状况:评估患者的家庭环境、经济状况、受教育情况、工作环境及社会支持系统。

(4)既往健康状况:评估患者的家族史、患病史、药物过敏史。

(5)治疗用药情况:了解患者以往用药情况、药物不良反应等。

(6)实验室及其他辅助检查:评估患者的血、尿、便常规,血生化、心电图、脑电图的结果。

三、护理目标

(1)患者住院期间不会伤害自己。

(2)建立和维持营养、水分、排泄、休息和睡眠等方面的适当生理功能。

(3)与患者建立良好的护患关系并协助患者建立良好的人际关系。

(4)患者能以言语表述问题,能显现自我价值感的增强。

(5)患者能主动在病房群体中与病友和工作人员相处。

(6)患者能以有效的途径解决问题,进而减轻无力感。

(7)没有明显的妄想及病态的思维。

四、护理诊断

1.有自伤/自杀的危险

有自伤/自杀的危险与严重抑郁悲观情绪或自责自罪观念有关。

2.营养失调

营养失调与低于机体需要量与自责自罪观念、躯体症状或木僵状态有关。

3.睡眠型态紊乱

睡眠型态紊乱与悲观情绪或入睡困难有关。

4.思维过程改变

思维过程改变与思维联想受抑制、认知活动受影响或出现人格解体等有关。

5.社交孤立

社交孤立与严重抑郁悲观情绪或行为异常等有关。

6.有暴力行为的危险

有暴力行为与抑郁扩大自杀行为有关。

五、护理措施

1.一般护理

(1)饮食护理:食欲缺乏、便秘是抑郁患者常出现的症状。饮食种类应选择患者较喜欢的食物,食物宜含有充足热量、蛋白质、维生素及富含纤维。可采取少量多餐的进食方式。若患者有低价值感或自责妄想不愿进食或拒食时,按相应护理措施处理。

若患者坚持不肯进食,或体质量持续减轻,则必须采取进一步的护理措施,如喂食、鼻饲、静脉输液等。

(2)生活护理:抑郁患者由于情绪低落、悲观厌世、毫无精力和情绪顾及自己的卫生及仪表,对轻度抑郁患者护理人员可鼓励其在能力范围内自我料理;重度抑郁患者则应帮助其洗脸、洗脚、口腔护理、会阴护理、更衣、如厕、仪表修饰,使患者感到整洁、舒适。允许患者适度的依赖,有助于减轻心理压力。

(3)保证充足睡眠:患者大部分时间卧床不动、不易入睡、睡眠浅、易醒或早醒,而这些又会加剧患者的情绪低落,患者的许多意外事件,如自杀、自伤等,就发生在这种时候。护理人员应主动陪伴和鼓励患者白天参加多次短暂的工娱活动,如打球、下棋、唱歌、跳舞等。为患者创造舒适安静的入睡环境,可采取睡前喝热饮、热水泡脚或洗热水澡等协助患者入睡,避免看过于兴奋、激动的电视节目或会客、谈论病情。

2.安全护理

与患者建立良好的治疗性人际关系,随时了解患者自杀意志的强度及可能采取的方法,密切观察有无自杀的先兆症状,尤其在交接班时间、吃饭时、清晨、夜间或工作人员较少时,不让患者单独活动,可陪伴患者参加各种团体活动。谨慎地安排患者生活和居住的环境,安置患者住在护理人员易观察的房间,环境设施安全,光线明亮,整洁舒适,墙壁以明快色彩为主,以利于调动患者积极良好的情绪。严格管理制度,定期巡视。加强对病房设施的安全检查,严格做好药品及危险物品的保管工作,杜绝不安全因素。

3.症状护理

对有自杀、自伤行为患者的护理。

4.心理护理

①建立良好的护患关系,要有温和、接受的态度,对患者要有耐心和信心,鼓励患者抒发自身的感受,帮助患者了解抑郁症的知识,护理人员应设法打断患者的一些负性思考,帮助患者回顾自己的优点、长处、成就,培养正性的认知方式;②严重抑郁患者思维过程缓慢,思维量减少,护理人员应鼓励患者表达自己的想法,引导患者增加对外界的兴趣,协助患者完成某些建设性的工作和参与社交活动,为患者创造和利用各种个人或团体人际接触的机会,以协助患者改善处理问题、人际互动的方式,增强社交的技巧。

六、健康教育

1.患者

①向患者介绍疾病的有关知识,指导患者识别疾病复发的先兆及预防复发方法;②教患者掌握药物的不良反应和预防措施,鼓励患者坚持用药,定期到门诊复查;③鼓励患者积极主动参加家庭和社会活动,锻炼自理能力和社会适应能力;④帮助患者面对和恰当处理现实环境中的各种应激源。

2.家属

①指导家属有关疾病知识和预防疾病复发的常识,为患者创造良好的家庭环境和人际互动关系;②指导家属帮助患者管理药物并监护患者按时服药,密切观察病情变化和药物不良反应,保护患者不受冲动或自残行为的伤害。

（李姗姗）

第三节 癔 症

癔症是指一种有癔症性人格基础和起病常受心理—社会因素影响的精神障碍。这类疾病的发生、发展、病程、预后都和患者的病前性格特点有关。临床主要表现为感觉障碍、运动障碍或意识状态改变等,但缺乏相应的器质性基础。其症状表现具有做作、夸大或富有情感色彩等特点,有时可由暗示诱发,也可由暗示而消失。

有反复发作的倾向。癔症患者首发年龄以20～30岁最多,女性较多。除癔症性精神病或癔症性意识障碍有自知力障碍外,自知力基本完整。一般认为癔症的预后较好,60%～80%的患者可在一年内自行缓解。

一、病因与发病机制

1.遗传因素

研究结果颇不一致,有的研究认为癔症病因存在遗传因素影响,而有的研究结果又认为遗传的影响甚小,也有人认为是一种多因素遗传形式。

2.精神因素

精神紧张、恐惧是引发本病的主要因素。惊恐、被侮辱、委屈、不如意及亲人的远离等较强烈的精神创伤,往往是癔症第一次发病的诱因。以后的发病,不一定都有很强烈的精神因素;也可能由于与精神创伤有联系的事件,或在与第一次起病相类似的情景下产生联想而突然发病。情绪不稳定、易接受暗示、常自我催眠、文化水平低、迷信观念重、青春期或更年期的女性,较一般人更易发生癔症。患者常具有高度情感性、高度暗示性、丰富幻想性、高度自我中心倾向等癔症性病态人格。

3.躯体因素

在某些躯体疾病或躯体状况不佳时,由于能引起大脑皮层功能减弱而成为癔症的发病条件。如颅脑外伤、急性发热性疾病、妊娠期或月经期等。

4.神经生理学

(1)巴甫洛夫学说:认为癔症患者的高级神经活动(特别是第二信号系统)弱化,在外界应激的作用下,皮层下功能亢进,表现为情感强烈鲜明;而第一信号系统处于脱抑制状态,患者形象性思维突出,且具有生动、丰富的幻想,构成癔症的性格特点。

(2)Janet 的意识分离理论:认为意识状态的改变是癔症发病的基础,随着患者意识的分离,出现注意、警觉性、近记忆和信息整合能力等认知功能的损害,由于大脑皮层对传入刺激的抑制增强,患者自我意识减弱而暗示性增高。当个体受到急性应激时,表现出各种本能反应,如狂奔、乱叫、情感爆发等兴奋性反应,以及昏睡、木僵、瘫痪、失明、失声、失聪等抑制性反应,还有童样痴呆、幼稚行为等退化反应。

(3)精神分析理论:认为癔症是一种有目的性的反应,但这种目的是无意识的。其发病是一种压抑机制,因为受到超我不完全成功压抑的愿望,因而采取伪装形式,通过转换症状,将痛苦的心理内容从自己的意识中转移出去。

(4)行为主义理论:认为转换症状是患者对遭受挫折的生活经历的适应方式,而病后的获益则通过操作性条件反射使症状强化。

二、临床表现

多数在精神因素的促发下急性起病,并迅速发展到严重阶段。临床表现极为复杂多样,主要表现为分离症状(部分或完全丧失对自我身份识别和对过去的记忆,即癔症性精神症状)和转换症状(在遭遇无法解决的问题和冲突时产生不快心情,并转化成躯体症状的方式出现,即癔症性躯体症状)。这些症状没有可证实的器质性病变基础,并与患者的现实处境不相称。

1.分离障碍(癔症性精神障碍)

患者表现出来的症状可能是其关系密切的亲友所患躯体疾病或精神障碍的类似症状,少数人的症状形成反复再现的模式。主要表现为发作性意识范围狭窄、具有发泄特点的急剧情感爆发、选择性遗忘或自我身份识别障碍。反复发作者常可通过回忆和联想与以往心理创伤有关的情境而发病。

（1）分离性遗忘：患者没有脑器质性损害，常表现为发作后的局限性或阶段性遗忘，常不能回忆某一段时间的生活经历，甚至否认既往的生活和身份。有时连整个生活经历被遗忘称全部遗忘。持续时间可长可短，有时在暗示情况下能记起遗忘的部分。

（2）分离性神游症：患者在觉醒状态，突然离家或离开工作场所，进行表面看来是有目的的旅行。此时患者意识范围缩小，可有自我身份识别障碍，但保留自我照顾能力，并能与他人进行简单的社会交往，事后有遗忘。

（3）分离性身份识别障碍：此症属急性起病的一过性精神障碍。表现为对自己原来的身份不能识别，以另一种身份进行社会活动，当一种身份出现时，另一种身份则被忘记。开始时常很突然，与创伤性事件密切相关。以后，一般只在遇到应激性事件，或者接受放松、催眠或宣泄等治疗时，才发生转换，此时患者对周围环境缺乏充分觉察。

（4）分离（转换）障碍性精神病：受到严重心理创伤后突然发病，主要表现为明显的行为紊乱、哭笑无常、表演性矫饰动作、幼稚与混乱的行为、短暂的幻觉、妄想和思维障碍及人格解体等。症状多变，内容多与精神创伤有关，富于情感色彩。多见于女性，病程很少超过 3 周，呈发作性，时而清醒，时而不清，间隙期如常人，自知力存在。

2. 转换障碍（癔症性躯体障碍）

转换障碍包括运动障碍、感觉障碍和躯体化症状，查体、神经系统检查及实验室检查，均无相应的器质性损害，但患者的表现似乎确实患了躯体疾病。除了运动或感觉的损害这一核心表现外，还有数量不等的寻求被人注意的行为。

（1）运动障碍。①癔症性瘫痪：可表现为偏瘫、截瘫或单瘫，常有明显的躯体诱因，如外伤、术后、躯体疾病后等，瘫痪程度或轻或重，轻者可活动但无力，重者则完全不能活动，瘫痪呈弛缓性，但被动活动时常有明显抵抗，而查体无神经系统器质性损害，除慢性病例，一般无失用性肌萎缩。②肢体震颤、抽动和肌阵挛：表现为肢体粗大颤动，或不规则抽动。肌阵挛则为一群肌肉的快速抽动，类似舞蹈样动作。③起立不能、步行不能：患者双下肢可以活动，但不能站立和行走，或双足并立呈雀跃般行走，扶起患者后如无支撑则向一边倾倒。④失音症或缄默症：患者无唇、舌、腭或声带等发音器官任何器质性病变，但想说话却发不出声或用极低而嘶哑的发音交谈，称失音症；如不用言语回答问题，而是用手势或书写表达意思，进行交谈，称缄默症。

（2）痉挛发作：常因心理因素或受到暗示突然发作，表现为缓慢倒地，全身僵直或角弓反张。有时肢体呈不规则抖动、呼吸急促、呼之不应。发作时一般无咬伤唇舌、无跌伤、无大小便失禁。发作一般历时数十分钟，随周围的暗示而变化，发作结束后昏睡或双眼紧闭，发作可一日多次。

（3）感觉障碍：①感觉过敏，表现为某部皮肤对触觉特别敏感，实际并无神经病变；②感觉缺失，表现为局部或全身皮肤感觉缺失，可为半身痛觉消失，或呈手套、袜套形感觉丧失，其范围与神经分布不一致；③癔症性视觉障碍，可表现为弱视、失明、管视、同心性视野缩小、单眼复视等，一般突然发生，可经治疗突然完全恢复正常；④癔症性听觉障碍，多表现听力突然丧失，但听觉诱发电位正常；⑤癔症球，患者常感到咽部有异物感或梗阻感，而咽喉部检查无异常。

（4）躯体化障碍：以多种多样、经常变化的躯体症状为主，症状可涉及身体的任何系统或部位。其最重要的特点是应激引起的不快心情，以转化成躯体症状的方式出现。最常见的是胃肠道感觉（疼痛、打嗝、反酸、呕吐、恶心、食欲不佳等）、异常的皮肤感觉（痒、烧灼感、刺痛、麻木感、酸痛等）、皮肤斑点等,性及月经方面的主诉也很常见,常存在明显的抑郁和焦虑。

三、诊断标准

（1）有心理—社会因素作为诱因。

（2）有下述表现之一者:癔症性遗忘、癔症性漫游、癔症性双重或多重人格、癔症性精神病、癔症性运动和感觉障碍,以及其他癔症形式。

（3）症状妨碍社会功能。

（4）有充分根据排除器质性病变和其他精神病。

四、治疗要点

癔症的症状是功能性的,因此心理治疗有重要地位。药物治疗主要是适当服用抗焦虑药,以增强心理治疗疗效。

1.暗示治疗

暗示治疗是消除癔症症状,尤其是癔症性躯体障碍的有效方法,患者对医师信赖的程度往往是决定暗示治疗成败的关键。实施暗示治疗,患者必须有对暗示的易感性和依从性。环境安静,无关人员离开治疗现场。在言语暗示的同时,应针对症状采取相应的措施,如吸氧、针刺、给予注射用水等注射,静脉推注钙剂及电兴奋治疗。诱导疗法是经改良后的一种暗示治疗。

2.催眠疗法

在催眠状态下,可使被遗忘的创伤性体验重现,受压抑的情绪获得释放,从而达到消除症状的目的。适合于治疗癔症性遗忘症、多重人格、缄默症、木僵状态,以及情绪受到伤害或压抑的患者。

3.行为治疗

多采用系统脱敏法循序渐进、逐步强化地对患者进行训练,适用于肢体或言语有功能障碍的慢性病例。

4.其他心理治疗

可采用解释心理治疗,主要目的在于引导患者正确评价精神刺激因素,充分了解疾病的性质,帮助其克服个性缺陷,加强自我锻炼,促进心身健康。

5.药物治疗

癔症发作时,若患者意识障碍较深,不易接受暗示治疗,可用氯丙嗪或合用盐酸异丙嗪各 $25 \sim 50$ mg,或安定 $10 \sim 20$ mg,肌内注射,使患者深睡,不少患者醒后症状即消失。

6.物理治疗

中药、电针或针刺等治疗可收到较好的疗效,在治疗时如能加以言语暗示,则效果更佳。在接触患者的过程中要避免环境中的不良暗示。

五、护理评估

1.评估主观资料

（1）患者对目前有关健康的各种主诉及主观感觉。

（2）精神检查:意识是否清晰,定向力如何,对周围环境能否清晰感知;主被动接触能力、记忆力、注意力及智能情况;合作情况及程度;日常生活和睡眠情况等;认知能力,有无幻觉、妄想及其种类、内容、与精神创伤的关系等；观察情绪状态和情绪的稳定性。

（3）心理—社会因素：评估直接引起患者精神障碍的心理—社会因素及其可控性，了解患者应对刺激和社会适应的能力等。此外，还应评估患者的经济状况、社会角色、社会支持系统等方面的情况。

2.评估客观资料

（1）病史资料：①了解既往病史与精神病家族史；②了解患者有无急剧或持久的精神刺激因素，询问患者发病前个性特点；③其他如年龄、受教育程度及社会文化背景等。

（2）护理检查：了解生命体征、营养状况、有无躯体疾病等。

六、护理诊断

1.有暴力行为的危险（对自己和他人）

有暴力行为与发作时意识活动范围狭窄有关。

2.有受伤的危险

有受伤的危与神游时意识障碍有关。

3.有废用综合征的危险

有废用综合征的危险与癔症性瘫痪有关。

4.部分自理能力缺陷

部分自理能力缺陷与躯体转换障碍或分离障碍有关。

5.舒适的改变

舒适的改变与发作时各种躯体症状有关。

6.抑郁

抑郁与情绪低落有关。

七、护理目标

（1）在自理能力下降期间，保持良好的个人卫生和充足的营养及睡眠，不发生任何并发症。

（2）症状减轻或消失，不发生自杀、自伤或外伤。

（3）能认识触发创伤体验的情境，能正确面对创伤事件，能适应环境，能应用所学技巧控制身体症状和不良情绪。

（4）恢复社会功能。

八、护理措施

1.心理护理

与患者建立良好的关系，耐心倾听患者的诉说和感受，以不批判的态度接纳患者并接受其症状，但避免对每一主诉都提供照顾。协助医师应用各种暗示方法和技巧，对患者的不合理要求应认真解释和说服，防止患者弄假成真。对于出现各种转换障碍症状的患者，在疾病的间歇期，让其了解并无器质性损害，功能障碍是短暂的。

鼓励其参加工娱活动，转移对躯体的注意力，减少患者过分关注自身不适的时间。应用支持性心理护理，鼓励和帮助患者寻找与症状出现相关的心理因素和生活事件，分析事件对患者的影响。引导患者学会放松、调整心态的方法，减轻压力造成的焦虑情绪，症状消失时要及时鼓励。

2. 生活护理

癔症发作期间或出现癔症性运动障碍时,做好各种生活护理。保证房间的温湿度,定时通风、消毒。为患者提供高纤维素类的食物,保证每日入量及营养。对因躯体化症状影响进食的患者,应用暗示性言语引导进食或分散注意力,避免其全神贯注于自己的进食障碍等症状;同时在进食时,可用没有出现不良反应的事实,鼓励进食。鼓励患者多饮水,防止便秘。对有自理缺陷的患者,做好晨晚间护理。对癔症性瘫痪或木僵患者定时翻身,做好皮肤、口腔等护理,防止压疮,并按计划进行肢体功能训练,以暗示言语鼓励其循序渐进地加强自主功能训练。

3. 癔症发作的护理

(1)维护好患者安全及周围环境的安静,立即将患者和家属隔离,避免众人围观。

(2)对极度兴奋、躁动、有强烈的情绪反应的患者要严密监护。患者表现为挑衅和敌意时,须适当加以限制。如出现情感爆发或痉挛发作时,应安置在单间,适当约束,防止发生意外伤害,必要时专人看护。

(3)患者存在意识狭窄时,应加强生活护理和观察,防止受到各种伤害,避免发生冲动、走失等意外事件。

(4)对患者当前的应对机制表示认同和支持,鼓励患者按可控制和可接受的方式表达焦虑、激动,允许自我发泄,但不要过分关注。

(5)配合医师进行暗示治疗,遵照医嘱使用相应治疗药物,控制癔症的发作。

4. 安全护理

癔症的情感爆发具有戏剧性和发泄性的特点,和患者接触时避免用过激的言辞刺激患者,或过分地关注患者。对住院患者,要严格控制探视,尤其是要限制可能会对患者构成不良刺激的有关人员的探视,以利于病情的尽快康复。

另外,患者可出现不同程度的意识障碍,导致受伤的危险,因此最好能做到专人看护患者,不让患者独居一室。患者居住的房间内避免放置危险物品,晚上注意将房门上锁。住院患者要限定其活动范围。为患者佩戴可以表明身份的证件,以防走失后意外发生。

九、护理评价

(1)患者营养、睡眠状态等是否得到改善。

(2)患者癔症症状是否得到控制。

(3)患者能否使用恰当的心理防御机制及应对技巧,减轻不适感觉。

(4)患者能否正确认识疾病,采取合适的处理措施和行为。

(5)患者的自理生活能力有无提高。

(6)患者的社会功能是否恢复。

十、健康教育

1. 患者

讲解有关癔症的发病诱因、临床可能出现的症状及有效的预防措施。帮助患者充分认识自己,挖掘出自身性格上的弱点及与疾病的关系,教会患者冷静地对待自己的得与失,创造和谐的人际关系,调整不良的情绪,增强心理承受能力,理智地处理日常生活中遇到的问题。

2. 家属

向家属介绍疾病性质,使家属理解患者的痛苦和困境。既要耐心倾听,理解、关心患者,避免使用过激语言刺激患者,又不能过分迁就或强制。指导家属正确对待癔症患者的各种症状,不要否认其症状,特别不能粗暴指出患者没病或装病。

(李姗姗)

第四节　焦虑症

一、护理评估

1.主观资料

评估患者焦虑情绪的好发时间、强度,是否有生理性焦虑症状及患者对焦虑的预期恐怖。

2.客观资料

评估是否有相应的生理改变。评估患者的面部表情、行为表现、谈话方式、情绪表现。

3.相关因素

评估亲属中有无焦虑性神经症患者,发病前有无生活事件影响及好发的环境。

二、护理诊断

1.焦虑

焦虑与疑病观念、担心再次发作有关。

2.恐惧

恐惧与惊恐发作有关。

三、预期目标

患者最大限度地减少惊恐障碍的发作次数,减少对焦虑症状预期恐怖,心理和生理上的舒适感增加。

四、护理措施

(1)指导患者做感兴趣的活动以转移其注意力,降低患者对症状过分地自我关注和预期恐怖,兴趣活动本身也会增加患者舒适的感受。

(2)鼓励患者倾诉焦虑情绪的内心感受和体验,护士应对此表示接纳、认可和理解,这样可使患者做到有效的情感释放。

(3)遵医嘱给予抗焦虑药,指导患者按时按量服药。同时注意观察药物副反应,并做好相应解释工作。

(4)教导患者学会使用放松技术,督导其进行放松调试。

(5)做好失眠患者的观察护理,尽量满足其合理需求,必要时遵医嘱使用药物帮助其渡过难关。

五、健康教育

向患者及家属进行焦虑症的知识宣传,让其知道焦虑症状是功能性的而非器质性的,焦虑症状的发生是由于患者过分地自我关注和预期恐怖造成的,指导患者及家属正确对待焦虑症状,采取顺其自然的态度。同时指导患者在接受治疗期间从事正常工作学习和生活的重要性,培养生活乐趣和兴趣,建立恰当的生活方式,树立正确的就医观念。

(刘娟娟)

第五节　强迫症

一、护理评估

1. 主观资料

(1)评估患者病前性格:处事特点是否有仔细、谨慎、优柔寡断、凡事要求完美。

(2)评估患者病前有无重大生活事件。

(3)评估患者家庭环境及教育方式。

(4)评估患者社会支持系统:家属对患者强迫症状的看法,对患者的影响程度。

(5)评估患者对强迫症状的情绪和态度:有无焦虑、自卑、冲动,要求治疗的程度。

2. 客观资料

(1)评估患者强迫症状出现的诱发因素、症状的内容、持续时间、对躯体有无伤害。

(2)评估患者生命体征、皮肤情况(有无外伤)、睡眠情况。

(3)评估患者进食及排泄情况、生活自理能力、洗涤时间有无改变等。

二、护理诊断

焦虑与强迫观念和强迫动作有关。

三、预期目标

患者能最大限度地降低强迫观念和强迫动作发生的频率,减轻因强迫观念或动作而产生的矛盾和痛苦的内心体验,增加心理上的舒适感。

四、护理措施

(1)做好患者的支持性的心理护理和心理咨询工作。

(2)做好领悟性治疗、放松治疗及护理。

(3)适当控制强迫动作,给予行为治疗和护理,树立正确或适宜的态度和行为。

(4)严密观察病情变化及药物不良反应。

五、躯体形式障碍患者的护理

参见焦虑症患者的护理。

六、神经衰弱患者的护理

参见焦虑症患者的护理。

(陈典彩)

第十四章　肿瘤内科疾病护理

第一节　鼻咽癌

一、病因

鼻咽癌的病因主要包括 EB(Epstein-Barr)病毒感染、遗传因素和接触化学致癌物。

1. EB病毒

EB病毒为 DNA 病毒类型。自 1966 年 OLD 首先从鼻咽癌患者血清中检测到 EB 病毒抗体以来,大量血清流行病学研究已证明 EB 病毒与鼻咽癌密切相关。诱发鼻咽癌除了病毒感染之外,还有机体的生理和免疫因素作用。EB 病毒导致鼻咽癌一般需要 20～30 年。

2. 遗传因素

鼻咽癌患者有种族及家族聚集现象。10％的鼻咽癌患者有家族史,其中以父母、兄弟、姐妹患鼻咽癌明显多于对照组(无家族史)。侨居国外华人,鼻咽癌的患病率亦高于当地人,其后代仍保持着高的鼻咽癌发病率。

3. 环境与饮食

在广东,调查发现鼻咽癌高发区的大米和水中微量元素镍含量较低发区为高。在鼻咽癌患者的头发中镍含量亦高。

有报道食用咸鱼及腌制食物是中国南方鼻咽癌的高危因素,这与咸鱼及腌制品中高浓度的亚硝胺化合物有关。动物实验表明,镍能促进亚硝胺诱发鼻咽癌,提示镍可能是促癌因素。

二、病理分类

鼻咽腔呈不规则的立方形,有 6 个壁,上下径和左右径为 3～4 cm,前后径约 2 cm。由于顶壁和后壁没有截然分界,故统称顶后壁。鼻咽顶后壁指从颅底延伸至硬软腭交界的水平,相当于蝶窦的后下部蝶骨底部、枕骨底部及第 1、2 颈椎的前面。侧壁主要结构为咽隐窝与咽鼓管口。27 咽隐窝的上界接近破裂口,鼻咽癌发生于咽隐窝时容易侵及破裂孔而进入颅内。底壁为软腭的背面及口咽;前壁为鼻中隔的后缘及后鼻孔。鼻咽腔表面为复层鳞状上皮或纤毛柱状上皮。

1. 鳞状细胞癌或角化性鳞状细胞癌

该类鼻咽癌有明确的鳞状分化特征,主要表现在癌细胞有细胞间桥和(或)角化珠及单个细胞角化现象。该型鼻咽癌比较少见,占鼻咽癌总数的 5％～10％,多发生于年龄较大的人群;该类癌的发生与 EB 病毒的关系相对不密切;肿瘤对放射治疗不很敏感。

2. 非角化性癌

非角化性癌分为分化型和未分化型。占高发区鼻咽癌 95％以上,比鳞状细胞癌对放射治疗更敏感,与 EB 病毒的关系密切。

(1)分化型非角化性癌:光镜下观察,肿瘤细胞鳞状分化不明显,但有某些成熟的分化特征,境界清楚,可见胞界。

（2）未分化型非角化性癌或鼻咽型未分化癌：肿瘤细胞核椭圆形或圆形，部分核呈空泡改变，染色质少，集于核膜，核仁清晰；细胞边界不清。

3. 鼻咽腺癌

具有腺性结构的鼻咽原发性癌，可以起源于被覆黏膜表面或隐窝的上皮，也可以起源于黏膜小涎腺型浆液黏液腺。

4. 原位癌和微小浸润癌

这类鼻咽癌多在普查时发现，称为无症状性或亚临床鼻咽癌。

三、临床表现

鼻咽癌发生部位隐蔽，与眼、耳、鼻、咽喉、颅底骨和脑神经等重要器官相邻，具有易于在黏膜下向邻近器官直接浸润或淋巴结转移的生物学行为，所以症状多变或不明显。

（一）出血

由于鼻咽腔内肿瘤血管比较脆，肿瘤外表常没有黏膜覆盖，故易有血涕症状。

最常发生在早晨起床后吸鼻后痰中带血或擤鼻后涕中带血。一般为血丝或陈旧性小血块，量较少，时有时无。大出血是晚期鼻咽癌患者死亡的主要原因之一。

（二）鼻部症状

鼻咽癌好发于鼻咽顶前壁，易侵犯鼻腔后部，出现不同程度的鼻塞。

（三）耳部症状

鼻咽癌发生在鼻咽侧壁、侧窝或咽鼓管开口上唇时，肿瘤压迫咽鼓管可发生单侧性耳鸣或听力下降，还可发生卡他性中耳炎。

（四）头痛

头痛常为一侧性偏头痛，位于额部、颞部或枕部。轻者头痛无须治疗，重者需服止痛药，甚至注射止痛针。头痛原因很多，脑神经损害或颅底骨破坏常是头痛原因之一，晚期鼻咽癌的头痛可能是三叉神经第1支末梢神经在硬脑膜处受刺激反射引起。

（五）眼部症状

鼻咽癌直接侵犯眼眶或侵犯压迫脑神经时可出现复视，向内斜视，眼睑下垂，眼球固定，视力减退或消失。

（六）颈淋巴结肿大

颈淋巴结转移最常见部位为颈深上组淋巴结。据复旦大学附属肿瘤医院资料，511 例鼻咽癌患者中，384 例有颈淋巴结转移。40％患者以颈部肿块为首发症状，60％～80％患者初诊时即可触及颈部肿块。

（七）其他

面麻指面部皮肤麻木感，临床检查为痛觉和触觉减退或消退；舌肌萎缩和伸舌偏斜；迷走神经、舌咽神经受损，声哑和吞咽困难；停经，作为鼻咽癌首发症状甚罕见，与鼻咽癌侵犯蝶窦和脑垂体有关。

四、诊断

（一）体格检查

仔细检查头颈部，区域淋巴结有无肿大，脑神经有无损伤等。

（二）鼻咽镜检查

1.间接鼻咽镜检查

间接鼻咽镜检查是一种简便、快捷、有效的检查方法,作为体检的常规方法,能早期检查出鼻咽部肿瘤。了解鼻咽黏膜有无充血、粗糙、出血、浸润溃疡、新生物等。

2.鼻咽纤维镜检查

配备摄像、电视、录像等现代装置,鼻咽纤维镜检查可有效地提高图像分辨能力。

（三）血清学检查

EB病毒血清学检查包括 VCA-IGA、EA-IGA、EBV-DNA 酶三项,能辅助诊断鼻咽癌,对早期诊断鼻咽癌有一定的帮助。

（四）影像学检查

鼻咽部 CT 检查,在鼻咽癌诊断中能准确评价鼻咽部肿瘤的范围,对鼻咽癌的 TNM 分期、放射治疗照射野设计和预后评估起着重要的作用。鼻咽部 MRI 检查可清楚显示鼻咽部的正常结构的层次和分辨肿瘤的范围,同时可显示局部骨小梁尚未破坏时肿瘤对骨髓腔的浸润,对诊断鼻咽癌分期更准确。对鉴别鼻咽癌复发还是纤维化更有优势,对评价颅内病变,特别是放射性脑病及脊髓病变更准确。

（五）鼻咽活检病理学检查

鼻咽癌最后确诊的依据是病理学诊断,虽然临床症状、体征、X 线、CT 和血清学诊断提示为鼻咽癌,但仍需有病理学明确诊断。

在间接鼻咽镜检查或鼻咽纤维镜检查时,如发现鼻咽部有可疑病灶或肿瘤时,均需做活体组织检查。

五、治疗

鼻咽的解剖位置特殊,周围有许多重要的器官结构,鼻咽癌呈浸润性生长,难以完全切除,目前还没有理想的化疗药物和化疗方案可以根治鼻咽癌,放射治疗是鼻咽癌治疗的基本方法。对于治疗前未发生远处转移的病例,治疗的效果取决于肿瘤对放射治疗的内在敏感性、对肿瘤浸润范围给予的剂量,以及对正常器官组织的保护。

1.外照射治疗

鼻咽原发灶采用 ^{60}Co γ 线或 4～15MeV 高能 X 线治疗。颈部淋巴结可先用 ^{60}Co γ 线或4～6MeV 高能 X 线治疗,再加电子线或深部 X 线混合照射。照射靶区包括:原发灶、亚临床病灶和肿大淋巴结。

传统常用照射野:耳前野、面颈联合野、鼻前野、耳后野、眶下野、颅底野、颈部切线野、上颈侧垂直野。

2.近距离放射治疗

近距离放射治疗是目前鼻咽癌残留病灶最常见的治疗手段,具有不良反应小、疗效较好、操作简单的特点,适合早期、中期及部分晚期的患者,作为外照射的补充手段。

(1)腔内后装放疗:适用于浅表性的病灶,病灶的厚度不应超过 10 mm。

(2)组织间插植放射治疗:包括鼻咽旁区插植、蝶窦及筛窦插植、经鼻腔鼻咽顶壁插植、鼻咽放射性颗粒种植、颈部淋巴结插植等技术。

六、放射治疗的护理

1.放疗前护理

放疗前洁齿,治疗口腔炎症,填补浅度龋齿,拔除龋齿及残根,去除金属冠等,待伤口愈合(10~14 d),开始放疗,避免放疗引起放射性骨髓炎,积极治疗上呼吸道和鼻旁窦炎症。妊娠妇女最好先做人工流产或引产,哺乳期应停止哺乳。

2.放疗期间的护理

(1)注意口腔卫生:①保持口腔清洁,督促患者每次饭后及睡前用软毛牙刷、含氟牙膏刷牙,刷牙后用漱口液漱口;②保持口腔湿润,多饮水(每日饮水量要大于2 500 mL),每30 min用生理盐水或温开水漱口,缓解口干,减轻黏膜反应;③评估口腔黏膜情况,选择适合的漱口水,常用有复方氯己定含漱液、双氯芬酸含漱液、生理盐水或5%碳酸氢钠溶液漱口;④口咽反应严重者可根据医嘱局部涂药(如锡类散、贝复剂等)促进溃疡愈合或用喷雾法(庆大霉素+地塞米松等)以缓解黏膜反应;⑤遇有口腔黏膜溃疡和疼痛时,可用0.5%普鲁卡因液含漱或饭前用1%的丁卡因喷喉止痛,出现吞咽困难、咽喉炎时,可给予超声雾化喷喉,辅以清热解毒药物,如一清胶囊、银黄含片等,必要时给予口服或静脉注射抗生素。

(2)加强营养:进食清淡、易消化、高蛋白质、低脂肪及含丰富维生素的食物,劝告患者戒烟酒,避免吃煎炸及过热、过硬、过酸或过甜的刺激性食物,以减少对口腔黏膜的刺激。

(3)每周测体质量1次,每日放疗前测体温1次,对发热者,应补充水分和注意电解质平衡。

(4)放疗期间每周查血白细胞计数1次,当白细胞低于$3×10^9/L$并连续3 d复查确认者,应暂停放疗。按医嘱给予升白细胞药物,嘱患者减少外出,减少探视,注意保暖,预防感冒。病房空气每日消毒两次。

(5)安排规律的生活作息时间,保证充足的睡眠,避免疲劳和情绪波动,可根据病情需要进行一些有利于身心健康的音乐治疗或气功疗法。

(6)放射野局部反应及护理。

1)腮腺急性反应:在刚接受放疗后的2~6 h即可发生,患者自觉当日放射侧腮腺区肿胀、疼痛、张口受限、局部压痛。这是由于放疗后受照射侧腮腺局部急性充血、水肿、阻塞腮腺导管、涎液淤积所致。注意口腔卫生,进食清淡饮食,一般不需特殊的处理,待放疗3~4次后可自行消失。

2)口干:是由于3对主要唾液腺受到射线的作用,功能抑制所致。以后随着放疗的继续进行,口干的程度可逐渐加重。出现口干症状后即应嘱患者随时带饮用水,养成随时少量多次饮水的习惯。必要时,可饮用泡有西洋参、金银花、菊花的茶水,起到滋阴生津去火的作用。

3)口腔黏膜反应及护理:一般在放疗开始后第2~3周出现,首先表现为充血样改变,随着放疗剂量的增加,黏膜表面出现白斑,继而出现糜烂,溃疡性改变。①轻度:口腔黏膜红肿、红斑、充血、唾液分泌减少、口干、稍痛、进食少;保持口腔清洁,饭后用软毛刷、含氟牙膏刷牙,用漱口液含漱。②中度:口咽部明显充血水肿,斑点状白膜,溃疡形成,咽痛明显,进食困难;可用口腔喷药(西瓜霜、溃疡合剂等),进食前可用利多卡因喷雾或含漱止痛。③重度:口腔黏膜极度充血、糜烂、出血、融合成片状白膜,溃疡加重有脓性分泌物,剧痛不能进食并偶有发热;静脉滴注抗生素,补充高营养液、氨基酸、清蛋白,促进溃疡愈合。

(7)鼻咽腔的护理。①鼻咽冲洗:鼻咽腔冲洗起到清洁鼻腔和增强放射敏感性作用。鼻咽癌患者须终身冲洗,每日冲洗 1～2 次;为患者准备冲洗瓶一套,嘱患者解开衣领,上身向前弯曲,双腿分开站洗脸池前,冲洗瓶挂的高度距头顶 50 cm,冲洗时水温 38～40 ℃,每次冲洗水量 1 000 mL,阻塞较重侧开始冲洗,冲洗器放入鼻腔内 1～1.5 cm,水从鼻腔入,从口腔或鼻腔出;注意冲洗后是否有出血,如有出血禁止冲洗。②鼻腔干燥时用薄荷油滴鼻,平时通过水蒸气熏湿毛巾敷,保持鼻腔的湿润,鼻黏膜水肿时以呋麻液滴鼻以缓解鼻塞不适反应。③嘱患者勿用手挖鼻或用力擤鼻,预防感冒,打喷嚏时勿过于用力;避免进食煎炸、辛辣和热性食物(如羊肉、狗肉)引起鼻黏膜充血。

(8)鼻咽癌出血的护理:由于肿瘤或黏膜的反复感染、溃疡、坏死,坏死组织脱落,放疗中黏膜充血、水肿或放疗后黏膜萎缩等,可导致鼻咽出血,出血量可多可少,大出血可以在几分钟内失血量达 1 000～2 000 mL,致使患者死亡。

因此,对鼻咽癌患者必须密切观察,警惕大出血的出现,尤其对菜花型及溃疡型以及有出血先兆和凝血机制差的患者,须更加注意,并随时备好急救物品,做好大出血抢救的准备工作。

1)一般护理:①加强卫生宣教工作,嘱患者勿用手挖鼻,打喷嚏时,不要过于用力,教育患者勿吃煎炸、辛辣和过热的食物,以免引起鼻咽黏膜充血;②注意休息,避免疲劳和情绪波动,预防感冒,如有咳嗽,应及时治疗,多补充维生素 C,保持大便通畅;③鼻腔干燥者用清鱼肝油滴鼻,有涕血时,暂停鼻咽冲洗。

2)一般出血护理:少量出血用 3% 麻黄素滴鼻或用 3% 麻黄素棉塞填塞鼻腔;出血较多可用凡士林纱条填塞鼻腔,并使用止血药。

3)鼻咽大出血的护理:成人 24 h 内,鼻腔出血量超过 500 mL 为鼻腔大出血,鼻咽部大出血死亡的鼻咽癌患者中有 67%～80% 是死于大出血引起急性呼吸道梗阻,因此保持呼吸道通畅为重点。①立即通知医生,助患者头侧一边,去枕平卧位,用双手压迫颈外动脉,以减少出血量,嘱患者勿将血吞下,要吐在面盆里,以便观察出血量,安慰患者,稳定患者情绪,消除其紧张、恐惧心理,必要时按医嘱给予镇静剂;②迅速备齐急救物品,包括止血气囊、膨化止血海绵、凡士林纱条、后鼻孔填塞包、吸引器、张口器、消毒剪刀、手套、手电筒,必要时备气管切开包;③配合医生吸净血液,尽快行后鼻孔填塞;④配血、输液,按医嘱使用止血药;⑤前后鼻孔填塞后的护理:予患者床头抬高 30°～60° 的半坐卧位,以减轻头部充血,密切观察患者前后鼻孔是否继续出血,密切观察血压、脉搏、呼吸、体温、注意呼吸情况,如有窒息,应尽快行气管切开;⑥生命体征平稳后取半卧位,加强口腔清洁,可用 1% 过氧化氢溶液和 1/2 000 薄荷生理盐水或朵贝液交替含漱,每日 4 次,用氯霉素眼药水滴眼,防止感染;⑦经前后鼻孔填塞处理后仍未止血,可行颈外动脉结扎进行止血。

3.放疗后护理

(1)按医嘱服药:出院以后,可能仍然需要服用一些辅助抗癌或减轻化放疗反应的药物,要遵照医生的指示用药。

(2)定期复查:放疗之后,患者要定期返院复查,第 1 年是放疗后第 1、第 3、第 6、第 12 个月各复查 1 次;第 2 年开始到第 5 年为每半年复查 1 次;5 年后可 1 年复查 1 次。

(3)养成合理正确的饮食习惯:进食高蛋白质、高糖类、高维生素的食物,少吃高胆固醇、高脂肪食物;除了油炸、熏烤、腌制品,以及辛辣刺激、燥热的食物应避免外,其他日常的食物都可食用;食物应以质软易消化的为主,如鲜乳、豆浆、鸡蛋、鱼、肉等。

(4)注意口腔卫生,保护牙齿:放疗造成多数患者永久性的口干,减轻了口腔的自洁功能,容易引起口腔溃疡及龋齿的发生,因此,加强口腔清洁仍然是非常重要的;最好用含氟的牙膏,用软毛的牙刷来刷牙,有条件的话最好能做到三餐后都刷牙,保持口腔卫生。要坚持漱口 2～3 个月,每日 4～5 次,可以用自配的淡盐水也可用特制的漱口水;出院后 3 年内勿拔牙,防止放射性骨髓炎的发生。

(5)保护鼻腔和鼻咽黏膜:由于鼻咽及部分鼻腔黏膜受照射后充血肿胀,患者常有鼻黏膜干燥,鼻塞,鼻腔分泌物增多、黏稠,严重者可影响休息和睡眠。可用清鱼肝油或复方薄荷油自行滴鼻,每日 3～4 次,以保护鼻咽、鼻腔黏膜。

(6)保护好放射野皮肤:放射野皮肤的红斑或色素沉着等表现,大多会随着时间的延长而逐渐恢复,通常半年内可基本复原。要保持放射野皮肤的清洁、干燥,注意放射野的皮肤不宜用碱性过强的肥皂及其他洗涤液清洗,不宜用粗毛巾和过热的水擦洗。外出时避免阳光直接照射。有脱皮时,切勿用手撕剥、抓痒。

(7)预防头颈部和颞颌关节的功能障碍:放疗可引起头颈部和颞颌关节功能障碍,表现为颈部活动受限和张口困难。为了预防这些并发症,放疗期间应根据身体情况,做一些适当的运动,如深呼吸,室外散步,做颈前后左右的缓慢旋转运动。放疗结束后,做张口练习运动,把嘴张至最大限度,坚持每日 200 次左右或者口含小圆形的塑料瓶或光滑的小圆木等,并按摩颞颌关节和颈部。

(8)注意休息,劳逸结合:治疗结束后,3 个月内尽量避免体力劳动,可以参加适当的体育活动,如打太极拳、散步、慢跑、练气功等。运动以力所能及,不使自己在运动中和运动后感到过于辛苦和疲劳为度。同样,工作强度亦以此为度。

(9)适度的性生活:癌症不会因性生活而传染,也不会因性生活而复发转移。只要患者体力允许,把握适度的原则,掌握好性生活的频度和强度,一般不会造成不良影响,相反可能还有一些正面的作用,如增强患者的自信心,增加患者对生活的希望和乐趣,这对抗肿瘤有一定的促进作用。

(10)预防感冒:注意保暖,恢复期少到公共场合。

(赵　娟)

第二节　原发性支气管肺癌

一、病因

①吸烟;②大气污染;③职业致癌因子如石棉、砷、烟尘、芥子气,煤烟、烟草的加热产物等;④电离辐射;⑤饮食与营养:食物中维生素 A 含量少或血清维生素 A 含量低,使患肺癌的危险性增高;⑥遗传与基因;⑦其他:病毒感染、某些慢性肺部疾病(如慢性支气管炎、肺结核、结节病等)。

二、临床表现

1.原发肿瘤引起的症状体征
①咳嗽;②血痰或咯血;③气短或喘鸣;④发热;⑤体质量下降。

2.肿瘤局部扩展引起的症状体征

①胸痛;②声音嘶哑;③咽下困难;④胸腔积液;⑤上腔静脉阻塞综合征;⑥霍纳综合征。

3.肿瘤远处转移引起的症状体征

①脑、中枢神经系统转移,常有颅内压增高的征象;②肝转移时,可表现食欲减退,肝区疼痛、肝大、黄疸和腹腔积液等;③骨转移时,表现为局部疼痛及压痛;④淋巴结转移。

4.肺外表现

肺癌作用于其他系统引起的肺外表现又称副癌综合征。常见的有:①肥大性肺性骨关节病;②神经肌肉综合征;③其他异位内分泌表现如男性乳房发育、肥大骨关节病、库欣综合征等。

三、诊断要点

(1)长期吸烟或从事某些职业(如石棉)的人群,反复出现咳嗽、咯血,特别是在 40～45 岁以上的男性。但青年也不能排除肺癌的可能性。

(2)查体:胸部听诊可闻及局限性持续存在的哮鸣音,存在原因不明的杵状指、关节痛。

(3)胸部 X 线片检查有肺癌的征象。

(4)痰液、肺活检等客观检查找到肺癌细胞。

四、疼痛护理

治疗癌痛的目标不仅是缓解疼痛,还要预防疼痛的发生,控制疼痛的方法如下。

(1)首先要接受患者的疼痛主诉,并且树立缓解疼痛是患者权力的信念。

(2)评估疼痛:①疼痛的部位、性质和程度;②使疼痛加重或减轻的因素;③疼痛持续、缓解、再发的时间。

(3)减少诱发和加重疼痛的因素:提供安静环境,调整舒适体位,指导有效咳嗽。

(4)控制疼痛:①药物止痛,按医嘱用药,按时用药,在使用止痛药物时,要观察药物的不良反应,如阿片类药物常见不良反应为便秘、恶心、呕吐、镇静及精神错乱等,预防方法是嘱患者多食含纤维素的食物,遵医嘱按时服用缓泻药;②非药物止痛法:按摩、针灸、经皮肤电刺激止痛穴位或局部冷敷等。

五、化疗护理

1.静脉选择

穿刺时选择四肢充盈好、弹性好、易固定、较粗直的血管,保证一次穿刺成功,避免同一部位反复穿刺,在穿刺时为防止针头刺破血管,可为化疗患者留置锁骨下静脉导管或外周静脉留置针,有效减少液体外渗和局部反应,先输入空白液体,穿刺成功后再输入化疗药物,以免在穿刺过程中化疗药物对静脉的损害。

2.观察用药反应

注意观察患者的生命体征,并观察穿刺部位有无外渗及反应,对疑有药物外渗的患者立即停止输入,并局部用封闭、冷敷等措施处理。在化疗药物输入完毕后,输入 50～100 mL 空白液体后拔出针头,且在穿刺部位外敷如意金黄散,以减少残留药液对皮肤的损害。

(师　洋)

第三节　胃　癌

胃癌约占胃恶性肿瘤的 95％以上。每年新诊断的癌症病例数中,胃癌位居第四位,在癌症病死率中排列第二位,该病在我国仍是最常见的恶性肿瘤之一。

一、病因及发病机制

胃癌的发生是一个多步骤、多因素进行性发展的过程。在正常情况下,胃黏膜上皮细胞的增殖和凋亡之间保持动态平衡。这种平衡的维持有赖于癌基因、抑癌基因及一些生长因子的共同调控。这种平衡一旦破坏,即癌基因被激活,抑癌基因被抑制,使胃上皮细胞过度增殖又不能启动凋亡信号,则可能逐渐进展为胃癌。多种因素会影响上述调控体系,共同参与胃癌的发生。

二、临床表现

(一)症状

早期无或者仅有非特异性消化道症状。进展期症状是上腹痛,常同时伴有食欲缺乏,厌食,体质量减轻。腹痛可急可缓,开始仅为上腹饱胀不适,餐后更甚,继之有隐痛不适,偶呈节律性溃疡样疼痛,但这种疼痛不能被进食或服用制酸剂缓解。患者常有早饱感及软弱无力。早饱感是指患者虽感饥饿,但稍一进食即感饱胀不适。早饱感或呕吐是胃壁受累的表现,皮革胃或部分梗阻时这种症状尤为突出。

发生并发症或转移时可出现一些特殊症状,贲门癌累及食管下段时可出现吞咽困难。并发幽门梗阻时可有恶心呕吐,溃疡型胃癌出血时可引起呕血或黑便,继之出现贫血。胃癌转移至肝脏可引起右上腹痛、黄疸和(或)发热;转移至肺可引起咳嗽、呃逆、咯血,累及胸膜可产生胸腔积液而发生呼吸困难;肿瘤侵及胰腺时,可出现背部放射性疼痛。

(二)体征

早期胃癌无明显体征,进展期在上腹部可扪及肿块,有压痛。肿块多位于上腹偏右相当于胃窦处。如肿瘤转移至肝脏可致肝大及出现黄疸,甚至出现腹腔积液。腹膜有转移时也可发生腹腔积液,移动性浊音阳性。侵犯门静脉或脾静脉时有脾脏增大。有远处淋巴结转移时可扪及 Virchow 淋巴结,质硬不活动。肛门指检在直肠膀胱凹陷可扪及一板样肿块。

一些胃癌患者可以出现副癌综合征,包括反复发作的表浅性血栓静脉炎(Trousseau 征)及过度色素沉着;黑棘皮症,皮肤褶皱处有过度色素沉着,尤其是双腋下;皮肌炎、膜性肾病、累及感觉和运动通路的神经肌肉病变等。

三、护理

(一)护理目标

患者疼痛得到控制,营养状态改善,情绪稳定,能积极配合治疗。

(二)护理措施

1. 一般护理

(1)休息与活动:轻症患者可适当参加日常活动,进行身体锻炼,以不感到劳累、腹痛为原则。重症患者应卧床休息。

(2)饮食护理:对能进食者鼓励其尽可能进食易消化、营养丰富的流质或半流质饮食。对食欲缺乏者,应为患者提供清洁的进食环境,选择适合患者口味的食品和烹调方法,并注意变换食物的色、香、味,以增进食欲。定期测量体质量,监测血清白蛋白和血红蛋白等营养指标以监测患者的营养状态。

(3)静脉营养支持:对消化功能不全不能进食的患者,遵医嘱静脉补充液体及能量。

2.病情观察

(1)疼痛的观察与处理:观察疼痛特点,注意评估疼痛的性质、部位,是否伴有严重的恶心和呕吐、吞咽困难、呕血及黑便等症状。如出现剧烈腹痛和腹膜刺激征,应考虑发生穿孔的可能性,及时协助医师进行有关检查或手术治疗。教会患者一些放松和转移注意力的技巧,疼痛剧烈时,可腹部热敷止痛。

(2)监测患者的感染征象:密切观察患者的生命体征及血常规检查的改变,询问患者有无咽痛、尿痛等不适,及时发现感染迹象并协助医师进行处理。病房应定期消毒,减少探视,保持室内空气新鲜;严格遵循无菌原则进行各项操作,防止交叉感染。协助患者做好皮肤、口腔护理,注意会阴部及肛门的清洁,减少感染的机会。

3.用药护理

(1)化疗药物:遵医嘱进行化学治疗,以抑制和杀伤癌细胞,注意观察药物的疗效及不良反应。

(2)止痛药物:遵循 WHO 推荐的三阶梯疗法,遵医嘱给予相应的止痛药,第一阶段从非阿片类镇痛剂开始,如阿司匹林、强痛定(布桂嗪)、平痛新(奈福泮)、消炎痛(吲哚美辛)栓等。若不能缓解,在此基础上,加弱阿片类镇痛剂,如可待因、丙氧酚等;若疼痛剧烈,则可用强阿片类镇痛剂,如哌替啶、美施康定等,现在又有一种新型贴剂多瑞吉,镇痛效果可达到 72 h。

4.心理护理

护理人员应与患者建立良好的护患关系,运用倾听、解释、安慰等技巧与患者沟通,表示关心与体贴,耐心听取患者自身感受的叙述,并给予支持和鼓励。同时介绍有关胃癌治疗进展信息,提高患者治疗的信心,用积极的心态面对疾病。

此外,及时取得家属的配合,协助患者得到家庭和社会的支持,控制焦虑、抑郁情绪,使患者保持乐观的生活态度。

5.健康指导

(1)疾病预防指导:对健康人群开展卫生宣教,提倡多食富含维生素 C 的新鲜水果、蔬菜,多食肉类、鱼类、豆制品和乳制品;避免高盐饮食,少进咸菜、烟熏和腌制食品;食品贮存要科学,不食霉变食物。

对胃癌高危人群如中度或重度胃黏膜萎缩、中度或重度肠化,不典型增生或有胃癌家族史者应遵医嘱给予根除幽门螺杆菌治疗及定期复查,以便早期诊断及治疗。

(2)生活指导:指导患者生活规律,保证充足的睡眠,根据病情和体力,适量活动,增强机体抵抗力。注意个人卫生,特别是体质衰弱者,应做好口腔、皮肤黏膜的护理,防止继发性感染。指导患者运用适当的心理防卫机制,保持乐观态度和良好的心理状态,以积极的心态面对疾病。

(3)用药及疾病指导:指导患者合理使用止痛药,并应发挥自身积极的应对能力,以提高控制疼痛的效果。嘱患者定期复诊,以监测病情变化和及时调整治疗方案。教会患者及家属如何早期识别并发症,及时就诊。

（师　洋）

第四节　原发性肝癌

一、概述

原发性肝癌(简称肝癌)属于肝脏上皮性恶性肿瘤中的一类。在我国属于高发病,一般男性多于女性。我国是乙肝大国,我国肝癌多在乙肝肝硬化的基础上发展而来。目前我国发病患者数占全球的半数以上,肝癌已成为严重威胁我国人民健康和生命的一大杀手,其危险性不容小视。

二、临床表现

肝癌症状主要来自肝癌本身及肝病背景,就肝癌而言,早期可无症状。通常 5 mm 以下小肝癌约 70% 无症状,无症状的亚临床肝癌有 70% 左右为小肝癌。肝癌一旦出现症状,多已处于中、晚期。肝癌的早期表现很不典型,往往容易被忽视。晚期主要症状包括以下几点。

(1)食欲明显减退:腹部闷胀,消化不良,有时出现恶心、呕吐。

(2)右上腹隐痛:肝区可有持续性或间歇性疼痛,有时可因体位变动而加重。

(3)乏力、消瘦、不明原因的发热及水肿。

(4)黄疸、腹腔积液、皮肤瘙痒。

(5)鼻出血、皮下出血等。

肝癌的一些典型症状,只有疾病进展到中晚期才会出现,而那时往往已经丧失手术机会,因此平时的自我检查非常重要。当感觉疲惫乏力持续不能缓解时,很可能是肝病的预兆;心窝处沉闷感,或是腹部右上方感觉钝痛,有压迫感和不适等,体质量减轻,时有原因不明的发烧及出现黄疸,应尽早前往医院检查。

三、主要检查

1. 影像学检查

(1)最常用的是肝脏超声检查,超声检查为非侵入性检查,对人体组织无任何不良影响,其操作简单、直观准确、费用低廉、方便无创、广泛普及,可用于肝癌的普查和治疗后随访。

(2)CT 已经成为肝癌诊断的重要常规手段。腹部 CT 增强扫描可清楚地显示肝癌的大小、数目、形态、部位、边界、肿瘤血供丰富程度,以及与肝内管道的关系,对于进一步明确诊断,与其他良性肝脏占位相鉴别,同时明确肝癌的分期分级,指导治疗及判断预后有重要意义。

(3)肝脏特异性 MRI 能够提高小肝癌检出率,同时对肝癌与肝脏局灶性增生结节、肝腺瘤等的鉴别有较大帮助,可以作为 CT 检查的重要补充。

(4)PET-CT(正电子发射计算机断层扫描)全身扫描可以了解整体状况和评估肿瘤转移情况,更能全面判断肿瘤分期及预后,但是价格较高,一般不作为首选检查。

（5）选择性肝动脉造影是侵入性检查，因肝癌富含血供，以肝动脉供血为主，因此选择肝动脉造影，可以明确显示肝脏的小病灶及肿瘤血供情况，在明确诊断后还可以通过注射碘油，堵塞肿瘤供养血管达到治疗目的，适用于其他检查后仍未能确诊的患者。有乙肝、丙肝的患者应定期复查，如有可能应每年查体，肝脏 B 超是最基础的检查。

2.实验室检查

（1）甲胎蛋白（AFP）：为肝细胞癌诊断中最好的肿瘤标志物，凡 AFP＞500 μg/L、持续 1 个月或 AFP＞200 μg/L 持续 2 个月而无肝病活动证据，可排除妊娠和生殖腺胚胎癌者，应高度怀疑肝细胞癌。

（2）异常凝血酶原：肝癌血清可测得异常凝血酶原及 γ-羧基凝血酶原，是目前已获得公认的肝癌标记。

（3）岩藻糖苷酶：原发性肝癌患者血清中岩藻糖苷酶显著升高，继发性肝癌和肝硬化患者血清中也升高，对 AFP 阴性和小肝癌诊断也有一定价值。

（4）γ-谷氨酰胺转移酶同工酶Ⅱ：诊断肝癌阳性率为 25％～55％，有助于 AFP 阴性肝癌诊断。

四、病理

根据世界卫生组织（WHO）的组织学分类，肝脏上皮性恶性肿瘤分为肝细胞癌（hepatocellular）、胆管细胞癌（cholangiocarcinoma，又称肝内或周围胆管癌）、胆管囊腺癌（bileduct cystadenocareinoma）肝细胞及胆管细胞混合癌（combined hepatocellular and cholangiocarcinoma）、肝胚细胞癌（hepato blastoma）和未分化癌（undifferentiated carcinoma）。通常原发性肝癌主要包括肝细胞癌、肝内胆管癌、肝细胞及胆管细胞混合癌 3 种细胞类型。后来又发现 1 种预后较好的纤维板层型（fibrolamellar）肝癌。我国原发性肝癌 90％以上为肝细胞癌，肝内胆管癌、肝细胞及胆管细胞混合癌各占不到 5％。

国内肝癌病理协助组在 Eggel 分类的基础上分为：①块状型；②结节型；③小癌型；④弥散型。

日本 Okuda 则从肝癌生长方式与癌周肝病背景分为：①膨胀型；②浸润型；③混合型；④弥散型；⑤特殊型。

肝细胞癌常为多血管型，大的肿瘤经常可见动静脉瘘。肝内门静脉和肝静脉常可见癌栓，并导致肝内播散和远处转移。

五、治疗方法

肝癌治疗包括手术治疗、放疗、靶向治疗及局部治疗，对化疗不敏感。

1.手术治疗

肝癌主要治疗手段为手术切除，早期手术 1 年、3 年、5 年生存率分别为 80％～92％、61％～86％、41％～75％。但 90％肝癌患者因肿瘤较大或肝硬化失去手术机会。对于肿瘤较大，可先选用局部治疗，待肿瘤缩小后争取二期切除。

2.放疗

正常肝脏对放疗敏感，而肝细胞癌敏感性较差，治疗效果有限。

3.局部消融治疗

近年来，无水酒精局部注射、射频消融、微波固化、激光消融等疗法，已广泛用于临床，可起到局部控制肿瘤、缓解症状的作用,可作为不能接受手术的选择手段。

4.内科治疗

肝癌全身化疗有效性低,化疗敏感性差,常用化疗药物有吉西他滨、奥沙利铂、氟尿嘧啶等,肝动脉内给药及动脉栓塞效果肯定,少数患者因此获得降期后切除,常用动脉给药有多柔比星、顺铂等。

5.生物靶向治疗

早年采用白细胞介素-2、干扰素及肿瘤坏死因子等生物反应调节剂治疗肝癌,疗效不理想。近年随着靶向治疗药物研究进展,目前应用于肝癌的药物有多靶点信号传导激酶抑制剂索拉非尼等。

六、化疗方案

1.多柔比星

多柔比星 60 mg/m²,静脉滴注,第 1 天。

3 周为 1 个周期。

2.5-FU＋IFN

氟尿嘧啶 200 mg/(m² · d),静脉推注,第 1～21 天。

干扰素 $4\times10^6/m^2$,肌内注射,第 1、3、5 天。

4 周为 1 个周期。

3.GEMOX 方案

吉西他滨 1 000 mg/m²,静脉滴注,第 1 天。

奥沙利铂 100 mg/m²,静脉滴注,第 2 天。

2 周为 1 个周期。

4.Xeloda＋DDP

卡培他滨 1 000 mg/m²,口服,1 天 2 次,第 1～14 天。

顺铂 60 mg/m²,静脉滴注,第 1 天。

3 周为 1 个周期。

5.FOLFOX

奥沙利铂 85 mg/m²,静脉滴注,第 1 天。

氟尿嘧啶 400 mg/m²,静脉推注,第 1 天。

氟尿嘧啶 2 400 mg/m²,持续静脉滴注 48 h。

亚叶酸钙 200 mg/m²,静脉推注,第 1 天。

2 周为 1 个周期。

七、症状的观察与护理

肝癌是一种常见的恶性肿瘤,早期缺乏典型症状,常见临床症状为肝区疼痛,多为持续性钝痛、刺痛或胀痛,早期全身和消化道症状不典型,晚期可出现食欲明显减退、右上腹隐痛、乏力、消瘦、不明原因的发热及水肿、黄疸、皮肤瘙痒、贫血等,如果有肺、骨转移,还可伴随相应症状。

1.肝区疼痛的观察与护理

绝大多数中晚期肝癌患者以肝区疼痛为首发症状,发生率超过 50％。肝区疼痛一般位于右季肋部或剑突下,疼痛性质为间歇性或持续性隐痛、钝痛或刺痛,疼痛前一段时间内,患者可感到右上腹不适。疼痛可时轻时重或短期自行缓解。疼痛产生的原因主要是肿瘤迅速增大,压迫肝包膜,产生牵拉痛,也可因肿瘤的坏死物刺激肝包膜所致。少数患者自发地或于肝穿刺后突然出现肝区剧烈疼痛,多是由位于肝脏表面的癌结节破裂出血所致。若同时伴有血压下降、休克的表现,腹腔穿刺有血性液体,则说明癌结节破裂出血严重。遇此情况需紧急抢救。

(1)疼痛时尽量深呼吸,以胸式呼吸为主,减轻腹部压力刺激。

(2)取舒适的体位。患侧卧位及半卧位,可减轻腹壁紧张,减轻疼痛。

(3)局部轻轻按摩,不可用力,否则易致肿块破裂或扩散。

(4)饮食应选清淡、高蛋白、低脂肪、无刺激的易消化食物,不宜过饱,少量多餐。

(5)保持大便通畅,减轻腹胀,以免诱发疼痛。

(6)保持情绪稳定,焦虑的情绪易引起疼痛加重。转移注意力,可看些小说、漫画等分散注意力。

(7)保持环境安静舒适,执行保护性医疗制度,耐心听取患者倾诉,给予适当安慰,减轻患者心理负担,提高痛阈。

2.消化道症状的观察与护理

(1)消化道症状也是肝癌晚期较为常见的症状,如食欲减退、饭后上腹饱胀、嗳气、消化不良、恶心等是肝癌常见的消化道症状,其中以食欲减退和腹胀最为常见。

腹泻也是肝癌较为常见的消化道症状,国内外均有报道,发生率较高,易被误认为慢性肠炎。门静脉或肝静脉癌栓所致的门静脉高压及肠功能紊乱可致腹胀、大便次数增多,腹胀亦可因腹腔积液所致。

(2)肝癌晚期患者的饮食护理非常重要。指导患者多食富含维生素和蛋白质的高热量饮食。呕吐者可给予止吐剂,必要时给予静脉高营养支持治疗,如有水肿、腹腔积液的情况,控制盐的摄入。要保持大便通畅,预防便秘,防止血氨升高。血氨偏高时限制或禁食蛋白质。

(3)警惕上消化道出血的危险,密切观察患者的生命体征,观察患者呕吐物及大便的颜色、性状和量,必要时送检和查血常规。如有出血,嘱患者绝对卧床休息、吸氧、进温凉流质饮食,出血量大者应积极处理,急救治疗。

3.意识障碍(肝昏迷)的观察与护理

肝癌到了晚期的状况是非常复杂的,伴随着多种症状的发生,患者还容易发生昏迷的现象。合并肝硬化失代偿患者有明显诱因而出现肝癌晚期肝昏迷症状。

(1)密切观察患者的生命体征、意识障碍的程度、瞳孔的变化。有异常及时报告医生。

(2)保持呼吸道通畅。及时清除呼吸道分泌物,防止误吸。

(3)纠正水与电解质和酸碱平衡失调:每日控制总液体量在 2 500 mL 以下,腹腔积液患者补液量按前 1 天的尿量加 100 mL 即可。

(4)防治脑水肿:静脉点滴高渗葡萄糖、20%甘露醇、25%山梨醇等。

(5)对躁动不安的患者,遵医嘱应用镇静剂,给予保护性约束,使用约束带时要注意防止约束过紧而造成的皮肤损伤。

八、治疗时的护理

肝癌的治疗手段包括手术治疗、化疗、放疗、靶向、介入治疗等,对化疗不敏感,介入化疗是在局部麻醉下经皮肝动脉穿刺,穿刺成功后在 X 线监视下观察肿瘤的位置、大小、形状、血液供应情况决定治疗药量,然后慢慢将导管插入肝总动脉或肝固有动脉,再缓缓注入化疗等药(化疗药物有表阿霉素、丝裂霉素、5-氟尿嘧啶、羟基喜树碱、平阳霉素)及可吸收性明胶海绵栓塞。下面我们详细介绍一下介入化疗的护理措施。

1.穿刺部位的护理

术后穿刺点用弹性胶布加压包扎 24 h 并用沙袋压穿刺点 6 h 以上,防止穿刺点皮下出血和血肿,24 h 后松弹性胶布并覆盖无菌纱布 2～3 d,避免浸湿,绝对卧床休息 24 h,穿刺肢体呈外展伸直位,24 h 后方可逐渐离床活动。应严密观察穿刺部位敷料包扎情况,加强巡视,注意观察足背动脉波动有无减弱或消失,皮肤颜色是否苍白及温度是否下降,毛细血管充盈时间是否延长,穿刺侧下肢有无疼痛和感觉障碍,及早发现股动脉血栓形成。

2.胃肠道反应的观察

介入治疗后肿瘤由于被栓塞引起缺血缺氧坏死,胃肠道反应均可出现不同程度的呕吐。化疗药物,如 5-氟尿嘧啶、丝裂霉素等,可引起患者恶心、呕吐。且介入手术时术中牵拉、栓塞剂引起迷走神经反射性兴奋也可诱发恶心、呕吐。呕吐时嘱患者暂禁食,取侧卧位头偏向一侧,防止呕吐物误入气管,同时记录呕吐量、颜色和性质,给予甲氧氯普胺 10 mg 肌内注射。少食多餐,加强口腔护理,减少不良刺激,促进毒素排泄。恶心显著者早期给予维生素 B_6 或甲氧氯普胺镇吐。栓塞后可使门脉高压更高,频繁呕吐可诱发消化道出血。

3.肝功能损坏的观察

介入化疗后患者可能因肝脏缺血缺氧、化疗药物影响等因素导致肝功能不同程度损害,术后出现谷丙转氨酶、谷草转氨酶均有不同程度的升高,清蛋白降低,部分患者可出现胆红素的升高,表现为黄疸加重、腹腔积液,严重者出现嗜睡、肝昏迷等。对肝功能有损伤的患者,嘱多卧床休息,保证充足睡眠。注意血常规变化、保暖、预防感冒,观察患者的意识改变,进行保肝护肝治疗,转氨酶可慢慢恢复。术后 4 周清蛋白方可恢复。为防止病情加重,护士应注意观察患者皮肤颜色、尿量、意识的变化,及时报告医生。

4.腹痛的护理

肝癌介入化疗后可出现右上腹肝区疼痛,一般在术后 1～3 d 出现,3～5 d 可自行缓解,疼痛的程度与栓塞的范围有关,也可能与肿瘤的供血情况有关。另外一个原因是由于栓塞后刺激肝包膜或腹膜所致,药物在肿瘤组织产生高浓度高效价杀伤作用,肝组织局部发生水肿、坏死或异位动脉栓塞致腹痛。密切观察腹痛部位、性质及疼痛程度,向患者做好解释,以增强其心理承受力。对轻度疼痛者可不做特殊处理,对中度疼痛者给予口服止痛药物或肌内注射止痛药物止痛。

(孙艳丽)

第五节　胆囊癌及胆管癌

一、概述

胆囊癌是最常见的胆道恶性肿瘤,占胆囊手术的 2％,占全部尸解病例的 0.5％。主要发生在年龄≥50岁的中老年,女性患者为男性患者的3倍多。胆囊癌的病因尚不清楚,与胆囊癌的发病相关的危险因素有年龄、性别、种族、饮食、激素、细菌感染、肥胖、糖尿病、胆囊结石等。

胆管癌的发病率逐年上升。患者的年龄大多在50~70岁,男、女性之比为(2~2.5)∶1,其病因尚不明确。胆囊癌与胆管癌的预后一般都很差,5年生存率仅2%~5%,80%以上的患者在确诊后1年内死亡。

二、临床表现

早期胆囊癌缺乏临床症状,往往在B超检查后发现胆囊隆起性病变,才引起医生和患者的注意。出现临床表现时,主要有中上腹及右上腹隐痛、胀痛、不适、恶心、呕吐、嗳气、乏力、食欲缺乏等,一旦出现右上腹包块、黄疸、腹腔积液、消瘦等症状,提示已属晚期。因半数以上的胆囊癌伴有胆囊结石,结石性胆囊炎的症状有时掩盖了胆囊癌的表现,甚至发生急性胆囊炎,切除的胆囊病理切片检查才发现为胆囊癌。

三、主要检查

1.影像学检查

(1)超声检查:B超检查简便、无损伤,可反复使用,其诊断准确率达90%以上,为诊断胆囊疾病的首选检查方法。

(2)CT扫描:CT扫描对早期胆囊癌的诊断不如超声检查。对于已经超声检查发现高度可疑胆囊癌的患者,增强的CT检查是有必要的。

(3)核磁共振检查(MRI):MRI一般不作为胆囊癌的首选或者必要检查项目,只是在需要判定病变是否累及肝脏,或者当患者出现梗阻性黄疸时可以考虑做MRI。其准确率与CT相似,但具有无射线损伤的优点,可以多次重复检查。

2.实验室检查

检查血清肿瘤标记物(CEA、CA125、CA199、CA724、CA153等)是否升高有助于对胆囊癌进行定性诊断。

四、病理

早期胆囊癌为黏膜息肉样病变,直径绝大多数＞10 mm,以单发为主,多位于胆囊颈部。中期胆囊癌向胆囊壁浸润性生长,胆囊壁局部增厚,质地僵硬。切面见肿瘤处黏膜已破坏,壁内有灰白色实质性脆性病灶组织。

有时癌沿囊壁环状浸润生长,使胆囊腔呈葫芦样;有时癌呈茸状向腔内生长,或呈乳头状,像菜花样充满胆囊腔。晚期胆囊癌则穿破胆囊浆膜面,向周围肝实质浸润生长,或累及肝、胆总管致梗阻性黄疸;或浸润十二指肠、结肠肝曲、腹壁。在组织学上大多数胆囊癌为腺癌,其次为乳头状腺癌、黏液腺癌和腺鳞癌等。按瘤细胞分化程度的差异,可分为高、中、低分化腺癌。

五、治疗方法

治疗应以手术为主,术后及晚期不可切除、复发转移患者可根据情况选用化疗、放疗及介入治疗。常用化疗方案为吉西他滨为基础的联合化疗、吉西他滨单药化疗、氟尿嘧啶类化疗等。当患者出现梗阻性黄疸及肝脏转移时,可考虑介入治疗。

六、化疗方案

1. GEM 单药

吉西他滨 1 000 mg/m²,静脉滴注,第 1、8、15 天。

5 周为 1 个周期。

2. 5-FU/CF

氟尿嘧啶 400 mg/m²,静脉推注,第 1 天。

氟尿嘧啶 2 400 mg/m²,持续静脉滴注 46 h。

亚叶酸钙 200 mg/m²,静脉推注,第 1 天。

2 周为 1 个周期。

3. TXT 单药

多西他赛 100 mg/m²,静脉滴注,第 1 天。

3 周为 1 个周期。

4. GP 方案

吉西他滨 1 000 mg/m²,静脉滴注,第 1、8 天。

顺铂 25 mg/m²,静脉滴注,第 1、8 天。

3 周为 1 个周期。

5. GEM+5-FU

吉西他滨 900 mg/m²,静脉滴注,第 1、8、15 天。

氟尿嘧啶 200 mg/(m² · d),持续静脉推注,第 1~21 天。

4 周为 1 个周期。

6. GEM+Xeloda 方案

吉西他滨 1000 mg/m²,静脉滴注,第 1、8 天。

卡培他滨 650 mg/m²,口服,1 天 2 次,第 1~14 天。

3 周为 1 个周期。

7. GEMOX 方案

吉西他滨 1 000 mg/m²,静脉滴注,第 1 天。

奥沙利铂 100 mg/m²,静脉滴注,第 2 天。

2 周为 1 个周期。

8. ECF 方案

表柔比星 50 mg/m²,静脉滴注,第 1 天。

顺铂 60 mg/m²,静脉滴注,第 1 天。

5-FU 200 mg/(m² · d),持续静脉滴注,第 1~21 天。

3 周为 1 个周期。

七、症状的观察与护理

早期胆囊癌缺乏症状,出现的临床表现:中上腹隐痛、胀痛、不适、恶心、呕吐、嗳气、乏力、食欲缺乏等,一旦出现右上腹包块、黄疸、腹腔积液、消瘦等症状,提示已经到了晚期。

1. 腹部疼痛的观察与护理

可呈进食后上腹部轻度不适,或剑突下隐痛不适,或背部疼痛,或右上腹绞痛,系神经侵犯的表现。可出现于黄疸之前或黄疸之后。

（1）疼痛时尽量深呼吸,以胸式呼吸为主,减轻腹部压力刺激。

（2）取舒适的体位。患侧卧位及半卧位,可减轻腹壁紧张,减轻疼痛。

（3）局部轻轻按摩,不可用力,否则易致肿块破裂或扩散。

（4）饮食应选清淡、高蛋白、低脂肪、无刺激的易消化食物,不宜过饱,少量多餐。

（5）保持大便通畅,减轻腹胀,以免诱发疼痛。

（6）保持情绪稳定,焦虑的情绪易引起疼痛加重。转移注意力,可看些小说、漫画等分散注意力。

（7）保持环境安静舒适,执行保护性医疗制度,耐心倾听患者倾诉,给予适当安慰,减轻患者心理负担,提高痛阈。

2. 黄疸的观察与护理

黄疸的出现提示胆囊癌已到了晚期,黄疸属于梗阻性,伴有小便深黄及陶土样大便,是由于胆总管下端受侵犯或被压所致。黄疸为进行性,虽可以有轻微波动,但不可能完全消退。黄疸暂时减轻,在早期与壶腹周围的炎症消退有关,晚期则由于侵入胆总管下端的肿瘤溃烂腐脱,壶腹肿瘤所产生的黄疸比较容易出现波动。

（1）黄疸常伴有皮肤瘙痒,指导皮肤瘙痒者注意保持皮肤清洁,选择清洁、柔软、吸水性强的布制衣裤,避免化纤原料对皮肤的机械或化学性刺激,减轻皮肤瘙痒。

（2）避免使用热水、肥皂擦洗,剪短指甲,必要时使用手套,防止手搔抓,按医嘱局部用2%～3%碳酸氢钠溶液外涂或服用抗过敏药。

（3）黄疸患者应注意休息,保持心情舒畅,饮食宜清淡。

3. 腹腔积液的观察与护理

晚期因腹膜侵犯,或侵犯门静脉,导致门脉高压,可出现腹腔积液。

（1）腹胀伴有腹腔积液的患者,应取半卧位。准确记录 24 h 出入量,观察并记录腹围及体质量的变化。

（2）观察皮肤完整性,做好压疮的预防,卧床患者每 2 h 变换一次体位。

（3）限制钠盐和水分的摄入,根据病情摄入适当的蛋白质。

（4）必要时行腹腔穿刺引流。

八、治疗时的护理

治疗应以手术为主,晚期不能切除的患者采用化疗,常用的化疗方案为吉西他滨为主的联合化疗、吉西他滨单药化疗、氟尿嘧啶类化疗等。化疗的护理措施如下。

（1）心理护理:由于胆管癌预后极差,所以要及时与患者及其家属沟通,做好家属的思想工作,协助患者配合治疗。指导患者进行适当的锻炼,劳逸结合,避免劳累。

（2）黄疸的护理:注意观察患者,如有持续或反复出现的腹部胀痛、巩膜及皮肤黄染、食欲减退、消瘦、小便持续变黄等表现时,考虑肿瘤复发,应及时到医院就诊。

（3）饮食的护理:因该类患者胆汁排泄受阻,影响食物的消化和吸收,所以要注意饮食的调节。宜食低胆固醇、低脂肪、高蛋白的食物,忌食肥肉、脑、肝、肾、鱼、油炸食物,以免影响肝功能,造成胆管结石。

（孙艳丽）

第六节　子宫颈癌

女性生殖系统恶性肿瘤涵盖了子宫颈、子宫内膜、卵巢、外阴、阴道、输卵管和妊娠滋养细胞等 7 种常见肿瘤。其中子宫颈癌(cervical cancer)是妇科最常见的恶性肿瘤,自 20 世纪 70 年代以来,虽然在全国很多地区积极开展子宫颈癌的普查普治,在某些地区子宫颈癌的患病率出现了下降趋势,但从全国范围讲子宫颈癌的患病率仍居妇科恶性肿瘤首位。从宫颈浸润前期上皮内瘤样病变(cervical intraepithelial neoplasia,CIN)发展到浸润癌其实是一个缓慢过程,采用常规的巴氏(Papanicolaou)涂片方法普查无症状的患者,可使子宫颈癌在能治愈的浸润前期即得到诊断。

因此,应加强高危人群的定期普查,以早诊早治。目前临床上治疗子宫颈癌需遵循的原则是既要考虑手术的根治性以减少并发症,又要考虑保留女性的生育功能,即强调高度个体化原则,兼顾疾病治愈和保证生活质量。在护理方面应从身、心两方面对患者实行整体护理和康复支持。

一、病因

子宫颈癌确切的病因至今尚不清楚,目前认为是多因素综合作用结果,发病的有关因素有:性生活过早(指小于 18 岁)及早婚、早育者;性生活紊乱者,即有多个性伴侣;生殖道患梅毒、湿疣等性传播疾病(指男女双方);丈夫有疱疹、人类乳头状瘤病毒(HPV)感染及患阴茎癌、包茎等疾患;HPV-DNA 阳性(主要指 HPV 的高危型别 16、18 等);宫颈糜烂、白斑;宫颈不典型增生等。

近年来,分子生物学已确立了高危 HPV 基因型的持续感染与子宫颈癌的因果关系。在一项全世界范围内上千例子宫颈癌的研究中,子宫颈癌 HPV 的感染率达到 99.7%。

妇女患 CIN 者,64%～75%的配偶阴茎有病灶,其中 1/3 的配偶有明显的尖锐湿疣病灶,2/3 的配偶表现为斑疹或丘疹。男方前列腺尖锐湿疣中所含 HPV 以 6、11、42 型为主。女方患 CIN 者,男方几乎都是 HPV16、18 型阳性。HPV 16、18 型阳性者,有可能发生前列腺癌,而其他因素如包皮过长、前列腺炎等是发生前列腺癌的协同因素。男方患前列腺癌者,女方易患子宫颈癌。CIN Ⅰ 主要与 HPV 亚型 6、11、31 和 35 有关,CIN Ⅱ 和 CIN Ⅲ 主要与 HPV 16、18 和 33 有关。目前已知 HPV 6、11、42、43、44 属于低危险,一般不诱发癌变,而 HPV 16、18、31、33、35、39、45、51、52、56 或 58 属于高危险,可诱发癌变。

二、病理分类

多数子宫颈癌来自子宫颈鳞状上皮和柱状上皮交界处移行带的表面上皮、腺体或腺上皮。子宫颈癌的发病特点是从上皮内瘤变(不典型增生)到原位癌进而发展成浸润癌的连续病理过程。通常这一个过程需要 10～20 年的时间。其发生与演变过程如下。

1.子宫颈上皮内瘤变

子宫颈上皮内瘤变是一组病变的统称,Richart 根据细胞变形程度度将 CIN 分为 3 级:Ⅰ级指宫颈鳞状上皮轻度不典型增生,Ⅱ级指宫颈鳞状上皮中度不典型增生,Ⅲ级指宫颈重度鳞状上皮不典型增生及宫颈原位癌。各种级别的 CIN 都有发展为浸润癌的趋向。一般来说,级别越高发展为浸润癌的机会越多;级别越低,自然退缩的机会越多。

2.原位癌(carcinoma in situ,CIS)

CIN Ⅱ级如果异型细胞遍及全层,但基底膜完整,诊断为 CIS。子宫颈腺原位癌(adeno-carcinoma in situ,AIS)的检出率较低,因癌的位置深,不易取材。

3.微小浸润癌

其诊断标准是癌浸润深度不超过 3 mm,确定子宫颈腺体的微小浸润癌比较困难,出现类似情况要么诊断为原位癌,要么诊断为浸润癌。

4.浸润癌

35 岁以下妇女的鳞、柱状上皮的移行带位于子宫颈外口,而 35 岁以上者倾向于回缩至颈管内。因此,年轻患者的癌灶以外生型多见,大者可达 8～9cm,而老年人的癌多位于子宫颈管内。

(1)大体分型:根据肿瘤生长方式和大体形态,浸润癌主要分四型。①糜烂型:宫颈外形可见,表面呈糜烂,有时质较硬,有触血,多见于早期;②菜花型:外生型肿瘤呈菜花样,质脆,触血明显,可伴感染或坏死,常见于早期;③结节型:外生型肿瘤呈结节状,有时向内浸润,宫颈膨大,质硬,有时触血,常伴有深浅不等的溃疡或坏死;④溃疡型:内生型肿瘤,因瘤组织坏死形成溃疡或空洞,质硬,见于中晚期,常伴感染,分泌物恶臭,多见于晚期。

(2)病理类型:主要有三大类,即鳞状上皮细胞癌、腺癌和混合癌。各类有许多亚型如:①鳞癌:疣状鳞癌、乳头状鳞癌、梭形细胞鳞癌、淋巴上皮瘤样癌、鳞癌玻璃样变;②腺癌:宫颈管黏液腺癌、子宫内膜样腺癌、浆液乳头状腺癌、透明细胞腺癌、肠型黏液腺癌、中肾管腺癌。③混合癌:腺鳞癌、黏液表皮样癌、毛玻璃癌、腺样囊腺癌。

(3)组织学分化:根据其细胞分化程度分为三类:高分化(Ⅰ级)、中分化(Ⅱ级)、低分化(Ⅲ级)。

三、临床表现

(一)症状

(1)无论是 CIN 包括宫颈原位癌及早期浸润癌患者常无明显症状。

(2)阴道出血:常为接触性出血,多见于性生活或妇科检查后。早期流血量一般较少,晚期病灶较大,可表现为多量出血,甚至大出血。年轻患者也有表现为经期延长,周期缩短,经量增多等。绝经后妇女表现为绝经后流血等。

(3)白带增多:白带呈白色或血性,稀薄似水样,也有表现为黏液者,米泔状,有腥臭。晚期伴继发感染,白带呈脓性伴恶臭。

(4)晚期患者会出现骨盆癌痛,肠道和膀胱压迫症状,如排尿困难、尿少或无尿、血尿、肛门坠胀、大便秘结、里急后重、便血、下肢水肿伴疼痛等。当有肺、肝、骨转移时可出现咳嗽、咳血、胸痛、局部疼痛等症状。

(5)疾病后期患者可出现消瘦、贫血、发热、全身衰竭等。

(二)体征

CIN 和宫颈早期浸润癌的宫颈有时呈糜烂、息肉、肥大等慢性宫颈炎的种种表现,而宫颈光滑者占相当比例,达 10%～50%,临床疑癌者仅占 12.5%。浸润性子宫颈癌早期,宫颈局部可表现为糜烂、菜花样或结节状等。

四、诊断

(一)细胞学检查

此法简便易行,经济有效,可多次重复,已成为妇科的常规检查内容之一和防癌筛查的首选方法。因此,凡已婚妇女初次妇科检查或有临床可疑症状时,常规做宫颈刮片送细胞学检查。子宫颈癌早期诊断正确率可达90%以上,但假阴性率较高,尤其在CIN诊断中,假阴性率高达50%,所以在有症状患者中阴性巴氏涂片并不可靠。

(二)宫颈活体组织的病理检查

活检即宫颈活体组织的病理检查是确诊CIN和子宫颈癌最可靠而不可缺少的方法。

对宫颈任何可见肿瘤形态或溃疡,均应在门诊行钳取活检或电灼切取,以便组织学证实,任何宫颈变硬和增粗,也应行活检和宫颈管内诊刮术。如果患者宫颈外观正常但有症状,或巴氏涂片异常,应行阴道镜检查;如果门诊活检仍未能做出浸润性子宫颈癌的确切诊断,则须行诊断性锥切。

(三)阴道镜检查

凡细胞学异常或临床可疑者均为阴道镜检查的指征。阴道镜检查的重点是宫颈转化区(即新旧鳞-柱交界之间的区域),组织学称移行区,为子宫颈癌好发部位。

(四)子宫颈管刮术

子宫颈管刮术适用于宫颈表面正常,临床高度怀疑颈管子宫颈癌而又缺乏诊断依据者。

(五)荧光检查法

荧光检查法是CIN和浸润癌的快速诊断方法之一。其原理是利用人体不同组织原有的亲和力,并能滞留在癌组织中,产生特殊的荧光颜色和光谱峰值,以区分肿瘤和正常组织。

五、放疗护理

放射治疗是利用放射线照射肿瘤,达到杀死或破坏肿瘤细胞的一种方法,妇科放射治疗的方法可分为腔内治疗和腔外治疗两类,一般子宫颈、子宫均能耐受放射线剂量,很少发生严重的后遗症,进行子宫颈或子宫腔内治疗时最容易引起直肠、小肠和膀胱的不良反应。

1. 体外照射护理

(1)心理准备:首先向患者介绍放射治疗的目的、作用、可能出现的不良反应、治疗中的注意事项以及治疗后可能出现的并发症,使她们对自己的放疗计划有一个完整的概念,对治疗树立信心以及做好各种配合。

(2)放射治疗前应测定血白细胞、血小板和生命体征,并做好各种检查,对贫血患者应注意纠正贫血。

(3)照射野皮肤护理:①放疗前应进行会阴部皮肤准备,剃净阴毛,保持照射野皮肤的清洁干燥,防止溃疡感染;②避免照射野皮肤机械性的刺激,以免损伤皮肤,患者的内衣宜柔软,宽大,吸湿性强,忌用肥皂和毛巾擦拭;③不可在放疗部位涂用含有金属的药膏和胶布;④由于放射皮肤变薄、萎缩、软组织纤维化,致使毛细血管扩张,皮肤会出现充血、发红等湿性反应,继而出现皮肤干燥、瘙痒难忍或烧灼感,嘱患者不能用手抓,给予鱼肝油软膏或涂擦氢化可的松软膏;⑤要始终保持照射野线条清晰,如发现不清晰,应及时请主管医师描画清楚。

(4)放疗全身反应护理:一般放疗后2~3周,患者可能出现食欲缺乏、乏力、疲劳、头晕、头痛、恶心、甚至呕吐等,及时给予对症处理,指导其合理休息,适度活动及合理饮食。

(5)不良反应护理:照射后,应询问患者有何不适,鼓励多进水,少食多餐。

1)放射性直肠炎护理:放疗期间,出现腹痛、腹泻等消化道反应,首先要评估反应的严重程度,观察有无黏液及脓血便,并做常规检查,做好解释工作,消除恐惧心理。鼓励进低渣易消化的半流质,不能进食者应给予静脉补液,维持水、电解质平衡,必要时给予消炎、止泻剂。

2)放射性膀胱炎护理:放疗期间如出现血尿或伴有尿频、尿急、下坠感等,应遵医嘱给予口服止血和消炎药,对出血或贫血严重者,必要时可输新鲜血纠正贫血。

2.后装治疗护理

后装治疗是利用放射源治疗肿瘤疾病的手段。它采用专门设备,通过人体腔管,将放射源直接送入体内病变部位,可以有效地杀伤病变组织,把不良反应控制在最低程度。

(1)治疗前护理。

1)心理支持:①患者由于对肿瘤的恐惧,对近距离后装治疗的陌生,治疗前存在着一定的心理压力,再加上后装治疗是把放射源送入患者体内,会带来一些不适,更加剧了患者的恐惧心理,因此我们要以热情周到、诚恳的态度接待患者,使患者对医护人员有一种信任感和安全感,同时要详细向患者介绍后装治疗的目的、治疗特点和方法,告诉患者治疗过程将会出现的不良反应,使患者有充分的思想准备,对高度紧张的患者,为减少恐惧心理,可以让做过后装治疗的患者现身说法,有利于消除顾虑,配合治疗;②放射治疗在整个治疗过程中,患者必须独自一人待在专用机房里,医生和技术人员只能通过监视器对患者进行观察和治疗,通过对讲机和患者交流,这往往会使患者感到恐惧和紧张,不知道下一步是什么,万一发生意外该如何应对等,紧张、焦虑、恐惧会引起生理反应如肌肉痉挛,这将直接影响治疗,有时不得不中断治疗,故治疗前应向患者讲解放射治疗的原理、射线的特征、射线的作用以及射线怎样才会对人体造成伤害,使患者摆脱对射线的恐惧,使她们有较充分的心理准备,提高心理承受能力。

2)阴道冲洗护理:①放疗期间应坚持每日阴道冲洗,及时清除阴道坏死组织,防止感染及粘连;②腔内治疗当日行阴道冲洗,清除宫颈、穹窿、阴道分泌物,冲洗完毕,阴道内填塞优锁无菌纱布,如发现阴道分泌物有异常,应检查原因。

3)后装治疗当日早晨要测量体温、脉搏、呼吸,如有异常,通知医生停止照射。

4)保持肠道和膀胱空虚,治疗前嘱患者再次排空大小便,以减少直肠、膀胱反应。

5)治疗前做好外阴备皮,剃净阴毛。

6)放疗前要测血常规,如白细胞低于 $3 \times 10^9/L$ 者,禁止继续放疗。

(2)治疗中护理。

1)严格掌握后装治疗机的操作方法,了解机器的基本性能,做好施源器的清洗消毒全过程,保证机器顺利完成治疗全过程,否则患者会更加痛苦,加重心理负担,使病情恶化,心理会有更大的打击。

2)协助医生放置阴道宫颈施源管,并妥善固定。在插入宫颈施源管时会引起患者下腹疼痛,嘱咐患者做深呼吸。用纱布条固定施源器时注意尽量推开膀胱后壁和直肠前壁,使这些器官尽可能远离放射源,治疗时减少辐射和直肠受量。

3)摆好患者体位,施用器与施源管连接时要保持平行,不能弯曲、打折。嘱咐患者勿动,防止其松脱、移位,影响治疗效果。并告之患者如有不适可举手示意或对传呼机呼叫。

4)通过监视器观察患者的精神状态和面部表情,患者可因体位及施源器引起腹痛、腹胀、急躁不安,可通过对讲机鼓励安慰患者,同时分散注意力,使患者放松,顺利完成治疗。

5)在进行宫腔管治疗时,如发现患者突然出现下腹剧痛、面色苍白、血压下降,查有压痛、反跳痛,应考虑为子宫穿孔的可能,应立即停止后装治疗并协助医生及时处理。

6)阴道狭窄、阴道壁弹性差或肿瘤较大的患者,在阴道球治疗时,容易碰伤阴道壁及肿瘤组织,易造成出血及疼痛,如大量出血立即压迫止血,并密切观察。

(3)治疗后护理。

1)治疗结束后,取出施源器和纱布条并清点,以防纱布留置在阴道内。

2)检查阴道有无出血,如有活动性出血,应及时填塞纱布,回病房后要交班填塞纱布的数量,第 2 天冲洗时取出。

3)后装治疗后应注意患者排尿情况,如有排尿困难超过 4 h 需导尿。体温超过 38 ℃并伴有腹痛,可能并发盆腔炎,应及时通知医生予以处理。

4)治疗后 3～6 个月,根据患者情况坚持每日阴道冲洗 1 次,防止阴道狭窄、粘连的发生。嘱咐患者半年内创面未愈合前避免性生活。

5)后装治疗患者有可能出现放射性膀胱炎及直肠炎,应给予对症处理。嘱咐患者多饮水,进食易消化食物,必要时给予消炎、止血、止泻等药物治疗,并对患者进行适当的解释,减少不必要的顾虑。

(赵　娟)

第七节　乳腺癌

一、概述

乳腺癌是女性最常见的恶性肿瘤之一,其发病率逐年上升。在欧美国家,乳腺癌占女性恶性肿瘤的 25％～30％。20 世纪末统计资料表明,全世界每年约有 130 万人诊断为乳腺癌,而有 40 万人死于该病。在我国,乳腺癌在城市中发病率为女性肿瘤第 2 位,在一些大城市中已上升为第 1 位,在农村中为第 5 位。一般乳腺癌的发病年龄高峰在 45～55 岁,尽管乳腺癌发病率呈上升趋势,但由于早期诊断和治疗方式的改进和创新,Ⅰ、Ⅱ期乳腺癌患者 5 年生存率分别可达到 95％和 85％以上。

二、临床表现

原发性乳腺癌的首发症状是乳房肿块,而钼靶影像检查的普及,使很多乳腺癌在其临床症状表现之前即被发现。乳腺疾病的临床表现多种多样,比如乳头、乳晕、乳腺皮肤、乳腺导管和实质、区域淋巴结的改变及相应的全身症状,现叙述如下所示。

1.乳房肿块

乳房肿块是乳腺癌最常见的表现。

2.乳头改变

乳头溢液多为良性改变,但对 50 岁以上,有单侧乳头溢液者应警惕发生乳腺癌的可能性;乳头凹陷,乳头瘙痒、脱屑、糜烂、溃疡、结痂等湿疹样改变常为乳腺佩吉特病(Paget 病)的临床表现。

3.乳房皮肤及轮廓改变

肿瘤侵犯乳腺的 Cooper 韧带,可形成皮肤"酒窝征";肿瘤细胞堵塞皮下毛细淋巴管,造成皮肤水肿,而毛囊处凹陷形成"橘皮征";当皮肤广泛受侵时,可在表皮形成多数坚硬小结节或小条索,甚至融合成片,如病变延伸至背部和对侧胸壁可限制呼吸,形成铠甲状癌;炎性乳腺癌会出现乳房明显增大,皮肤充血红肿、局部皮温增高;晚期乳腺癌会出现皮肤破溃形成癌性溃疡。

4.淋巴结肿大

同侧腋窝淋巴结可肿大,晚期乳腺癌可向对侧腋窝淋巴结转移引起肿大;有时可触到同侧和对侧锁骨上肿大淋巴结。

三、主要检查

1.乳腺钼靶

乳腺钼靶是一种经典的检查手段,是通过专门的钼靶 X 线机摄片进行实现的。

2.乳腺 B 超

B 超扫描能够鉴别乳腺的囊性与实性病变。

3.动态增强核磁共振

核磁检查是软组织分辨率最高的影像检查,较 X 线和 B 超有很多优势,但对于带有心脏起搏器和体内金属的患者不适用。

四、病理

(1)在 WHO 乳腺癌国际组织学分类(第二版),结合中国常见恶性肿瘤诊治规范的基础上,提出的新的分类方法,将乳腺癌分为非浸润性癌、早期浸润性癌、浸润性特殊类型癌和浸润性非特殊类型癌。

1)非浸润性癌:包括导管内癌、小叶原位癌。

2)早期浸润性癌:导管癌早期浸润、小叶癌早期浸润。

3)浸润性非特殊类型癌:浸润性导管癌、浸润性小叶癌。

4)浸润性特殊类型癌:髓样癌、小管癌、黏液癌、腺样囊性癌等。

5)其他罕见癌:分泌性癌、高脂质癌、印戒细胞癌等。

6)特殊形式乳腺癌:炎性乳腺癌、副乳腺癌、男性乳腺癌。

(2)根据腺管的多少、细胞核的异型性及核分裂数定量计分,确定组织学分级。标准如下。

1)腺管形成的多少。

2)细胞核的多形性。

3)核分裂象计数。

五、治疗方法

乳腺癌治疗手段主要有手术治疗、放疗、内分泌治疗、化疗、靶向治疗等。乳腺癌治疗原则:Ⅰ期患者,手术治疗为主,对具有高危复发倾向的患者可考虑术后辅助化疗。Ⅱ期患者,先手术治疗,术后再根据病理和临床特征进行辅助化疗。对肿块较大、有保乳倾向患者,可考虑新辅助化疗。对部分肿块较大、淋巴结转移数目较多的患者可选择性做放疗。对以上各期患者,如果雌激素受体阳性,应该在化放疗基础上给予内分泌治疗。Ⅳ期患者,行内科治疗为主的综合治疗。

1. 化疗

(1)乳腺癌术后辅助化疗:乳腺癌是容易发生血道转移的疾病,局部治疗失败的原因主要是癌细胞的血行转移。血道转移有时可在术后早期出现,有 50％～60％的病例就诊时可能已有血行转移。因而手术前后的全身化疗目的是杀灭亚临床型转移灶,以提高疗效。对淋巴结有转移的病例,手术前后辅助化疗更为重要。术后辅助化疗指征:术后病理检查淋巴结转移阳性的患者,均需辅助化疗;对淋巴结没有转移患者,应选择那些易复发患者行辅助化疗,如易复发的中、高危患者,低危复发者可避免不必要治疗。辅助化疗应在术后 1 个月内开始,根据患者病理分期及化疗方案选择治疗周期数。常用辅助化疗方案:AC-T、TAC、CMF、CAF、FAC、AC 等,一般来说,含蒽环类方案疗效优于不含蒽环类方案,剂量密集型紫杉醇方案优于常规紫杉醇剂量方案。

(2)新辅助化疗:新辅助化疗及局部晚期患者尽早予以化疗及术前化疗,由于其不同于术后辅助化疗,称新辅助化疗。新辅助化疗常用于临床局部晚期的肿瘤即Ⅱ B、Ⅲ A、Ⅲ B 期肿瘤,部分病例新辅助化疗后肿瘤缩小降期达到保乳及根治性切除目的。常用化疗方案有 CAF、CEF、TAC 等。

(3)复发转移性乳腺癌化疗:晚期乳腺癌患者治疗较为困难,一般不可治愈,治疗后中位存活时间为 2～3 年,但仍有部分患者,特别是 ER 阳性、无内脏转移患者经合理治疗后生存较长时间,并维持较好的生活质量,少数患者可长期生存。常用化疗方案有 CMF、CAF/FAC、AC、EC、AT(多柔比星＋多西他赛)、XT(卡培他滨＋多西他赛)、GT(吉西他滨＋紫杉醇)、NVB、TC 方案等,根据 HER-2 基因表达情况,可加用曲妥珠单抗靶向治疗。

2. 放疗

放疗可分为术前放疗及新辅助放疗、术后辅助放疗、局部转移复发乳腺癌姑息放疗。新辅助放疗目的与新辅助化疗相似,术前放疗也可以起到降期作用从而提高保乳率及根治性切除率。术前放疗一般包括患侧全乳、锁骨上和腋窝淋巴引流区,在给予 45～50 Gy 的亚临床剂量后进行疗效评价,并决定进一步治疗手段,如没有手术指征则需追加剂量至 60 Gy。

3. 内分泌治疗

乳腺癌的发生发展与体内雌激素水平密切相关,内分泌治疗反应少,有效率高,在临床上得以广泛应用。内分泌治疗作用缓慢,因而,如果肿瘤发展较快,或危害生命时应采用化疗。此外,内分泌治疗对皮肤、软组织、淋巴结、骨疗效较好,而对肝、脑部位转移效果较差。常用内分泌治疗手段有卵巢切除术及药物治疗。内分泌治疗药物如下所示。

(1)抗雌激素类药物:他莫昔芬主要应用于绝经前乳腺癌患者内分泌治疗。其他抗雌激素类药物有托瑞米芬,两者效果相似,不良反应较少。

(2)雌激素合成抑制剂:芳香化酶抑制剂,主要用于绝经后乳腺癌内分泌治疗,其作用机制为与芳香化酶结合,阻断雌激素合成。

(3)药物性卵巢去势:主要有脑垂体促性腺激素释放的类似物,包括戈舍瑞林、曲普瑞林、醋酸亮丙瑞林。

(4)黄体酮类药物:包括甲羟黄体酮,一般对软组织转移、局部复发效果较好,骨转移次之,对内脏转移效果较差。

六、化疗方案

1. CMF 方案

环磷酰胺 100 mg/m² ,口服,第 1~14 天。

甲氨蝶呤 40 mg/m² ,静脉注射,第 1、8 天。

氟尿嘧啶 600 mg/m² ,静脉注射,第 1、8 天。

28 d 为 1 个周期。

2. 改良 CMF 方案

环磷酰胺 600 mg/m² ,静脉注射,第 1 天。

甲氨蝶呤 40 mg/m² ,静脉注射,第 1 天。

氟尿嘧啶 600 mg/m² ,静脉注射,第 1 天。

21 d 为 1 个周期。

3. CMF 序贯多柔比星方案

环磷酰胺 600 mg/m² ,静脉注射,第 1 天。

甲氨蝶呤 40 mg/m² ,静脉注射,第 1 天。

氟尿嘧啶 600 mg/m² ,静脉注射,第 1 天。

21 d 为 1 个周期,共 8 个周期。

多柔比星 75 mg/m² ,静脉注射,第 1 天。

21 d 为 1 个周期,共 4 个周期。

4. AC 方案

多柔比星 60 mg/m² ,静脉注射,第 1 天。

环磷酰胺 600 mg/m² ,静脉注射,第 1 天。

21 d 为 1 个周期。

5. AC 序贯紫杉醇方案

多柔比星 60 mg/m² ,静脉注射,第 1 天。

环磷酰胺 600 mg/m² ,静脉注射,第 1 天。

14 d 或 21 d 为 1 个周期,共 4 个周期。

紫杉醇 175 mg/m² ,静脉注射,第 1 天。

14 d 或 21 d 为 1 个周期,共 4 个周期。

6. AC 序贯多西紫杉醇方案

多柔比星 60 mg/m² ,静脉注射,第 1 天。

环磷酰胺 600 mg/m² ,静脉注射,第 1 天。

21 d 为 1 个周期,共 4 个周期。

多西紫杉醇 100 mg/m² ,静脉注射,第 1 天。

21 d 为 1 个周期,共 4 个周期。

7. EC 方案

表柔比星 75 mg/m² ,静脉注射,第 1 天。

环磷酰胺 600 mg/m² ,静脉注射,第 1 天。

21 d 为 1 个周期。

8. CAF 方案

氟尿嘧啶 500 mg/m^2,静脉注射,第 1 天。

多柔比星 50 mg/m^2,静脉注射,第 1 天。

环磷酰胺 500 mg/m^2,口服,第 1 天。

21 d 为 1 个周期。

9. 紫杉醇

单药紫杉醇 175 mg/m^2,静脉注射,第 1 天。

21 d 为 1 个周期。

10. TA 方案

多柔比星 60 mg/m^2,静脉注射,第 1 天。

紫杉醇 175 mg/m^2,静脉注射,第 1 天。

21 d 为 1 个周期。

七、症状的观察与护理

至今乳腺癌病因尚未完全阐明,研究表明雌激素与乳腺癌的发生密切相关。主要的临床表现为乳腺无痛性肿块,皮肤改变,乳晕和乳头异常及腋窝淋巴结肿大。

1. 乳房肿块的观察与护理

乳房肿块是乳腺癌最常见的症状,其中 90% 以上的患者是在无意中发现肿块而就诊。

(1)观察乳房肿块的部位,乳腺癌以外上象限区域癌变多见。

(2)观察肿块的数目,乳腺癌单侧乳房单发肿瘤多见。单侧乳房多发肿块及双侧乳腺癌在临床中较为少见。

(3)观察肿块的大小,早期乳腺癌肿块一般较小。

(4)观察乳房肿块的形态和边界,乳腺癌多数呈浸润性生长,边界不清。

(5)观察肿块的硬度,多数乳腺癌肿块质地较硬,少数肿块质地较软,如细胞髓样癌、囊性乳腺癌等。少数肿块周围被较多的脂肪组织包裹,触诊时可有柔韧性。

(6)乳房肿块的活动度,肿块较小时,活动度大,活动时与周围组织一起活动,与纤维瘤活动度不同。若肿瘤侵犯胸大肌筋膜时,活动度减弱。进一步累及胸大肌时,活动度消失。

2. 疼痛的观察和护理

疼痛不适是乳腺癌常见症状。良性或恶性乳腺肿瘤早期通常是无痛的。肿瘤伴有炎症时可有胀痛或压痛。晚期乳腺癌患者若侵及神经或腋窝淋巴结肿大压迫或侵犯臂丛神经时可出现肩部胀痛。

(1)观察评估患者疼痛的部位、性质及疼痛强度,给予适当的心理安慰,教会患者转移疼痛注意力的方法,必要时遵医嘱给予止痛药物,告知患者注意事项及不良反应的处理。

(2)体表止痛法:可通过刺激疼痛部位周围的皮肤或相对应的健侧皮肤达到止痛目的。刺激方法可采用按摩、涂清凉止痛药等,也可采用各种温度的刺激,或用 65 ℃热水袋放在湿毛巾上做局部热敷,每次 20 min,可取得一定的止痛效果。

(3)保持情绪稳定,焦虑的情绪易引起疼痛加重。转移注意力,可看些小说、漫画等分散注意力。

(4)保持环境安静舒适,执行保护性医疗制度,耐心听取患者倾诉,给予适当安慰,减轻患者心理负担,提高痛阈。

3.皮肤改变、乳头和乳晕异常的观察和护理

乳腺癌引起皮肤的改变,与肿瘤部位、深浅及侵犯程度有关。累及乳腺悬韧带时,形成"酒窝征";累及乳头时,乳头变平、回缩;累及皮下淋巴管时,使淋巴液回流受阻,出现水肿,形成"橘皮样"病变;皮肤形成结节时,形成溃疡;乳房有时出现不同程度的抬高,双侧乳头不在同一水平面上。乳头糜烂是湿疹样乳腺癌的典型症状,同时伴有乳头瘙痒。乳头溢液者占5%~10%。早期乳腺癌可见乳头增厚、变红、粗糙、结痂、脱屑、少量分泌物,进一步发展会侵犯乳晕形成糜烂,整个乳头被侵犯甚至消失。

4.腋窝淋巴结肿大的观察和护理

乳腺癌进一步发展侵犯淋巴管。最常见的淋巴转移部位是同侧腋窝淋巴结。淋巴结肿大会侵犯、压迫腋静脉,出现同侧上肢水肿;侵犯臂丛神经会出现肩部酸痛。

八、治疗时的护理

乳腺癌患者的主要治疗手段是手术治疗、放疗、化疗、内分泌治疗、生物靶向治疗。这里主要谈一下放疗和化疗时的护理。

(1)乳腺癌在治疗和康复时患者会有不同的心理表现。因乳房的缺失及术后的瘢痕、不对称的胸壁使得很多患者失去生存的信心。患侧肢体的活动受限使得自理能力减退。化疗引起的食欲减退造成的体力下降而致性欲下降,性生活的减少,使得患者担心婚姻状况。出院后患者担心被排斥而不愿与人接触和沟通。应帮助和指导患者融入社会,纠正患者的负面情绪,佩戴合适的假发、头巾或义乳等。鼓励家属多与患者沟通和交流,共同度过治疗和康复阶段。

(2)乳腺癌使用的化疗药物中多为发泡剂,容易发生静脉炎。合理地选择输液导管,避免术后患者在患侧上肢行静脉输液。

(3)多柔比星对心脏毒性大,用药前要行心电图检查,用药过程行心电监护,监测生命体征,加强巡视,如有不适,及时报告医生给予处理。

(4)告知患者放疗时可能出现皮肤黏膜损害等不良反应及应对方法,放疗后皮肤局部可能有发黑、红肿、糜烂现象,注意用温水轻轻清洁(不要用肥皂、沐浴露等擦拭皮肤),然后涂以抗生素软膏,穿柔软棉质内衣。注意观察呼吸,因放疗会引起喉部黏膜充血肿胀,使其气道变窄,如患者出现呼吸困难,可先行气管切开,再行放疗。

(5)患者在治疗过程中会因许多症状影响营养的摄入,如畏食、味觉迟钝、口干、腹胀、便秘等,通过膳食和药物为患者减轻症状带来的不良影响。

(孙艳丽)

第八节 淋巴瘤

一、疾病概述

(一)概念和特点

淋巴瘤是一组起源于淋巴结或其他淋巴组织的恶性肿瘤。主要与免疫应答过程中淋巴细

胞增殖分化产生的某种免疫细胞恶变有关。可发生于身体的任何部位,通常以实体瘤形式生长于淋巴组织丰富的组织器官中,其中以淋巴结、扁桃体、脾脏及骨髓等部位最易受累。好发于中青年男性。临床上以进行性、无痛性淋巴结肿大和(或)局部肿块为特征,同时可有相应器官受压迫或浸润受损的表现。依其组织学特征可将之分为霍奇金淋巴瘤(Hodgkin lymphoma,HL)和非霍奇金淋巴瘤(non Hodgkin lymphoma,NHL)两大类。临床上以后者较为常见。

(二)主要病因与诱因

病因未明。病毒感染、免疫缺陷(遗传性与获得性)及环境因素均可能与疾病的发生与发展有关,其中病毒感染日趋引人关注。

(三)临床表现

淋巴瘤因其病理类型、分期及侵犯部位的不同,其临床表现形式多样,错综复杂。不明原因的持续性发热及进行性、无痛性淋巴结肿大或局部肿块是其共有的和(或)首发的表现之一。其中浅表淋巴结受累以颈部、腋下及腹股沟较为常见;深部淋巴结则以纵隔、腹膜后及盆腔淋巴结受累为主。NHL患者常可出现结外和(或)其他器官组织受累的表现,包括吞咽困难、鼻塞,腹痛、腹泻、便血或黑便、腹部包块、肠梗阻,腰背痛,肝大、肝区痛等。

(四)治疗原则

化疗为主,辅以免疫生物治疗;必要时可联合放疗及造血干细胞移植。

1. 化疗药物

依治疗方案的不同,其组合有异。其中ABVD(阿霉素、博来霉素、长春新碱、达卡巴嗪)为HL治疗的首选方案,四种药物均为静脉注射,每天1次;COP(环磷酰胺、长春新碱、泼尼松)为NHL治疗的基本方案,其中环磷酰胺、泼尼松为口服,长春新碱为静脉注射;CHOP(环磷酰胺、阿霉素、长春新碱、泼尼松)则为侵袭性NHL的标准治疗方案,其中环磷酰胺、阿霉素为静脉滴注,长春新碱为静脉注射,泼尼松为口服。

2. 免疫生物制剂

(1)利妥昔单抗(美罗华,375 mg/m²):静脉滴注。适用于细胞免疫表型为CD20⁺的B淋巴细胞瘤的患者,且主要是NHL患者。其作用机制是通过介导抗体依赖的细胞毒性(ADCC)和补体依赖细胞毒性(CDC)作用杀死淋巴细胞,并可诱导淋巴细胞凋亡,增加淋巴细胞对化疗药物的敏感性。联合多种化疗方案均可显著提高患者的完全缓解率及延长无病生存时间,且在造血干细胞移植前用作体内净化,还能提高移植治疗的疗效。主要不良反应是胃肠道反应及过敏,严重者可出现过敏性休克。用药前半小时常规给予止呕(甲氧氯普胺)及抗过敏(异丙嗪、甲强龙等)治疗。

(2)干扰素:是一种能抑制多种血液系统肿瘤增生的生物制剂。其作用机制主要是直接与肿瘤细胞结合而抑制肿瘤细胞的增生和间接的免疫调节作用。

二、护理评估

(一)一般评估

1. 患者的主诉

有无发热、局部肿块、盗汗、短期内明显消瘦、皮肤瘙痒、吞咽困难、鼻塞、胸闷、气促、食欲下降、腹痛等。

2.生命体征

尤其要注意体温有无升高及其热度、热型的变化及特点；呼吸频率有无加快。

3.相关记录

身高、体质量、饮食、睡眠及排便情况等。

（二）身体评估

1.皮肤黏膜

有无苍白、抓痕、出血等。

2.浅表淋巴结

尤其是颈部、腋下、腹股沟淋巴结有无肿大，肿大的程度、质地、表面情况、活动否、有无压痛。

3.胸部

有无呼吸运动受限、呼吸浅促、三凹征及肺部啰音；心率及节律变化等体征。

4.腹部

有无腹部包块及其多少、部位、性质、表面情况、活动度、有无压痛等；肝脾有无肿大；肠鸣音有无亢进。

（三）心理—社会评估

了解患者在疾病治疗过程中的心理反应与需求，增强家庭及社会支持情况。

（四）辅助检查阳性结果评估

1.外周血象

贫血的有无及其严重程度，与疾病的预后密切相关；血白细胞计数与分类变化，有助于疾病类型的判断；血白细胞总数及血小板计数则有助于治疗药物剂量的选择。全血细胞减少是骨髓受累或伴发脾功能亢进的表现。化疗期间出现，还应注意药物性骨髓抑制的可能。

2.淋巴结活检

有无发现典型的淋巴结结构的破坏及其特殊形态的细胞，为临床诊断及分型最常用的手段。

3.影像学检查

纵隔、胸肺、肝脾、腹膜后淋巴结、胸（腰）椎等处有无受累的征象；腹部包块的多少、性质与部位等。

4.骨髓穿刺与活检

有无骨髓受累的表现。

5.其他

红细胞沉降率加速是疾病活动的表现；血清乳酸脱氢酶活性升高提示预后不良；碱性磷酸酶活性升高或血钙水平升高，提示骨骼受累。

（五）常用药物治疗效果的评估

（1）肿大的淋巴结或局部包块、肝脾有无缩小及其缩小的程度。

（2）主要用药及其不良反应的观察与评估。①化疗药物：用药剂量与方法的评估，不良反应的观察与评估：有无皮肤损伤及其静脉炎、胃肠道反应、脱发、出血性膀胱炎、肝脏损害及骨髓抑制等；②利妥昔单抗（美罗华）：用药剂量与方法的评估，不良反应的观察与评估：有无胃肠道反应、过敏(皮疹、休克)等。

三、主要护理诊断/问题

(1)体温过高:与肿瘤细胞的高度分化、增生或合并感染有关。

(2)潜在并发症:化疗药物不良反应。

(3)营养失调:低于机体需要量与肿瘤性消耗及化疗等有关。

(4)情绪不佳:与治疗效果差或病情反复有关。

四、护理措施

(一)休息与活动

保证充足的睡眠与休息,以减少机体的消耗;病情允许者应参加一些力所能及的日常室外活动。

(二)饮食护理

鼓励患者进食高蛋白、高维生素、易消化和无刺激的食物,以保证机体的基本需要,尤其是化疗期间,更应注意加强营养。保证足够水分的补充,必要时遵医嘱静脉补液。

(三)合理降温

高热患者,病情允许的前提下,鼓励患者多喝水,并可先予以物理降温,必要时可遵医嘱给予药物降温。

降温过程中要注意监测其体温与脉搏的变化,及时更换衣物,保持皮肤的清洁、干燥,防受凉,防虚脱。

(四)用药的配合与护理

1.用药护理

应严格按医嘱用药,并注意观察常用药物的疗效及主要毒副作用,并做好相关的预防及监测工作。

2.化疗药物的应用配合与护理

化疗配、用药期间,要做好个人的自我防护,并应注意患者血管的保护,必要时建议置放PICC或植入输液港;一旦发现液体外渗或血管炎,要按常规及时给予处理。

3.利妥昔单抗(美罗华)的应用配合与护理

治疗前按医嘱常规用药;初期治疗用药滴速要慢,并予以心电监护,及时发现和配合处理各种不良反应。

(五)心理护理

多关心体贴患者,耐心倾听与解答患者的各种疑问,介绍治疗成功的病例等,尽可能减少各种负性情绪对疾病控制与缓解的影响。

(六)健康教育

1.活动与休息指导

保证充足的睡眠与休息;依病情调整好个人的活动形式和活动量。

2.饮食指导

以高营养、低糖、低脂、少产气、适量纤维、无刺激的半流质饮食为主,保证足够的营养及水分的补充。避免在治疗前后2 h内或胃肠道反应明显时进餐。

3.感染的预防指导

注意防寒保暖;出汗后要及时更衣;保持皮肤的清洁干燥;做好个人的口腔卫生;外出戴口罩,尽可能避免或减少到人多聚集、空气不流通的地方等,以减少感染的概率。

4.用药指导

强调坚持定期和(或)按疗程进行用药治疗的必要性和重要性。

5.自我观察的主要指标与内容

注意疾病复发或加重及合并感染等征象。主要包括:发热、盗汗及消瘦、咽痛或咳嗽、咯痰、呼吸困难、腹痛、腹泻、口腔溃疡、局部包块等。

6.及时就诊的指标

告诉患者如果出现下列任何一种情况,请速到医院就诊:①发热、咽痛或咳嗽、咯痰、口腔溃疡;②原有包块增大或出现新的包块;③胸闷、气促,呼吸困难;④腹痛、腹泻。

(张竹青)

第九节　肿瘤放射治疗概述

一、放射物理学概述

放射物理学是研究放疗设备的结构、性能以及各种射线在人体的分布规律,探讨提高肿瘤组织受量、降低正常组织受量的物理方法的学科。它是学习放射肿瘤学的基础。

(一)放射源的种类

放射治疗所用的放射源主要有三类:①各种放射性同位素发出的 α、γ 射线;②X 线治疗机和各类加速器产生的不同能量的 X 射线;③各类加速器产生的电子束、质子束、中子束和一些重粒子束。

(二)放疗常用的照射方式

产生放射线的放射源以两种基本照射方式进行治疗,即远距离照射和近距离照射。

1.远距离照射

远距离照射又称外照射,是放射源位于离人体一定距离,集中照射人体某一部位,这是放疗常用的方式。一般距离人体 80~100 cm。放射线必须通过皮肤和正常组织才能到达肿瘤,因此肿瘤照射的剂量受到皮肤和正常组织耐受量的限制。为了使肿瘤受到高剂量照射,并尽可能地保护正常组织,临床上需要选择不同种类、能量的射线,并采用同中心照射技术,即以病灶为中心,在体外从多个角度向病灶照射,使病灶受到较高的剂量。外照射多采用分次放疗方式,即每周 5 次、每日 1 次的常规分割,或每周 5 次、每日 2~3 次的非常规分割。

2.近距离放疗

近距离放疗是把放射源放入被治疗的组织内或放入人体的自然腔道内,直接在病灶区域进行的近距离放射,通常作为外照射的补充。其主要特点是放射源离瘤体较近,肿瘤组织受照剂量较高,周围的正常组织由于剂量的迅速跌落而受量较低(它利用高强度的放射线,在一定距离后剂量明显下降的物理特点),但靶区剂量分布的均匀性较外照射差。近距离放疗主要有两种形式,一种是组织间插植,即通过放疗计划设计将它们由手术种入或插植于病灶,常用放射源是^{125}I、^{198}Au 等;另一种是腔内后装治疗,先将施源器(管)置入人体自然腔道,如子宫、阴道、鼻咽、气管、食管、直肠等,然后通过计算机控制将放射源输入施源器,并由计算机控制放射源在肿瘤表面的驻留时间,以获得理想的剂量分布。常用的放射源是^{192}Ir、^{60}Co、^{137}Cs等。

(三)常用的放疗设备

临床上常用于外照射的治疗机有千伏 X 线治疗机、^{60}Co 治疗机和直线加速器。

1. 千伏 X 线治疗机

千伏 X 线治疗机是利用低能 X 线治疗肿瘤的装置。这种设备产生的 X 线能量较低,能量在 6～400 kV,有效治疗深度为 5 cm,穿透力弱,只适用于浅部病灶的治疗。它的最高剂量在皮肤表面,因此放疗的皮肤反应大。

2. ^{60}Co 治疗机

^{60}Co 治疗机是利用放射性同位素^{60}Co 发射的 γ 射线治疗肿瘤的装置。^{60}Co 是一种人工放射性核素,产生两种 γ 线,平均能量为 1.25 MeV(百万电子伏特),有效治疗深度为 10 cm,穿透力明显高于千伏 X 线治疗机,因此它被用于深部肿瘤的放疗。它的最高剂量在皮下0.5 cm,使放疗的皮肤反应减轻。由于^{60}Co 是人工放射源,它的半衰期为 5.27 年,需要定期更换放射源,所以带来放射防护的困难。

3. 直线加速器

直线加速器是利用微波电场沿直线加速电子,然后发射 X 线或电子线治疗肿瘤的装置。是目前临床使用较理想和最广泛的放疗设备,既能产生高能 X 线又能产生高能电子线。

高能 X 线的能量多在 6～18 MeV,穿透力较^{60}Co 的 γ 射线强,随能量增大而增强,适用于大部分肿瘤的治疗。它的最高剂量在皮肤下一定深度,因而皮肤反应很轻。高能电子线的能量多在 6～25 MeV,其最高剂量在组织中达到一定深度后,剂量迅速降低,这样可使治疗深度的正常组织因剂量减少而得以保护,临床上用于偏中心的浅表肿瘤治疗,由于皮肤表面剂量较高,其放疗的皮肤反应较大。

(四)放疗的辅助设备

放疗的辅助设备已是现代放疗中不可缺少的部分,它既可用于治疗前的放疗计划设计和验证,也用于对放疗精确度的检查。

1. X 线计算机

体层摄影术(CT)、磁共振成像(MRI)、正电子发射计算机断层扫描(PET)这些影像诊断手段已被临床广泛应用。CT 或 MRI 可以清楚地显示肿瘤的部位大小,肿瘤的侵犯范围以及与周围正常组织的解剖关系,是定位的重要依据。在中枢神经系统和头颈部肿瘤的诊断,以及脊柱、四肢、骨关节、腹部实质性脏器病变的诊断及鉴别诊断中,MRI 优于 CT。PET 作为肿瘤功能显像,通过与解剖图像的同机融合,可进一步提高肿瘤定性、肿瘤分期、疗效分析的准确性。

2. 模拟机

模拟机是一种能够模拟放疗机的 X 线透视设备,它可观察肿瘤和正常脏器的形状和解剖位置,定出放射野的形状和入射方向,将其反映于体表。另外,它可用来验证放疗计划系统所设计的放疗计划是否正确。近年来出现的 CT 模拟机,既可采集到肿瘤和正常脏器的 CT 图像,又可利用计算机重建肿瘤和正常脏器的三维立体结构,在此基础上设计出放射野的几何形状和入射方向。

3.放疗计划系统(TPS)

放疗计划系统指通过电子计算机系统,将 CT 模拟机的 CT 图像输入,优化并确定最佳的放射野分布方案,计算出肿瘤及周围正常组织所受的放射剂量,以及照射靶区内的剂量均匀度。通常连有打印机和绘图区,可获得二维、三维的剂量分布图。随着计算机的发展,三维适形放疗和调强放疗的计划设计,可立体观察肿瘤和正常组织的剂量分布情况,最终使肿瘤组织照射剂量最大而周围正常组织受照剂量最小,使放疗更为精确。

(五)放疗的剂量

放射线通过任何物质时,在与其原子相互作用过程中,能量逐渐减弱,所丧失的能量被所通过的物质吸收,称为能量吸收。X 线和 γ 射线通过物质主要发生三种效应:光电吸收、康普顿吸收和电子对效应,电子线通过物质时发生电离、激发和弹性散射。

1.放射治疗的剂量单位

目前国际上采用 Gy(戈瑞,Gray),它是组织吸收剂量单位,$1\ Gy = 1\ J/kg$,另一剂量单位是 cGy,$100\ cGy = 1\ Gy$。

2.照射区域

临床上通常先选定肿瘤区,估计临床靶区,最后确定放疗的照射区域即计划靶区。

(1)肿瘤区(GTV):即肿瘤临床灶,是临床体检和影像学检查可见的具有一定形状和大小的肿瘤范围。

(2)临床靶区(CTV):包括肿瘤临床灶、亚临床灶以及肿瘤可能侵犯的范围。在设计治疗计划时要尽量保证 CTV 的放射剂量在 90% 以上。

(3)计划靶区(PTV):包括临床靶区和安全边界,安全边界是指日常摆位、照射中患者(或器官)运动,引起靶区和靶体积的变化而导致扩大照射的组织范围。计划靶区将决定照射野的大小。

3.临床对放射线的选择

由于不同的放射线,其最高剂量位置不同,穿透力不同,所以临床上可根据不同部位采用最佳能量的射线进行治疗。对于浅表肿瘤如皮肤癌、乳腺癌、胸壁等肿瘤结节,为了保护或减少肿瘤深部的正常组织,临床上采用穿透力不强的千伏 X 线或低能电子线进行治疗。对于头颈部肿瘤,多使用高能 X 线和(或)^{60}Co 的 γ 射线。体腔深部的肿瘤如肺癌、食管癌、肝癌等常用穿透力高的高能 X 线,以达到较高的深部剂量。有时临床上联合应用不同种类或能量的射线,以改善剂量分布。

4.临床确定剂量的原则

肿瘤放疗剂量要求准确;治疗的肿瘤区域内,剂量分布要均匀或有目的的不均匀;放射野设计应尽可能地提高肿瘤照射剂量,而尽可能降低肿瘤周围正常组织的受量;保护重要脏器。

二、放射生物学概述

放射生物学是研究射线对肿瘤和正常组织作用的生物学机制,探讨提高肿瘤放射敏感性,减少正常组织损伤的途径的一门学科。研究表明放射线进入人体后,在细胞、组织和肿瘤中发生了生物效应。另外,放射生物学的 4"R"理论作为肿瘤放射治疗的理论基础,指导着放射治疗的临床实践。人们不断探索着正常组织和肿瘤的放射敏感性和肿瘤放疗的治愈性,以提高肿瘤治疗的疗效。

(一)放疗的生物效应

1.细胞水平的生物效应

它包括直接效应和间接效应,进入人体的放射线直接作用于细胞核的 DNA 链,产生单链或双链断裂,即称为射线的直接作用。人体的水分子受射线的作用后,发生电离产生自由基 H^+,OHT,这些自由基对 DNA 分子产生破坏作用,称为间接效应。被射线损伤的细胞有以下结果:细胞凋亡、分裂死亡、分裂畸变、不能分裂并保持生理功能、没有改变或改变很少。

2.组织水平的生物效应

放射线对细胞的作用必定反映到组织水平,组织实际上是细胞群体。由于细胞本身处于细胞周期的不同时相,其包括不参加细胞周期分裂活动的休眠期(G0 期),以及出现细胞增生的 DNA 合成前期(G1 期)、DNA 合成期(S 期)、DNA 合成后期(G2 期)和细胞有丝分裂期(M 期),组织就是由这 5 种时相的细胞组成,细胞增生周期包括 G1 期、S 期、G2 期、M 期 4 个时相,一旦机体需要或接到某种信号后 G0 期细胞就开始准备 DNA 的合成而变成 G1 期细胞。G2 和 M 期细胞对放射线最敏感,G1 和 G0 期细胞对放射线的敏感性较低。

(二)放射线治疗肿瘤的理论依据

多年来的实践证实,采用分割放疗方式,可达到提高射线对肿瘤杀伤而减少对正常组织损害的目的。放射生物学的 4"R"理论为目前的分割放疗(常规分割即每日 1 次,每次 1.8~2Gy,每周照射 5 次。非常规分割即每日照射 2~3 次,每次分割剂量低于常规剂量,每次照射间隔时间大于 6 h,总剂量增加 15%~20%,总的治疗时间和常规分割放疗相近)提供了坚实的理论基础。4"R"即细胞的损伤修复、细胞的再增生、再氧化和细胞周期的再分布。

1.细胞的损伤修复(repair)

细胞的损伤修复即肿瘤和其周围正常组织受照射发生损伤后会产生修复,而正常细胞修复放射损伤的能力强于肿瘤,分割照射就是利用这一差异来治疗肿瘤的。

2.细胞的再增生(repopulation)

细胞的增生意味着细胞的分裂及细胞数量增加。正常组织是通过细胞的增生来补偿放射致死的正常细胞。由于肿瘤组织开始细胞再增生的潜伏期较长及增生速度较慢,因而反复多次照射后,肿瘤组织较正常组织受到更明显的损伤。但随着放疗的进行,会出现肿瘤细胞的加速再增生,即增生的速度快于放疗前,这时需采用非常规分割照射如加速超分割或加用化疗等,来遏制肿瘤细胞的加速再增生。

3.再氧化(reoxygenation)

正常组织中不存在乏氧细胞和再氧化,只是在肿瘤中由于血供差而存在乏氧细胞,这些细胞对放射线有抵抗性,在一次次的分割放疗后,肿瘤逐步缩小,并因血供改善和营养的供应,使原先的乏氧细胞转为富氧细胞,而对放疗敏感,这就是再氧化过程。

4.细胞周期的再分布(redistribution)

在分割照射中,处于敏感期的 G2 和 M 期细胞首先被杀灭,通过细胞周期的再分布,残留的细胞中对放疗有阻抗的 S 期向 G2 和 M 期推进,从而对放疗敏感。

(三)放射敏感性

放射敏感性是指放射对正常组织和肿瘤杀灭的敏感性。不同组织器官及各种肿瘤组织在受到照射后,出现变化的时间和反应程度各不相同。放疗的敏感性与下列因素有关。

1.肿瘤细胞对放射固有的敏感性

肿瘤细胞对放射固有的敏感性包括以下类型：①高度敏感：50 Gy 以下的照射剂量即将细胞杀灭，如精原细胞瘤、白血病、恶性淋巴瘤、小细胞肺癌等；②中度敏感：60～70 Gy 的剂量细胞才被杀灭，如大多数腺癌、乳腺癌、基底细胞癌、鳞状细胞癌、非小细胞肺癌等；③低度敏感：大于 70 Gy 的剂量才能严重损害它们，如大部分脑瘤、肌肉和软组织肿瘤、骨肉瘤及恶性黑色素瘤等。

2.肿瘤细胞的分化程度和增生能力

同一肿瘤因其分化程度不同，对放射的敏感性也不同，一般放射敏感性与细胞的分化程度成反比，即分化程度低的放射敏感性高。另外，放射敏感性与细胞的增生能力成正比，一般增生快的肿瘤放射敏感性高。

3.肿瘤细胞的血供

肿瘤细胞的血供差，使肿瘤细胞增生所需的营养物质供应少，肿瘤细胞的增生率就低，致使放疗的敏感性下降。同时血供差造成肿瘤缺氧也使放疗的敏感性降低。因此患者的健康指数下降，如营养差、贫血、感染会加重组织缺氧，影响肿瘤对放疗的敏感性。

4.放疗的敏感性与放疗的治愈性不存在明确的相关性

放疗的治愈性是指通过放疗治愈肿瘤的可能性。一部分恶性程度高的肿瘤，分化低，对放疗的敏感性高，但容易发生远处转移，未必具有高治愈性。照射期间肿瘤退缩的速度与放疗的治愈性关系较小，肿瘤受照后，生物效应表达时间长短范围较大，大部分肿瘤要在照射开始后几周才产生退缩，部分细胞周期较长的肿瘤要在数月产生退缩。

（赵　娟）

第十节　临床放射治疗的方法及选择

放疗的原则是最大限度消灭肿瘤，同时最大限度保护正常组织。按照放疗的目的可以分根治性放疗和姑息性放疗。为了提高肿瘤的治疗效果，临床上运用放疗和其他方法综合的治疗，并采用了先进的放疗技术。

一、放疗的方法

放射治疗按其目的可分为根治性放疗和姑息性放疗。

（一）根治性放疗

根治性放疗是希望通过放疗彻底杀灭肿瘤，患者可生存较长时间且无严重后遗症。放射治疗量与周围正常组织的耐受量相近，常采用常规和非常规分割放疗。

1.适应证

根治性放疗的适应证为不能手术，对放疗敏感的Ⅰ期、Ⅱ期、部分Ⅲ期，以及术后补充放疗的患者。

经过患者一般状况评价，卡氏（Karnofsky）评分必须大于 60 分，能耐受放疗的患者才能选择根治性放疗。

2.放疗为首选根治疗法的肿瘤

(1)头面部皮肤癌:皮肤癌的治疗可用手术、冷冻、激光、电灼等,这些方法常遗留瘢痕,影响美容,选用放疗可保持较好的头面部外观。

(2)鼻咽癌:鼻咽位于重要部位,周围有许多重要的血管和神经,手术治疗难以达到根治效果。加之 $70\%\sim80\%$ 的患者有颈部淋巴结转移,手术已不能解决。鼻咽癌多为低分化鳞癌,对放射中等程度敏感,所在周围正常组织对放射线耐受性好,因此鼻咽癌即使有脑神经损伤、颅底骨质破坏,或者颈部淋巴结转移,放疗也能使患者长期生存。

(3)扁桃体癌、口咽癌:常见的肿瘤有鳞状细胞癌、恶性淋巴瘤、未分化癌等。由于解剖部位的特点,手术切除不彻底,而放疗的效果较好,并且有保留局部功能的特点。

3.通过根治性放疗获得满意疗效的肿瘤

对口腔癌、喉癌、精原细胞癌、乳腺癌、Hodgkin 淋巴瘤、宫颈癌、食管癌、肺癌,放疗已作为主要的治疗手段。

(二)姑息性放疗

姑息性放疗是指对一些无法治愈的晚期患者,经过给予适当剂量的放疗,达到缓解患者的某些症状和解除患者痛苦的目的。

1.适应证

已有远处转移的肿瘤,对放射敏感的原发灶给予姑息性放疗;因肿瘤引起的出血、神经症状、疼痛、梗阻、咳嗽气急等可用姑息性放疗解除或预防上述症状的发生;因肿瘤转移而出现的脑转移、骨转移或其他部位的转移灶的放疗。

2.特点

一般采用单次剂量较大、次数较少的分割照射方式,总剂量一般是肿瘤根治量的 2/3。姑息性放疗不是简单的推迟死亡,而是延长有效生命力。由于患者的全身状况差,在进行姑息性放疗的同时,还需全身支持疗法。有时姑息性放疗效果显著,再通过支持治疗及其他治疗方法的作用可使病情好转,进而可转为根治性放疗。

二、放疗与其他方法的综合治疗

为了提高肿瘤的治疗效果,目前采用综合治疗的方法。综合治疗即根据患者的机体状况、肿瘤的病理类型、侵犯范围和发展趋势,合理地、有计划地综合应用现有治疗手段,以较大幅度地提高生存率和生活质量。有时一种疾病的治疗会采用手术、放疗、化疗等多种治疗手段,关键在于目的明确、手段合理、安排有序和因人而异。

(一)放疗与手术的综合治疗

1.术后放疗

术后放疗在恶性肿瘤治疗中相当普遍,几乎所有肿瘤手术后,凡有亚临床灶残留或肉眼残留均可接受术后放疗。对于生长局限、无远处转移、术后残留少(如镜下残留),且周围组织可耐受高剂量照射的恶性肿瘤,术后放疗即可明显提高肿瘤的局部控制率,还能明显提高患者的生存率。

但对于恶性程度高、早期易发生远处转移的恶性肿瘤,还需术后放疗和化疗联合使用,可望进一步提高肿瘤的局部控制率和患者的生存率。如肺癌、乳腺癌、直肠癌、胰腺癌等通过进行术后放疗和化疗联合使用,可降低肿瘤局部复发率,从而改善患者的生存率。

2.术前放疗

术前放疗是肿瘤手术治疗的辅助手段,通过术前放疗,使一部分肿瘤缩小,达到降低分期的效果,使这部分不能手术切除的肿瘤变得可以手术切除。但单纯的术前放疗在临床开展并不广泛,主要是患者的选择、术前放疗的剂量、放疗和手术的间隔时间,以及手术并发症的增加等因素。目前应用较多的是术前放疗与化疗联合使用(称为新诱导治疗),这样可增加肿瘤的退缩率,从而增加手术的切除率,达到提高肿瘤局部控制率和患者生存率的目的。如食管癌、肺癌、宫颈癌、直肠癌及胰腺癌等,通过术前放疗及联用化疗,提高了肿瘤的切除率。

3.术中放疗

术中放疗是利用术中直视的机会,尽可能避开正常组织和器官,对未切除肿瘤或残留肿瘤、肿瘤床和淋巴引流区,进行直接外放射。通过手术方式将所要照射的区域和需要保护的周围正常组织器官分开,将限光筒直接置入靶区,用加速器产生的电子线进行一次性大剂量的照射(剂量多为 $10\sim20$ Gy)。其目的是最大限度杀死肿瘤和最大限度地保护正常组织。术中放疗以前主要应用于腹部胃肠道肿瘤,近年来已开始应用于头、颈、胸、腹和四肢等部位肿瘤。然而术中放疗需要外科医师的参与,过程较复杂,还涉及手术室区域的放射防护问题,因此术中放疗多作为外照射剂量增加的补充。

(二)放疗与化疗的综合治疗

1.目的

(1)提高肿瘤局部控制:肿瘤局部控制是治愈肿瘤的重要因素之一,几乎全部脑胶质瘤、绝大部分头颈及妇科肿瘤、大多数肺癌、消化道和泌尿道肿瘤致死的主要原因之一是肿瘤局部控制率问题。提高肿瘤局部和区域性控制将会显著提高患者的生存率。

(2)降低远处转移:根据不同肿瘤的生物学特性,在放疗前、中、后不同时期使用化疗能消灭患者体内的亚临床病灶,进而降低远处转移率。对于一些被认为可能是全身性疾病局部表现的肿瘤,如淋巴瘤、小细胞肺癌、急性淋巴细胞白血病等,人们使用放疗对一些特殊部位,如化疗药物难以到达的区域,中枢神经系统等进行照射可降低该特殊部位肿瘤的出现,进而延长患者生存率。另外,对临床可见的肿瘤局部放疗可消灭耐药的细胞亚群,进而降低远处转移率。

(3)器官结构和功能的保存:应用放、化疗综合治疗,可使部分患者避免手术和因此所致的器官阙如、功能显著降低或丧失。如同步应用以连续静脉滴注氟尿嘧啶为基础的化疗加上放疗,可使 $75\%\sim80\%$ 无远处转移的肛管癌患者避免手术和因此所致的肛门功能的丧失。

2.放疗与化疗综合治疗的理论基础

(1)空间联合作用:放疗与化疗分别作用在同一疾病的不同病变部位,两种治疗方法间无相互作用。如化、放疗综合治疗儿童淋巴细胞白血病,化疗用于消灭全身疾病,放疗作用于药物所难以到达的脑等部位亚临床灶。再如放疗后辅助化疗,放疗控制肿瘤的局部病灶,化疗来消灭放射野外亚临床灶。

(2)化疗与放疗各自独立的肿瘤杀灭效应:这是最基本的化、放疗综合治疗模式,即化、放疗间肿瘤杀灭效应无交互作用,也无治疗不良反应重叠,使用全量化疗和放疗能产生肿瘤杀灭效应优于其中任一治疗方法。

(3)提高杀灭肿瘤的效应:这是化、放疗综合治疗的最主要目的。化、放疗综合治疗产生的疗效要高于两种治疗方法独立应用所产生的疗效之和。化疗药起着类似放射增敏剂的作用,例如：化疗药如紫杉醇改变了肿瘤中各细胞群的分布，使肿瘤细胞聚集在放射敏感期内即G2/M期；化疗药如顺铂改变乏氧细胞的氧代谢；化疗药如丝裂霉素直接作用于乏氧细胞；化疗药抑制肿瘤细胞放疗后的修复，如顺铂等。

（4）正常组织的保护作用：放疗前应用诱导化疗，可使瘤体缩小，进而根据化疗后瘤体大小再给予较小射野放疗，可有效保护正常组织或器官。

（5）阻止耐药肿瘤细胞亚群出现：相当多肿瘤细胞表现出对某一治疗方式耐受，而对另一治疗仍保持一定敏感的特征。

（6）降低放疗剂量：这是最根本的预防正常组织和器官急性和后期放射损伤的方法。

3.放疗与化疗综合治疗方法

（1）序贯疗法：即一种疗程完成后再给予另一疗程的治疗。具体形式是全程化疗→全程放疗，或全程放疗→全程化疗，优点是避开了两种治疗方法同步应用时的毒副作用增加，但治疗强度小，肿瘤杀灭效应低。

（2）同步治疗：即化疗的当日同步应用放疗。如放化→放→放化→放→放化，或放化→放化→放化。化疗与放疗同步治疗缩短了总疗程，减少了肿瘤治疗过程中加速再增生可能性及肿瘤细胞亚群出现的概率，肿瘤的杀灭效应较强，但这也增加了正常组织治疗的毒副作用。

（3）交替治疗：将根治性放疗疗程分段，在每段期间穿插化疗，如化→放→化→放，或放→化→放→化。这种方法较同步治疗能降低治疗的毒副作用，但对治疗效果是否影响要进一步研究。

（三）放疗与热疗综合

对一些较大的表浅病灶，估计单纯通过放疗疗效较差时，临床上常采用加热辅助治疗的方法。热疗可以杀灭对放射线不敏感的 S 期肿瘤细胞和乏氧细胞，并能降低肿瘤细胞对放射线的损伤修复，因此热疗能提高放疗的敏感性。

适宜的加热温度是 41.5～43 ℃。由于肿瘤细胞存在热耐受现象，实验结果又提示，每周3 次加热并没有增加放射线对肿瘤的杀灭，相反却明显增加了对正常组织的损伤，所以国内外比较一致意见是每周加热 1～2 次。目前临床上一般是 41.5～43 ℃局部加热 30 min，加热后30 min 内给予放疗。

肿瘤加热有局部加热和全身加热两大类，局部加热的方法有电磁波加热如微波、射频，以及非电磁波加热如超声波。由于全身加热目前还没有理想的治疗机，同时各组织的温度无法控制和监测，并且局部加热和全身加热一样能有效抑制肿瘤的生长，所以局部加热较全身加热应用更广泛。临床应用证明放射与热疗综合可以提高软组织肉瘤、浅表淋巴结转移癌、胸腹壁转移癌等治疗的疗效。

（四）放射保护剂

对一些照射体积较大而正常组织无法很好保护时，临床上采用放射保护剂。它能选择性地对正常组织起保护作用，提高正常组织的耐受剂量而不影响到肿瘤的控制率。

目前最著名的是氨磷汀（Amifostine，阿米福汀，也称 WR-2721），氨磷汀在正常组织中具有较高的浓度，而在肿瘤中浓度很低，因而能对正常组织起到选择性保护。氨磷汀的保护作用几乎可以保护除了中枢神经系统以外的全部正常组织，却不保护肿瘤组织。临床研究表明，氨磷汀能提高正常组织对放射性损伤的耐受性。对头颈部肿瘤放疗引起的黏膜炎和口干，肺部放疗的放射性肺炎和食管炎，直肠癌放疗的直肠黏膜急性反应等，氨磷汀的保护作用已被临床证实。氨磷汀主要通过静脉滴注,由于氨磷汀用药后 15 min 达到最高组织浓度,其分布和清除半衰期很短,所以药液需 15 min 滴完,并必须在用药后 30 min 内照射。但氨磷汀的主要毒副作用是低血压,因此氨磷汀在临床上尚没有广泛使用。

三、运用先进的放疗技术,提高放疗的疗效

理想的肿瘤放疗是只照射肿瘤,而不照射肿瘤周围的正常组织。虽然至今还未达到这种目标,然而随着电子计算机技术的迅速发展,现已建立了肿瘤及其周围正常组织虚拟三维结构重建技术,改进了放射物理剂量的计算方法,使肿瘤放疗朝着理想化的目标前进。

三维适形放疗(3-DCRT)和束流调强放疗(IMRT)是当今肿瘤放疗最先进的技术,它将先进的计算机技术应用于成像、治疗计划设计、放疗实施和验证,使放射高剂量分布与肿瘤立体形态基本保持一致。由于肿瘤组织获得比常规放疗高得多的剂量,而正常组织的照射量显著减少,因此提高了肿瘤的局部控制率和无严重并发症的生存率。立体适形放疗使用多野同中心照射,各个放射野的几何形态必须和肿瘤在该射野视观的形态一致,在与射野线束垂直的平面上,放射强度是均匀的。束流调强放疗也是采用多野同中心照射,然而在每个放射野内的各部位,射线的强度是不一样的。IMRT 是 3-DCRT 的高级阶段,特别适合肿瘤形态不规则并与周围正常关键脏器互相交错的情况。

(赵　娟)

第十一节　放射治疗的不良反应及防治原则

任何治疗措施都有利有弊,放射治疗亦不例外,但总体来讲放疗的不良反应较小,比手术、化疗易接受。放疗不良反应的程度与照射剂量、照射体积的大小、个人对放射线的敏感程度以及是否运用化疗有关。放疗不良反应可分为全身反应和局部反应,放疗不良反应按发生时间又可分为急性放射反应和晚期放射反应。

一、全身反应与局部反应

(一)全身反应

全身反应主要是一系列的功能紊乱与失调,表现为乏力、虚弱多汗、低热、食欲下降、恶心呕吐、睡眠欠佳,以及骨髓抑制。

(二)局部反应

局部反应因照射部位不同而异,如放疗局部的皮肤反应、口腔食管黏膜反应、肺部反应、消化系统反应、泌尿系统反应等。

二、急性放射反应和晚期放射反应

在放疗第 1～90 d 内发生的放射损伤为急性放射反应(又称急性损伤、急性反应),在放疗第 90 d 后发生的放射损伤则是晚期放射反应(又称后期损伤、后期反应)。

美国放射肿瘤学研究组(RTOG)和欧洲放射肿瘤学会(EORTC)提出了急性放射反应评分标准和晚期放射反应评分标准,评分标准是用来评价放射治疗毒性的等级。评价者在评估

放射反应时须注意：①将疾病和治疗引起的体征和症状区分开来；②必须准确评价患者治疗前的基线；③所有 3、4 或 5 级反应必须经主要医师确认；④任何引起死亡的毒性为 5 级。

三、放疗不良反应的防治

放疗不良反应的临床表现类似炎症，如食管炎、肠炎等，但事实上并非感染。放疗引起的急性反应会给患者带来很大的痛苦，反应严重时患者的全身状况急转直下，一般经对症处理或停止放疗后多可逐步恢复。放疗的后期反应一旦发生，则不容易恢复，故以预防为主。

（一）放疗不良反应的预防措施

（1）放射野内局部做好准备，如拔除严重龋齿、控制病灶的局部感染以及伤口愈合等。

（2）注意患者是否伴有可能增加正常组织放射敏感性的因素，如曾接受化疗、糖尿病、动脉硬化等。

（3）精心设计放疗计划最关键，特别注意相邻野间热点问题（即放射剂量重叠）和各种正常组织的耐受量，严重不良反应如放射性截瘫必须避免。

（4）放疗期间密切观察病情变化，及时处理急性放射反应。

（二）放疗不良反应的治疗原则

放疗不良反应病理上多为无菌性炎症，采用激素可以减少渗出，防止炎症进一步扩展。开放部位（如肺）的放疗不良反应，多伴有细菌感染，而细菌感染又会促进病变扩散，因此抗生素的使用有助于控制放疗不良反应。另外，积极对症处理，如止咳、化痰等，一方面减轻患者症状，另一方面避免急性反应转向后期反应。

（赵　娟）

第十二节　放疗患者的护理

由于放疗期间患者可能出现一系列的并发症，所以对放疗患者的护理尤为重要。对于放疗前、中、后的护理，健康教育贯穿于整个过程。近距离照射（内照射）之一的腔内后装治疗与外照射有所不同，因此要做好腔内后装治疗的特殊护理。

一、放疗期间的护理

（一）放疗前护理

1. 放疗实施步骤的介绍

放疗实施前需经历一系列的步骤。第一步，依据患者的病情、病期确定治疗原则，患者需提供病史记录，并进行一系列的检查；第二步，制作放疗体位固定装置（如塑料面膜、真空垫等），在模拟机下准确定位，并拍摄模拟定位片；第三步，根据前两步提供的资料，放疗临床医生勾画出临床靶区和计划靶区的范围，预计肿瘤照射的致死剂量和周围正常组织特别是重要脏器的最大允许剂量，随后由物理师借助放疗计划系统（TPS），制订出最佳的放射野剂量分布方案；第四步，将设计好的放疗计划移至具体的治疗机，在治疗机下拍摄照射野片，与模拟机拍摄的定位片相比较、核准；第五步，确定无误后，由放疗技术员再执行放疗。对于一些脑转移、骨转移等需尽快治疗的患者,在经历了第一、第二步骤后,临床医生及主管医生直接计算并确立照射的范围及剂量,马上就由放疗技术员执行放疗。护理人员了解了放疗的实施步骤,可以向患者进行讲解,有时当放疗计划设计时间较长时,患者能够理解。

2.心理护理

了解患者的病情、心理状况以及治疗方案,有针对性地对患者进行健康教育。放疗前,向患者和家属发放一些通俗易懂的放疗健康教育手册,以简明扼要地介绍放疗有关的知识,以及放疗中可能出现的不良反应和需要配合的事项,使患者消除紧张的心理,积极配合放疗。另外还嘱咐患者进放射治疗室不能带入金属物品如手表、钢笔等。

3.饮食指导

放疗在杀伤肿瘤细胞的同时,对正常组织也有不同程度的损害,加强营养对促进组织的修复,提高治疗效果,减轻毒副作用有着重要作用。

(1)护士应加强对患者及家属营养知识的宣教,提供一些针对疾病治疗的食谱。

(2)在食品的调配上,注意色、香、味,饭前适当控制疼痛,为患者创造一个清洁舒适的进食环境。

(3)在消化吸收功能良好的情况下,可采用"超食疗法",即给予浓缩优质蛋白质及其他必需的营养素,以迅速补足患者的营养消耗。对于食欲缺乏的患者,提倡进高热量、高蛋白质、高维生素、低脂肪、易消化、营养丰富的食物,并少量多餐。对一些放疗反应严重的患者,如流质饮食或禁食的患者,可提供要素饮食或完全胃肠外营养。

(4)放疗期间鼓励患者多饮用绿茶,以减轻射线对正常组织的辐射损伤。多饮水(每日约3 000 mL),可使放疗所致肿瘤细胞大量破裂、死亡而释放的毒素随尿液排出体外减轻全身放疗反应。

(5)提倡营养丰富的食物,出现进食、消化吸收方面的放疗反应时才注意相对"忌口"。

4.保持良好的、能耐受放疗的身体状况,并做好各项准备

对全身状况差的患者如血常规异常、进食差、感染和局部疼痛等,要进行对症支持治疗,使他们能耐受放疗。

劝导患者戒烟、忌酒。头颈部肿瘤特别是涉及口腔照射的患者,要注意口腔健康,如先拔除龋齿,治疗牙周炎和牙龈炎,经常用医用漱口液清洁口腔等。涉及耳部的放疗,要避免对浆液性中耳炎手术。口腔照射的患者还应摘掉假牙、金牙才能放疗,以减轻口腔黏膜反应。照射野经过口腔或食管时,指导患者要忌食辛辣、过热、过硬等刺激粗糙的食物。照射部位有切口的,一般待愈合后再行放疗;全身或局部有感染情况,必须先控制感染才能放疗。对于脑部照射的患者,要剃去照射区的所有头发。

5.保持放疗位置准确的宣教

嘱患者在每次照射时都要与定位时的体位一致,胸部肿瘤照射时,要保持呼吸平稳,食管下段、腹部及盆腔照射时要注意进食或膀胱充盈程度保持与定位时一致,胃部放疗应空腹,食管下段放疗不应进食过饱,小肠、结肠、直肠的放疗前应排空小便,膀胱放疗时应保留适量小便。

放射标记模糊不清时,要及时请医生补画。放疗前要注意保管好自己的放疗固定装置,避免锐器刺破、重物挤压等,放疗中要查看真空垫有无漏气变软。当过瘦、过胖致使放疗固定装置不相适应,要和医生联系。

6.保护放射野(区域)皮肤的宣教

外照射的射线都需经过皮肤,因此不同的放射源、照射面积及照射部位,可出现不同程度的放射皮肤反应,应向患者说明保护照射野皮肤对预防皮肤反应起着重要作用。

保护放射野(区域)皮肤的原则是清洁、干燥、避免损害,应对患者做以下宣教:①如体腔照射者贴身衣服应选择宽大柔软的全棉内衣;②照射野(区域)可用温水和柔软毛巾轻轻沾洗,但禁止使用肥皂和沐浴露擦洗或热水浸浴;③局部放疗的皮肤禁用碘酒、乙醇等刺激性药物,不可随意涂抹药物和护肤品;④局部皮肤避免粗糙毛巾、硬衣领、首饰的摩擦,避免冷热刺激如热敷、冰袋等,外出时局部放疗的皮肤防止日光直射,如头部放疗的患者外出要戴帽子,颈部放疗的患者外出要戴围巾;⑤放射野位于腋下、腹股沟、颈部等多汗、皱褶处时,要保持清洁干燥,并可在室内适当暴露通风;⑥局部皮肤切忌用手指抓挠,并经常修剪指甲,勤洗手;⑦避免外伤。

(二)放疗中(期间)护理

在放疗第1~90 d内发生的放射损伤为急性放射反应,有时患者放疗一开始,放疗的不良反应也随之而来,因此自放疗开始,我们就要做好放疗不良反应的观察护理。

1.放疗患者全身反应的护理

放疗引起的全身反应可表现为一系列的功能紊乱和失调,如乏力、虚弱多汗、低热、食欲下降、恶心呕吐、睡眠欠佳等。一般只要适当休息,调整饮食,加强营养,多饮水,并结合中医中药治疗即可。严重者需对症支持治疗。另外,还要加强护患间沟通、患者间交流,鼓励和帮助患者适应放疗。

2.放疗皮肤反应的护理

放疗引起皮肤反应的程度与射线的种类、是否采用超分割治疗等有关。一般千伏X线或电子线照射,其皮肤反应较其他射线明显,联用热疗或化疗其皮肤反应也可能会加重。护士从一开始放疗就应强调,要遵循保护放射野(区域)皮肤的护理原则,避免人为因素加重放疗反应。

根据皮肤反应的程度,目前临床上常见有Ⅰ度反应(干性反应)和Ⅱ度反应(湿性反应)。

①Ⅰ度反应:表现为局部皮肤红斑、色素沉着、无渗出物的表皮脱落,并有烧灼感、刺痒感,护理中要注意保持局部皮肤的清洁、干燥,刺痒厉害可涂三乙醇胺乳膏(比亚芬);②Ⅱ度反应:表现为充血、水肿、水疱,有渗出物的表皮脱落,严重时造成破溃和继发感染,多发生在皮肤皱褶处如腋下、腹股沟、会阴等,一旦出现立即停止放疗,并用生理盐水换药,喷康复新液,并尽量采用暴露疗法。由于放疗的皮肤反应最常见,因此临床上常采用三乙醇胺乳膏外涂进行预防(放疗开始至放疗结束期间,每日2~3次,避开放疗前后的2 h内)。

3.放疗患者造血系统反应的护理

放疗可引起骨髓抑制,其程度与照射范围、是否应用化疗有关,大面积放射、髂骨放疗以及合并化疗会较明显影响造血细胞的功能,先是白细胞下降,以后是红细胞、血小板下降。

(1)在接受放射治疗期间要定期测定血常规(每周1~2次),并观察患者有无发热、出血等现象。

(2)如血白细胞≤2×10^9 g/L或血小板≤50×10^9 g/L,或体温≥38.5 ℃应暂停放疗。

(3)如血白细胞低于正常,予以对症处理,如升高白细胞治疗:皮下注射G-CSF或GM-SF类药物,如重组人粒细胞集落刺激因子(格拉诺赛特、惠尔血)等,或地塞米松双侧足三里注射;中性粒细胞低下予以抗生素预防感染。如血白细胞低于1×10^9/L,还需采用保护性隔离措施,并输注白细胞悬液。在白细胞低于正常期间,嘱患者注意休息,不去公共场所,尽量减少亲友探望,以预防感染。皮下注射 G-CSF 类药的患者,会有发热、全身骨酸痛等不适主诉,一般只要注意休息,多饮水即可。

(4)贫血会使放疗的敏感性下降,另外,血小板过低会引起出血,可皮下注射升红细胞的重组人红细胞生成素(利血宝)、重组人促红素(益比奥)等,或升血小板的重组人白介素-2(巨和粒、吉巨芬)等,必要时需成分输血。告诉贫血患者,要多卧床休息以减少氧耗,多吃赤豆、红枣等补血食品。对于血小板低下患者,要注意自身保护,避免受伤。

4.放疗的口咽黏膜反应及护理

口咽黏膜反应多发生于鼻咽癌、口咽癌等头颈部肿瘤的放疗。口咽黏膜因放疗的进行可相继出现充血水肿、斑点或片状白膜、溃疡、糜烂、出血甚至伴有脓性分泌物等感染,患者主诉口咽部疼痛、进食困难、口干、味觉改变,其程度随剂量的增加而加重。护理中应注意:①加强口腔清洁,即饭后用软毛牙刷、双氟牙膏刷牙,定期用口泰漱口液含漱,鼻咽癌患者坚持鼻咽冲洗;②根据医嘱局部采用康复新、锡类散、桂林西瓜霜、口腔溃疡合剂等,以保护口咽黏膜,消炎止痛,促进溃疡的愈合;③吞咽疼痛明显者,可在进食前 15～30 min 用 2% 利多卡因喷或含漱止痛;④鼓励患者进高蛋白质、高热量、高维生素、易消化、易吞咽的半流质或流质饮食,选择富含 B 族维生素、维生素 C、维生素 E 的新鲜水果和蔬菜,多饮水,少量多餐,细嚼慢咽,避免过硬、油炸、过热、过咸、酸、辣等粗糙刺激的食物,并必须禁烟忌酒;⑤对口咽黏膜反应严重无法进食者,可静脉补充高营养液。

5.放疗的食管黏膜反应及护理

放疗的食管黏膜反应多发生于肺癌、食管癌、甲状腺癌、下咽癌等胸部肿瘤的放疗。临床表现有吞咽困难、进食困难、胸骨后疼痛和烧灼感,其程度随剂量的增加而加重。除了给予口咽黏膜反应的一系列护理外,还需提醒患者每餐后饮少量温开水,进食后不能马上平卧。经常观察患者疼痛的性质,以及体温、脉搏、血压等变化,了解有无呛咳,以便及时发现食管穿孔,一旦出现食管穿孔,立即禁食、禁水,停止放疗,并补液支持治疗。

6.放疗的脑部反应及护理

全脑放疗可引起或加重脑水肿,表现为恶心、呕吐、头痛及嗜睡等,放疗结束后可有记忆力减退的表现。护理应注意:①观察颅内高压症状及其程度,并遵医嘱积极处理,保证甘露醇治疗的有效性(放疗结束 30 min 内用药,用药时间小于 30 min);②头痛、恶心、呕吐严重时,要限制入水量,并抬高床头 15°～30°;③脱发和头皮瘙痒是脑部放疗最常见的不良反应,放疗前需剃去全部头发;④避免剧咳、便秘,并积极治疗;⑤对于脑部放疗的患者,要做好安全、防跌倒的宣教及管理;⑥鼓励患者应多和家人交谈、下棋、看报、玩游戏、散步等,以促进脑功能的恢复。

7.放疗的肺部反应及护理

肺、食管、纵隔以及乳腺等肿瘤的放疗可引起放射性气管炎和放射性肺损伤,临床表现为低热、咳嗽、胸闷,严重者出现高热、胸痛、呼吸困难,肺部可闻及干湿啰音。护理应注意:①根据医嘱给予止咳或镇咳剂,雾化吸入,吸氧等处理;②嘱患者多卧床休息,既要注意保暖又要保持空气流通,发热者给予发热患者的护理;③严重者须停止放疗,并使用大剂量激素和抗生素。

8.放疗的肝脏反应及护理

胰腺癌、肝癌、乳腺癌、肺癌、胃癌、肾癌等放疗可发生肝脏损害,最常发生在放疗后 4～8 周,表现为恶心、肝区胀痛、肝肿大、非癌性腹腔积液、黄疸及肝功能障碍等。

护理应注意:①卧床休息,保持情绪平稳;②鼓励患者少食多餐,多进食高蛋白质、高热量、高维生素、低脂肪及清淡食物,多吃富含维生素的蔬菜和水果,忌食生冷、有刺激性及油腻食物,对有腹腔积液患者应限制水的摄入量,给予低钠饮食,伴有肝硬化失代偿时,需给予优质蛋白质;③当放疗开始不久,出现肝区胀痛及腹胀时,可给予20%甘露醇加地塞米松静脉滴注或解热镇痛等药物治疗,对于肝区间隙性疼痛的患者,应耐心询问患者疼痛的程度和持续时间,根据医嘱采用三阶梯止痛,并观察止痛效果及用药后的不良反应;④放疗期间给予健脾理气中药,可减轻放射性肝损害,当患者出现非癌性腹腔积液、黄疸、肝进行性增大、碱性磷酸酶升高≥2倍,转氨酶比正常或治疗前水平至少升高5倍,即停止放疗,并给予中西医保肝治疗。

9. 放疗的心血管系统反应及护理

乳腺癌、食管癌、肺癌等放疗可发生心脏损伤,最常见为心包积液,急性期表现为发热、胸闷、心包摩擦音等;慢性期表现为缩窄性心包炎,如呼吸困难、干咳、颈静脉高压、肝肿大等。护理中应注意:①观察病情变化,根据医嘱给予对症支持治疗,如皮质激素、心包穿刺等;②卧床休息,保持安静,注意保暖,预防感冒;③少量多餐,避免过饱;④保持大便通畅,避免过度用力。

10. 放疗的消化系统反应及护理

胃、肠、肝肿瘤,以及腹腔淋巴瘤、肾上腺细胞瘤精原细胞瘤、前列腺癌等放疗会造成胃、肠功能紊乱,肠黏膜水肿渗出,常表现为食欲缺乏、恶心呕吐、腹痛、腹胀、腹泻、里急后重、便血,严重者还会造成肠梗阻、肠穿孔或大出血。护理中应注意:①根据医嘱予以对症支持治疗,如采用昂丹司琼、甲氧氯普胺等止吐,腹泻可口服复方地芬诺酯(复方苯乙哌啶)、盐酸洛哌丁胺等,放射性直肠炎可用镇静剂、激素、抗生素灌肠,反应严重则需停止放疗,给予对症、支持治疗;②进高蛋白质、高维生素、低脂肪、易消化的食物,避免刺激性食物,注意饮食卫生,腹胀腹泻者应进少渣、低纤维食物,避免糖、豆类等产气食物;③每次放疗要保持与定位时一致的进食状态或膀胱充盈程度,以减轻放疗反应。

11. 放疗的泌尿系统反应及护理

盆腔、肾脏肿瘤的放疗,常出现尿频、尿急、尿痛、排尿困难、血尿等症状。护理中应注意:①嘱患者平时多饮水,以减轻放疗反应;②根据医嘱给予口服消炎利尿药,如反应严重则停止放疗,并补液支持治疗;③放疗前适当饮水,使膀胱适当充盈,利于放疗。

(三)放疗后护理

放疗的康复指导包括以下几方面。

(1)均衡饮食,仍需注重营养,如仍有相应的放疗反应,放疗结束后2~3个月须继续遵循有关防治放射性反应的护理要求。

(2)放疗结束后1~2个月,仍保持放射野皮肤清洁、干燥,避免损害,不能用肥皂和沐浴露擦洗局部皮肤,可用温水轻轻沾洗。

(3)保持良好的生活习惯及作息规则,可适当活动,如散步、练气功、做家务等,以增强体质,但要注意活动的幅度。保持心情舒畅。

(4)预防各种感染,如牙龈牙髓炎(口腔放疗3~4年不能拔牙)、呼吸道感染、肠道感染等。

(5)加强有关的功能锻炼,如张口练习,患肢功能锻炼,肩关节活动等。

(6)介绍定期随访检查的重要性。①向患者及家属讲述如何了解放疗疗效,接受放疗的部分患者的肿瘤不是放疗一结束就能消退,而是放疗结束后1~2个月才能看到明显缩小;同样,放疗出现的急性反应也不是放疗结束就能马上缓解,一般还要持续一段时间才能缓解。②晚期放射性损伤的发生率随着放疗后时间的推延而逐步增加,患者生存时间越长,出现的概率越大,因此放疗后患者需长期随访。③长期随访时间安排:放疗后1~2个月应进行第1次随访,以后应遵守医生的吩咐,按时来院随访;一般治疗后2年内1~3个月随访1次,2年后3~6个月随访1次,以了解肿瘤控制情况,以及有无放疗后期反应等。

二、腔内后装治疗及护理

腔内后装治疗是近距离照射常用方法之一,通常作为外照射的补充。目前适用于宫颈癌、鼻咽癌、食管癌、支气管肺癌等肿瘤治疗。后装治疗室护士要了解一些后装技术的配合及护理,为患者介绍治疗过程和注意事项,解除患者的思想顾虑及紧张情绪,使患者能积极配合后装治疗。

1.鼻咽癌腔内后装治疗与护理

治疗前鼻腔喷2%利多卡因和麻黄素,起麻醉和局部血管收缩作用。施源器置放前,其头部要涂液状石蜡,使鼻腔润滑,避免插入时黏膜受损出血。施源器置放后,用胶布牢固固定在鼻翼部,让患者托住体外部分,以免分泌物浸湿胶布,或施源器因重力脱出。治疗结束将施源器轻轻拔出,并嘱患者不能用力擤鼻涕,以免局部出血。

2.食管癌腔内后装治疗与护理

治疗当日早晨禁食,治疗前先口服2%利多卡因5 mL,分3次慢慢咽下。置放施源器时,嘱患者不断做吞咽动作,置放到位后,将食管施源器固定旋紧,并让患者衔住咬口器,以免施源器活动,影响治疗准确性。置入施源器后,患者的分泌物增多,可用纸杯承接。治疗结束后嘱患者2 h后方可进食,当日以稀软食物为好。

3.支气管肺癌腔内后装治疗与护理

治疗当日早晨禁食,插管前肌内注射苯巴比妥、阿托品,2%利多卡因喷雾口鼻部。协助医生在气管镜下插入消毒干净的施源器,然后将施源器的体外部分用胶布牢固粘接在鼻翼部。治疗前还需定位和治疗计划设计,嘱患者不要打喷嚏、咳嗽,以免施源器脱出。如有呼吸困难予以吸氧。治疗结束拔出施源器的动作轻快,以减轻拔管时的刺激。嘱患者1 h后方可进食。

4.宫颈癌的腔内后装治疗与护理

宫颈癌的腔内后装治疗,一般用于宫颈癌术前、术后,以及宫颈癌外放射治疗的补充。

（赵　娟）

第十三节　放射防护

人体受到放射线照射后会发生各种不良反应,因此必须防止非治疗性照射。对于长期接触放射线的放射工作者,防护目的在于将照射量减少到安全照射量之下。

一、安全照射量

安全照射量(最大允许照射量)是指不管哪种器官,无论照射多长时间,在人的一生中对人体健康不应引起任何损伤的照射量。职业性放疗人员的每年最大允许剂量和工作场所相邻及附近地区工作人员与居民的每年限制剂量,已在我国的放疗防护做了详细规定。如:在职业性放疗人员的每年最大允许剂量中,全身、晶状体、红骨髓、性腺的受照剂量最大为50mSv(5 rem

（当量）），其他器官为 150mSv(15 rem)。同样，在工作场所相邻及附近地区工作人员和居民的每年限制剂量中，全身、晶状体、红骨髓、性腺的最大剂量为 5mSv(0.5 rem)，其他器官为 15mSv(1.5 rem)。这些规定剂量都是最大值，一般不容许超过，尤其避免任何情况的曝射（包括在容许剂量范围内）。

二、防护措施

（一）基础建筑的防护措施

（1）放射治疗机应尽可能远离非放射工作场所。

（2）治疗室和控制室一定要分开。

（3）治疗室面积不应小于 30 m^2，四壁应有足够厚度的屏蔽防护。

（4）治疗室的入口采用迷路方式，以有效地降低控制室的辐射水平。门外设指示灯，并安装连锁装置，只有关门后才能照射。

（5）治疗室内必须有通风设备。可在顶棚或无射线辐射的高墙区开窗，每日换气 3~4 次。

（6）室内应有监视和对讲等设备，尽量减少工作人员的放射剂量。

（二）患者的防护措施

（1）电源、机头等设备要经常检查、维修，防止发生意外事故。

（2）照射部位和照射时间要准确无误，并保护好正常组织及器官。

（3）体内置放射源的患者，一定要卧床休息防止身体移动，以免放射性物质脱落或移位，影响患者的治疗效果和增加正常组织的损伤。在治疗期间禁止会客或探视。

（三）工作人员的防护措施

工作人员应自觉遵守防护规定，避免不必要的照射，防护的基本原则是：缩短时间、增加距离和使用屏蔽。

（1）在护理带有放射源的患者时，护士要尽量减少接触时间，即做好护理计划，安排好每一步骤，短时间做完护理工作。

（2）距离对于射线的防护有极大作用，因此在给带有放射源的患者进行护理时，应尽可能保持一定的距离。

（3）防护屏蔽有一定防护作用，铅围裙只能在放射诊断时作用，但对高能量射线来说，其防护屏蔽作用较小。

（4）对被放射源污染的物品和器械、敷料以及排泄物、体液等，必须去除放射性污染后才可常规处理，处理时应戴双层手套。

（四）健全的保健制度

（1）准备参加放射工作的人员必须先进行体检，合适者才能参加。

（2）一年一次定期对放射工作人员进行体检，如特殊情况一次外照射超过年最大允许剂量当量者，应及时进行体检并做必要的处理，放射病的诊断须由专业机构进行。

（3）体检除一般性检查内容，应注重血常规、晶状体、皮肤、毛发、指甲、毛细血管等方面，并做肝、肾功能检查。

（4）建立放射工作人员档案，工作调动时带走。

（赵　娟）

第十四节 放射性核素的治疗及护理

放射性核素治疗属于内照射治疗,其原理是通过高度选择性聚集在病变部位的放射性核素或标记物所发射出的射线,对病变进行集中照射,在局部产生足够的电辐射生物学效应,达到抑制或破坏病变组织的目的,其有效射程很短,因此邻近正常组织和全身辐射吸收剂量很低,具有较高的临床实用价值。

有些研究者预测,超过80%的各种类型的肿瘤可以使用核素治疗,如脑肿瘤、淋巴瘤、白血病等。目前肿瘤核素治疗最多用于甲状腺癌、前列腺癌、癌性骨痛、甲状腺功能亢进等。

一、放射性核素种类及适应证

放射性药物指含有放射性核素、用于医学诊断和治疗的一类特殊制剂。放射性药物可以是放射性核素的无机化合物,如碘化钠、氯化锶等,但大多数放射性药物一般由两部分组成:放射性核素和非放射性的被标记部分。非放射性的被标记部分可以是小分子化合物、抗生素、血液成分、生化制剂(多肽、激素等)、生物制品(单克隆抗体等)。放射性药物有多种分类方法,按放射性药物本身的剂型可分为注射液、颗粒剂、口服溶液剂、胶囊剂、气雾剂和喷雾剂等;按放射性药物的给药途径,可分为静脉、动脉、腔内、鞘内、皮下注射等。

治疗用放射性药物的选择要求:①一般为 β 或 α 射线,且具有较高的能量,有些核素有少量的 γ 射线,有利于定位,α、β 辐射根据能量不同对组织的穿透程度也不一样;②半衰期较短(1~5 d),在短时间内即可达到预定的辐射剂量,以保证治疗效果;③放射性药物容易标记成适用的制剂,且具有较好的体内外稳定性。

目前临床常用的放射性肿瘤治疗药物有放射性碘标记的肿瘤治疗药物、缓解肿瘤骨转移灶疼痛的药物、放射性标记的胶体和微粒治疗剂、放射性免疫导向治疗剂、放射性标记的受体治疗剂等。

二、常见几种放射性核素治疗与护理

(一)^{131}I 治疗甲状腺癌

分化型甲状腺癌(differentiated thyroid carcinoma,DTC)包括乳头状甲状腺癌及滤泡状甲状腺癌,甲状腺组织有聚集碘功能,在给予大量^{131}I 之后,癌组织受到足够量的 β 粒子照射可被破坏。^{131}I 适用于乳头状甲状腺癌或滤泡状甲状腺癌及其转移病灶,经检查病灶部位有异常摄^{131}I 能力;滤泡状或乳头状甲状腺癌手术时甲状腺组织未能全部切除;甲状腺癌治疗后复发而不能手术切除者。行^{131}I 治疗的患者需一般情况良好,血白细胞计数不低于 3.0×10^9/L;尿排^{131}I 试验证明在体内有滞留现象。^{131}I 治疗后 DTC 患者的 10 年生存率为 92.38%,其中颈淋巴转移患者 10 年生存率为 98.09%,肺转移患者的 10 年生存率为 87.5%。

1.治疗方法

(1)^{131}I 清甲治疗消除术后残存正常甲状腺组织。口服治疗量^{131}I 1.11~3.7GBq(1Ci=37GBq),其意义是清灶治疗的基础,有助于 DTC 转移灶更有效地摄碘;有利于术后随访监测甲状腺球蛋白(Tg),并提高^{131}I 全身显像(^{131}I-WBI)诊断摄碘性 DTC 转移灶的灵敏度;有利于DTC 术后再分期制订后续的清灶治疗及制订随访计划。

(2)^{131}I清灶治疗消除手术不能切除的甲状腺组织,用于甲状腺癌复发及转移的治疗,是治疗肺转移最有效的方法。一般在清甲治疗后至少3个月重复清灶治疗,宜间隔6~12个月,颈部淋巴结转移者口服^{131}I 3.7~5.55 GBq;骨转移者口服^{131}I 7.4~9.25 GBq或肺转移口服^{131}I 5.55~7.4 GBq。

(3)促甲状腺激素(TSH)抑制治疗。清甲治疗24~48 h后根据TNM分期和危险度分层对患者实行个体化TSH抑制治疗,目前临床上最常用的TSH抑制治疗的药物是左甲状腺素(L-T$_4$)。因TSH水平是甲状腺癌复发及病死率的独立预测因素,TSH抑制治疗能补充DTC患者所缺少的T$_3$、T$_4$,抑制分化型甲状腺癌细胞的生长,从而降低DTC复发和转移。

(4)约1/3转移和复发的DTC患者在疾病的发展过程中,肿瘤细胞分化程度降低,导致分化型甲状腺癌细胞摄碘、有机化碘、合成甲状腺球蛋白等重要功能降低或丧失,失分化的表现也是恶性程度增高的表现。此时应用维A酸(维生素A的生物活性代谢产物)可抑制细胞增生和诱导细胞分化。^{131}I治疗分化型甲状腺癌指南(2014版)中指出^{131}I治疗失分化DTC可选择应用维A酸或靶向治疗。

2.护理

(1)治疗前:准备^{131}I治疗前需低碘饮食(<50 μg/d)至少1~2周,停用T$_4$达4周以上,指南中给予重组人促甲状腺激素(rhTSH)以提高患者血清TSH水平,避免停用甲状腺激素后出现甲低;特别注意避免做增强CT检查;测定T$_3$、T$_4$、促甲状腺激素(TSH)、甲状腺球蛋白(Tg)、甲状腺球蛋白抗体(TgA),并做^{131}I全身显像(^{131}I-WBI)。

(2)心理护理:向患者家属讲清放射药物治疗的特殊性、注意事项、可能发生的毒副作用、并发症及防护知识,介绍^{131}I的基本知识及使用目的,解除患者恐惧心理,配合检查及治疗。

(3)饮食:嘱患者进低碘、高热量、高蛋白、高纤维素食物。服^{131}I 12 h前禁食水,服^{131}I 12 h后方可进食。口含一些酸性食物如话梅或嚼口香糖,促进唾液的分泌,减少口干症状,减少放射性碘对唾液腺的破坏。

(4)不良反应的观察及护理:少数患者在口服后12 h内发生不良反应,如无力、恶心、呕吐、腹泻等,应积极采用对症治疗及护理。不同程度的放射性炎性反应多发生在口服后1~3 d,为减轻症状,可服用泼尼松15~30 mg/d,持续一周,观察颈部有无肿胀、吞咽疼痛、腮腺胀痛、味觉减弱和口干,嘱患者不要压迫颈部,以免引起甲状腺滤泡的破坏,释放大量的甲状腺激素,引起甲亢危象的发生。

(5)健康教育

1)治疗前向患者、家属讲解治疗目的、实施过程、治疗后不良反应,并进行辐射安全防护指导,接受治疗的患者对周围人群形成照射,患者的排泄物中的^{131}I对环境形成放射性污染,因此需对患者进行隔离(一般隔离需3~5 d,至少不低于48 h),期间家属可以适当接触患者,与患者保持1.5~2 m距离,一次接触时间不超过半小时。

隔离期间应告知患者辐射防护的要求,如大小便后,盖上马桶盖至少冲水两次,以减少便池内的放射性物质存留。

2)出院后嘱患者避免过度劳累,戒烟戒酒,禁食辛辣食物,忌浓茶、咖啡、忌烟酒,保持平静的心态,防止情绪波动过大,以避免引起身体所需的甲状腺素量的变化,从而加重甲亢的症状。并告知对唾液腺、造血、生殖系统的影响呈个体差异,多为一过性,可自行恢复。^{131}I治疗后至少避孕半年。

3)需长期遵医嘱使用生理剂量甲状腺素,可造成亚临床甲亢,TSH 维持在很低水平,会加重心脏负荷,引发或加重心肌缺血、心律失常,尤其是心房颤动;影响体内钙代谢,加大绝经期妇女骨质疏松症的发生率,因此应积极采取措施防止骨折的发生。

4)出院后患者应当主动避让其他人,防止给其他人带来辐射伤害以保证周围人群的安全,对于孕妇、14 岁以下儿童尤为重要。

（6）随访、复查。随访时间:一般 3～6 个月遵医嘱首次随访,随后视转移灶清除情况按每 1～2 年随访一次;由于甲状腺已被完全消除,需终身服用甲状腺素片;临床体检 T_3、T_4、TSH、Tg、血常规、X 线片、甲状腺摄碘率及 ^{131}I-WBI（行 ^{131}I-WBI 后,显示转移灶缩小或数目比治疗前减少,Tg 和 TgA 的水平降低,为治疗有效的标志）。

（二）^{131}I-MIBG 治疗肾上腺素能肿瘤

肾上腺素能肿瘤包括嗜铬细胞瘤、神经母细胞瘤及神经节细胞瘤等来自外胚层神经嵴的肿瘤。间碘苄胍（MIBG）是去甲肾上腺素的生理类似物,可被摄取和贮存于嗜铬细胞瘤内,经放射性核素 ^{131}I-标记后,能显示瘤体。^{131}I-MIBG 因能与肾上腺素能受体结合进入体内,可浓集于富含这种受体的神经内分泌肿瘤,利用 ^{131}I 所发射的 β 射线,对这类肿瘤进行内照射治疗。

1.治疗方法

静脉滴注 ^{131}I-MIBG 3.7～7.4 GBq,两次治疗间隔时间一般为 4～12 个月,根据病情和患者身体状况可缩短治疗间隔时间。

2.护理

（1）治疗前准备:治疗前 3 d 遵医嘱开始服用复方碘溶液,直至治疗后 4 周;治疗前 7 d 停用影响 ^{131}I-MIBG 摄取的药物,如抗高血压及心血管药物（非洛地平、利血平、硝苯地平、地尔硫䓬、维拉帕米、尼卡地平等）、三环类抗抑郁药（丙米嗪、氯米帕明、阿米替林、去甲替林、阿莫沙平等）、拟交感神经作用药物（肾上腺素、去甲肾上腺素、麻黄碱、异丙肾上腺素、间羟胺等）等。

治疗前测定 24 h 尿儿茶酚胺含量,以便做疗效诊断。治疗前一周常规做血常规、肝肾功能、TH、TSH、Tg、胸部 CT、心电图等检查。为确定肿瘤组织是否摄取 ^{131}I-MIBG,在治疗前,做诊断性 ^{131}I-MIBG 显像。

（2）心理护理:向患者家属讲清 ^{131}I-MIGB 放射药物治疗的目的、注意事项、可能发生的毒副作用、并发症及防护知识,以解除患者恐惧心理,使其配合检查及治疗。另外,患者一般需住院隔离 5～7 d,应提前向患者说明,以减轻焦虑心理。

（3）生命体征的观察:在开始静脉滴注 ^{131}I-MIBG 至其后 24 h 内,应密切观察患者有无高血压危象的发生,医护人员应做好充分的抢救准备,应予以心电监护,定时测量心率和血压。在滴注过程中,嘱患者避免输液部位过多的活动,保证药物无渗漏;多饮水,及时排空小便,减少膀胱的辐射损伤。

（4）注意不良反应的观察和处理:由于 ^{131}I-MIBG 治疗肾上腺素能肿瘤在短期内（1～3 d）可有恶心、呕吐、骨髓一过性抑制,给予对症处理。

三、放射性核素其他治疗途径

临床上除了以上常见的核素治疗方法外,出现了诸多核素的治疗方法,如核素介入治疗（腔内治疗,组织间质治疗）、核素敷贴治疗及放射性免疫导向治疗等。

1. 核素介入治疗

利用介入手段将放射性核素 ^{90}Y 或 ^{32}P 制备成放射性微球（GTMS），微球直径通常为 35～50 μm，将其直接注入肿瘤组织，如肝癌、肺癌、食管癌、胸、腹腔等。一方面这样大小的颗粒不能通过毛细血管而停留在肿瘤组织中，不能随血流流向全身其他脏器，造成其他脏器的损伤；另一方面放射性核素 ^{90}Y 或 ^{32}P 所释放的 β 射线可对肿瘤组织产生辐射杀伤。

2. 核素敷贴治疗

其原理是利用一定剂量的发射 β 射线的放射性核素（如 ^{90}Y、^{32}P 等）作为外照射源紧贴于病变部位，通过 β 射线对病灶产生电离辐射生物效应，以达到治疗的目的。适于表浅皮肤肿瘤及恶性肿瘤的表浅转移。

3. 放射性免疫导向治疗

目前随着用放射性核素标记的抗体、受体治疗剂的研发，放射性免疫导向治疗也有了重大突破。已应用于肝癌、淋巴瘤、肺癌、结肠癌、乳腺癌、卵巢癌等，其原理是利用标有放射性核素的抗体进入人体后，与肿瘤细胞特异性结合，并滞留于肿瘤组织内，起到局部照射杀伤肿瘤细胞的作用。其主要优点在于高度的肿瘤特异性，在治疗肿瘤的同时对正常组织损伤小。另外，除了可治疗原发灶，还可治疗远处转移灶。给药途径以动脉介入常用，也可直接瘤组织内注入。常用的放射性核素免疫制剂有碘（^{131}I）美妥昔单抗注射液、碘（^{131}I）肿瘤细胞核人鼠嵌合单克隆抗体注射液等。

四、防护要求

核医学放射防护必须按照国家《放射性核素与射线装置安全和防护条例》中放射防护的有关规定和要求，遵循核医学放射防护的基本原则即医疗照射时间的正当化、医疗照射防护最优化、个人剂量限制和辐射防护基本方法，即缩短受照时间、增大与辐射源的距离、设置防护屏障；加强防护监督管理，建立放射性核素相关管理制度如辐射安全、个人防护、防护检测和废物处理制度等，设有放射性沾染监测仪、消除沾染的用品和剂量监测员专职负责放射防护工作，定时进行环境监测、促进放射性核素及装置的安全使用，以保障人体健康，保护环境。

（一）环境设置及防护

放射性核素治疗病房一般属于Ⅱ类乙级工作场所，应严格按照设"三区"原则和治疗工作程序布局划分，大体分为三区。一区为高活性区（监督区），即工作区，是直接操作和储存放射性物质的场所，包括治疗室、操作间、储源室、废物贮存室、洗涤间。二区为活性区（控制区），即为 PET/SPECT 检查室、配有录像监视和呼叫系统的病房、病房走廊、患者专用卫生间。三区为无活性区（非限制区），即卫生区是工作人员的办公室和休息区，包括医生办公室、护理站、候诊室、休息室。三区之间应有严格的分界和过渡通道并应有明显的标志。墙壁、地板、水槽、操作台用易于清洗去污的材料制作。设置通风设备，保持良好通风，并注意通风方向是从低水平向高水平放射性场所。

1. 病房外环境

病房外有患者散步、休息的场所及粪便净化处理系统，病房和患者散步的外环境之间没有其他建筑设施，病房外邻近环境的空气吸收剂量率应小于 6 μGy/h，最好小于 2.5 μGy/h。

2. 病房内环境

(1)病房要有单独出入口，病房的地面、墙面、门窗以及床、椅、设备均选择不吸收放射性和易消除放射性沾染的材料。

（2）接受放射性核素诊断或治疗的患者，床位安排应与待出院和刚入院的患者分开。最好一室一床，最多一室两床，两床间有铅板屏蔽间隔。床间净距离应大于1.5 m。患者床头卡或门上设标志牌标明核素种类、活度、安全距离、允许停留时间和解除隔离的日期及时间等。

（3）放射性核素治疗病房为一个隔离区。隔离区内应配有独立且相对完整的医疗护理常规、消毒隔离和救护设施（供氧、负压吸引、心电监护等）及支持性常用药物配制和供应。

（4）病房备有不同类别的生活垃圾和排泄物处置设施。设有专用的吐物袋和污物袋，每室设有卫生间，卫生间内设有患者淋浴装置，厕所马桶的下水道直通衰变污水池净化处理系统。患者使用的电话、门把、餐具、生活用品和衣物均应接受放射防护安全员监测。

3.治疗室

区域应宽敞，便于技术操作，减少人员相互接触。离活性室距离尽量短。应设独立专用通道，门、水龙头开关均用感应式。治疗室地面应铺上易消除放射性沾染的材料，设污染物品存放桶和放射性废物存放桶。治疗室里有专用的核素治疗车，车上配备带防护设备的放射性药品临时存放盒、放射性废弃物存放器皿和其他常规用品及废物存放器皿。

（二）住院患者防护

在诊治前，向患者、家属讲清放射药物治疗的特殊性、注意事项、可能发生的毒副作用、并发症及防护知识，争取得到患者充分合作，同时医护技术人员对防护要求要严格监督执行。

1.患者活动和探视要求

已接受诊治未解除隔离的患者一般不允许离开病房，尤其服药1周内按规定范围活动，原则上应无陪伴，尤其是儿童和孕妇应限制探视；若非接待不可，则应严格限制探视时间和距离，禁止拥抱、亲吻和握手，不食用患者剩下的食物和饮料，戴上由医院准备的橡皮手套或一次性塑料手套处理便器、痰盂。

2.患者废弃物、沾染的物品的存放和处理

废弃物放在指定位置，大小便后盖上马桶盖至少冲水2次，以减少便池内的放射性物质存留。患者分泌物、废弃物盛器，每天至少2次由安全员取走、监测、清理。每个患者床旁应有临时存放沾染物品的存放器，并及时取走，患者用过的器具、衣物应放于临时存放器内，备安全员监测和处理。患者按时更换衣物，更换下来的衣物必须由防护安全员监测剂量，确认无沾染后方可送去清洗，有沾染的要先存放待衰变到安全范围后送去清洗。安全员每天对患者用过的接触过的物品，如门把手、电话进行剂量监测，对发现有沾染放射性的物品及时取走并更换新的，室内沾染部位先明显标识，再及时清除沾染。

3.解除隔离条件

在允许患者出院前，除需要对病情进行全面评估外，同时要测量（或估算）残留在患者体内的放射量，患者出院时体内放射性活度应低于指导水平（GB 18871-2002《电离辐射防护与辐射源安全基本标准》中的指导水平为400 MBq，GBZ120《临床核医学卫生防护标准》中的指导水平为1 100 MBq）。患者出院时，距患者1 m处的剂量率一般低于5 $\mu Gy/h$。

（三）医护技术人员的防护

在临床核医学工作中，往往需要把高活度放射性核素通过特定途径引入机体，对工作人员的防护更显得重要，为了尽量减少个人承受的辐射剂量，要求熟练掌握防护方法，严格执行安全操作规程。

（1）上岗前接受系统的防护知识、核医学技能和有关法规教育的岗位培训，经考核合格且体格检查符合国家《放射工作人员的健康标准》后方可上岗从事核医学工作。

（2）每人必须佩戴剂量计，定期接受个人剂量监测，根据国际辐射防护委员会（ICRP）和我国《放射卫生防护基本标准》（GB4792-84）确立的个人防护限值，ICRP 60 号报告推荐的放射性职业人员全身年平均当量剂量限值为 20 mSv（5 年）；任何一年内的有效当量剂量不超过 50 mSv/年。眼晶体的年当量剂量限值为 150 mSv，其他单个器官或组织 500 mSv。

（3）严格遵守个人操作规程，使照射剂量降至最低水平，一切操作要坚持防护原则：时间尽量短、铅板屏蔽尽量厚和距离尽量长；防止或减少或尽可能阻断放射性物质进入体内的途径。具体要求如下。

1）根据工作性质使用相应的个人防护用品，操作前穿戴工作衣、手套、鞋、帽等以及薄膜工作服、铅围裙、防护眼镜等，防护用品质地柔和、坚固耐腐蚀，表面光滑穿着舒适；不穿着个人防护服装进入清洁区；不在活性区进食、饮水、抽烟和存放衣服和食物。

2）在实际工作开始前先做冷试验，即在试验中，对各种要求、器械特性、各种连接、开关、引入药物的部位和靶部位间的距离、应使用的压力等均应在试验中了解清楚，操作中聚精会神，快速准确无误。

3）高活性区和无活性区的物品不能混用，防止交叉污染。工作后及时清洁工作台，消除可能有的放射性沾染。一切设备、用具、防护用品放回原位。

4）高活度放射性物质的操作应在手套箱或热室中进行，保证高活性操作规范化，放射性液体的开瓶、分装、加热应在通风橱内操作。用移液管或注射器抽吸放射性液体，进行放射性液体的转移、稀释、滴定、搅拌时，容器要放在有吸水纸的搪瓷盘或盛器内进行。

5）若发生意外事件，处理要程序化，一旦溢出应立即停止操作，标示沾染部位、范围，按规定清除沾染，经剂量监测合格后继续工作，做好意外处理的记录并上报，尤其碘意外进入人体时，应及时预防性服用碘化钾（100 mg 时防护效果达到 97%），以阻止在甲状腺内的蓄积。

（四）放射性沾染的清除和废物处理

在进行放射性核素诊治后会有沾染的物品和用具，对其必须严格管理并遵循国家相关规定。做好放射性沾染的控制和清除，定期进行工作环境和工作台面的表面放射性沾染检查并做好记录。

（1）工作台面的放射性沾染，半衰期低于 30 d 的核素在擦洗后仍留在台面上的可以覆盖，令其自然衰变，对半衰期长的核素的沾染，应除去表面或长期覆盖直到达到防护要求。

（2）对各种用品（如通风橱内的器皿和用具等）放射性沾染的清除沾染，首先将物品浸泡于 3% 盐酸或 10% 柠檬酸中 1 h，然后在清水中洗涤干净，再放入清洁液中浸泡 15 min，最后流动水下清洗干净。

（3）人员受到沾染后，用香皂或柔和的洗涤剂清洗体表，连续清洗 5 min 后检查，直到合格为止。防护眼镜、个人衣物、床上用品有显著沾染时应放入容器，待衰变到可接受的水平以下时清洗、监测合格后作为干净用品处理。

（4）放射性废弃物按其形态分为固体、液体、气载废物，简称"放射性三废"。放射性废弃物不能以普通废弃物处理，而根据废物的形状、体积、所含放射性核素的种类、半衰期、比活度情况做相应处理，以防放射性物质对环境造成危害。

1）固体放射性废弃物放在加有屏蔽的污物桶，不可与非放射性废弃物混放，污物桶内有专用塑料袋;污物桶外设有外防护层和电离辐射标记,存放时注明废弃物类型、核素名称、比活度范围和存放日期。短半衰期固体废弃物在本单位放射性废弃物储存库中用衰变法处理,放置10个半衰期,放射比活度降到 $7.4×10^9$ Bq/kg 以下后,即可按非废弃物处理;长半衰期的固体废弃物应定期集中送交放射性废物处理部门处理(主要用焚烧法或埋存法);浸染的注射器针头和破碎的玻璃器皿应放贮于不泄漏、较牢固并有合适屏蔽的容器内。

2)液体放射性废弃物包括放射性核素的残液、患者的排泄物、用药后的排泄物、呕吐物及清洗器械的洗涤液、污染物的洗涤水等。长半衰期的液体放射性废物应先用沉淀凝集、离子交换法进行有效减容、固化,之后按固体放射性废物收集处置。放射性废水主要有稀释法、放置法及浓集法处理;注射或服用放射性药物患者应有专用厕所,对其排泄物实施统一收集和管理,储存10个半衰期后排入下水道系统污水池须恰当选址,池底和池壁应坚固、耐酸碱腐蚀、无渗透性。池内沉渣如难于排出,可进行酸化,促进排入下水道系统。服碘患者的排泄物需加入 NaOH 或 10%KI 溶液,然后密闭存放处理。有放射性药物治疗的单位应设有污水池,存放放射性污水,直至符合排放标准时排放,废原液和高放射性废液应专门收集存放。

3)气载放射性废弃物:放射性碘蒸气、气溶胶,经高效过滤后,排入大气,滤膜定期更换,并作为固体放射性废弃物处理。呼出的 ^{133}Xe 应有特殊的吸收器收集,放置衰变。

(5)放射性 I 作场所控制区和监督区都应备有放射性废物容器,容器上应有放射标志。放射性废物应按长半衰期和短半衰期进行收集,并给予适当屏蔽。

(赵　娟)

第十五章 CT 检查护理技术

护理工作是整个 CT 检查中不可分割的一部分,它的好坏直接影响到 CT 检查的成功与失败。作为一名护理人员,应保持积极稳定的心态,去接待每一位需要行 CT 检查的患者。

第一节 计算机体层扫描护理操作技术

一、一般工作护理操作技术

(一)接诊常规

(1)各科根据计算机体层扫描(CT)适应证,提出检查申请,经主治医师以上人员审核签字。

(2)CT 扫描申请单应按规定内容详细填写,写明扫描部位、目的、病史、临床诊断和需要解决的问题,并附以往有关 X 线、B 超、MRI、放射性核素扫描、实验室检查等资料。

(3)CT 室医师审核申请单,同意后发出预约通知单。凡不符合 CT 扫描要求或非 CT 扫描适应证者应注明原因后退回申请单。

(4)需增强扫描者,向患者(或其亲属)介绍检查过程可能出现的各种情况,取得理解与合作,并由患者或其亲属在注射造影剂的志愿书上签名。应用离子型碘造影剂做增强扫描,需在检查前做碘过敏试验。

(5)危重患者需由临床医护人员陪同,并携带有关病历前来检查。陪同人员除非必要,一律不得进入机房。

(6)检查不合作者,检查前可使用镇静剂。对婴幼儿患者,用 10% 水合氯醛(0.5 mg/kg)灌肠,对焦虑、躁动不安者用安定 10 mg,肌内注射或缓慢静脉注射。

(7)检查时 CT 室医师应审核、决定扫描体位、方式、参数、范围、造影剂注射速度和剂量,指导技术员操作,监控检查质量和照片质量。当满足诊断要求后方可让患者离去。

(8)检查结束后,一般 2 d 内出报告,急诊 CT 在 1 h 内出报告。诊断有问题者可通过集体阅片与临床医师共同研究后出报告。

(9)CT 片一式 2 份。一份由患者带回,另一份由 CT 室存档,一般不外借,并做好姓名、疾病等索引管理。

(二)机房管理

(1)为保证机器正常运行和工作质量,CT 室工作人员应相对固定。无关人员不得在机房逗留,严禁擅自操作使用机器。参观、学习人员须经医院、科室领导批准,并严格遵守各项规章制度。

(2)机房要具有稳定的电流、电压,应配置不间断电源设备。湿度、温度保持在机器要求范围。每天开机前后要认真记录机房温度、湿度,及时发现异常并及时处理。

(3)机房要保持清洁安静。严禁吸烟。工作人员、患者、陪同人员进入机房要换穿专用室内鞋。

（4）机房内应配备急救药品和器械，由专人负责保管，定期清理补充。

（5）每日 1 次用标准体模进行平均衰减值测定和纠正。每周 1 次校正机器的空间分辨率。每周半天时间保养、维护机器，包括设备的清洁、机械部分的润滑、电路的检查及调整、系统的可靠性及稳定性检查等。

（6）做好操作人员岗前培训。严格执行 CT 机开、关操作规程，高压注射器、多幅和激光相机、洗片机操作规程。并填好各种扫描纪录、工作日志。

（7）建立机器档案。机器发生故障时应立即停机，并报告上级和维修人员。及时记录故障发生时的有关情况及维修情况。

（8）建立值班制度，负责科室、机器安全，要进行巡回检查。每日做好交接班记录。

二、各部位 CT 检查护理常规

（一）颅脑

1.适应证

颅脑外伤、脑血管疾病、颅内肿瘤、囊肿、感染、寄生虫病、脑白质病、脑先天性畸形、脑积水、脑萎缩等和颅内病变治疗后复查。

2.检查方法

（1）扫描前准备：取下发卡、耳环、假牙等异物。

（2）扫描方法选择：急性脑出血、颅脑先天畸形、脑积水、脑萎缩、诊断明确的脑梗死只做平扫。肿瘤术后复查可做直接增强扫描。颅内肿瘤、感染、脑动脉瘤和血管畸形、寄生虫病、多发性硬化做平扫和增强扫描。

（3）轴位平扫：患者取仰卧位，头摆正，使头颅正中矢状面与身体长轴平行，瞳间线与矢状面垂直。扫描侧位定位相，以听眦线（外眦至外耳孔）为基线向上扫描至头顶，层厚 8～10 mm，层距 8～10 mm。

若重点观察后颅窝、桥小脑角区，则后颅窝底与天幕之间区域用薄层扫描，层厚 3～5 mm，层距 3～5 mm。

（4）增强扫描：常用 60％～76％泛影葡胺或非离子型造影剂，如碘苯六醇、甲泛醋胺、碘异酞醇等 60～100 mL，小儿 1.5～2 mL/kg 体质量。常用注射方式是静脉团注法，以 2～4 mL/s 速度，造影剂注入静脉，注完后行常规扫描。

（5）脑池造影 CT：多用于观察桥小脑角池和鞍上池肿瘤及脑脊液动力异常。①患者侧卧，按常规腰椎穿刺，蛛网膜下隙内注入非离子型造影剂 5～8 mL，拔针后，患者取仰卧位，头低 30°～60°，30～60 s 后头低 5°～10°，从内听道下缘向头侧扫描至鞍上池上缘，层厚 1.5～3 mm，层距 1.5～3 mm，观察脑脊液动力变化，应在注入造影剂后 2、6、12、24 h 分别进行扫描，必要时于 48、72 h 做延迟扫描；②患者取侧卧位，患侧朝上，按常规腰椎穿刺，蛛网膜下隙内注入 5～10 mL 滤过空气，拔针后，搀扶患者取斜坐位，患侧在上，使体轴与水平面成 45°，头向下倾斜 45°，使头矢状面与床面平行，轻摇头部以利气体上升进入内耳道，当气体进入桥小脑角时，患者感耳后和颞部有胀痛感，2～3 min 后患者恢复侧卧位，继而面侧向上转动使头矢状面与水平面成 20°～30°，从内听道下缘向头侧扫描至鞍上池上缘，层厚 1.5～3 mm，层距 1.5～3 mm。

(二)蝶鞍

1.适应证

鞍区占位、溢乳、闭经、肥胖及内分泌异常提示垂体病变者。

2.检查方法

①扫描前准备：取下发卡、耳环、假牙等异物。②轴位平扫：患者取仰卧位，头摆正，使头颅正中矢状面与身体长轴平行，瞳间线与矢状面垂直；扫描侧位定位相，扫描基线与听眦线平行，从鞍底向上扫描至床突上方 10 mm 处；层厚 3 mm，层距 3 mm。③轴位增强扫描：常用 60%~76%泛影葡胺或非离子型造影剂，如碘苯六醇、甲泛醋胺、碘异酞醇等 60~100 mL，小儿 1.5~2 mL/kg 体质量；常用注射方式是静脉团注法，以 2~4 mL/s 速度，造影剂注入静脉，注完后行常规扫描。④冠状位增强扫描：轴位增强扫描后行冠状位增强扫描，患者取仰卧额顶位，颈过伸；或俯卧顶额位，颈过伸。体胖颈短者宜取俯卧顶额位；扫描侧位定位相，扫描线与鞍底垂直，从后床突扫描至前床突，层厚 3 mm，层距 3 mm。

(三)眼眶

1.适应证

眶内肿瘤、炎症、内分泌性突眼、血管性病变、眼眶外伤和眶内异物。

2.检查方法

①检查前准备：取下发卡、耳环、假牙等异物。②轴位平扫：眼眶 CT 检查多用横断扫描，患者取仰卧位，头摆正，使头颅正中矢状面与身体长轴平行，瞳间线与矢状面垂直，从听眶下线（从眶下缘至外耳孔上缘）向上扫描至眶上嵴，层厚 2~3 mm，层距 2~3 mm。曝光时嘱患者两眼向前凝视不动。③冠状位平扫不作为常规扫描方法，当病灶位于眶上、下壁或眼内有异物时可做冠状位扫描。体位：患者取仰卧额顶位，颈过伸；或俯卧顶额位，颈过伸。扫描侧位定位相，从眶尖向前扫描至眼睑。层厚 3~4 mm，层距 3~4 mm。曝光时嘱患者两眼向前凝视不动。④增强扫描：外伤、眶内异物、内分泌性突眼病时只做平扫；眶内肿瘤、炎症、血管性病变做平扫和增强扫描。

常用 60%~76%泛影葡胺或非离子型造影剂，如碘苯六醇、甲泛醋胺、碘异酞醇等 60~100 mL，小儿 1.5~2 mL/kg 体质量。常用注射方式是静脉团注法，以 2~4 mL/s 速度，造影剂注入静脉，注完后行常规扫描。

(四)耳-颞骨

1.适应证

耳-颞骨先天异常、炎症、肿瘤。

2.检查方法

①检查前准备：取下发卡、耳环、假牙等异物。②轴位平扫：患者取仰卧位，头摆正，使头颅正中矢状面与身体长轴平行，瞳间线与矢状面垂直，扫描侧位定位相，扫描线与听眦线平行，从外耳道下缘向头侧扫描至岩骨上缘。层厚 1.5~2 mm，层距 1.5~2 mm。③冠状位平扫：患者取仰卧额顶位，颈过伸；或俯卧顶额位，颈过伸。

扫描侧位定位相，扫描线垂直于听眦线，从外耳孔前缘向后扫描至乙状窦，根据需要可适当调整扫描范围，层厚 1.5 mm，层距 1.5 mm，扫描后两侧各做一次单侧耳-颞骨图像放大后再照相。

（五）鼻与鼻窦

1.适应证

鼻与鼻窦先天异常、外伤、炎症、肿瘤、肿瘤样病变。

2.检查方法

①扫描前准备：取下发卡、耳环、假牙等异物。②轴位平扫：患者取仰卧位，头摆正，使头颅正中矢状面与身体长轴平行，瞳间线与矢状面垂直。从听鼻线（鼻翼根部至外耳孔）向上扫描至额窦上方。层厚 5 mm，层距 5 mm。若重点观察鼻窦骨壁是否破坏，用层厚 1.5 mm，层距 5 mm扫描，骨算法重建。③冠状位平扫：显示筛窦、蝶窦顶、腭眶顶、鼻腔可作冠状扫描。患者体位：患者取仰卧颏顶位，颈过伸；或俯卧顶颏位，颈过伸。扫描侧位定位相，从额窦向后扫描至蝶窦后方，扫描线尽可能与听眦线垂直。层厚 5 mm，层距 5 mm。④增强扫描：对血管性病变（如纤维血管瘤）或鉴别炎症和肿瘤时需做增强扫描。常用 60%～76%泛影葡胺或非离子型造影剂，如碘苯六醇、甲泛醯胺、碘异酞醇等60～100 mL，小儿 1.5～2 mL/kg 体质量。常用注射方式是静脉团注法，以 2～4 mL/s 速度，造影剂注入静脉，注完后行常规扫描。

（六）鼻咽部

1.适应证

鼻咽部炎症、肿瘤。

2.检查方法

①扫描前准备：取下发卡、耳环、假牙等异物。②轴位平扫：患者取仰卧位，头摆正，使头颅正中矢状面与身体长轴平行，瞳间线与矢状面垂直。扫描侧位定位相，从听鼻线向下扫描至硬腭。层厚 4～5 mm，层距 4～5 mm。对鼻咽癌需加扫颅底，以显示颅底尤其是破裂孔、卵圆孔、棘孔等有无骨质破坏。曝光时嘱患者勿做吞咽动作。③冠状位平扫，患者体位：患者取仰卧颏顶位，颈过伸；或俯卧顶颏位，颈过伸。扫描侧位定位相，从颈 1 前缘扫描翼突内、外板前缘。层厚 4～5 mm，层距 4～5 mm。④增强扫描：一般不做增强扫描。为观察病变的血管情况或明确肿瘤、转移性结节与颈动脉鞘的关系可做增强扫描。常用 60%～76%泛影葡胺或非离子型造影剂，如碘苯六醇、甲泛醯胺、碘异酞醇等 60～100 mL，小儿 1.5～2 mL/kg 体质量。常用注射方式是静脉团注法，以 2～4 mL/s 速度，造影剂注入静脉，注完后行常规扫描。

（七）口咽部

1.适应证

口咽部肿瘤、炎症。

2.检查方法

(1)检查前准备：取下发卡、耳环、假牙等异物。

(2)轴位扫描：患者取仰卧位，头摆正，使头颅正中矢状面与身体长轴平行，瞳间线与矢状面垂直。扫描侧位定位相，从上颌骨齿槽突向下扫描至会厌上缘。层厚 3～5 mm，层距 3～5 mm。

(3)增强扫描：观察病变的血供情况可做增强扫描。造影剂用量、注射速度和扫描方法与颅脑 CT 增强扫描相同。

（八）喉咽部

1.适应证

喉咽部肿瘤、炎症、囊肿、外伤。

2.检查方法

①检查前准备:训练患者发"咿"音,去除扫描部位的金属物品。②轴位平扫:患者取仰卧位,下颌上抬,使喉部尽量与台面平行。扫描侧位定位相,从会厌上缘向下扫描至环状软骨下缘。曝光时嘱患者发"咿"音,有助于显示梨状窝、会厌皱襞、喉室、声带的病变。层厚3~5 mm,层距3~5 mm,声门区可用薄层扫描,层厚2 mm,层距2 mm。③增强扫描:为了解病变的血供情况及与周围组织的关系,可做增强扫描。造影剂用量、注射速度和扫描方法与颅脑 CT 增强扫描相同。

(九)颈部

1.适应证

颈部占位、炎症、血管和淋巴管病变、外伤。

2.检查方法

①扫描前准备:去除检查部位金属异物。②轴位平扫:患者取仰卧位,下颌稍抬起,使下颌支垂直于床面。扫描侧位定位相,从舌骨水平向下扫描至胸廓入口。层厚5~10 mm,层距5~10 mm。对微小病变可行薄层扫描,层厚3~5 mm,层距3~5 mm。③增强扫描:一般应做增强扫描。常用 60%~76% 泛影葡胺或非离子型造影剂,如碘苯六醇、甲泛醋胺、碘异酞醇等60~100 mL,小儿 1.5~2 mL/kg 体质量。常用注射方式是静脉团注法,以 2~4 mL/s 速度,造影剂注入静脉,注完后行常规扫描。

(十)胸部

1.适应证

纵隔肿块、血管病变、胸骨后甲状腺;肺先天异常、炎症、肿瘤、支气管扩张;胸膜肿瘤、炎症、胸腔积液;胸壁肿瘤,横膈病变;常规 X 线检查阴性而临床高度怀疑胸部病变者。

2.检查方法

①检查前准备:训练患者平静呼吸下吸气末屏气,去除检查部位金属异物。②轴位平扫:患者取仰卧位,观察肺后部病变可取俯卧位。扫描正位定位相,从肺尖扫描至后肋膈角,也可视病灶情况只作局部扫描。曝光时嘱患者在平静呼吸下吸气末屏气。层厚8~12 mm,层距8~12 mm。如病变较小,需用薄层扫描,层厚1~3 mm,层距1~3 mm。③增强扫描:胸部具有良好天然对比,一般不需增强扫描。下列情况需增强扫描:纵隔内缺少脂肪对比,纵隔肿块、肿大淋巴结与血管影鉴别,血管性病变鉴别,明确肿瘤是否侵犯血管,鉴别肺门增大原因,观察肺癌有无肺门、纵隔淋巴结转移,观察病变增强特点。常用 60% 泛影葡胺或非离子型造影剂(300 mgI/mL)70~100 mL,团注法静脉注射后行常规扫描。④高分辨率(HR)CT:作为肺部常规 CT 的补充,主要适用于患者有明显呼吸道症状而胸片正常者,弥散性疾病的诊断和鉴别诊断,评价间质性疾病活动性,更好显示结节性病变形态特征。患者体位同胸部一般 CT 检查。层厚1~2 mm,高 kV(120~140 kV)和高 mA(170 mA)扫描,骨算法重建。扫描时嘱患者在平静呼吸下屏气。扫描方案视情况而定:对孤立结节病灶,先作病灶 HRCT 扫描,然后按常规方法全肺扫描,或先做全肺常规扫描,然后对兴趣区域做 HRCT 扫描;对肺弥散性病变,用层厚1.5 mm,层距 10 mm 做 HRCT 扫描,也可取主动脉弓、肺门、横膈上方作为代表性平面分别作 4~6 层 HRCT 薄层扫描。HRCT 扫描一般不需增强扫描。⑤螺旋扫描:此扫描方法是容积扫描,有利于肺内病灶检出和定性、肺门和纵隔淋巴结与血管影鉴别,夹层动脉瘤、肺动脉栓塞的显示以及支气管细小分支的显示。患者体位同胸部一般 CT 检查;扫描正位定位

相,从肺尖扫描至后肋膈角,层厚 10 mm,层距 8～10 mm,螺距 1.5。扫描时嘱患者在平静呼吸下屏气。增强扫描的方法同胸部 CT 增强扫描,注射开始后 30 s 行螺旋扫描。

(十一)乳腺

1.适应证

乳腺肿块良恶性鉴别、乳腺癌分期,观察腋下、内乳淋巴结有无肿大,乳腺病变活检或手术前定位。

2.检查方法

①检查前准备:CT 检查不宜在月经期前后一周内进行;去除检查部位金属异物。②轴位平扫:患者取俯卧位,腹部、上胸部垫高,使乳腺悬垂。扫描侧位定位相,从锁骨切迹扫描至乳房下缘。层厚 10 mm,层距 10 mm。小病灶可做薄层扫描,层厚 3～5 mm,层距 3～5 mm。③增强扫描:一般均需做增强扫描。团注法静脉注射后常规扫描,或用 30%～35%造影剂 300 mL,静脉内快速滴注,10 min 滴完后常规扫描。

(十二)肝脏

1.适应证

肝先天异常、外伤/囊肿、肿瘤、炎症、寄生虫病、弥散性病变。

2.检查方法

①检查前准备:患者禁食 4～6 h。如肠道内残留大量硫酸钡应在钡剂排尽后再做 CT 检查。检查前 30 min 口服 1.5%～3%泛影葡胺溶液 500～800 mL,临检查前再口服 200 mL,使造影剂充盈胃、中上腹部小肠。训练患者平静呼吸下屏气。去除检查部位金属异物。②轴位平扫:患者一般取仰卧位。扫描正位定位相,从膈顶扫描至肝下缘。曝光时嘱患者在平静呼吸下屏气。层厚 10 mm,层距 10 mm。小病灶可增加薄层扫描,层厚 2～5 mm,层距 2～5 mm。③增强扫描:肝脏一般均需增强扫描。团注法非动态扫描:常用 60%泛影葡胺或非离子型碘造影剂(300 mgI/mL)100 mL,注完后从膈顶向肝下缘扫描。此法应用普遍。团注法动态扫描:注射开始后15～20 s行连续快速扫描。可分两种:进床式动态扫描和同层动态扫描。前者扫描范围包括整个肝脏,层厚 10 mm,层距 10 mm,以发现病灶为目的。后者是在病灶内同一层面作快速连续扫描,以观察病灶的增强特点为目的,以利定性。血管造影 CT:这是将 CT 与血管造影相结合、对肝脏小病灶检出最敏感的检查方法之一。可分两种:动脉造影 CT 和门脉造影 CT。前者特异性略高于后者,而后者敏感性略高于前者。动脉造影 CT:经股动脉穿刺,将导管置入肝固有动脉内。把患者移到检查床上。常用 30%造影剂通过导管注入动脉,注射速度 1～2 mL/s,每次注射 10～15 mL,注射开始后第 5 s 行动态扫描。每 4 层为一组,然后停顿 10 s,让患者呼吸。按此方法进行第 2、3 组扫描,直至全肝扫描结束,造影剂总量 50～70 mL。门脉造影 CT:经股动脉穿刺,将导管置于脾动脉或肠系膜上动脉内,常用 60%造影剂通过导管团注法注入动脉内,注射开始后20～25 s(相当于门静脉期)行动态扫描,扫描方法同动脉造影 CT,造影剂总量 150～170 mL。延迟 CT:此方法有助于提高肝脏病灶检出率。静脉内注射泛影葡胺或非离子型造影剂(300 mgI/mL)150～180 mL,约 4～6 h 后行全肝常规扫描。碘造影剂增强 CT:此方法可提高肝脏病灶检出率。根据不同给药途径选择不同造影剂。①静脉法:EOE-13,剂量 0.25～0.3 mL/kg,用 5%葡萄糖盐水 100 mL 稀释,静脉滴注 20～60 min 后行全肝常规扫描。动脉法:碘化油经肝动脉注入后5～7 d行全肝常规扫描。④螺旋扫描:此方法可提高肝脏病灶检出率和定性准确性。层厚5～8 mm,层距 4 mm,螺距 1.0。团注法注射开始后 30 s 行动脉期螺旋扫描,60 s 行门

脉期螺旋扫描。扫描时嘱患者在平静呼吸下屏气。

(十三)胆道系统

1.适应证

胆道先天异常、炎症、结石、肿瘤。

2.检查方法

①检查前准备:患者禁食 4～6 h。如肠道内残留大量硫酸钡应在钡剂排尽后再做 CT 检查。检查前 30 min 口服 1.5％～3％泛影葡胺溶液 500～800 mL,临检查前再口服 200 mL,使造影剂充盈胃、中上腹部小肠。训练患者平静呼吸下屏气。去除检查部位金属异物。②轴位平扫:患者取仰卧位,有时为鉴别结石和腺瘤可取俯卧或侧卧。扫描正位定位相,从膈顶部扫描至胰腺钩突、壶腹区。层厚 10 mm,层距 10 mm,重点区域(如扩张胆管转变至正常区或怀疑结石处)用层厚 2～5 mm 薄层扫描。曝光时嘱患者在平静呼吸下屏气。③增强扫描:团注法非动态扫描:常用 60％泛影葡胺或非离子型造影剂(300 mgI/mL)100 mL,注射后行常规扫描。静脉滴注胆道造影 CT:静脉注射 60％胆影葡胺 20 mL,或 60％胆影葡胺 40 mL 加入 5％葡萄糖盐水 200 mL,于 90 min 内注入,滴注后行常规扫描。对阳性结石不宜使用本法。

(十四)胰腺

1.适应证

胰腺肿瘤、炎症。

2.检查方法

①检查前准备:患者禁食 4～6 h。如肠道内残留大量硫酸钡应在钡剂排尽后再做 CT 检查。检查前 30 min 口服 1.5％～3％泛影葡胺溶液 500～800 mL,临检查前再口服 200 mL,使造影剂充盈胃、中上腹部小肠。训练患者平静呼吸下屏气。去除检查部位金属异物。②轴位平扫:患者取仰卧位,当十二指肠降段未充盈造影剂而影响胰头观察时可取右侧卧位。扫描正位定位相,从剑突下 2 cm 处扫描至整个胰腺包括钩突显示为止,层厚 5 mm,层距 5 mm。曝光时嘱患者在平静呼吸下屏气。③增强扫描:团注法非动态扫描,常用 60％泛影葡胺或非离子型造影剂(300 mgI/mL)80～100 mL 注射后行常规扫描;团注法动态扫描,团注法静脉注射后行动态扫描,观察细小病灶可用层厚 2 mm 薄层扫描。④螺旋扫描:能使胰腺周围血管显示十分清晰,胰腺实质得到最大程度强化,从而提高胰腺病变检出率以及清楚显示肿瘤侵犯血管情况。层厚 4～5 mm,层距 2～5 mm,螺距 1.0～1.25。增强扫描:团注法注射开始后 30～40 s 行螺旋扫描。扫描时嘱患者在平静呼吸下屏气。

(十五)脾脏

1.适应证

脾先天异常/囊肿、肿瘤、外伤、炎症、梗死。

2.检查方法

①检查前准备:患者禁食 4～6 h。如肠道内残留大量硫酸钡应在钡剂排尽后再做 CT 检查。检查前 30 min 口服 1.5％～3％泛影葡胺溶液 500～800 mL,临检查前再口服 200 mL,使造影剂充盈胃、中上腹部小肠。训练患者平静呼吸下屏气。去除检查部位金属异物。②轴位平扫:患者一般取仰卧位,有时为区分脾门肿块抑或胰尾、血管等可取右侧卧位。扫描正位定位相,从左膈顶开始向下扫描至脾下缘。层厚 10 mm,层距 10 mm。发现可疑病变或小病灶可用层厚 5 mm 薄层扫描。曝光时嘱患者在平静呼吸下屏气。③增强扫描:团注法非动态扫

描,常用 60％泛影葡胺或非离子型造影剂(300 mgI/mL)60～100 mL,注射后行常规扫描。团注法动态扫描,能区别正常脾脏或邻近组织结构(如肝脏、肾脏、胰尾、脾静脉曲张、脾门淋巴结肿大等)。

（十六）食管、胃肠道

1.适应证

食管和胃肠道肿瘤的诊断和分期、胃底静脉曲张。显示黏膜病变不是 CT 检查适应证,仍以钡餐造影、内镜检查为好。CT 显示胃肠道腔外病变和壁内病变较钡餐和内镜为佳。

2.检查方法

(1)食管。①检查前准备:检查前禁食 4～6 h。临检查前口服 1.5％泛影葡胺溶液 50 mL,尽可能使食管充盈对比剂。必要时检查前 30 min 口服山莨菪碱 20 mg 使食管处于低张状态。去除检查部位金属异物。②轴位平扫:患者取仰卧位。扫描正位定位相,从环状软骨向下扫描至食管胃交界处。层厚 10 mm,层距 10 mm。③增强扫描:平扫发现病变需做增强扫描。常用 60％泛影葡胺或非离子型造影剂(300 mgI/mL)80～100 mL,注射后行常规扫描。

(2)胃。①检查前准备:检查前禁食 6～8 h 使胃充分排空。检查前 30 min 口服 1.5％～3％泛影葡胺溶液 300～500 mL,临检查前再服 200 mL(亦可采用其他阴性或阳性造影剂如气体、水或油剂等)。去除检查部位金属异物。②轴位平扫:患者取仰卧位,胃窦病变可取右侧卧位或俯卧位。扫描正位定位相,从左侧膈顶扫描至胃下缘。层厚 10 mm,层距 10 mm。病灶较小,可用层厚 3～5 mm 薄层加扫。曝光时嘱患者在平静呼吸下屏气。③增强扫描:平扫发现病变需做增强扫描。

(3)小肠。①检查前准备:检查前 2～3 h 口服 1.5％～3％泛影葡胺溶液 800～1 000 mL,临检查前 15 min 再口服 500 mL。去除检查部位金属异物。②轴位平扫:患者取仰卧位。扫描正位定位相,从膈下扫描至耻骨联合上方。层厚 10 mm,层距 10 mm。病灶较小者可用层厚 3～5 mm 薄层加扫。曝光时嘱患者在平静呼吸下屏气。③增强扫描:平扫发现病变需做增强扫描。

(4)结肠、直肠。①检查前准备:检查前 4～6 h 口服 1.5％～3％泛影葡胺溶液400～600 mL,临检查前再服 250 mL,并在清洁灌肠后用 1％泛影葡胺液 200 mL 作保留灌肠(亦可采用其他阴性或阳性造影剂如气体、油剂等)。去除检查部位金属异物。②轴位平扫:直肠、乙状结肠检查取仰卧位,左半结肠、右半结肠检查分别取左侧卧位和右侧卧位。扫描正位定位相,结肠、直肠癌扫描范用应包括肝和盆腔,炎症等良性病变只需扫描局部。层厚 10 mm,层距10 mm。曝光时嘱患者在平静呼吸下屏气。③增强扫描:平扫发现病变需做增强扫描。

（十七）腹腔、腹壁

1.适应证

腹腔肿瘤、炎症,腹壁肿瘤、感染、血肿、腹壁疝。

2.检查方法

①检查前准备:检查前禁食 4～6 h。扫描前 1～2 h 口服 1.5％～3％泛影葡胺500～800 mL,临检查前再口服 300～500 mL。对含钙化或骨化影疑畸胎瘤者,最好不用阳性造影剂。去除检查部位金属异物。②轴位平扫:患者一般取仰卧位,有时为区分腹膜腔病灶和肠管等结构可取俯卧位或左、右侧卧位。扫描正位定位相,从右膈顶向下扫描至耻骨联合。重点检查腹壁或腹腔肿块时,应以金属标记指示所触及的肿块范围,扫描定位相后将金属标记物

去除。层厚 10 mm,层距 10 mm,可在病变区或可疑病灶区以层厚 3～5 mm 薄层扫描。曝光时嘱患者在平静呼吸下屏气。③增强扫描:仅了解腹腔积液可只平扫,欲显示肠系膜血管、腹腔肿瘤、炎症等需要做增强扫描。

(十八)肾脏

1. 适应证

肾脏良恶性肿瘤鉴别、恶性肿瘤分期,肾囊肿、感染、结石、外伤、肾移植梗死、血管畸形。

2. 检查方法

①检查前准备:扫描前 3 d 禁服钡剂、钙或含金属药物。其余同肝脏 CT 检查前准备。②轴位平扫描:患者取仰卧位。扫描正位定位相,从剑突扫描至肾下缘(相当于腰 4 至腰 5 水平)。质量较好的定位相可观察到肾脏轮廓,可据此划定扫描范围。层厚 10 mm,层距 10 mm。病灶较小者可用层厚 3～5 mm 薄层扫描。曝光时嘱患者在平静呼吸下屏气。③增强扫描:一般均需做增强扫描。团注法非动态扫描:团注法静脉注射后行常规扫描。团注法动态扫描:同层动态扫描比移床式动态扫描更能反映局部病变的增强特性,尤其适合于小病灶的良恶性鉴别。④螺旋扫描:此方法可提高小病灶检出率和定性准确性,清楚显示肾脏皮质和髓质分界,有助于鉴别先天变异与占位,较好显示肾功能损害,提高肾血管病变的显示能力。层厚 3～5 mm,层距 2～5 mm,螺距 1.0。增强扫描:团注法注射开始后 40 s 行螺旋扫描。扫描时嘱患者在平静呼吸下屏气。

(十九)盆腔

1. 适应证

盆腔良恶性肿瘤、恶性肿瘤分期、囊肿、炎症、结石、外伤、先天异常。

2. 检查方法

①检查前准备:胃肠道准备,检查前晚口服缓泻剂,扫描前 3～4 h 口服 1.5%～3%泛影葡胺溶液 250～500 mL。为使直肠、远端结肠清楚显示,扫描前可用 1.5%泛影葡胺溶液或空气 300 mL 经肛门灌入。阴道准备,对已婚女性患者可放置阴道栓子,应避免将栓子放至阴道穹隆部,以免把宫颈误为肿块。膀胱准备,对膀胱肿瘤患者扫描前应让患者饮水,使膀胱充盈尿液;也可用带气囊导管放尽尿液,扫描前从导管注入 1.5%泛影葡胺溶液 100 mL 和空气 100 mL。②轴位平扫:患者取仰卧位。扫描正位定位相,从髂嵴扫描至耻骨联合。层厚 10 mm,层距 10 mm。对前列腺、膀胱、子宫、卵巢癌进行分期,用层厚 5 mm 薄层扫描。盆腔扫描后还要对全腹进行扫描。即从膈行扫描至髂嵴,层厚 10 mm,层距 10 mm,以寻找肝、肾上腺、脊柱、肠系膜或腹膜后淋巴结有无转移。如发现盆腔内有肿大淋巴结,要继续向上扫描至肾静脉水平。如要寻找未下降的睾丸,则从耻骨联合向上扫描至找到未下降的睾丸或肾下极为止,层厚 5 mm,层距 5 mm。③增强扫描:仅了解腹腔积液可只平扫,欲显示肠系膜血管、腹腔肿瘤、炎症等需要做增强扫描。

(二十)骨骼、软组织

1. 适应证

骨肿瘤和肿瘤样病变、骨关节炎症、结核、外伤、梗死、缺血,软组织肿瘤、炎症、血肿、腱鞘囊肿。

2. 检查方法

①检查前准备:去除检查部位金属物。②轴位平扫:患者取仰卧位,根据需要可侧卧位、俯

卧位。扫描范围依据病变范围而定。四肢扫描，要双侧对比，至少包括一个关节，摆位尽量对称。层厚8～10 mm，层距8～10 mm，病变较小时可用层厚3～5 mm薄层扫描。必要时做矢状位、冠状位重建。③增强扫描：下列情况需做增强扫描，疑有等密度病变、了解肿块血供情况及重要血管受侵犯情况。团注法静脉注射后行常规扫描，必要时对感兴趣层面做动态扫描。

(二十一)脊柱、脊髓

1.适应证

脊柱和脊髓先天异常、椎间盘变性和突出、椎管狭窄、外伤、肿瘤、感染、脊髓空洞、血管畸形、脊髓萎缩。

2.检查方法

①检查前准备：去除检查部位金属异物。②轴位平扫：患者取仰卧位，为减轻脊柱正常弯曲造成的影响，颈段采取头屈曲位，腰段采取双膝屈曲位。扫描侧位定位相，按申请要求决定扫描范围。扫描机架倾斜适当角度使扫描层面与脊柱长轴垂直。椎间盘扫描一般应包括椎间盘及部分相邻上下锥体。对颈胸椎间盘，用层厚1～3 mm、层距1～3 mm扫描。对腰椎间盘用层厚3～5 mm、层距3～5 mm扫描。对其他病变用层厚8～10 mm、层距8～10 mm扫描。③增强扫描：椎间盘、椎体病变一般平扫即可。如要观察椎管内肿瘤和血管性病变、鉴别椎间盘术后瘢痕或复发，可做增强扫描。常用60％泛影葡胺或非离子型造影剂(300 mgI/mL)50～100 mL，团注法静脉注射后行常规扫描。④CT脊髓造影：把非离子型造影剂注入蛛网膜下隙后进行CT扫描，用于椎管内病变的显示。直接椎管造影CT：侧卧于检查床上行腰椎穿刺，在蛛网膜下隙内注入伊索显(240 mgI/mL)，腰段检查注入3～5 mL，胸段检查注入8～10 mL，颈段检查注入10～12 mL，3～5 min内注完。颈胸段检查者注入造影剂后取头低脚高位，5～10 min后行CT扫描；腰段检查者注入造影剂后，先后仰2～3 min，再俯卧2～3 min行CT扫描。②椎管碘水造影后脊髓造影CT：伊索显(240 mgI/mL)10～15 mL注入蛛网膜下隙后4～6 h做CT扫描。欲显示脊髓空洞症的空洞，可于注入造影剂24 h作延迟CT扫描，此期间患者宜取头高脚低位，以免造影剂进入颅内。

(二十二)CT血管造影(CTA)

CT血管造影经过软件重建获得。重建方法主要有两种：最大密度投影法(MIP)和表面遮盖显示法(SSD)。最大密度投影法应用最普遍，清晰度较高，可显示钙化，过度显示狭窄程度是其不足。表面遮盖显示法显示血管三维空间好，但不能区分密度灰阶。

1.颅脑CT血管造影

颅脑CT血管造影主要适用于颅脑血管性病变(动脉瘤、血管畸形等)。

患者取仰卧。扫描侧位定位相，从听眦线向上扫描至侧脑室上方。层厚2 mm，层距1 mm，螺距1.0。常用60％泛影葡胺或非离子型造影剂(300 mgI/mL)100 mL，以2 mL/s速度静脉注射，注射开始后7～10 s行螺旋扫描。检查Willis环，层厚1 mm，层距1 mm，螺距1.3，造影剂总量90 mL，以3 mL/s速度注射，注射开始后18～20 s行螺旋扫描。用MIP和SSD方法重建血管。

2.颈动脉、椎动脉CT血管造影

颈动脉、椎动脉CT血管造影主要适用于颈动脉和椎动脉瘤、动脉狭窄等。

患者取仰卧位。扫描侧位定位相，从颈7向上扫描至蝶鞍。层厚2 mm，层距1 mm，螺距1.5。常用60％泛影葡胺或非离子型造影剂(300 mgI/mL)100 mL，以3 mL/s速度静脉注射，

注射开始后 15 s 行螺旋扫描。用 MIP 和 SSD 方法重建血管。

3.肺动脉 CT 血管造影

肺动脉 CT 血管造影主要适用于肺血管畸形、肺动脉瘤等。

患者取仰卧位。扫描正位定位相,从主动脉弓扫描至膈上 3 cm。层厚 5 mm,层距 2 mm,螺距 1.25。常用 60% 泛影葡胺或非离子型造影剂(300 mgI/mL)100 mL,以 3 mL/s 速度静脉注射,注射开始后 10～12 s 行螺旋扫描,扫描时嘱患者屏气。用 MIP 和 SSD 方法重建血管。

4.胸主动脉 CT 血管造影

胸主动脉 CT 血管造影主要适用于胸主动脉瘤、主动脉缩窄。

患者取仰卧位。扫描正位定位相,从主动脉弓向下扫描至食管裂孔水平。层厚 5 mm,层距 5 mm,螺距 1.6。常用 60% 泛影葡胺或非离子型造影剂(300 mgI/mL)100 mL,以 3 mL/s 速度静脉注射,注射开始后 20 s 开始行螺旋扫描,扫描时嘱患者屏气。用 MIP 和 SSD 方法重建血管。

5.腹主动脉 CT 血管造影

腹主动脉 CT 血管造影主要适用于腹主动脉瘤、主动脉缩窄。

患者取仰卧位。扫描正位定位相,从食管裂孔水平向下扫描至耻骨联合。层厚 5 mm,层距 5 mm,螺距 2.0。常用 60% 泛影葡胺或非离子型造影剂(300 mgI/mL)100 mL,以 3～4 mL/s 进行静脉注射,注射开始后 25 s 行螺旋扫描。曝光时嘱患者屏气。用 MIP 和 SSD 方法重建血管。

(韩志茹)

第二节　急救患者 CT 检查的护理

近年来,急诊患者的首选方法为 CT 检查,由于 CT 扫描速度快,诊断准确率高,深受临床工作者的认可,使 CT 在急诊患者的应用越来越广泛。

一、扫描前的准备工作

观察患者的生命体征,发现异常及时与临床医生联系,准备抢救措施。①对小儿不合作、外伤、躁动、抽搐、意识不清等患者,通知临床医生给予相应处理(对于 4 岁以下的小儿不合作者可应用水合氯醛灌肠或肌内注射安定)或准备约束带等,目的是防止患者摔伤及移动产生伪影;②有呕吐症状患者配合临床医生通过药物及其他临床处理来缓解呕吐,呕吐时,应将患者头偏向一侧或坐起防止误吸引起窒息;③呼吸困难患者可吸氧;④除掉患者身上所有金属物品,避免伪影干扰;⑤做好解释工作,消除患者的紧张心理状态,必要时对症处理,取得患者的合作;⑥进行心理护理:由于患者心理素质及文化程度等个体差异,患者对 CT 检查产生不同程度的紧张恐惧等心理因素,应耐心向患者解释 CT 检查的目的、方法、注意事项、机器的安全度,进行心理安慰,使患者消除紧张恐惧的心理,对于儿童患者要耐心,循循善诱,采取鼓励、诱导以及做示范等来消除恐惧及陌生心理,以保证扫描得到优质的图像。

二、扫描中的护理

扫描过程中密切观察患者状态。①呕吐患者:可将患者头偏向一侧,以防止呕吐物吸入气管内,头部扫描可采取左侧或右侧卧位扫描,并有陪护护理;②躁动患者:可争取家属配合,需要将头部固定器及身体用带子牢牢固定,确保扫描时间内患者无运动伪影干扰,保证图像质量。

三、扫描后处理

将患者立即送出 CT 室,必要时 CT 科护士亲自将患者送到急诊急救室,向急救医生交代好患者情况。

四、打开绿色通道

给急诊患者打开绿色通道,优先检查,早出诊断,为抢救患者生命赢得宝贵机会。

(韩志茹)

第三节 颅脑外伤患者的护理

颅脑外伤的患者普遍具有发病急,病情重,变化快且病死率高的特点。CT 是诊断颅脑外伤的首选方法,它不仅能够明确颅脑外伤的性质、出血量、累及范围、有无骨折等,还能通过复查诊断颅内是否有迟发血肿出现,为外科手术提供重要指征。而在 CT 检查时常因患者恐惧、躁动、哭闹、极不合作而造成检查失败。为此,根据不同年龄、不同病情施于相适应的护理方法,制订相应的扫描计划,使 CT 检查能快速、准确、顺利地完成。

一、CT 检查前的护理

CT 检查具有准确、迅速、分辨率高等优点,因而成为颅脑外伤的首选检查方法。颅脑外伤往往是突发性的,有些脑外伤患者来势凶险,病情变化快。因此争取时间、尽快对患者进行 CT 检查,以便及早做出诊断,对抢救患者的性命具有十分积极的意义。而颅脑外伤患者中往往有部分患者伴有躁动不安,故 CT 检查时又易造成伪影,既延误扫描时间,又影响图像质量,为避免延误颅脑外伤者的病情,CT 室准备和救治的护理工作至关重要。

1.检查前准备

CT 室应配备氧气吸引器、气管插管及常用的抢救药品、降颅内压药物、镇静剂等,护士应熟练掌握急救技能和仪器的使用,从而配合医生进行抢救。护士应有较强的应急能力,就诊时保持沉着、冷静的态度,果断的配合,视病情轻重决定患者检查的次序,对危重患者应尽量缩短检查时间,必要时与有关科室联系。

2.心理护理

颅脑外伤往往是突发性的,故患者心情紧张,缺乏心理准备,此时护士应主动关心、安慰患者,取得配合。

颅脑外伤为急诊,病情较重,有的神志不清、躁动不安,或伴有恶心、呕吐。为了获得理想的图像,对躁动不安的患者,CT 检查前应使用镇静剂,常用安定 10 mg 静脉注射,即有效果,此时应抓紧时间,尽快将患者搬至检查床上进行扫描。如有呕吐应保持呼吸道通畅,并用脱水药降低颅内压,以保证 CT 扫描检查顺利完成。

二、检查后护理

危重患者应注意观察呼吸、脉搏、血压等变化。对使用镇静剂的患者要密切观察,避免延误病情,发现情况及时处理。总之,CT 室护士应熟练掌握各项急救知识和技能,做到忙而不乱,热情镇定。

三、CT 检查过程的护理

1.对神志清楚的患者,护理人员应态度和蔼,悉心指导

微笑服务能使患者有亲切感,扫描前还可以让患者多了解 CT 检查的过程,让其参观,熟悉环境,消除恐惧心理,通过引导患者一般都能很好地配合,容易获得检查预期效果。

2.对意识不清又躁动不安的患者

应在临床医生指导下给予镇静药,避免 CT 室护士因不了解病情而用药不当,造成过度抑制危及生命或镇静效果不佳影响检查。

3.对于外伤大出血的患者

临床医师应先清创止血,包扎后再做 CT 检查,避免加重病情和防止患者的血迹污染 CT 部件,影响 CT 部件的功能,从而影响图像质量和检查的正常进行。

4.去除患者头上可能引起成像伪影的物件

在 CT 检查以前要严格去除患者头上可能引起成像伪影的物件(发夹、耳环等),以确保检查、诊断准确、快捷、安全。

5.指挥和协助搬抬患者时

尽量做到头部保持中位,避免前屈过伸和侧转,以防止继发性脑疝和影响脑静脉回流。

6.对极需检查的危重患者可立即安排检查

但对十分危重患者,应先抢救待病情稳定后再行 CT 检查,如果临床认为必须先行 CT 检查才能进行抢救者,应提前通知 CT 室做好准备,并由临床医生备好重要的或必需的抢救药品或器材陪同患者一起来 CT 室,因为 CT 是检查诊断科室,各种抢救设施、药品都不如临床完备,一旦患者发生症状有变化时,会延误患者的抢救。

7.扫描过程中

应严密观察患者的呼吸、面容与神色(特别是用过镇静剂后)。一旦发现呼吸停止或减慢、减弱等呼吸停止前征象,或呼吸道分泌物梗阻,应立即中断检查,组织就地抢救。

8.对于婴幼儿患者

婴幼儿的智能发育尚未完善,用语言无法沟通,则可由家长陪着患儿检查以减少其心理恐惧。

如果患儿仍难以配合,则可在临床医生指导下使用镇静剂,检查时可在患儿头部两侧用海绵固定以防止躁动,新生儿则可直接连小被一起就势包好置于扫描床面上,头部利用棉被或衣物等矫正摆位。

新生儿达不到听眦线(OM 线)垂直床面者,不要强求而使其不适。扫描中应尽可能地减少 X 线辐射,可选婴幼儿头部扫描条件,还可在患儿体部,尤其是生殖器官部位覆盖铅衣。

9.有的外伤性颅内血肿可在 48 h 后延迟出现

如果急性颅脑外伤 CT 检查阴性时,应严密随访。一旦临床病情变化应马上复查 CT,以便尽早诊断和发现迟发性血肿。

(韩志茹)

第四节　慢性肝病 CT 增强扫描的护理

CT 检查,特别是增强 CT 对于慢性肝病患者明确诊断是必要的。这类患者的肝功能差、凝血机制低下,具有传染性,并且心理负担重,因而 CT 检查时护理有一定的特殊性。采取针对性的护理措施有利于患者接受和完成检查,最大限度地减少患者的痛苦,提高 CT 检查质量。

一、概述

大多数的慢性肝病患者没有任何症状,少数的患者会出现以下的慢性肝病症状:①容易疲劳,排毒不畅;②面色偏黄,眼白混浊等慢性肝病症状;③身体乏力,无精打采;④发烧、体虚、恶心、呕吐、肌肉痛、头昏、头痛、腹痛,而且通常有黄疸,慢性肝病症状类似感冒,部分慢性肝病症状患者有肝脏轻度肿大、厌油,腹胀持续且明显,常有齿龈出血及鼻出血。皮肤有毛细血管扩张,手、足掌可见朱砂一样的密集红斑,以大小鱼际明显,称为肝掌。

有的人常有低热、月经失调、性功能紊乱或减退,部分慢性肝病症状患者兼有关节炎、肾炎、糖尿病。慢性肝病患者尤其是有明显诱因如劳累、药物影响、酒精作用等,又有食欲减退、伴有恶心呕吐,腹泻大便溏渍,腹胀、肝脾大等症状时应尽快查明原因,防止转变为肝硬化。

二、临床常见的护理问题

(一)心理问题

1.悲观焦虑

慢性肝病患者病程迁延,容易反复,治疗周期长,焦虑、悲观是其心理障碍的主要表现形式。对疾病多有恐惧感,多数患者情绪低落,对长期治疗和反复检查感到厌烦和焦虑,对预后不乐观。

2.对 CT 检查存在心理偏差

相当一部分患者进行 CT 检查时病情已进展到相当严重的程度,因而产生巨大的心理压力。另一部分则表现为对 CT 检查本身的过度依赖,希望通过此项检查能够完全明确病情,对结果有不切实际的心理预期。多次进行 CT 检查的患者,则对 CT 检查产生两种不同的心理反应:过于漠视检查的作用和不良反应,或者是对检查出现不信任、不愿接受检查。

3.对 CT 检查缺乏认知和过度疑虑

部分患者表现为对 CT 检查的过程不了解或者片面了解,对增强 CT 需要进行过敏试验、静脉穿刺和高压注射不理解,检查中易出现不良心理反应,配合度下降。另外,患者担心 X 射线会损害身体,对比剂会损害已经不良的肝功能、肾功能,造成巨大精神压力。

（二）交叉感染问题

1.患者传染性强

患者大部分为乙型肝炎相关疾病,其中病原学检查提示具有传染性。

2.环境条件

CT检查在相对封闭环境下进行,人流集中并且流动性大。CT待检区空间相对狭窄,待检人员间有密切接触的可能,具备发生交叉感染的环境条件。

3.病种混杂

同期有相当数量的非传染病患者和其他传染病种患者接受CT检查,保护本组肝病患者不受交叉感染和保护其他患者不受肝炎病毒感染是进行CT检查护理的重要任务。同时应当避免CT检查工作人员感染。

（三）血管缺陷和凝血机制障碍

1.血管缺陷

患者绝大多数在CT检查前已进行过静脉输液治疗。CT检查时已存在静脉炎、静脉条索化、输液穿刺困难和输液反复渗漏等前臂静脉缺陷者。

2.凝血机制障碍

检查时已存在凝血机制障碍,出凝血时间延长、凝血酶原活动度下降和临床出现出血倾向或出血现象;已发生静脉穿刺后渗血、瘀斑。

三、护理措施

（一）心理护理

心理护理对于慢性肝病患者比一般患者更为重要。主要是心理疏导,减少其疑虑和恐惧,充分调动患者的积极性,做到良好的配合,愉快轻松地接受CT检查。

1.充分认知

检查前应详细了解患者的心理状况,有针对性地进行心理护理。耐心倾听患者诉说,热情地与患者交流,并及时与临床医生沟通,了解受检者的病情、心理状态以及对CT检查的态度和存在的心理问题,结合本次检查的目的,针对不同情况做相应的心理护理。

2.积极沟通

用简洁明了的语言与患者谈话,告知CT检查基本步骤,在肝病诊断治疗中的重要意义和本次检查的主要目的,必要时解释本院设备的先进性和可靠度,同时通过严谨的护理措施,增加患者对CT检查和工作人员的认同度,更好地接受和完成检查。

3.打消顾虑

充分而有节制地向患者告知不良反应,既要充分说明特别是增强CT检查可能出现的不良反应,又要实事求是地告诉不良反应发生的比例较低,并且一旦发生也有相应的预案处理,让患者以比较轻松的心态接受检查。

（二）保护与隔离

对于传染病患者进行CT检查,隔离和保护是护理工作的重要一环。CT检查室是患者容易发生密集接触的场所,具有发生交叉感染的可能性。因此,应当严格按照传染病的隔离制度来规范传染病医院CT检查的护理工作,各项保护措施要到位。特别需要强调的是要根据具体情况统筹安排,尽可能避免患者在CT检查室内互相接触。

1.降低患者间交叉感染概率

实行检查预约制度,以减少患者在候检区的等候时间和相互接触机会。要求 CT 检查申请要明确患者的传染性,预约时按有无传染性预约不同时段,并尽可能将传染源相同的患者相对集中。

2.加强工作人员防护

所有参与 CT 检查的医护工作人员,必须穿隔离衣,戴工作帽和口罩,并每日更换。接触患者的人员必须戴防护手套,在每一例次检查完后更换,并用 0.2% 过氧乙酸浸泡双手超过 30s。

3.针对患者的防护措施

每个患者配有一次性医疗用具 1 套(包括一次性床单、水杯、鞋套),做到每人用毕即行更换,检查过程不发生交叉接触。注射造影剂的高压注射器针筒和针头也采用一次性器材。每例次的一次性物品使用后均按照医疗垃圾处理规程进行处理。

4.周围环境的消毒

CT 准备室、检查室及候检室每日紫外线照射消毒 2 h;候检室座椅用 0.5% 过氧乙酸擦拭,2 次/天;地面用 1∶100 的 84 消毒液处理,2 次/天。

(三)改良穿刺与高压注射护理

慢性肝病患者血管条件差,凝血机制存在障碍,其静脉穿刺和高压注射有不同于一般患者的特点。在静脉选择、穿刺、固定、注射等多方面做了较大改进,提高了 CT 检查的成功率。

1.合理选择穿刺部位

慢性肝病患者由于长期反复静脉穿刺、输液,往往血管条件差。高压注射时不宜选择手背血管,尽量避开关节、静脉窦、血管分叉处,避免使用近 2 d 内穿刺过的静脉。穿刺困难时,在局部热敷 30 min,以改善静脉弹性并使血管扩张,提高穿刺成功率。若双侧上肢静脉均无法穿刺,则利用下肢静脉或颈浅静脉。

2.良好的穿刺与固定

高压注射时速度快、压力大,加上慢性肝病患者静脉条件往往较差,易发生渗漏。针对以上情况,采用大角度直刺法穿刺,并采用改良的双胶布固定法:直接在血管上壁穿刺,进针角度保持约 30°~55°,见到回血后再平行进针 1.0 cm 以上;用 1 条 8 cm 长的 3M 胶布固定针柄,左侧保留 3.0 cm,右侧保留 5.0 cm,针尾软管固定于右侧胶布内,另取 1 条 3~4 cm 的胶布,将覆盖穿刺部位和针头外漏部分的棉球固定;固定时尽可能保持针头与血管走行方向一致,并尽量减少针头在血管内的摆动和位移。

3.选择合适的注射速度

主要依据慢性肝病患者肝功能情况和血管条件确定。患者体质好、血管条件好,选择注射速度 2.5~3.0 mL/s,可获得满意效果;若患者体质较弱、血管条件一般,选择注射速度常为 2.0~2.5 mL/s;肝功能差或合并心、脑血管病变及肾功能不全者,一般注射速度为 1.6~2.0 mL/s。

4.渗漏的观察与护理

慢性肝病患者的血管弹性差,易发生渗漏,渗漏多在注射药液 20~30 mL 前发生。要求在开始注射后在患者身旁观察注射部位,在药液注入 40 mL 后确认无渗漏现象方可离开扫描室,并通过铅玻璃随时观察至扫描结束。一旦发现渗漏现象,立即停止高压注射。

5.注射后合理按压穿刺点

对于慢性肝病患者,采用轻压拔针、棉球按压,相对延长按压时间。先将棉球轻压在针眼上后迅速拔针,随即用左手拇指将棉球以适度力量将皮肤针眼与血管针眼一同压迫,一般要超过皮肤针眼近心端1~2 cm即达到目的。注意不用棉签按压,按压时不要用力压棉球再拔针,以免损伤血管壁,加重患者的痛苦。按压时间不少于6~10 min,肝功能差、凝血机能障碍者可适当延长,直到确认局部无渗血现象为止。

(韩志茹)

第五节　小儿患者的护理

儿童因语言表达能力差,行为不能自我控制,增强扫描时血管穿刺有一定困难等特点,致使儿童CT检查有一定难度,针对儿童的这些特点,采取适合儿童的处治和护理方法,可以提高CT图像质量,降低增强扫描时严重不良反应的发生。

一、CT检查前的护理

1.检查前的心理护理

患儿因年龄性格等各方面的差异,对医院的环境、医疗设施、各种检查治疗措施存有不同程度的恐惧,多数小儿都被CT机庞大的外壳、扫描时的响声吓哭而采取不合作的态度,因此应针对不同年龄层次的患儿进行心理护理:对年长患儿,以表扬和鼓励为主,亲切和蔼地安慰鼓励患儿,就能较容易地取得患儿的信赖与配合,顺利地进行CT检查;3~7岁的患儿,自理能力差,依赖心强,应以爱护、关心为主,多亲近,多逗引,同患儿交朋友,同时做好家长的解释工作,用家长良好的情绪、言行对患儿产生积极的影响,消除紧张恐惧心理;3岁以下的患儿予以药物镇静为主,待患儿熟睡后再行扫描;对3岁以上患儿尽量不用催眠药。具体措施:①向患儿说明检查的注意事项及需要配合的重要性,对住院时间较长的患儿,因长期打针、吃药、病痛折磨,心理上对医护人员有恐惧感,故告诉患儿检查不需要打针,没有痛苦和不适感,将扫描时的响声,比喻像坐火车、汽车一样,以消除患儿的紧张情绪;②对胆小的患儿,先让他们试听机器扫描时放大的声音,熟悉机器周围环境,参观其他患者CT检查经过,解除恐惧心理;③检查前先用棉花堵住患儿耳朵,减少扫描声音的不良刺激;④扫描过程中,护士或患儿父母陪在患儿床边,用手按扶着患儿,使患儿有安全感。

对3岁以上的智力低下患儿采用镇静催眠法:①口服或灌肠10%水合氯醛0.4~0.6 mL/kg;②肌内注射苯巴比妥3~6 mg/kg;③缓慢静脉注射地西泮0.1~0.5 mg/kg。待患儿入睡后再行检查。

2.镇静制动儿童(特别是婴幼儿)

CT扫描很重要的一环是镇静。镇静效果不好,不但影响图像质量,不利于诊断,而且多次扫描造成X射线对患者多余的伤害。此方法安全可靠,简单易行。但水合氯醛刺激性强,必须用多量水稀释后,用注射器喂服,以保证剂量的准确性,喂服时注意方法,防止呛咳、呕吐和窒息,服药后立即口服温开水15~20 mL以减少药物在上消化道的流失,一般服药后

15～20 min患儿处于熟睡状态。

二、CT 检查过程的护理

如患儿病变诊断不清，须作增强扫描，注射 60％泛影葡胺对比剂，强化前一定要询问有无过敏史，患儿的一般情况，测呼吸脉搏，然后做碘过敏试验，15～20 min 后询问，观察一般情况及面部表情，如无反应按 1～2 mL/kg 造影剂静脉注射，注射原则是"先慢后快"，因小儿对药物耐受力差，开始缓慢注入总量的 1/3，无反应，将剩余 2/3 药量在 2 min 内快速注入，增强效果好。未注射镇静剂及增强扫描的患儿，检查结束后即可回家休息，应用镇静剂后的患儿，需留观察室观察 1～2 h，同时将患儿头偏向一侧，防止呕吐物误入气管引起窒息，随时注意呼吸、脉搏的改变，做好抢救前的准备，如无特殊变化，待患儿清醒后即可回家。

观察用药后的反应。对应用镇静催眠药的患儿，护士要严格掌握用药剂量及方法，保持患儿呼吸道通畅。如气管或喉内分泌物增多时，检查前应先吸液。同时观察呼吸频率的变化，当患儿出现呼吸急促、口唇发绀时，要立即停止检查给予吸氧，并做好抢救准备。注意患儿安全。检查中须用约束带固定患儿体位，以免醒后移位或坠床。检查危重患儿时，要严密观察生命体征的变化。脑外伤患儿病情变化快，需严密观察患儿神态、呼吸、脉搏、血压的变化，一旦发生意外，随时进行抢救，暂时停止检查。为患儿保暖。由于扫描房间内温度较低，患儿抵抗力弱，故检查前应用毛巾被包好患儿，以免受凉感冒等。强化扫描时，注射对比剂药量要准确。50％～60％碘对比剂，一般总量按 2 mL/kg 计算，注射后患儿出现恶心、呕吐等反应时，让患儿立即侧卧以防发生误吸。如出现含碘对比剂过敏反应，应即刻注射地塞米松 0.5～1 mg/kg 或氢化可的松 10 mg/kg，保持呼吸道通畅、吸氧等抗过敏急救。

三、造影剂不良反应的预防和处理

1. 注意高危因素，预防不良反应发生

不良反应如肾功能不全、哮喘、心脏病、荨麻疹、药物过敏史。一岁以内婴幼儿等为造影剂不良反应的高危因素，应予高度重视，增强扫描前应详细询问过敏史，详细说出可能出现的不良反应，让患儿家属心中有数。扫描前常规予以 5～10 mg 的地塞米松静脉注射，可预防不良反应的发生，如条件允许，尽量使用非离子型造影剂，可大大减少不良反应的发生。

2. 做好急救准备

备好抢救药物及器械，如氧气、肾上腺素、吸痰器等，随时做好急救准备，许多重度和致死性反应常开始于轻度和中度反应，及时抢救和处理是十分有效的第二线预防措施。

3. 造影剂可能出现反应的观察和处理

如患儿增强过程中，出现发热、瘙痒，一般为一过性，应适当减慢注入药物速度，安慰鼓励患儿，密切观察生命体征变化，如反应好转，可逐渐加快滴速，继续增强扫描，如反应加重，出现大片皮疹、喉头水肿、胸闷气急、呼吸困难等，应立即停药，皮下注射肾上腺素 0.5～1 mg，予以吸氧、平卧等一系列对症处理，立刻送急诊科急救。

4. 增强扫描结束后的观察和护理

增强扫描后，对于有轻度反应的患儿应保留静脉通道观察 20 min，以便处理不良反应；嘱患儿多喝开水，以加速造影剂的排泄；让患儿在候诊室稍坐，休息 30 min 后离开。

（韩志茹）

第六节　老年患者的护理

一、CT 检查前的护理

CT 扫描属特殊检查,多数老年人未曾接触过,加之 CT 扫描有时需静脉注射造影剂对老年患者心理压力更大,故 CT 检查前的护理操作及心理护理是非常重要的。

1. 心理护理

老年患者不了解 CT 检查的全过程、目的和意义,对此项检查没有心理准备,易产生不安情绪、易激动,耐受能力差多有恐惧感。由于种种思想顾虑致老年患者心理问题多而复杂,这些都给 CT 扫描和注射对比剂带来了不利影响,致使患者在检查中不能很好地配合,难以获得满意图像,不利于准确诊断。

护理人员应以严谨的工作态度及熟练的操作技术,通过良好的举止行为和语言关心同情尊重老年患者,耐心细致地解答他们提出的问题,给患者以足够的时间做好心理准备,提高其适应能力并留家属陪伴检查,缓解老年患者恐惧孤独的心理及紧张状态。即使在患者多、工作繁忙的情况下,也要精心护理照顾好老年患者,做好一切检查前的准备工作。对老年患者以长辈称呼,使他们感到亲切和自然。不仅体现了对其人格的尊重也体现了护士的职业素质,同时增强了老年患者对护理人员的信任感,减轻患者的心理压力获得安全感,真正做到以患者为中心,鼓励患者增强战胜疾病的信心,使其以良好的心态积极配合检查。

2. 静脉穿刺

老年患者在 CT 增强扫描时需静脉高压注射对比剂,静脉给药是临床给药的主要方法,一次静脉穿刺的成功率至关重要,它不仅保证了治疗药物的有效应用,而且减少了患者痛苦,并且提高工作效率。对老年患者静脉穿刺应根据患者个体差异分别对待。

慢性恶病质老年患者由于疾病的慢性消耗,血管脆松、通透性增加,如不慎重操作则会穿透血管壁,应用带翼状针或留置针穿刺。当穿刺后血管壁下沉变扁看不清时可在血管上面触摸针头及血管方向再进针,见回血后推生理盐水 1 mL 证实在血管内用宽胶布固定。若静脉穿刺靠近关节活动处应以小夹板固定。水肿型老年患者应选择手足背部浅静脉进行穿刺,扎止血带后用拇指按压所选择的穿刺部位使局部水肿暂时消失,待静脉时隐时现或触摸清楚时立即快速进针并固定牢靠。

体瘦型老年患者因皮肤松弛皮下脂肪少,静脉充盈度和弹性差,血管硬而滑,穿刺时止血带必须扎在穿刺点近端,用大拇指指腹顺血管方向由上而下反复按摩数次,并轻按压血管下端减少活动度,带翼状针头穿刺见回血后再少许进针固定。体胖型老年患者由于皮下脂肪厚,血管细而深,外表难以摸到血管,但血管较固定充盈富有弹性,应先扎止血带按解剖部位选择触摸有饱满及弹性感的血管,掌握好深浅度对准方向直接穿刺进针固定。静脉穿刺是临床上主要的给药途径,由于老年患者个体差异,如不细心掌握穿刺要领很难一次成功,一次穿刺的成功率提高不但可以减轻老年患者躯体痛苦及怕疼而引起的心理压力,还可以提高护士的工作效率,减轻不应有的工作负荷和纠纷,能增强良好的护患关系,提高患者对护理工作的满意度和信任感。

二、老年患者的心理状态及护理对策

1. 心理状态

CT 检查室对于患者来讲是一个完全陌生的环境,由于系大型仪器,故需要防尘,入室人员均需更换拖鞋或套鞋套,而腹部检查者均需作增强(静脉注射碘剂),因此这类患者需填写增强志愿书,(注射之碘剂偶有过敏反应)这些均给患者造成了一种庄严、紧张、严肃、有序的氛围。根据对老年患者的观察,发现心理状态表现为:焦虑恐惧、孤寂无助、猜疑悲观、固执自负、信赖幼稚、经济压力、自尊自信七种类型。为了有利于 CT 检查得以顺利完成,使患者早日诊治康复,在实施检查前的必要准备工作前,针对以上七种心理状态进行心理施护,使老年患者没有顾虑地、完全自觉自愿地,并在愉快的心理状态下完成 CT 检查。

2. 护理对策

(1)焦虑恐惧型:具有此类心理的大部分系准备接受腹部检查的老年患者,他们均带着忐忑不安的心情来到 CT 室,担心检查结果不好,病不能治愈,精神压力大。尤其当要求在"增强志愿书"上签字时,更加重了恐惧心理,担心在检查过程中出现过敏性反应的意外现象。对这类患者,护理人员要热情接待,耐心解释腹部检查中增强的意义,试敏的目的,并将上机前所做准备的每一环节及护理人员所采取的防范措施等详细解答,请他们消除顾虑,配合检查。

(2)孤寂无助型:这类患者大部分系接受肺部、颅脑检查的老年人(如肺癌、肺部感染、脑梗死、脑出血等),他们大多久病床前,多方治疗过。自觉孤寂无奈,认为自己是一个毫无用处且不能治愈的人,由此产生忧郁、自卑、烦躁心理,尽管 CT 检查前无须做上机前准备,候诊时间短,但护理人员仍应不失时机地做一些心理护理。比如,首先允许家属或子女陪同,并以谦和的礼貌语言讲述 CT 检查中的各项要求,根据申请单上的疾病诊断及检查要求,讲解他们所患疾病检查的意义与治疗转归,以及美好的前景,使他们感受到亲情、友情的温暖,减轻或消除孤寂自卑的心理,以保证 CT 检查之顺利。

(3)猜疑悲观型:此类患者大部分为诊断尚不明确或经多方检查未曾确诊的老年人。他们往往把自己的病情估计过重,怀疑家人在隐瞒、而自己又急于知道病情。对于他们,护理人员在协助上机前各种准备的同时,应努力解释清楚所要求的真正目的是为其确诊,并且陪同上机。检查完毕在保护性医疗制度的前提下适当将诊断结果转告,但着重讲述所患疾病转归是需要个人建立信心及努力的意义,而悲观的后果是加重疾病。使他们正确对待自身疾病,积极、主动配合治疗方能治愈,而检查仅仅是诊断,治疗才是目的,建立信心,彼此信任才是出路。

(4)固执自负型:此类患者绝大多数在家庭中均属说了算的老人,且性格固执,自我专注,容易以主观想象对待疾病,在前来接受检查时总要求医务人员服从他们的个人意愿。对待这类老年患者,护理人员应尽量满足他合理的要求,同时以通俗易懂的医疗常识,尤其 CT 检查过程中必需的要求、体位、动作及检查中可能或应该出现的反应,预防措施等均加以说明,使其服从指挥自觉接受检查。

(5)信赖幼稚型:此类患者大多属慢性疾患的老年人,他们常年活动少,依靠医院,自立能力差,甚至还有一部分患者对自己疾病轻重程度、预后好坏不太关心,而且非常乐意进行大型仪器的检查(如 CT 等),这类老人在 CT 的候诊期间要进行适当的运动、饮食指导,同时直接向他们说疾病的程度,使其从思想上引起重视。

(6)经济压力型:此类患者大部系自费且缺少经济来源的老人。患者家人或医务人员如采取埋怨、不满的态度，都会加重其心理负担，甚至医护人员的一句不慎语言或一个微小动作、眼神都会造成患者的不安。对此，应积极主动接近他们。在候诊期间做一些短时间的交流，讲明CT检查的必要性及指导治疗的意义。同时协助调机以减少患者支出，如可以普通CT检查时就不上螺旋CT机等，使老人消除压力接受检查。

（7）自尊自信型：此类患者大多是离退休老干部。他们接受CT检查时通情达理，主动合作、且以身作则，甚至主动协助维持秩序，并以现身或曾经的检查说教他人。而护理人员也绝不是由于他们的礼让而忽视了他们，要更加尊敬、关心他们，处处以礼相待，给他们提供有关CT检查中的知识，并做一些疾病康复的指导，尽最大努力满足他们的需求，使他们的心理得到满足和补偿。

在做心理施护过程中，应做好以下三点。①美好的语言：美好的语言犹如一剂良药，这就需护理人员要有扎实的专业理论知识，还需要人文科学知识，才能更好地为老年患者服务；②精湛的操作技术：老年患者血管条件差，如若获取他们的信任，熟练的注射技术才能顺利完成增强检查，不失时机地赢得诊断的准确性；③完善的抢救措施：在CT检查过程中尽管实施了心理护理，但往往不能完全避免过敏反应的发生，因此护理人员要时刻提高警惕，一旦发生过敏反应，必须依照急救原则和步骤迅速采取措施，而急救药品、器械常备不懈。

三、CT 检查中的护理

（1）老年患者进入CT检查室，按不同扫描部位的要求摆好体位后，应嘱咐患者心情放松，不必害怕检查中机器发出的声响，保持肢体的静状态，以免运动产生伪影而影响图像质量，胸腹部CT检查扫描前应辅导患者进行呼吸训练，避免因呼吸运动产生伪影。另外，可允许1～2名家属陪伴，以稳定其情绪。不配合的老年患者的制动可采用头、胸部固定带等机械方法，或事先给予镇静剂，成人一般检查前要用肌肉或静脉注射 10 mg 安定。

（2）对于老年外伤患者在进行CT检查时应注意采用正确的搬运方法。脊柱外伤时要将患者平抬平放在硬板上并给予固定，不能用帆布、绳索等软担架运送，要保持脊柱挺直位置，更不能扶持患者试图行走。对脊柱骨折的伤员应顺伤员躯干轴线，滚动移至CT检查床上，或由3～4人，共同把患者抬到检查床上，伤员应取仰卧位，严禁1人抱或1人抬肢体搬动伤员。

（3）由于CT检查要在扫描孔中做进出运动，应注意患者的安全，以防机械夹伤，尤其应注意对昏迷和使用镇静剂的老年患者的保护，还要注意对输液器械等的观察以防其倾覆。

在CT扫描时，应重视患者、陪伴家属和护理人员自身的辐射防护。

四、CT 检查后期的护理

（1）检查完毕，应护送患者离开CT检查室，告知患者及陪人取检查结果的具体时间。对危重患者，检查结束后应立即送回病房或抢救室，并向医师反馈CT检查的临时结果。

（2）做增强扫描的患者，还应继续对其进行观察，警惕迟发性过敏反应的发生。

（3）为适应现代护理模式的要求，护理工作者应主动地将护理技术渗透到CT检查中去，认真摸索其中的护理规律，使患者得到全面的护理，从而提高整体护理水平。

（韩志茹）

第七节 CT 强化的护理技术

一、CT 强化前的护理

1. 做好检查前的准备

由于非离子对比剂不主张做碘过敏试验,因此要详细询问患者有无过敏性疾病、药物过敏史、食物过敏史等情况。遵医嘱给予高危患者地塞米松 5 mg 预防用药。详细询问患者一周内是否服用过钡剂。向患者讲解强化前的准备,强化中可能发生的情况,胸、腹部增强患者先辅导练习屏气,保持体位不变,以免移位产生伪影,影响图像的质量。腹部患者检查前肠道准备,禁食 4～6 h 按病情给予 1%～3% 泛影葡胺 400 mL 口服,扫描前再次口服 300 mL,盆腔检查患者须憋尿。让患者有充分的思想准备配合检查。

2. 检查前的心理护理

多数患者和其家属对增强扫描缺乏了解,加之担心自己的疾病,易产生紧张和恐惧心理,因此,要耐心向患者和家属做好解释工作,告知非离子型造影剂发生严重反应的风险较小,通常表现为轻度的感觉异常,如热感或暂时性的口苦感。胃肠道反应如恶心、呕吐也很少见。过敏反应较少见,通常表现为轻度的呼吸道和皮肤反应,如呼吸困难、皮疹、红斑、荨麻疹,瘙痒和血管性水肿。严重的反应如喉头水肿、支气管痉挛或肺水肿非常少见。减轻患者的心理压力。

二、CT 强化中的护理

1. 检查中的护理准备

根据检查部位,摆好体位。注射部位首选肘静脉,抽取 10 mL 生理盐水做引针,静脉穿刺成功后以冲击方式推注两次,确定无外渗、无肿胀后接高压注射器。注射速度根据患者的年龄或医嘱设定(一般 2.5～3 mL/s)。开始注射后再次观察有无外渗、肿胀、不适感等情况,待一切正常后,立即离开机房。在使用对比剂过程中发现患者有不适感或轻度过敏症状,应立即停止使用,并密切观察做好相应的对症处理。轻度过敏症状的出现可能是严重反应的先兆,要提高警惕。

2. 物品的准备

碘对比剂可能引起过敏反应,因此,应事先准备好必要的急救药品、氧气、吸引器、开口器。防止因严重反应导致死亡发生。同时应做好机房的清洁消毒工作。

三、CT 强化结束后的护理

强化结束后,为防止迟发过敏反应的发生,请患者在休息室观察 0.5 h,告诉患者多饮水,加快造影剂的排泄。嘱患者离开 CT 室后,如有不适,要及时就近就诊,以便及时对症治疗。

四、高危患者 CT 增强扫描的护理

1. 老年及危重症患者的护理

该组患者心理及生理承受能力均较差,护士应掌握谈话技巧,详细介绍检查时的注意事项及可能出现的不适,使之以最佳心理状态配合检查;强化扫描所用对比剂黏稠度及剂量均较大,加之需要快速注射,故应选择合适的血管。在不影响诊断的前提下,降低高压注射器的压

力及速度,注射时采用手指按压法至药物注射完毕并保留静脉通道便于抢救用药。

2.小儿的护理

扫描前 2～5 岁儿童口服水合氯醛(0.5 mL/kg),入睡后进行检查。对 6～12 岁儿童进行耐心解释和鼓励,使之主动配合;注意危重患儿的保暖;扫描结束后清醒患儿留检查室观察30 min,服用镇静剂的患儿,应严密观察其呼吸、瞳孔、神态等变化至清醒。

3.过敏体质患者的护理

精神因素是发生特异反应的重要原因之一,增强扫描前应设法消除患者对可能患有的疾病及对增强检查自身的紧张和焦虑,也可预防用药,高压注射前 15 min 静脉推注地塞米松5 mg,注射完毕后追加 1 次;也可静脉推注呋塞米 10 mg,使碘制剂通过肾脏迅速排出。

五、CT 强化不良反应的预防和处理

(一)CT 强化不良反应的预防

强化前详细了解患者有无高血压因素(如高血压、心脏病、糖尿病及哮喘病等)及药物过敏史,判断是否属高危人群或禁忌证。做碘过敏试验,扫描前 1 mL 对比剂进行静脉注射观察15～20 min 内有无不良反应。上腹部检查者要求空腹,检查前 2 h 口服 1％～3％碘水溶液(或清水)500 mL,扫描前再服 300 mL;盆腔检查者,提前 24 h 口服碘水溶液;调节好高压注射器,保证其工作状态良好;备齐急救药物,检查抢救用品,以防过敏反应的发生;选用 9～12 号针头,注射药物前先静脉注射地塞米松 5～10 mg,然后再注射碘对比剂。

(二)CT 强化不良反应的处理

1.对症救治和护理

密切观察,防止不良反应的进一步加重。发生特异性反应的患者不良反应发生迅速,且反应重,因此要求注射护士要有高度的责任心,密切观察患者注射期间反应,仅出现轻微恶心、体热则通过麦克风通话告诉患者放心,可继续扫描,一旦发生面色苍白、胸闷气急、呼吸困难等异常表现则立即停止扫描,退出扫描床,保持患者呼吸道通畅,将患者头偏向一侧,防止因呕吐误吸导致的窒息,持续给氧。

2.根据反应情况进行相应的治疗和护理

(1)轻度:使患者安静,平卧休息,吸新鲜空气或给氧,如出现荨麻疹者给予肌肉注射扑尔敏 10 mg。

(2)中度:对无高压、心脏病、甲亢的患者用肾上腺素 0.3～0.5 mL 皮下注射,静脉注射地塞米松 10～20 mg,给氧,静脉点滴氢化可地松和 5％～10％葡萄糖。患者喉头水肿者加用地塞米 5 mg、肾上腺素 1 支做喉头喷雾。

(3)重度:继续按上述方法处理,并立即通知相关科室参加抢救。对血压下降、心跳微弱者用盐酸肾上腺素、间羟胺、多巴胺等,喉头水肿严重者考虑用气管切开或气管插管。迟缓型过敏反应:CT 增强 6～10 h 后才出现注射部位肿胀,皮下组织肿痛,麻木感,口服苯海拉明、地塞米松,伴静脉炎可外敷 75％酒精。肿胀后的第一天教会患者加强手腕活动,即握拳松拳,每天3 次,每次 50 下,目的加强血液循环,促进患肢早日康复。嘱患者大量饮开水,手肿胀的患者禁热水敷、热疗、油擦。加强营养,给予"三高一低"饮食(高蛋白、高维生素、高热量、低脂)。

六、对比剂渗漏的预防和处理

做好 CT 增强扫描中对比剂渗漏预防和渗漏后的应急处理和护理,对检查的顺利完成,有

着重要意义。

（一）对比剂渗漏的原因

1.操作技术

CT 增强扫描时,由于高压注射器注射压力大,速度快(2～3.5 mL/s),造影剂黏稠度大,渗透压高均易导致造影剂外渗。

2.操作者的因素

如护理人员的技术熟练程度,穿刺前对血管有无正确评价,针头的胶布固定是否牢固,有无加强注药前的观察,护士和技术员的密切配合程度,造影剂注射速率是否合适以及护士的心理素质等。

3.患者因素

如长期放化疗患者,血管弹性差、脆性增强,血管变硬变细,穿刺不慎极易刺破或部分穿透血管。肥胖患者及幼儿的血管显露不明显,躁动患者及幼儿的不配合等均影响穿刺成功率。

（二）对比剂渗漏的预防和处理

1.做好心理护理

由于缺乏 CT 检查的知识,患者在增强扫描前会有恐惧心理;有些患者由于过度紧张,会出现出汗、浑身颤抖等,给穿刺带来不便,甚至造成扫描时针头的脱出。所以,穿刺前应向患者介绍对比剂使用的安全性,告知患者在注药时会感到一过性身体发热以及轻微恶心现象,嘱其不必紧张,身体放松,平静呼吸。让患者了解对比剂过敏及外渗时的症状和后果,增加渗漏的防护意识,使其密切配合,当有轻微痛感或针头上方有轻微肿胀时,及时举手示意,以便停止注药。

2.合理选择穿刺部位

一般选用两上肢的静脉,如桡静脉、肘静脉、手背静脉等。首先选用较粗、直、且弹性好的静脉,应避开皮肤有瘢痕破损红肿处,同时应尽量选用非关节处的静脉。这样避免在摆位时关节的运动而造成针尖碰破血管壁引起渗漏。如果除了关节处没有其他静脉可选,可将患者位置摆好后,选用肘关节处的正中静脉。此处静脉除了采集血标本外,一般平时输液时不常用,所以比较粗且弹性较好,但穿刺后需始终保持穿刺时的姿势,否则关节稍一动极易引起渗漏(桡关节处也是如此)。长期化疗的患者,静脉往往变硬、变细、变脆,在上下肢实在找不到可行的静脉穿刺时,可选用颈静脉,但颈静脉不适宜做胸部 CT 的增强扫描,只适合腹部、盆腔等胸颈部以外的增强扫描。老年患者因神经反应性降低,对疼痛刺激不敏感,同时由于老年人皮肤松弛,早期的渗漏不能及时反映。因此,老年患者除非病情需要,尽量选择前臂正中静脉或头静脉,可以考虑采用静脉套管针,以减少外渗。

3.注射时应密切观察

从高压注射器开始注药到开始扫描前的(15～20 s)安全时间内,护士应守护患者身边,给予患者心理支持。与技术员密切配合,当技术员按下注射按钮后,护士密切观察患者有无不适,注射部位有无水肿,一旦发现及时示意技术员停止注药。注射完毕后,用干棉球按压穿刺点 3 min 以上,以减少穿刺点渗出。

4.渗漏后的护理

如造影过程中发生了渗漏,检查结束后应及时处理。对于轻度的渗出,选用 75% 的乙醇纱布湿敷,因乙醇挥发时可带走机体的热量,使局部皮肤温度降低而达到冷敷作用,有利于血管内皮细胞抗损伤能力的增强,从而减少静脉炎的发生。对于大量外渗的患者,可采用50%硫酸镁加冰块交替湿敷法或20%甘露醇纱布湿敷,效果良好。50%硫酸镁对血管有扩张作用,高渗作用可使组织脱水促使水肿消退。每次湿敷30 min,2 h交替1次。同时抬高患肢,密切观察患肢血运,嘱患者患部禁擦油和热敷。局部冰敷时既要保证冰敷的目的,又要避免冻伤,渗漏部位垫3~4层纱布,严禁冰块直接接触皮肤。24 h后肿胀明显消退,改50%硫酸镁湿热敷,6次/天,持续2~3 d。

七、应用高压注射器的护理

因高压注射器压力高,注射速度快,所以穿刺血管必须选择粗、直的血管,尽量避开关节、静脉窦、血管分叉处,一般选择手背静脉、前臂浅静脉和肘正中静脉,其中前臂桡静脉和肘正中静脉是最理想的静脉穿刺部位。尤其是要求精心选择老年人、长期化疗血管损伤严重者的穿刺血管。要防止静脉注药渗漏。静脉药物外渗与患者血管状况、注射压力、穿刺技术、穿刺针头脱动等因素有关。行动脉造影CT(CTA)扫描时的注射速度达3.5~4 mL/s,如选择的穿刺血管状况不满意,极易发生药物外渗,此时可采用试注射,即采用扫描前设计好的注射速度注射5~10 mL,这样可有效避免了较大范围的渗漏,甚至肢体局部肿胀。穿刺部位不宜扎2针以上,若穿刺失败则需选择另一静脉再穿刺。静脉穿刺应在CT增强扫描前半小时进行,以免时间过长及患者活动后针头松动脱落。尽量保证穿刺针头在静脉腔内走行1 cm以上,可靠固定针头、导管。注药时,护士还要密切观察患者状况及注意有无渗漏和过敏反应发生,待扫描开始前8~10 s时才能离开。

此外,还要防止空气栓塞,气栓发生可导致患者出现严重并发症甚至死亡。采用高压注射器增强扫描操作时,必须在注射前将针筒、连接管、导管针头内的空气完全排出。注射时应将注射器头向下,这样可以使一些小气泡浮到注射器的尾端。为避免将浮到尾端的小气泡注入体内,设计注射剂量时要多预设几毫升量。

(韩志茹)

第八节　特殊患者CT检查护理要点

一、气管切开患者CT检查护理要点

气管切开患者由于意识障碍,气道内分泌物多,检查时平卧位导致分泌物不易排出,而引起呛咳、呼吸不畅、缺氧等症状,使患者无法顺利完成检查,因此做好气管切开患者CT检查前的气道管理非常重要。

(一)检查前的准备要点

(1)患者预约:开设绿色通道,临床医师确定患者是否能完成CT检查,提前将检查信息传至CT室,提前电话通知并送入检查单。迅速阅读检查单,提前录入患者信息。

(2)医师沟通:电话通知检查时间,由家属、护士或医师陪同,检查气管导管是否为金属材质,必要时请医师进行更换后再检查,以免影响扫描产生金属伪影。

（3）患者评估：到达 CT 室后护士阅读检查申请单、核对信息、评估病情，重点评估患者呼吸道是否通畅，患者有无痰鸣音，是否需要吸痰。

（4）患者沟通：可采用笔、纸，写字板等工具，让患者将自己的感受、想法写出来进行交流。对于文化层次比较低的患者，仔细观察患者的表情、手势，并鼓励其重复表达，与家属配合能起到很好的交流与配合作用。

（5）清理呼吸道：护士准备好吸痰装置和吸痰盘，进入 CT 检查室前充分吸氧、吸痰，保持呼吸道通畅，防止检查时患者呛咳导致检查失败。

（6）吸氧：备好氧气袋给氧，维持有效的血氧饱和度。

（7）其他参照普通或强化检查前的护理。

（二）检查中的护理要点

（1）体位设计：调整检查床高度与平车平行，由医师、技师与护士共同将患者转移到检查床，动作要轻，将头放于舒适的位置，避免咳嗽。妥善固定患者身体所有通路管道，防止脱落移位。

（2）患者监测：检查中监测生命体征的变化，发现异常立即处理。必要时氧气枕低流量吸氧，保持呼吸道通畅。

（3）注意保暖：由于扫描房间温度较低，注意保暖，防止受凉诱发咳嗽。

（4）对于躁动不配合患者遵医嘱提前使用镇静药，检查时由家属陪同，注意安全，防止坠床。

（5）其他参照普通或强化检查中的护理。

（三）检查后的护理要点

（1）检查结束后将患者安全转移至平车上，再次评估患者情况，必要时清理呼吸道，在医师或护士的陪同下将患者安全送回病房。

（2）其他参照普通或强化检查后的护理。

二、多发伤患者 CT 检查护理要点

多发伤是指多系统、多脏器损伤，其具有病情急、重、伤情复杂、变化快、失血量大、易发生休克、生理功能紊乱、处理难、易漏诊、病死率高等特点。MSCT 在多发伤检查中的应用是一种革命性进步，能在极短时间内，以单一检查方法，单一检查体位完成多部位多系统检查，已逐渐广泛用于创伤患者的伤情评估，被公认为是目前评估多发伤的首选检查方法。

（一）检查前的准备要点

（1）开设绿色通道：急诊科医师评估患者是否能配合完成 CT 检查，提前将检查信息传至 CT 室，电话通知并送入检查单，告知检查相关事宜和注意事项。迅速阅读检查单，录入患者信息。并向医师确认检查方式（平扫或增强），预先建立静脉留置针，告知检查相关事宜和注意事项。

（2）医师沟通：电话通知检查时间，要求临床医师陪同检查，放射科医师和技师做好检查准备。

（3）急救准备：护士准备好急救器材、药品、物品，随时启动急救程序。

（4）环境准备：调节好室内温度（22～24 ℃），检查床上铺上一次性床单、尿垫保护设备，防止血液、呕吐物、分泌物渗漏，影响设备的性能。

(5)患者评估:到达 CT 室后护士阅读检查申请单、核对信息,评估病情,询问病史。严密观察瞳孔、意识、SpO_2、皮肤颜色、生命体征的变化,保持呼吸道通畅,及时清除口腔、鼻腔、气管内的血凝块、呕吐物、分泌物,充分吸氧。检查静脉通道及各类引流管是否通畅。

(6)心理护理:针对多发伤清醒的患者处于极度恐惧状态,护士应给予安慰和鼓励。

(7)自身防护:医务人员戴好口罩、帽子、手套,防止被患者的血液、体液污染,接触患者后及时洗手。

(8)患者镇静:对于躁动不配合的患者必要时在医师指导下使用镇静药,防止运动伪影产生。

(9)多发伤患者一般无家属陪同,需要增强检查的患者由经管医师代为签署碘对比剂使用知情同意书。

(10)其他参照普通或强化检查前的护理。

(二)检查中的护理要点

(1)体位设计:多发伤患者一般为多部位扫描。常规取仰卧位,头先进,双臂放于身体的两侧,身体尽量置于床面正中间,侧位定位线对准人体正中冠状面。

(2)患者转运:指挥和协助搬运患者,调整检查床高度与平车平行,利用平车上的床单轻、稳、平移患者于检查床上。对怀疑有骨折的部位应重点保护,避免拖拉而造成骨折断端移位,刺伤周围的神经、血管、组织造成患者不必要的痛苦。妥善保护好各种管道,防止牵拉、脱落、引流液倒流。妥善放置监护设备,便于检查中观察患者生命体征的变化。

(3)防止坠床:对于躁动、神志不清的患者检查时注意安全,妥善固定,留人陪伴,防止坠床。

(4)注意保暖:多发伤患者由于失血性休克,救治中输入大量冷的液体或血液,而导致低体温综合征,检查时要注意保暖。

(5)保持静脉补液的通畅,维持有效的血容量。

(6)持续吸氧:便携式氧气瓶或氧气袋持续吸氧。

(7)严密观察:检查中严密观察患者生命体征的变化。对于病情严重、意识障碍、休克等患者,病情容易掩盖对比剂不良反应的症状,重点观察对比剂注射前后生命体征的细微变化及皮肤症状。

(8)其他参照普通或强化检查中的护理。

(三)检查后的护理要点

(1)检查结束严密观察患者情况,在医师或护士的陪同下将患者快速转移到病房或急诊科,多发伤患者多处于脱水状态,检查后告知陪同医师合理水化、进行肾功能监测、记录尿量,预防对比剂肾病的发生。

(2)检查后及时将危及生命的阳性体征通知临床医师,便于医师制订治疗方案。

(3)告知医师或家属 30 min 取片及报告。

(4)其他参照普通或强化检查后的护理。

三、机械通气患者 CT 检查护理要点

机械通气患者一般病情危重,外出检查存在风险。近年来临床医师为了尽快查明疾病的原因,为了给患者提供最佳的治疗方案,而选择 CT 检查来满足临床及患者的需求。如何保证

机械通气患者 CT 检查的安全性,是 CT 室护士需解决的难题。

(一)检查前的准备要点

(1)风险评估:由医师与家属详谈 CT 检查的必要性与危险性,家属签字同意后方可安排检查。主管医师认真评估及权衡检查的必要性与转送风险,制订检查计划。

(2)开设绿色通道:临床医师评估患者是否能配合完成 CT 检查,提前将检查信息传至 CT 室,提前电话通知并送入检查单。

迅速阅读检查单,确认患者到达时间。并向医师确认检查方式(平扫或增强),预先建立静脉留置针,告知检查相关事宜和注意事项。

(3)急救准备:护士准备好急救器材、药品、物品,如小型呼吸机、简易人工呼吸器、足够的氧源、微量泵、便携式监护仪等,随时启动急救程序。

(4)检查前遵医嘱查血气分析,待血氧饱和度及生命体征较稳定情况下由护士和医师陪同检查,更换专用便携式小型呼吸机或简易呼吸器。

(5)患者评估:按照预约时间到达 CT 室,护士快速查看检查申请单、核对信息、询问病史、评估患者意识、生命体征、呼吸道及静脉输液是否通畅、配合程度,确保患者检查安全。并填写危重患者检查记录单。

(6)清洁呼吸道:检查前评估气道有无痰液,吸痰前给予高流量吸氧,再清理呼吸道,提高患者血氧饱和度。

(7)其他参照普通或强化检查的护理。

(二)检查中的护理要点

(1)体位设计:由医师、技师与护士共同将患者安全转移到检查床,动作要轻,将头部放于舒适位置;妥善放置呼吸机、监护设备,固定所有管道通路,防止脱落、移位、引流瓶倒流等情况发生。

(2)专人陪同:必要时由家属陪同患者完成检查。

(3)患者监测:检查时持续心电监护、血氧饱和度监测,严密观察呼吸机运行情况,并做好记录。

(4)注意保暖:由于扫描房间温度较低,注意保暖,防止受凉诱发咳嗽。

(5)对于清醒的患者告知检查时一定要保持不动,防止移动体位和咳嗽等动作。

(6)保持静脉补液的通畅,维持有效的血容量。

(7)其他参照普通或强化检查中的护理。

(三)检查后的护理要点

(1)检查结束将患者安全移下检查床,观察呼吸机运行情况,再次评估患者气道是否通畅,生命体征是否平稳,在护士和医师陪同下立即返回病房。

(2)检查后整理呼吸机,消毒呼吸机管道,及时充氧备用,做好使用记录。

(3)其他参照普通或强化检查后的护理。

四、躁动患者 CT 检查护理要点

躁动是颅脑功能区损伤或病变后出现的精神与运动兴奋的一种暂时状态。CT 检查是颅脑损伤术前诊断和术后评估的首选检查方法。如何保证躁动患者顺利完成检查是 CT 室护士一项非常重要的工作。

（一）检查前的准备要点

（1）开设绿色通道：临床医师评估患者是否能配合完成 CT 检查，提前将检查信息传至 CT 室，电话通知并送入检查单，确认患者到达时间。向医师确认检查方式（平扫或增强），预先建立好静脉留置针，告知检查相关事宜和注意事项。

（2）医师沟通：对于躁动的患者，CT 室护士应与临床医师沟通，提前使用镇静药、镇痛药，提供护理干预，待患者安静后立即安排检查，最好由医师陪同检查。

（3）患者评估：阅读检查申请单、核对信息、询问病史，评估病情及配合程度。了解患者躁动的原因：如颅脑外伤（额叶或颞叶脑挫伤、蛛网膜下隙出血）、术后疼痛等。

（4）环境准备：声、光、冷的刺激可诱发患者躁动的发生，检查前将检查室光线调暗、调节室温、尽量减少刺激。

（5）镇静的监护：重点观察使用镇静药后患者呼吸是否平稳，血氧饱和度的变化。必要时给予持续吸氧。

（6）其他参照普通或强化检查前的护理。

（二）检查中的护理要点

（1）体位设计：技师与护士转运患者时动作要轻、快、稳，肢体制动。妥善固定所有管道通路，防止脱落、移位、引流液倒流等情况发生。

（2）专人陪同：必要时由家属陪同，适当固定患者肢体，指导家属正确按压的方法。

（3）患者监测：技师与护士通过防护窗严密观察患者的情况，防止坠床。监测血氧饱和度变化，注射对比剂时观察患者有无局部和全身不良反应发生，并做好记录。

（4）快速扫描：由经验丰富的技师实施扫描，动态观察 CT 图像，及时发现异常征象，并上报值班医师。

（5）其他参照普通或强化检查中的护理。

（三）检查后的护理要点

（1）检查结束后将患者安全转移至平车，评估患者病情，住院患者由医师陪同立即返回病房。

（2）门诊患者在观察室留观，待生命体征平稳后方可离开。

（3）其他参照普通或强化检查后的护理。

五、CT 引导下 ^{125}I 粒子置入术护理要点

CT 引导下 ^{125}I 粒子置入近距离放射治疗肿瘤是根据三维内放射治疗系统计划，通过 CT 引导下将微型放射源 ^{125}I 按肿瘤形状精确置入肿瘤组织中，通过其发出的低能量射线持续照射、杀伤或抑制肿瘤细胞的增殖，从而控制肿瘤的发展及消除肿瘤。

（一）术前的准备要点

（1）环境准备：调节检查室温度（22～24 ℃），防止患者受凉。CT 检查间采用紫外线消毒 30 min，光线充足。

（2）资料准备：查看相关检查是否完善，如术前 3 大常规、肝肾功能、凝血酶原时间，以及 B 超、CT、X 线、心电图等检查。

（3）心理护理及健康教育：针对患者存在疑虑、焦虑、恐惧不安的心理变化，应主动与患者进行沟通，耐心、细致地向患者及家属解释，说明置入完全封闭的放射源 ^{125}I 能有效持续杀伤

肿瘤细胞，^{125}I 辐射直径只有 1.7 cm，经系统规划治疗，可使正常组织不受到辐射，是目前治疗肿瘤较好的方法，并讲解检查中配合的方法及重要性。

（4）严格查对制度：评估患者基本情况，签署 CT 引导下^{125}I 粒子置入术知情同意书。

（5）其他参照普通或强化检查前的护理。

（二）术中的护理要点

（1）体位摆放：通常采用仰卧位、俯卧位、侧卧位，将患者固定于最舒适的体位，以便能更好地配合手术。需要俯卧位的患者，胸腹部垫一小枕，足背垫一软枕，头侧向一边，侧卧位的患者身体两侧用软枕固定，患者制动以免置入针移位。

（2）固定穿刺针：根据穿刺部位深浅的不同选择不同长度的穿刺针，固定好穿刺针尾端不受污染。

（3）指导患者在操作过程中若出现疼痛、皮肤发麻、寒冷、体位不舒服时应及时告知，做好术中沟通工作。

（4）对于表浅部位如咽部肿瘤患者，在置入过程中严密注意是否有粒子随着唾液的下咽而进入胃肠道，如有发生，嘱患者术后第 1 次大便注意观察。

（5）粒子置入前、中、后均应清点粒子的颗数，并做好登记工作，怀疑有粒子丢失立即用粒子监测仪监测，直至找到为止。术毕立即监测扫描床、地面及丢弃的废物，甚至操作者鞋底，防止粒子遗漏。

（6）术中严密观察患者的病情变化，认真听取患者主诉，必要时行心电监护，及时发现并发症。

（7）检查中做好患者与医护人员安全防护。

（8）其他参照普通或强化检查中的护理。

（三）术后护理要点

（1）交代注意事项：放射性粒子置入治疗后可能出现粒子移位、肺栓塞、腹腔内出血，局部组织液化、感染、胆管狭窄、胆漏、放射性肠胃炎、腹部切口延迟愈合等并发症。出院后应定期回医院复查血象、X 线检查放射源在体内的数量及位置。

（2）注意防护：儿童、孕妇不宜接触患者，6 个月后通常无须特别防护。

（3）其他参照普通或强化检查后的护理。

六、CT 引导下经皮肺穿刺活检术护理要点

在 CT 引导下经皮肺穿刺活检获得病变组织进行病理学检查，检查的准确率可达 86% ～ 95%，极大地提高了病变的诊断和鉴别诊断的准确性，对疾病治疗方案的制订，病情预后评估具有重要的参考价值。

（一）术前准备要点

（1）环境准备：调节检查室温度（22～24 ℃），防止患者受凉。CT 检查间采用紫外线消毒 30 min，光线充足。

（2）物品、药品及器械准备：准备无菌穿刺包、小容器、穿刺活检针和枪；10% 的甲醛、95% 乙醇、2% 利多卡因。

（3）资料准备：查看相关检查项目是否完善，如术前三大常规、肝肾功能、凝血酶原时间、B超、CT、X 线、心电图等检查资料。

（4）心理护理与健康教育：护士应耐心讲解该项检查的过程和穿刺的必要性，以及对治疗的指导意义。

增强患者信心和勇气，取得患者和家属的理解及配合，使患者保持良好的心理状态，从而保证穿刺的顺利进行。

（5）严格查对制度，评估患者基本情况，履行告知义务并签署穿刺同意书。

（6）其他参照普通或强化检查前的护理。

（二）术中的护理要点

（1）体位摆放：根据穿刺的位置设计体位，以患者感觉舒适为准。

（2）呼吸训练：训练患者穿刺或扫描中吸气、屏气和配合方法。

（3）操作者准备：洗手、戴口罩、严格无菌技术操作，防止交叉感染。

（4）配合医师进行消毒和铺无菌单，协助取活检，10%的甲醛进行标本固定。

（5）观察病情：术中认真听取患者的主诉，严密观察患者面色及生命体征的变化，必要时心电监护。

（6）做好患者与医护人员的安全防护。

（7）穿刺结束后评估病情，有无出血、气胸及其他并发症发生。穿刺点局部加压包扎，防止出血。

（8）其他参照普通或强化检查中的护理。

（三）术后护理要点

（1）交代注意事项：嘱患者卧床休息 6～12 h，避免剧烈运动。可能会出现疼痛、出血、气胸等并发症，如有不适请及时告诉医师或护士。

（2）将病理标本及时交给穿刺医师，标贴患者信息。

（3）观察 30 min 无异常情况由护士或医师陪同返回病房。

（4）其他参照普通或强化检查后的护理。

（韩志茹）

第九节　CT室护理纠纷防范

一、人性化护理在防范CT室护理纠纷中的应用

1.为患者提供一个优雅的就医环境

对于患者来说，医院陌生的环境设施、各项治疗和检查方案的实施以及管理制度等都是负性生活事件，是一种较强的应激源。因此，为患者创造一个安静、整洁而舒适、轻松而愉悦的就医环境，给患者以关爱和尊重，从而减轻其心理压力，缓解其紧张情绪，进而使患者有一个良好的心态接受检查。

2.全面贯彻人性化服务理念，准确评估与观察患者的需求，提高应变能力

CT护理人员应与患者及家属做有效的沟通，准确详细地告知患者及家属检查的必要性及药物的毒副作用，准确全面收集、分析、整合患者各系统的健康资料，从而有针对性地施行个

性化护理干预。积极思考,预测患者及家属的需求,细心观察患者的心理及精神变化,充分尊重患者的各项权利,对患者提出的问题做到耐心解释,消除其紧张情绪,营造一种具有人性、人情味的氛围,以关爱患者、尊重患者、以患者利益和需求为中心的人文环境,争取患者的合作。

3.检查前的一般准备

检查前准确详细地告知患者及家属检查过程及注意事项,并耐心做好解释工作,在相互理解的基础上,让患者或家属在螺旋 CT 增强检查同意书上签字。只有做到护患之间进行良好的沟通,才能在医患之间形成相互理解的氛围,在保证患者根本利益的前提下,促使医疗工作得以顺利进行。为避免过敏反应的发生或检查过程中出现意外,注意了解有无药物过敏史,判断是否属高危人群,严格掌握禁忌证,以便选择合适的碘对比剂及预防用药。

4.选择合适针头穿刺并牢固固定以防渗漏

由于碘对比剂黏度较大且必须在短时间内注入体内,一般应选用 9～12 号针头。穿刺前认真检查针头是否锐利,尽量选择较粗大且易固定的血管,开始注射前检查针头是否固定牢固,以免在注射过程中发生针头移动或脱落造成血管渗漏。另外,注射前认真检查并调整高压注射器,以防机械故障导致扫描失败。

5.以精湛的护理技术赢得患者的信任

CT 室患者流量大,工作繁杂,因此要求护理人员要有娴熟高超的技术,熟练应对各类患者,严格执行查对制度,熟练掌握静脉穿刺等各种护理常规技术,并需对如过敏性休克等一些急、危重症的抢救程序有一定程度的了解。

6.做好检查后护理

检查完毕护理人员要认真询问患者的反应及心理感受,安慰患者并嘱其多饮水以加速碘对比剂排泄,并留观 30 min 左右,注意是否有不良反应发生。

7.过敏反应的处理

轻者无须特殊处理,或给予对症治疗,观察其动态变化,嘱其大量饮水,必要时服用抗组织胺药物;中度者减缓注射流量/压力,或停止注药,必要时采取皮下注射肾上腺素 0.3～0.5 mg 等治疗措施。

8.血管渗漏的处理

严重者可用地塞米松或普鲁卡因局部封闭,肿胀面积小者可用 75% 的酒精,肿胀面积大者可用 20% 甘露醇纱布湿敷,嘱患者患部禁擦油或热敷,经此妥善处理后,一般 3～5 d 即可消肿。所以,增强检查前充分的心理护理干预及准备工作,严格掌握禁忌证,检查过程中护理人员保持高度的责任心和警惕性,认真观察患者的反应情况并及时给予妥善处理,对提高螺旋 CT 增强检查效果至关重要。

二、心理护理在 CT 扫描中的应用

随着影像医学的不断发展,先进的检查手段逐渐被人们所接受和认识。CT 就诊的患者越来越普及,如何让患者对先进的检测手段从陌生到逐渐认识,在检查中做到心态平稳,与检查人员配合默契,顺利完全检查,给疾病的诊断提供一份优质的影像图像,这就需要护理人员以独特的护理方式做好这项工作,这就是心理护理。

1.一般的心理护理

就诊的患者千差万别,不同的年龄、性别、职业、文化层次、信仰等有不同的心理状态,怎样

使这些持各种心理状态的患者认识检查手段,达到配合医生检查的目的呢?首先,要对不同年龄层次、文化层次、包括就诊患者与陪伴的家属,主动热情接待,解除初次来就诊的陌生感。有许多患者就诊时对工作人员的工作性质本身就有一种胆怯感,对被检查的方式不了解,针对这些情况,将 CT 检查目的与方式一一介绍给患者,同时认真做好检查前的准备工作,包括向患者详细耐心地解释腹部、盆腔部位及特殊部位检查前的禁忌证和适应证,消除患者的恐惧心理,并采用正确的诱导与患者交谈,使患者心情安稳地接受检查。

2. 特殊年龄段的心理护理

对不同年龄层次的患者,按照不同的方式进行护理,例如:老年人,根据其害怕检查的心理状态,首先在对老年人尊重的基础上,热情接待,细心介绍采用的 CT 检查方式,与他们交谈,取得他们的信任,消除与护理人员之间的隔阂,同时由于老年人的动作反应迟钝,给他们一定的准备时间来适应,耐心地向他们反复交代示范,有的老年人对大型仪器检查表现出犹豫,甚至畏惧紧张而不自主地改变扫描体位,容易使扫描中断,这就需要护理人员有耐心地重新摆好检查位置。对老年人提出的一些问题,需耐心细致地反复解释,防止出现对患者的厌烦情绪。对于学龄前儿童这一特殊年龄段的检查对象,更要认真热情接待患儿及家属,对 4～7 岁的儿童,利用表扬与奖励等方式,取得孩子的信任,使他们心情愉快地配合接受检查。

3. 增强扫描前的心理护理

增强扫描是 CT 检查中常用的方法,对这部分患者采用不同于前面的两种情况的护理。一般增强扫描,患者最突出的心理状态是担心自己会不会是不治之症,具有恐惧和高度敏感性。首先向患者介绍增强扫描的目的,说明增强扫描时对疾病的性质能做出明确诊断,同时对患者提出的问题,应注意解答的方式,取得信任。在注射药物前,告知患者可能会出现咽部发热等正常反应,不必紧张,应保持扫描体位不动,出现的反应瞬间就会消失,让患者放心。了解患者的过敏史和药物的禁忌证,同时行过敏试验,试验结果阴性后,肌肉注射盐酸苯海拉明 40 mg,并在强化的药物中加入地塞米松 10 mg,以防过敏反应的发生。注意在注射过程中,与患者交谈,分散患者的注意力,解除患者的紧张状态,顺利完成检查,同时力争做到一次性完成穿刺,减少患者的痛苦。

4. 提高护理人员自身素质

首先 CT 护理工作具有较强的专业性和严格的技术要求,护理人员必须认真学习和钻研各项相关专业技术知识,苦练操作技能,不断提高护理技术水平,以适应高科技设备对护理人员的技术要求。其次充沛的精力、稳定的情绪和遇事沉着、有条不紊的作风,可得到患者的信任,使其增加战胜疾病的决心和信心。再次护理人员要努力学习心理学、伦理学、社会学、美学等知识,不断充实自己,以适应新形势下与不同职业、不同病情、不同素质患者进行交流,达到配合检查的目的。

5. 掌握护患沟通技巧

CT 室护士要做到接待热心,解答耐心,文明礼貌服务。即使患者刁难护士,也要轻言细语地做解释说明,取得患者的支持和理解。CT 室护士要尊重关心患者,不要以生硬的态度对待患者,损伤患者的自尊。对确有困难的患者,安排优先检查。护理工作有很强的社会性,担负着社会人群健康保健、宣传防病治病常识的责任。

(韩志茹)

第十六章　门诊护理健康教育

第一节　急性上呼吸道感染

急性上呼吸道感染(简称上感)为鼻腔、咽或喉部急性炎症的概称。其主要病原体是病毒，少数为细菌。上感是人类最常见的传染病之一，多发于冬、春季节。发病不分年龄、性别、职业和地区，免疫功能低下者易感。本病通常病情较轻、病程短、可自愈，预后良好。

一、疾病概述

(1)病因：急性上呼吸道感染 70%～80%由病毒引起，20%～30%为细菌引起。

(2)根据临床表现主要有以下类型：①普通感冒；②急性病毒性咽炎和喉炎；③急性疱疹性咽峡炎；④急性咽结膜炎；⑤急性咽扁桃体炎。

(3)治疗原则：目前尚无特效抗病毒药物，以对症处理为主，同时戒烟、注意休息、多饮水、保持室内空气流通和防治继发细菌感染。

二、健康教育

1.用药指导

(1)对有急性咳嗽和咽干的患者应给予伪麻黄碱治疗以减轻鼻部充血，亦可局部滴鼻应用。必要时适当加用解热镇痛类药物。

(2)抗菌药物治疗：目前已明确普通感冒无须使用抗菌药物。除非有血白细胞升高、咽部脓苔、咳黄痰和流涕等细菌感染证据，可根据当地流行病学史和经验用药，可口服青霉素、第一代头孢菌素、大环内酯类或喹诺酮类。

(3)中药治疗：可选用具有清热解毒和抗病毒作用的中药，有助于改善症状。

2.疾病预防指导

(1)避免诱因：避免受凉、淋雨、过度疲劳；避免与感冒患者接触，避免脏手接触口、眼、鼻。年老体弱易感者更应注意防护，上呼吸道感染流行时应戴口罩，避免在人多的公共场所出入。

(2)增强体质：坚持适度、有规律的户外运动，提高机体免疫力与耐寒能力是预防本病的主要方法。

3.免疫调节药物和疫苗

对于经常、反复发生本病以及老年免疫力低下的患者，可酌情应用免疫增强剂。目前除流感病毒外，尚没有针对其他病毒的疫苗。

（周　洁）

第二节　急性气管支气管炎

急性气管支气管炎是由生物、物理、化学刺激或过敏等因素引起的急性气管-支气管黏膜炎症。本病多为散发，无流行倾向，年老体弱者易感，常发生于寒冷季节或天气突变时，也可由急性上呼吸道感染迁延不愈所致。

一、疾病概述

（一）病因

1.微生物

病原体与上呼吸道感染类似。

2.物理、化学因素

冷空气、粉尘、刺激性气体或烟雾（如二氧化硫、二氧化氮、氨气、氯气等）的吸入，均可刺激气管-支气管黏膜引起急性损伤和炎症反应。

3.过敏反应

常见的吸入致敏原包括花粉、有机粉尘、真菌孢子、动物毛皮、排泄物；或对细菌蛋白质的过敏，钩虫，蛔虫的幼虫在肺内的移行均可引起气管-支气管急性炎症反应。

（二）临床表现

起病较急，通常全身症状较轻，可有发热。初为干咳或少量黏液痰，随后痰量增多，咳嗽加剧，偶伴血痰。咳嗽、咳痰可延续2～3周，如迁延不愈，可演变成慢性支气管炎。伴支气管痉挛时，可出现程度不等的胸闷、气促。

（三）治疗原则

一般急性气管支气管炎患者无须住院治疗，对症治疗或应用口服抗生素即可。有慢性心、肺基础疾病者，流感病毒引起支气管炎，导致严重缺氧或通气不足时，需住院接受呼吸支持和氧疗。

二、健康教育

1.休息与活动

指导多休息，多饮水，增强体质，避免劳累，防止感冒。

2.饮食指导

有高热、咽喉肿痛者，给予清淡、易消化、高维生素的流质或半流质饮食，如米粥、带蔬菜末的烂面条、鸡蛋羹、果汁等，避免辛辣、油腻食物。恢复期可给予高蛋白、高热量、高维生素营养丰富的饮食，以帮助恢复体质。

3.用药指导

（1）止咳、祛痰、平喘：咳嗽无痰或少痰，可用右美沙芬、喷托维林镇咳。咳嗽有痰而不易咳出，可选用盐酸氨溴索、溴己新，桃金娘油提取物化痰，也可雾化帮助祛痰。较为常用的有棕色合剂，也可选用中成药止咳祛痰。发生支气管痉挛时，可用平喘药如茶碱类、β_2受体激动药等。发热可用解热镇痛药对症处理。

（2）抗菌药物治疗：有细菌感染证据时应及时使用。可以首选新大环内酯类、青霉素类，亦可选用头孢菌素类或喹诺酮类等药物。多数患者口服抗菌药物即可,症状较重者可经肌内注射或静脉滴注给药,少数患者需要根据病原体培养结果指导用药。

4.康复指导

(1)保持室内空气清新,通风换气,流感流行期间每天做空气消毒,如用食醋熏蒸等。

(2)在寒冷及天气骤变时,注意保暖,防止受凉,预防呼吸道感染。

(3)吸烟者劝其戒烟,加强呼吸运动锻炼。

5.就诊指导

如症状加重、痰量及性质改变,应及时就诊。

(周　洁)

第三节　慢性支气管炎

一、疾病概述

慢性支气管炎是由于感染或非感染因素引起气管、支气管黏膜及其周围组织的慢性非特异性炎症。临床以咳嗽、咳痰为主要症状,或有喘息,每年发病持续 3 个月或更长时间,连续 2 年或以上,并排除具有咳嗽、咳痰、喘息症状的其他疾病。

(一)病因

1.外因

(1)吸烟:吸烟时间愈长,烟量愈大,患病率也愈高。戒烟后可使症状减轻或消失,病情缓解,甚至痊愈。

(2)感染因素:感染是慢性支气管炎发生、发展的重要因素,主要为病毒(鼻病毒、黏病毒、腺病毒和呼吸道合胞病毒多见)和细菌(流感嗜血杆菌、肺炎球菌、甲型链球菌及奈瑟球菌多见)感染。

(3)理化因素:如刺激性烟雾、粉尘、大气污染(如二氧化硫、二氧化氮、氯气、臭氧等)的慢性刺激,常为慢性支气管炎的诱发因素之一。

(4)天气:寒冷常为慢性支气管炎发作的重要原因和诱因,慢性支气管炎发病及急性加重常见于寒冷季节,尤其是在天气突然变化时。

(5)过敏因素:据调查,喘息性支气管炎往往有过敏史。尘埃、尘螨、细菌、真菌、寄生虫、花粉以及化学气体等,都可以成为致敏因素而致病。

2.内因

(1)呼吸道局部防御及免疫功能减弱。

(2)自主神经功能失调。

(二)临床表现

本病早期多无体征。有时在肺底部可听到湿啰音和干啰音。长期发作的病例可有肺气肿的体征。随着病情发展,患者可终年咳嗽、咳痰不停,秋冬季加剧,咳嗽、咳痰以晨起为著,痰呈白色黏液泡沫状,黏稠、不易咳出。

（三）治疗原则

针对慢性支气管炎的病因、病期和反复发作的特点,采取防治结合的综合措施。在急性发作期和慢性迁延期应以控制感染和祛痰、镇咳为主。伴发喘息时,应予解痉平喘的治疗。对临床缓解期宜加强锻炼,增强体质,提高机体抵抗力,预防复发为主。患者须自觉戒烟,避免和减少各种诱发因素。

二、健康教育

1. 休息与活动指导

(1)患者常因活动时呼吸困难而避免活动,甚至卧床。如果长期活动量不足,会使运动耐力下降,呼吸功能障碍更加明显,形成恶性循环。适度的运动训练可以提高肌肉的血流量和氧利用率,提高呼吸肌的运动功能和耐力,从而改善症状。对不同的患者,应制订不同的训练计划,选择合适的锻炼方法和强度,循序渐进,以不感到疲劳为宜。根据美国运动医学学院(ACSM)的指导,在全身运动时,运动强度达预计最高心率的 $60\%\sim90\%$,持续 $20\sim40$ min,每周 $3\sim5$ 次。

(2)每天保证充足的睡眠,伴有喘息和气促者应以半卧位为佳。

2. 饮食指导

(1)应进食鸡蛋、牛奶、巧克力、橘子、香蕉、芹菜等富含高蛋白、高热量、高维生素的食物,多食豆制品,可补充慢性气管炎对机体造成的营养损耗;冬季可适当吃些狗肉、羊肉等;适量限奶类制品,因奶制品易使痰液变稠,使感染加重。

(2)食物宜清淡、易消化。

(3)平时多选用具有健脾、益肺、补肾、理气、化痰的食物,如猪、羊、牛肺脏及枇杷、橘子、梨、百合、大枣、莲子、杏仁、核桃、蜂蜜等有助于增强体质,改善症状。

(4)忌食海腥油腻的食物;不吃刺激性食物,如辣椒、胡椒、蒜、葱、韭菜、芥末等;菜肴调味也不宜过咸、过甜;忌生冷食物,如冰激凌、冷瓜果、冷饮料等;尽量戒酒。

(5)注意补钙,可多吃些含钙高的食品,但进食海产品时,要注意防过敏。

3. 用药指导

(1)抗菌治疗:可按常见致病菌为用药依据。严重感染时,可选用氨苄西林、环丙沙星、氧氟沙星、阿米卡星、奈替米星或头孢菌素类联合给药。

(2)祛痰镇咳药:可给氨溴索。

(3)解痉平喘药:喘息型支气管炎常选择解痉平喘药物。

4. 正确接受家庭氧疗

长期氧疗的目的是纠正低氧血症,并且有利于提高患者生存率、改善生活质量和神经精神状态,减轻红细胞增多症,预防夜间低氧血症,改善睡眠质量,预防肺心病和右心衰竭的发生以及减少医疗费用包括住院次数和住院天数。长期氧疗能延长患者的生存期,降低病死率。患者每天至少吸氧 15 h 以上,一般主张低流量吸氧。

5. 日常生活指导

(1)建立良好的生活习惯,戒烟,并动员亲属、同事戒烟,以减少烟雾的吸入。

(2)保持精神愉快、情绪稳定,避免过度紧张及疲劳。

(3)保持室内空气新鲜,定时开窗通风,室内定期进行空气消毒,如食醋熏蒸;避免烟雾、粉尘刺激；在寒冷季节或天气骤变时，注意保暖，防止受凉感冒；尽量少去公共场所，避免接触有上呼吸道感染的人，预防呼吸道感染。

（4）注意口腔、皮肤清洁，勤洗漱口。有轻度口腔感染时，可用生理盐水或复方硼砂含漱液于饭后、睡前漱口。

6．复诊指导

遵医嘱定期随诊，以根据病情调整用药剂量和种类。当病情急性发作，伴发频繁咳嗽、气喘等症状时，及时就诊。

（周　洁）

第四节　慢性阻塞性肺疾病

一、疾病概述

慢性阻塞性肺疾病是一种具有气流阻塞特征的慢性支气管炎和（或）肺气肿，气流受限不完全可逆、呈进行性发展，可伴有气道高反应性，可以是部分可逆的，与肺部对有害颗粒或有害气体异常炎症反应有关，可进一步发展为肺心病和呼吸衰竭的常见慢性疾病。

（一）病因

慢性阻塞性肺疾病的确切病因尚不清楚，一般认为与慢性支气管炎和阻塞性肺气肿发生有关的因素都可能参与慢性阻塞性肺疾病的发病。

（二）临床表现

常见症状有慢性咳嗽，常晨间咳嗽明显，夜间有阵咳或排痰。痰一般为白色黏液或浆液性泡沫状，偶可带血丝，清晨排痰较多。早期在劳累时出现气短或呼吸困难，后逐渐加重。部分患者特别是重度患者或者急性加重时出现喘息和胸闷。晚期患者有体质量下降、食欲减退、精神抑郁、焦虑等。

（三）治疗原则

慢性阻塞性肺疾病的治疗应重在预防，早期干预，主要措施是避免发病的高危因素、急性加重的诱发因素以及增强机体免疫力。其中，戒烟是非常重要并且简单易行的措施。戒烟有益于防止慢性阻塞性肺疾病的发生和发展。

另外，对于有慢性阻塞性肺疾病高危因素的人群，应定期进行肺功能监测，以尽可能早期发现慢性阻塞性肺疾病并及时予以干预。对于稳定期患者，除了支气管舒张剂、糖皮质激素和祛痰药的药物治疗外，长期家庭氧疗有助于慢性阻塞性肺疾病慢性呼吸衰竭者提高生活质量和生存率。

急性加重期治疗，首先需要确定急性加重期的原因及病情严重程度，最多见的急性加重原因是细菌或病毒感染。根据患者临床表现结合检查结果进行诊断并治疗。住院初期给予广谱抗菌药，随后根据呼吸道分泌物培养及药敏试验结果合理调整用药。轻者可口服，较重患者用肌内注射或静脉滴注抗生素。

二、健康教育

1. 休息与活动指导

急性发作期有发热、喘息时应卧床休息，取舒适坐位或半卧位，衣服要宽松，被褥要松软、暖和，以减轻对呼吸运动的限制。

2. 饮食指导

适当增加蛋白质、热量和维生素的摄入。患者在平时饮食方面多吃一些冬瓜、豆类、鸡蛋、牛奶、芹菜等低糖类、高蛋白、高纤维的食物。糖类摄入过多，对气道储备功能较差的慢性阻塞性肺疾病患者来说，会增加通气负荷。低糖饮食则可以避免血液中的二氧化碳过高，减轻呼吸负担。高纤维食物能够预防便秘。高蛋白食物可以防止营养过剩，提高能量水平，有助于肌肉和骨骼的强壮。

3. 用药指导

（1）合理选用抗生素：抗生素的应用是治疗慢性阻塞性肺疾病急性加重期的主要措施，根据患者所在地常见病原菌类型及药物敏感情况合理选用抗生素，可选用头孢菌素（如头孢氨苄、头孢拉定等）、喹诺酮类（如诺氟沙星、氧氟沙星、环丙沙星等）和氨基糖苷类（如庆大霉素、卡那霉素等）抗生素。用药后注意观察患者体温是否下降，咳嗽、咳痰是否减轻或消失，痰的颜色是否转白，肺部啰音是否消失。

（2）支气管扩张药的应用：支气管扩张药是治疗慢性阻塞性肺疾病的重要药物，包括长效及短效 β 受体激动剂（如普萘洛尔、沙丁胺醇等）、长效/短效抗胆碱能药物（如硫酸阿托品、东莨菪碱等）和茶碱类（如氨茶碱、二羟丙茶碱等）。其中，抗胆碱能药物为缓解期治疗的首选药物，家庭内应常备用，并掌握正确使用方法。

（3）祛痰止咳药物的应用：出现咳嗽、咳痰时，不要盲目使用镇咳药，尤其对呼吸储备功能减弱的老年人或痰量较多者，应以祛痰为主，稀释痰液，协助排痰。

4. 氧疗指导

慢性阻塞性肺疾病常伴喘息、呼吸困难，可产生低氧血症或伴有二氧化碳潴留，氧疗能使低氧血症患者提高活动强度，扩大活动范围，增加运动量，改善生活质量。

患者采取鼻导管或鼻塞吸入、氧流量 1.0～2.0 L/min，每天吸氧时间不少于 15 h，同时注意及时清理鼻腔分泌物，保证有效吸氧。

患者及家属要了解长时间吸氧的益处及用氧安全性，消除患者因担心吸氧会产生依赖的不良情绪。

5. 呼吸功能锻炼

（1）缩唇呼气法：患者可缩拢嘴唇进行呼气，吸气与呼气时间比为 1:2 或 1:3，这样可以延缓呼气流速，提高气道内压力以抵抗气道外的动力压迫，防止细气道呼气时过早闭合。

（2）全身性运动：快速步行、原地踏车、登楼梯。

（3）腹式呼吸训练：用鼻缓慢吸气，使膈肌下降，腹肌松弛凸出，呼气时用口呼出，腹肌收缩，膈肌上台，腹部下降。屏住呼吸可以延长肺内氧气和二氧化碳的交换时间，从而使更多的氧进入血液中，方法为吸气后屏住呼吸 3 s 呼气，如此反复练习。避免各种致病因素，尤其是吸烟、环境污染、感冒等，避免粉尘、刺激性气体的吸入；注意保暖，改变不良生活方式，有条件者改善生活环境。

6.康复指导

康复治疗可以使进行性气流受限、严重呼吸困难而很少活动的患者改善活动能力、提高生活质量,是慢性阻塞性肺疾病患者一项重要的治疗措施。它包括呼吸生理治疗、肌肉训练、营养支持、精神治疗与健康教育等多方面措施。呼吸生理治疗方面包括:帮助患者咳嗽,用力呼气以促进分泌物清除;使患者放松,进行缩唇呼吸以及避免快速浅表的呼吸以帮助克服急性呼吸困难等措施。肌肉训练方面有:全身性运动与呼吸肌锻炼,前者包括步行、登楼梯、踏车等,后者有腹式呼吸锻炼等。在营养支持方面,应要求达到理想的体质量,同时避免过高糖类饮食和过高热量摄入,以免产生过多二氧化碳。

7.复诊指导

当患者出现呼吸困难、口唇发绀或有头昏、意识模糊等表现时,立即送医院就医。

(周　洁)

第五节　肺部感染性疾病

一、肺炎

(一)疾病概述

肺炎是指终末气道、肺泡和肺实质的炎症,可由病原微生物、理化因素、免疫损伤、过敏及药物所致。

1.病因

病原体数量多、毒力强和(或)宿主呼吸道局部和全身免疫防御系统损害,即可引起肺炎。

2.临床表现

肺炎的常见症状为咳嗽、咳痰,或原有呼吸道症状加重,并出现脓性痰或血痰,伴或不伴胸痛。病变范围大者可有呼吸困难、呼吸窘迫。大多数患者有发热。

3.治疗原则

抗感染治疗是肺炎治疗的最主要环节,包括经验性治疗和针对病原体治疗。前者主要根据本地区、本单位的肺炎病原体流行病学资料,选择可能覆盖病原体的抗菌药物;后者根据呼吸道或肺组织标本的培养和药物敏感试验结果,选择敏感的抗菌药物。

(二)健康教育

1.休息与活动指导

发热的患者要卧床休息,注意保暖,定时开窗通风,保持室内空气清新,每隔1 h进行一次深呼吸和有效咳嗽。恢复期适当活动,增加休息时间,坚持深呼吸锻炼至少要持续4～6周,可以减少肺不张的发生;避免呼吸道刺激,如吸烟、灰尘、化学飞沫等;尽可能避免去人群拥挤的地方或接触已有呼吸道感染的患者。必要时,可遵医嘱接种肺炎球菌疫苗。

2.饮食指导

进食高热量、高维生素、高蛋白、易消化的食物,如奶类、豆制品、鱼肉、蛋类、新鲜蔬菜水果等。发热者应多饮水,补充丢失的水分,也有利于细菌毒素的排泄及降低体温;少食辛辣油腻食物。

3.用药指导

(1)抗感染药物:了解药物的服用方法及药物不良反应,如过敏、短暂性的不良反应,包括头痛、恶心、呕吐、便秘或腹泻等。服药后如出现红疹、痒感或哮喘等症状,应立即停药就诊。大多数抗生素应饭后服用,大环内酯类如红霉素、罗红霉素、阿奇霉素等宜空腹服用。

(2)止咳祛痰类药物:咳嗽剧烈且痰液不多的患者可应用镇咳药,但不可过量,应遵医嘱服药。服用化痰药物的同时,要进行有效咳嗽排痰。

4.家庭护理指导

(1)指导患者掌握有效咳嗽的方法:患者尽可能采取坐位,先进行深而慢的呼吸5～6次,后深吸气至膈肌完全下降,屏气3～5 s,继而缩唇,缓慢地通过口腔将肺内气体呼出,再深吸一口气后屏气3～5 s,身体前倾,从胸腔进行2～3次短促有力的咳嗽,同时收缩腹肌,或用手按压上腹部,帮助痰液咳出。

(2)指导患者家属掌握正确的胸部叩击方法:患者取侧卧位或坐位,叩击者手指弯曲并拢,使掌侧呈杯状,以手腕力量,从肺底自下而上,由外向内,迅速而有节律地叩击胸壁,震动气道,每一肺叶叩击1～3 min,每分钟120～180次,叩击时发出一种空而深的拍击音则表明手法正确。

(3)注意预防上呼吸道感染:加强耐寒锻炼,增强抵抗力;避免淋雨、受寒、醉酒、过劳等诱因;避免冷空气直吹或对流。

5.复诊指导

遵医嘱门诊复诊,有发热、咳嗽、咳痰时,及时就诊。

二、肺脓肿

(一)疾病概述

肺脓肿是由多种病原菌引起肺实质坏死的肺部化脓性感染。

(1)病因:病原体常为上呼吸道、口腔的部分邻近器官化脓性病变波及肺,也可引起肺脓肿,包括需氧、厌氧和兼性厌氧菌。

(2)临床表现:急性肺脓肿起病急骤,患者畏寒、发热,体温可高达39～40 ℃,伴咳嗽、咳黏液痰或黏液脓痰;炎症波及局部胸膜可引起胸痛;病变范围较大,可出现气急。此外,还有精神不振、乏力、食欲缺乏。慢性肺脓肿患者除咳嗽、咳脓痰、反复发热和咯血外,还有贫血、消瘦等慢性消耗症状;血源性肺脓肿多先有原发病灶引起的畏寒、高热等全身脓毒血症的症状。

(3)肺脓肿的治疗原则是抗生素治疗和脓液引流。

(二)健康教育

1.休息与活动指导

卧床休息,保持房间空气清新,每天至少开窗通风2次,每次20～30 min,开窗时避免受凉。咳出的痰液用带盖的有色容器收集,及时倾倒、清洗容器;每天早晚刷牙,咳痰后漱口,保持口腔清洁。根据自身情况进行锻炼,如散步、打太极拳等,增强体质,增加机体免疫力。选择健康的生活方式,不过于劳累,不吸烟,不酗酒。

2.饮食指导

增加营养,特别是慢性肺脓肿有消瘦、贫血等表现的患者,营养补充更为重要。饮食宜清淡、高热量、高维生素、高蛋白、易消化。多食新鲜蔬菜、水果、豆类、蛋类、瘦肉。尽量不食用辛辣刺激食物，如葱、蒜、韭菜、辣椒、姜等。

3.用药指导

抗生素治疗需较长时间(持续 8～12 周)，患者经有效的抗菌药物治疗后大多可痊愈，但若治疗时间短、治疗不彻底就容易复发。所以，患者必须遵从治疗计划，不可擅自停药。

4.疾病预防指导

患者应彻底治疗口腔、上呼吸道慢性感染灶，如龋齿、化脓性扁桃体炎、鼻窦炎、牙周溢脓等，以防病灶分泌物吸入肺内诱发感染。重视口腔清洁，经常漱口，多饮水，预防口腔炎。积极治疗皮肤外伤感染、疖、痈等化脓性病灶，不挤压疖、痈，防止血源性肺脓肿的发生。

5.心理指导

肺脓肿患者咳痰量大，常有厌氧菌感染，痰有臭味，对个体产生不良刺激，导致患者焦虑、忧郁。对此，家人要给予患者极大的体贴和关心，让患者心情放松，减轻紧张、焦虑情绪，增加战胜疾病的信心。

6.复诊指导

遵医嘱门诊复诊。如果患者出现高热、咯血、呼吸困难等，应警惕大咯血、窒息的发生，要立即就诊。

（周　洁）

第六节　胸膜疾病

一、自发性气胸

(一)疾病概述

自发性气胸是指因肺部疾病使肺组织和脏层胸膜破裂，或靠近肺表面的细微气肿泡破裂，肺和支气管内空气逸入胸膜腔。多见于男性青壮年或患有慢性支气管炎、肺气肿、肺结核者。本病属肺科急症之一，严重者可危及生命，及时处理可治愈。

1.病因

胸膜腔是脏、壁层胸膜间的一个闭合的腔。由于肺的弹性回缩力，它是一负压腔。当某种诱因引起肺泡内压急剧升高时，病损的肺—胸膜发生破裂，胸膜腔与大气相通，气流便流入胸腔而形成自发性气胸。

2.临床表现

①呼吸困难；②胸痛是气胸患者最常见的主诉，而且在轻度气胸时，可能是唯一症状；③刺激性咳嗽；④其他症状：气胸合并血气胸时，如出血量多，患者会出现心悸、血压低、四肢发凉等。

3.治疗原则

积气量少的患者，无须特殊处理，胸腔内积气一般在 2 周内可自行吸收。大量气胸须进行胸膜腔穿刺，抽尽积气，或行闭式胸腔引流术，以减轻积气对肺和纵隔的压迫，促进肺尽早膨胀,同时应用抗生素预防感染。

(二)健康教育

1.休息与活动指导

不稳定气胸应绝对卧床休息,避免过多活动,因半卧位有利于呼吸、咳嗽排痰及胸腔引流,所以对于血压平稳者取半卧位。

2.饮食指导

养成良好的饮食习惯,多食粗纤维食物,如蔬菜、水果等;保持大便通畅,避免便秘,防止排便用力引起胸痛或伤口疼痛,如果 2 d 未解大便,应采取有效的措施。

3.用药指导

患者疼痛剧烈时,按医嘱服用止痛药,观察止痛效果及可能出现的不良反应,刺激性咳嗽较剧烈时,遵医嘱适当服用镇咳药。

4.心理指导

本病起病急骤,患者缺乏足够的思想准备,会因疾病的困扰而焦虑不安,更多因缺乏知识,对排气治疗充满担心、恐惧;患者常因紧张或疼痛而畏惧活动、失眠、烦躁等。因此,要多与患者交谈,鼓励患者说出内心感受,及时解答患者的疑惑。

5.减轻疼痛指导

为患者创造安静舒适利于休养的病房环境,指导患者卧床休息,与患者共同分析疼痛的病因,教会患者床上活动的方法和自我放松技巧,如缓慢深呼吸、全身肌肉放松、听音乐或看书、看报,以分散注意力,减轻疼痛。

6.康复指导

指导患者遵医嘱积极治疗原发病,保持情绪稳定,注意劳逸结合。在气胸痊愈后的 1 个月内,避免进行剧烈运动,如跑步、打球、骑自行车;避免抬提重物;避免屏气等用力过度增加胸腔内压;养成良好的饮食习惯,保持大便通畅,避免便秘;戒烟。

7.复诊指导

一旦感到胸闷、突发性胸痛或气急,提示气胸复发的可能,应及时就医。

二、胸腔积液

(一)疾病概述

胸腔积液是指任何原因导致胸膜腔内出现过多的液体。正常人胸膜腔内有 3~15 mL 液体,在呼吸运动时起润滑作用。胸膜腔中的积液量并非固定不变,正常人每 24 h 可有 500~1 000mL 的液体形成与吸收。胸膜腔内液体自毛细血管的静脉端再吸收,其余液体由淋巴系统回收至血液,滤过与吸收处于动态平衡。若由于全身或局部病变破坏了此种动态平衡,致使胸膜腔内液体形成过快或吸收过缓,就会产生胸腔积液。按照胸腔积液的特点分类,可以将胸腔积液分为漏出液、渗出液(浆液性或血性)、脓胸、血胸、乳糜胸。

1.病因

(1)感染性胸膜炎(结核病、各类感染)、膈下炎症、肺结核、各类肺感染。

(2)循环系统疾病,如上腔静脉受阻、充血性心力衰竭、缩窄性心包炎。

(3)肿瘤,如恶性肿瘤、胸膜间皮瘤。

(4)肺梗死。

(5)血管瘤破裂、胸导管受阻。

(6)低蛋白血症、肾病综合征、肝硬化。

(7)其他疾病,如黏液性水肿、药物过敏、放射反应、风湿热、系统性红斑狼疮、胸部手术后、气胸、胸腔穿刺术后继发化脓性感染、外伤、气胸(伴胸膜粘连带撕裂)、外伤致胸导管破裂、丝虫病。

2.临床表现

积液量少于 300 mL 时,症状多不明显;若超过 500 mL,患者可感到胸闷。医生在给患者进行体格检查时,会发现局部叩击呈浊音,呼吸的声音减低。积液量多时,胸痛缓解,但呼吸困难会逐渐加剧。若积液进一步增大,使纵隔脏器受压,患者会出现明显的心悸及呼吸困难。

结核性胸膜炎多见于青年人,常有发热。中老年人出现胸腔积液,应提高警惕,可能是恶性病变。炎性积液多为渗出性,常伴有胸痛及发热。由心力衰竭所致胸腔积液为漏出液。肝脓肿所伴右侧胸腔积液可为反应性胸膜炎,亦可为脓胸。

3.治疗原则

须针对不同的情况进行治疗。

(1)结核性胸膜炎:多数患者经抗结核药物治疗效果满意。少量胸腔积液一般不必抽液或仅做诊断性穿刺。大量胸腔积液者可每周抽液 2～3 次,直至胸腔积液完全吸收。每次抽液量不应超过 1 000 mL,不可过快、过多抽液。一般情况下,抽胸腔积液后,没必要向胸腔内注入药物。

(2)脓胸是指由各种病原微生物引起的胸膜腔感染,同时伴有外观混浊、具有脓样特性的胸腔渗出液。细菌是脓胸的最常见病原体。

急性脓胸常表现为高热、消耗状态、胸胀痛等。治疗原则是控制感染、引流胸腔积液,以及促使肺复张,恢复肺功能。慢性脓胸患者有胸膜增厚、胸廓塌陷、慢性消耗、杵状指(趾)等症状时,应考虑采用外科胸膜剥脱术等治疗。

(3)恶性胸腔积液多为恶性肿瘤进展所致,是晚期恶性肿瘤的常见并发症。由于胸腔积液生长迅速且持续存在,患者常因大量积液的压迫出现严重呼吸困难,甚至导致死亡。因此,对于这类患者须反复胸腔穿刺抽液。但反复抽液可使蛋白丢失太多,故治疗甚为棘手,效果不理想。

(二)健康教育

1.休息与活动指导

急性期和高热期要卧床休息,胸痛时采取患侧卧位,呼吸困难时采取半坐卧位。症状缓解后可适当活动,避免劳累或受凉。

2.饮食指导

反复胸腔抽液,机体消耗太大,大量蛋白质丢失,应加强营养,进高蛋白、高维生素、高热量的食物,以增强机体抵抗力。

3.用药指导

根据病因不同,胸腔积液患者常用三类药物。

(1)抗结核药物。目前使用的一线抗结核药主要有:①异烟肼,不良反应是周围神经炎,表现为手脚麻木、肌肉震颤和步态不稳等,大剂量时可出现头痛、头晕和视神经炎,严重时可导致中毒性脑病和神经病,此外,它还有肝毒性,服药期间应禁酒;②利福平,有胃肠道反应、肝脏毒性,与异烟肼合用会增强肝毒性,可有流感样综合征,有致畸作用,早期妊娠妇女应禁用;③乙胺丁醇,一般剂量较安全,大量时会因神经炎引起弱视、红绿色盲和视野缩小。

(2)抗肿瘤药物:常用抗肿瘤药物有顺铂、多柔比星、氟尿嘧啶、丝裂霉素等。常见不良反应有:①局部反应,静脉注射局部红、肿、痛,沿静脉走行出现色素沉着和静脉血栓形成;②胃肠道反应,表现为恶心、呕吐、腹痛、腹胀等;③肾毒性,表现为血尿、蛋白尿、尿素氮升高等;④骨髓抑制,表现为外周血白细胞、血小板和血红蛋白的降低,由此可引发感染和相继出血;⑤肝脏毒性,表现为转氨酶升高,有的药物可造成肝纤维化;⑥肺毒性,主要为肺间质性炎症和肺纤维化,表现为咳嗽、胸闷、气急;⑦心脏毒性,表现为无力、活动性呼吸困难、发作性呼吸困难、脉速、肝大、心脏扩大、水肿等,有的可出现不可逆的心力衰竭;⑧神经毒性,包括外周神经病变和急性脑病或脊髓损伤。

(3)抗感染药物:不良反应有过敏反应,肝、肾功能损害,消化道症状(如恶心、呕吐、腹胀、腹泻等)。

4.日常生活指导

(1)保证充足睡眠,避免劳累,避免情绪激动,随气温的改变增减衣服,防止感冒发生。

(2)戒烟、戒酒,保证营养补充。

(3)注意个人卫生,严禁随地吐痰,在咳嗽或打喷嚏时,用纸巾遮住口鼻,外出时戴口罩。

(4)房间要明亮、干燥,保持通风,冬季也应每天通风 2 次,每次 30 min。

(5)抗结核药物须全程、足量、规律,不可随意停服或漏服药物。服用利福平可能出现小便发红,属正常现象。

5.复诊指导

遵医嘱复诊,定期复查肝肾功能。如有胸闷、憋气等不适,及时就医。

(周　洁)

第七节　支气管扩张

一、疾病概述

支气管扩张是由于支气管及其周围肺组织慢性化脓性炎症和纤维化,使支气管壁的肌肉和弹性组织破坏,导致支气管变形及持久扩张。

(一)病因

(1)感染是引起支气管扩张的最常见原因。肺结核、百日咳、腺病毒肺炎可继发支气管扩张。曲霉菌和支原体以及可以引起慢性坏死性支气管肺炎的病原体也可继发支气管扩张。

(2)先天性和遗传性疾病:引起支气管扩张最常见的遗传性疾病是囊性纤维化。另外,结缔组织发育较弱、马方综合征也可引起支气管扩张。

(3)纤毛异常:纤毛结构和功能异常是支气管扩张的重要原因。Kartagener 综合征表现为三联征,即内脏转位、鼻窦炎和支气管扩张。本病伴有纤毛功能异常。

(4)免疫缺陷:一种或多种免疫球蛋白的缺陷可引起支气管扩张,一个或多个 IgG 亚类缺乏通常伴有反复呼吸道感染，可造成支气管扩张。IgA 缺陷不常伴有支气管扩张，但可与 IgG_2 亚类缺陷共存，引起肺部反复化脓感染和支气管扩张。

（5）异物吸入：异物在气道内长期存在可导致慢性阻塞和炎症，继发支气管扩张。

（二）临床表现

常见症状为慢性咳嗽、咳大量脓痰和反复咯血。若反复继发感染，患者时有发热、盗汗、乏力、食欲减退、消瘦等。

当支气管扩张并发代偿性或阻塞性肺气肿时，患者可有呼吸困难、气急或发绀，晚期可出现肺心病及心、肺功能衰竭的表现。

（三）治疗原则

支气管扩张的治疗原则是消除病原，促进痰液排出，保持呼吸道通畅，控制感染，处理咯血等内科保守治疗，必要时行外科手术。

二、健康教育

1. 休息与活动指导

休息能减少肺活动度，避免因活动诱发咯血。小量咯血者应静卧休息，大量咯血或病情严重者应绝对卧床。

2. 饮食指导

（1）提供瘦肉、鸡蛋、牛奶等含足够热量、蛋白质和维生素的饮食。咯血期间，因过冷或过热食物均易诱发咯血，应以温凉为宜，少食多餐。

（2）在咳痰后及进食前后漱口，祛除痰臭，促进食欲。多饮水，每天 1 500～2 000 mL，以稀释痰液，有利于排痰。

3. 用药指导

（1）抗感染药物：根据感染细菌的种类以及对肺组织和气道分泌物的穿透力而定。病情较轻者以口服为主，较重者采用静脉用药。通常给予广谱抗感染药物，如磺胺甲噁唑/甲氧苄啶 0.48 g，2 次/天，口服，首剂加倍。因多种抗生素会与酒精发生反应，用药期间禁止饮酒。

（2）祛痰药：有助于帮助恢复纤毛摆动功能，并使黏稠痰液变稀薄，有利于咳出。口服用药可在下述药物中选择：溴己新 8～16 mg，3 次/天；氨溴索 30 mg，3 次/天；桃金娘科树叶标准提取物 300 mg，3 次/天；鲜竹沥水 10 mL，3 次/天。亦可使用溴己新 8 mg 溶液雾化吸入，溴己新 8 mg 或氨溴索 15～30 mg，2 次/天，静脉注射。

（3）支气管扩张药：适当给予支气管扩张药解除气道痉挛有利于痰液排出，如口服氨茶碱、β_2 受体激动药；亦可吸入 β_2 受体激动药。

4. 体位引流

原则上应使病变部位位于高处，引流支气管开口在下，利于痰液流入大支气管和气管排出。引流时，患者间歇做深呼吸后用力咳嗽，用手（手心屈曲呈凹状）轻拍患者胸或背部，自后背下部向上进行，将聚积的分泌物松动，并使其移动，易于咳出或引流。每天 3～4 次，每次 15～30 min。

5. 预防呼吸道感染

了解防治呼吸道感染的重要性，及时治疗呼吸道慢性病灶，避免受凉，减少刺激性气体吸入，吸烟者应戒烟。注意保暖，预防感冒。

6. 复诊指导

遵医嘱门诊复诊,调整抗生素种类和用量。如果出现憋气加重、发热、胸痛,及时就诊。

（周　洁）

第八节　食管疾病

一、胃食管反流

（一）疾病概述

胃食管反流是指胃、十二指肠内容物反流入食管引起胃灼热等症状,可引起反流性食管炎以及咽喉、气道等食管邻近组织损害。

1. 病因

胃食管反流是由多种因素造成的消化道动力障碍性疾病,其主要发病机制是抗反流防御机制减弱和反流物对食管黏膜攻击作用的结果。

2. 临床表现

胃食管反流的临床表现多样,轻重不一,主要表现有:①反复呕吐、营养不良、生长发育迟缓;②食管炎,如胸骨后烧灼感、呕血、便血等;③反复呼吸道感染、窒息。

3. 治疗原则

胃食管反流的治疗目的是控制症状、治愈食管炎、减少复发和防治并发症。治疗措施是改变生活方式与饮食习惯,应用促胃肠动力药和抑酸药。病程长者可根据患者意愿行抗反流手术,即不同式式的胃底折叠术。

（二）健康教育

1. 休息与活动指导

生活节奏快、工作压力大、不良的饮食习惯及生活方式均会导致发病,对患者生活质量有较大的影响。

因此应注意以下几个方面:①抬高床头 15～20 cm 可减少反流;②尽量减少引起腹压增高的因素,如紧束腰带、餐后负重劳动、弯腰等;③因餐后易发生反流,应避免睡前 2 h 内进食,白天进餐后亦不宜立即卧床;④由于肥胖使腹压增加,可诱发或加重食物反流,故肥胖者需减肥;⑤保持大便通畅,戒烟、禁酒。

2. 饮食指导

患者应规律进餐,忌饱餐,避免进食高脂肪食物、巧克力、咖啡、浓茶等。对有食管炎、食管溃疡的患者应避免粗糙及刺激性食物。

3. 用药指导

一旦确诊,质子泵抑制剂是维持治疗效果最好的药物,如埃索美拉唑镁肠溶片、雷贝拉唑、奥美拉唑等,长期维持治疗非常重要,不得随意停药或换药。

4. 心理指导

精神心理因素可诱发、加重胃食管反流患者的症状,所以应保持情绪稳定,避免情绪激动。

5.复诊指导

患者如果出现反酸、胃灼热、胸痛、吞咽困难等异常情况,应及时就诊,以免延误病情。

二、贲门失弛缓症

(一)疾病概述

贲门失弛缓症是以食管下段括约肌的松弛异常及食管体部缺乏推进性蠕动为特征的食管运动功能障碍性疾病。

1.病因

贲门痉挛的病因尚不甚明确。目前大多认为是由于食管运动神经功能失调所致。食管组织形态学检查发现胸段食管壁肌层 Auerbach 神经丛节细胞变性,数量减少或缺失。由于副交感神经分布存在缺陷,致食管壁张力低,蠕动消失,食管下段括约肌痉挛。

2.临床表现

①咽下困难:无痛性咽下困难是本病最常见最早出现的症状,起病多较缓慢,但亦可较急,初起可轻微,仅在餐后有饱胀感觉而已;②疼痛;③食物反流;④体质量减轻与咽下困难;⑤出血和贫血;⑥其他症状:由于食管下端括约肌张力增高,患者很少发生呃逆,乃为本病的重要特征,在后期病例,极度扩张的食管可压迫胸腔内器官而产生干咳、气急、发绀和声音嘶哑等。

3.治疗原则

由于本病的发病机制仍不明确,现有的治疗方式主要以缓解由食管下段括约肌引起的功能性梗阻为目的,同时保持降低食管下段括约肌压力与预防发生胃食管反流性疾病之间的平衡。本病的治疗方式包括:①对早期患者,应耐心解释病情,安定情绪,给予镇静、解痉、消炎、活血化瘀的药物,吃较软的食物,可以缓解症状;②内镜下球囊扩张是性价比最高的贲门失弛缓症一线治疗;③经口内镜下贲门括约肌切开术。

(二)健康教育

1.术前准备指导

(1)呼吸道准备:术前至少戒烟 2 周,练习深呼吸、有效咳痰动作。

(2)胃肠道准备:术前 3 d 流质饮食,在餐后饮温开水漱口并冲洗食管,以减轻食管黏膜的炎症和水肿。

2.术后康复指导

(1)饮食:戒烟、酒,减少对食管黏膜的刺激;避免进食生冷、坚硬食物,以免诱发吞咽困难;宜进食富含蛋白质、热量、维生素的细碎或粥状食物,如鸡蛋蔬菜羹、肉泥、混合米粥、蔬菜汁、果泥、碎面条、面片等;少食多餐,避免暴饮暴食;避免酸性食物,以避免刺激胃液生成过多,加重反流。

(2)休息与活动:术后 1 个月内要多卧床休息,适度活动,避免劳累;半年内勿做重体力活动;睡眠采用半卧位;餐后多走动,进餐 1~2 h 内不宜平卧,以免出现反流;多做深呼吸和有效咳嗽,防止肺感染;做肩关节功能锻炼,防止手术切口瘢痕挛缩引起肢体活动受限。

(3)其他:注意保持口腔卫生,以免定植菌下行引起胃炎、食管炎。

(4)复诊:术后 1 个月门诊复诊;若出现发热、反酸、胸痛、吞咽困难等表现,应及时就诊。

3.日常生活指导

(1)休息与活动:注意休息,避免过度劳累,饭后散步有助于促进胃排空。睡眠时床头抬高

15～20 cm。

（2）饮食：少食多餐、饮食细嚼慢咽，进食时伴以汤水，以便食物顺利通过食管，减少哽噎。进食时不要说话，以免引起误吸。晚餐七成饱，不宜进食高脂肪食物，不吃宵夜，以防食物滞留时间过长反流入食管。避免过冷过热和刺激性饮食，戒烟、戒酒，可减少食管反流的发生。

（3）用药：遵医嘱按时服用黏膜保护剂或制酸药，不得擅自减药或停药。

（4）心理：精神心理因素可诱发、加重症状和就诊频率，所以患者应保持情绪稳定，避免情绪激动。

（周　洁）

第九节　炎性肠病

一、溃疡性结肠炎

（一）疾病概述

溃疡性结肠炎是一种病因不明的直肠和结肠慢性非特异性炎症性疾病。病变主要限于大肠的黏膜与黏膜下层。

（1）病因：本病病因和发病机制至今未完全明确，一般认为与肠道黏膜免疫系统异常反应所导致的炎症反应有关，可能是多种因素相互作用所致，如环境因素、遗传因素、感染因素、免疫因素。

（2）临床表现：本病起病多数缓慢，少数急性起病，偶见急性暴发起病。病程长，呈慢性经过，常发作期和缓解期交替，少数症状持续并逐渐加重。

（3）治疗原则是控制急性发作，缓解病情，减少复发，防止并发症。

（二）健康教育

1.休息与活动指导

急性发作期和重症患者应卧床休息，轻型患者可适当从事轻工作，注意劳逸结合及生活要有规律，可以进行一些舒缓的有氧运动，如散步、太极、瑜伽、游泳等。

2.饮食指导

应让患者知晓正确饮食的意义和原则，宜食质软、易消化、高热量、高蛋白、高维生素、少油、少渣、少纤维的膳食，少食多餐，定时定量，从而帮助肠胃减少负担。急性发作期和暴发型患者应进食无渣流质或半流质饮食。病情严重者应禁食，并给予胃肠外营养，使消化道得以休息，以利于减轻炎症而控制症状。此外，还应注意：①忌刺激性食物，如辣椒、芥末、烟酒、冷饮等，减少油腻及油炸食物的摄入；②避免多纤维多渣饮食，如萝卜、玉米、韭菜、芹菜、坚果等；③减少易胀气食物的摄入，如可乐、汽水、牛奶和奶制品等；④避免食用易致敏的食物，如海鲜等。

3.用药指导

由于病程长，用药疗程长，患者及家属应了解药物性能、每天服用剂量、用法、药物不良反应，以便正确用药，避免出现敏感、焦虑等心理因素而增加心理压力。

4.心理指导

由于此病病因未明,病程长,排便次数增多,患者大多较敏感,抑郁或顾虑重重,常会因情绪紧张或生活不规律等精神因素而再次诱发,所以应指导患者精神调节和自我放松技巧,如学会倾诉、深呼吸及参加身心愉快的集体活动等,养成良好的生活习惯,保持乐观、平静心态。

5.皮肤护理指导

腹泻患者便后用温水冲洗肛门及周围皮肤,减少排泄物与皮肤接触引起的刺激和不适。保护肛门及周围皮肤清洁和干燥。

6.复诊指导

切记,疾病后续阶段即使病情得到缓解也要保持定期门诊复诊,随访监测病情,预防复发。若出现腹痛、腹泻症状,应及时到医院就诊,以免延误病情。

二、克罗恩病

(一)疾病概述

克罗恩病是一种病因不明的胃肠道慢性炎性肉芽肿性疾病。病变多见于回肠末端和邻近结肠,但从口腔至肛门各段消化道均可受累,呈节段性或跳跃式分布。

(1)病因:本病病因和发病机制至今未完全明确,一般认为与肠道黏膜免疫系统异常反应所导致的炎症反应有关,可能是多种因素相互作用所致,如环境因素、遗传因素、感染因素、免疫因素。

(2)临床表现:临床表现存在较大个体差异,多数起病隐匿、缓慢。病程呈慢性、长短不等的活动期与缓解期交替以及有终生复发倾向。少数急性起病,可表现为急腹症。

(3)治疗原则是控制病情,缓解症状,减少复发,防止并发症。

(二)健康教育

1.休息与活动指导

急性发作期和重症患者需卧床休息,轻型患者可适当从事轻体力工作,注意劳逸结合及生活要有规律,可以进行一些舒缓的有氧运动,如散步、太极、瑜伽、游泳等。

2.饮食指导

给予易消化、高热量、高蛋白、高维生素、少油、少渣、少纤维的膳食,少食多餐,定时定量。急性发作期和暴发型患者应进食无渣流质或半流质饮食。病情严重者应禁饮食。忌食刺激性食物,如辣椒、芥末、烟酒、冷饮等,减少油腻及油炸食物的摄入;避免多纤维多渣饮食,如萝卜、玉米、韭菜、芹菜、坚果等;减少易胀气食物的摄入,如可乐、汽水、牛奶和奶制品等;避免食用易致敏的食物,如海鲜等。

3.用药指导

遵医嘱用药,注意观察药物的不良反应。

4.心理指导

本病病因未明,病程长,排便次数增多,患者大多较敏感,抑郁或顾虑重重,常因情绪紧张或生活不规律等精神因素而再次诱发,因此应帮助患者养成良好的生活习惯,保持乐观、平静的心态。

5.皮肤护理指导

腹泻患者便后用温水冲洗肛门及周围皮肤,减少排泄物与皮肤接触引起的刺激和不适。

保持肛门及周围皮肤清洁和干燥。

6.复诊指导

定期门诊复诊,若出现腹痛、腹泻的症状,应及时到医院就诊。

(周　洁)

第十节　脑血管病

一、短暂性脑缺血发作

(一)疾病概述

短暂性脑缺血发作(TIA)是由颅内动脉病变引起的一过性或短暂性、局灶性脑或视网膜功能障碍,临床症状一般持续 $10\sim15$ min,多在 1 h 内缓解,最长不超过 24 h,不遗留神经功能缺损症状和体征,影像学(CT、MRI)检查无明显病灶。

1.病因

TIA 的发病与动脉粥样硬化、动脉狭窄、心脏病、血液成分改变及血流动力学变化等多种病因及多种途径有关。

2.临床表现

(1)一般特点:男性多于女性,患者多伴有高血压、动脉粥样硬化、糖尿病、高血脂等。

(2)颈内动脉系统:TIA 病侧单眼一过性黑矇、失明和(或)对侧偏瘫及感觉障碍。

(3)椎-基底动脉系统:TIA 最常见的表现是眩晕、平衡障碍、眼球运动异常和复视。

3.治疗原则

(1)病因治疗:控制高血压、糖尿病、高脂血症。

(2)抗血小板聚集治疗:可减少微栓子发生,减少 TIA 复发。常用药物:①阿司匹林75～150 mg/d,餐后服用,主要不良反应为胃肠道反应;②氯吡格雷 75 mg/d,不良反应比阿司匹林明显减少。

(3)抗凝血治疗:肝素、低分子量肝素和华法林。

(4)其他:对于高纤维蛋白原血症的 TIA 患者,可选用降纤酶治疗。

(5)外科治疗:可酌情选择血管介入治疗、动脉内膜切除术或动脉旁路移植术。

(二)健康教育

1.休息与活动指导

急性期卧床休息,患者枕头不宜太高,以免影响头部的血液供应;仰头或头部转动时应缓慢、动作轻柔,转动幅度不要太大,防止因颈部活动过度或过急导致发作而跌伤。避免重体力劳动,如厕、沐浴以及外出活动时应有家人陪伴。恢复期可适当活动,如慢跑、散步等,合理休息和娱乐,天气变化时注意保暖,防止感冒。

2.饮食指导

给予低盐(<6 g/d)、低脂饮食,每天脂肪量限于 40 g 以下;禁止食用油炸物、肥肉、猪油及含脂肪多的点心。改变不良饮食习惯,戒烟、限酒。

3.用药指导

积极防治原发性高血压、糖尿病、高脂血症、心脏病,按医嘱定时服药。抗凝治疗时,应注意观察有无出血倾向,如牙龈出血或皮下出血点,皮肤易出现皮下淤青、黑便等情况,应及时停药。

4.心理指导

避免情绪激动,保持正常乐观心态。

5.康复指导

坚持适度锻炼,避免过于劳累。

6.复诊指导

按时服用药物,如再次发生一过性黑矇、眩晕等不适及时就医。

二、脑血栓形成

(一)疾病概述

脑血栓形成(cerebral thrombosis,CT)是脑血管疾病中最常见的一种疾病,是指颅内外供应脑组织的动脉血管壁发生病理改变,血管腔狭窄或在此基础上形成血栓,造成脑局部急性血流中断,脑组织缺血缺氧、软化坏死,出现相应的神经系统症状和体征,常出现偏瘫、失语。

1.病因

脑血栓形成最常见的病因是脑动脉粥样硬化,它多与主动脉弓、冠状动脉、肾动脉及其他外周动脉粥样硬化同时发生。另外,高血压、高血脂、糖尿病可加速脑动脉的硬化;其次,脑动脉炎、结缔组织病、肿瘤、红细胞增多症、血液高凝状态等为少见病因。

2.临床表现

本病好发于中老年人,多见于 50~60 岁以上的动脉硬化者,男性稍多于女性。通常患者可有某些未引起注意的前驱症状,如头晕、头痛等。多数在安静时发病。一般无意识障碍,有偏瘫、偏身感觉障碍或其他脑局灶症状。

3.治疗原则

急性期尽早进行溶栓、调整血压、防治脑水肿、抗凝、扩张脑血管,改善微循环和抗血小板聚集等治疗。恢复期主要是促进神经功能的恢复,介入康复治疗。

(二)健康教育

1.休息与活动指导

急性期卧床休息,恢复期可适当活动,如慢跑、散步等。合理休息,天气变化时注意保暖,防止感冒。

2.饮食指导

给予低盐<6 g/d,低脂,每天脂肪量限于 40 g 以下,禁止食用油炸物、肥肉、猪油及含脂肪多的点心。不要有过多的动物性食品和烟熏油炸食品。进食软质易消化、含纤维素较多的蔬菜,如蕨菜、菜花、菠菜、南瓜、白菜、油菜等。有糖尿病者,给予糖尿病饮食。吞咽困难者,给予鼻饲流质饮食。

3.用药指导

(1)使用溶栓药物时,应观察意识和血压变化及有无出血情况发生。如果患者出现严重的头痛、急性血压增高、恶心或呕吐,应考虑是否并发颅内出血,立即停用溶栓药物,及时就诊。

(2)抗凝治疗期间,应注意有无出血倾向,如牙龈出血、皮下出血点、皮肤易出现皮下淤青、黑便等情况,如果有上述情况,及时就诊。

(3)使用抗高血压药,如血管紧张素转化酶抑制药依那普利,不良反应以干咳最为常见。

4.心理指导

对患者焦虑、恐惧、悲观、失望及易激惹的情绪采取行为治疗的鼓励技巧,增强战胜疾病信心。

5.家庭指导

(1)每天定时开窗通风,保持室内空气新鲜,以室温在 18～22 ℃,湿度 50%～70%为宜。

(2)行动不便、儿童及老年患者等应专人看护,防止跌倒、坠床等意外发生。

(3)至少每 2 h 翻身一次,保持床铺的清洁干燥、平整、无渣屑,避免拖、拉、推,加强营养,增加皮肤的抵抗力。骨隆突部位可给予软棉垫或减压贴保护,避免压疮的发生。

(4)对长期卧床和昏迷患者,应给予舒适体位,经常翻身、叩背,防止误吸,预防肺部感染。对留置尿管患者,每天给予会阴清洗,鼓励患者多饮水,预防泌尿系统感染。

(5)每天按摩肢体,鼓励患者主动活动,预防下肢深静脉血栓形成。

6.去除和避免诱发因素

正确应用抗高血压药,避免血压过高或过低,用药过程中要定时测量血压。控制血糖和血脂,按时服药。避免患者过度劳累和失眠,必要时遵医嘱应用阿普唑仑等安眠药。

7.康复指导

失语患者应及早进行语言训练,先从日常生活用语、短语,甚至从单音、字、词开始,再逐渐增加内容。肢体障碍患者坚持适度锻炼,康复训练时要做到循序渐进、持之以恒。

8.复诊指导

如果出现头痛、呕吐、肢体麻木无力、进食困难、饮水呛咳等不适症状,及时就医。

三、脑出血

(一)疾病概述

脑出血是指原发性非外伤性脑实质内出血,也称自发性脑出血,占急性脑血管病的 20%～30%。

1.病因

高血压和动脉粥样硬化同时存在,是脑出血最常见的病因。其他还有先天性脑血管畸形、血液病、抗凝或溶栓治疗等。

2.临床表现

起病突然,多在体力活动或情绪激动时发病,有头痛、头晕、呕吐、意识障碍、肢体瘫痪、失语、大小便失禁等。大约 10%的脑出血病例有抽搐发作。

3.治疗原则

①保持安静,防止继续出血;②积极抗脑水肿,减低颅内压;③调整血压,改善循环;④加强护理,防治并发症。

(二)健康教育

1.休息与活动指导

急性期卧床休息 2～4 周,抬高床头 15°～30°,以减轻脑水肿;保持环境安静,避免各种刺激。保持瘫痪肢体于功能位，防止足下垂。被动运动关节和按摩患肢。

2.饮食指导

给予低盐（<6 g/d）、低脂（每天脂肪摄入量限于 40 g 以下）、清淡、易消化、富含营养及纤维素的饮食，如韭菜、豆芽、粗粮。有糖尿病者，给予糖尿病饮食。吞咽困难者，给予鼻饲流质饮食。

3.用药指导

（1）应用抗高血压药时，要由护士定时测量血压，血压不宜降得过低，以防脑供血不足。

（2）合并消化道出血的患者，服用胃黏膜保护药（如奥美拉唑和止血药云南白药等），注意观察胃内容物或呕吐物性状有无改善，是否有新鲜出血。

4.心理指导

脑出血患者常留有后遗症，易产生烦躁、抑郁情绪，亲属应鼓励其增强生活勇气与信心。

5.家庭护理指导

（1）居室每天 2 次开窗通风，每次 30 min，保持室内空气新鲜。

（2）行动不便、儿童及老年人应有专人看护，防止跌倒、坠床等意外发生。

（3）至少每 2 h 翻身一次，保持床铺的清洁干燥、平整、无渣屑，正确使用便盆，避免拖、拉、推，加强营养，增加皮肤的抵抗力。骨隆突部位可给予软枕垫起，避免压疮的发生。

（4）长期卧床和意识不清患者应采用侧卧位头偏向一侧，防止误吸，预防肺部感染。留置尿管患者每天 2 次给予会阴清洗，保持会阴部清洁，预防泌尿系感染。

（5）高热患者，首选物理降温，可在额头、颈部两侧、腋窝、腹股沟等大血管处放置冰袋，注意观察体温的变化。

（6）每天按摩肢体，鼓励清醒患者主动活动，预防下肢深静脉血栓形成。

（7）去除和避免诱发因素：保持大便通畅，防止便秘，必要时应用开塞露等缓泻剂；按医嘱服用抗高血压药，定时测量血压，根据医嘱调节剂量，不得漏服或自行加量；控制血糖和血脂，按时服药。

6.复诊指导

根据医嘱定期门诊复诊，如有血压控制不理想、头痛、头晕、肢体活动障碍加重，应及时就医。

四、蛛网膜下隙出血

（一）疾病概述

蛛网膜下隙出血是指脑底部或脑表面血管破裂后，血液流入蛛网膜下隙引起相应临床症状的一种脑卒中，又称原发性蛛网膜下隙出血。蛛网膜下隙出血占所有脑卒中的 5%～10%。

1.病因

本病的病因以先天性颅内动脉瘤最为常见，脑血管畸形及高血压、动脉粥样硬化次之，其他还有烟雾病、各种感染引起的动脉炎、肿瘤破坏血管、血液病、结缔组织病等。情绪激动、排便或突然用力常为本病的诱因。

2.临床表现

临床表现与出血病变的部位、大小等有关。常有突然剧烈头痛、恶心、呕吐、短暂意识不清甚至昏迷。少数患者可有精神症状。体征方面最主要的是明显的脑膜刺激征，脑神经偶可受累。少数患者有轻瘫或感觉障碍。腰穿脑脊液呈均匀血性,压力增高。

3.治疗原则

①止血、脱水降颅内压;②防治继发性脑血管痉挛;③去除出血的原因和防止复发。

(二)健康教育

1.休息与活动指导

再出血多见于发病后2～3周。一般需要卧床4～6周,包括床上进食、洗漱、更衣、大小便等。出院后注意劳逸结合,保持足够而良好的睡眠,可适当参加体育锻炼,如打太极拳、跑步、行走等,但应避免疲劳及突然用力的动作。

2.饮食指导

给予富含维生素、纤维素、营养丰富、清淡易消化的饮食,如香蕉、芹菜、菠菜、韭菜、蜂蜜等。

3.用药指导

(1)使用尼莫地平等缓解脑血管痉挛的药物时,可能出现皮肤发红、出汗、心动过缓或过速、胃肠不适等反应。

(2)避免使用呼吸抑制药,如吗啡、哌替啶等。

(3)有高血压者按时服用降血压药;便秘时给予腹部顺时针环行按摩,必要时给缓泻剂,如酚酞片口服、番泻叶代茶饮等。

4.心理指导

保持平和心态和稳定情绪,避免情绪波动,以免引起再出血。

5.去除和避免诱发因素

避免一切引起血压及颅内压增高的诱因,如用力排便、咳嗽、喷嚏、情绪激动、疼痛及恐惧等,出现上述情况可针对性应用通便、镇咳、镇静、止痛药等,以免诱发再出血。

6.康复指导

适当活动如慢走,日常生活尽量自理,促进身体功能恢复,但应避免过度体力劳动。

7.复诊指导

根据医嘱定期门诊复诊,若出现剧烈头痛、呕吐、抽搐发作、昏迷等,应及时就近就诊。

(周　洁)

第十一节　神经系统变性疾病

一、运动神经元病

(一)疾病概述

运动神经元病是一组病因未明的选择性侵犯脊髓前角细胞、脑干运动神经元、皮质锥体细胞及锥体束的慢性进行性神经变性疾病。

1.病因

5％～10％的患者有遗传性,尚未发现确切的环境因素,可能与下列因素有关:中毒因素、免疫因素、病毒感染。

2.临床表现

运动神经元病由于累及上和（或）下运动神经元的不同，出现不同的临床类型。

（1）肌萎缩侧索硬化：常见首发症状为一侧或双侧手指活动笨拙、无力，随后出现手部小肌肉萎缩，以大、小鱼际肌、骨间肌、蚓状肌为明显，双手可呈鹰爪形。

（2）进行性脊肌萎缩：大多数为遗传。常见首发症状为双上肢远端肌肉萎缩、无力。感觉和括约肌功能一般无障碍。

（3）进行性延髓麻痹：少见。主要表现为进行性发音不清、吞咽困难、饮水呛咳、咀嚼无力。

（4）原发性侧索硬化：临床上罕见。常见首发症状为双下肢对称性僵硬、乏力，行走呈剪刀步态。

3.治疗原则

运动神经元病包括病因治疗、对症治疗和各种非药物治疗。必须是多种方法的联合应用。

（二）健康教育

1.休息与活动指导

运动神经元病患者劳累后加重，休息后减轻，因此要注意休息，避免剧烈运动。适当的体育锻炼对于运动神经元病患者同样是不可缺少的，可以做一些医疗体操、太极拳或保健气功，以增强体质，提高机体的免疫功能。

2.饮食指导

饮食要有节制，不能过饥或过饱，给予高蛋白、易消化的食物以及新鲜蔬菜、水果，戒烟、酒。有吞咽困难者，给予鼻饲流质饮食。

3.用药指导

利鲁唑能透过血脑屏障，产生神经保护作用，利鲁唑每 12 h 空腹服用 1 次，饭前至少 1 h 或饭后 2 h 服用。吸烟、高脂饮食可能降低单剂利鲁唑的吸收。

4.心理指导

了解疾病相关知识，让他们参与治疗决策并尊重其选择，家属给予生活帮助和精神的支持，使患者树立战胜疾病的信心。

5.康复指导

在患者耐受的情况下指导深呼吸、有效咳嗽训练；早期运动瘫痪肢体，鼓励主动运动，瘫痪肢体置于功能位，避免肌肉萎缩、足下垂。注意保暖，但禁用热水袋取暖，以防烫伤。

6.复诊指导

遵医嘱按时复诊，如肌肉萎缩及运动功能障碍加重，应及时就医。

二、阿尔茨海默病

（一）疾病概述

阿尔茨海默病是发生于老年和老年前期，以进行性认知功能障碍和行为损害为特征的中枢神经系统退行性病变，是老年期痴呆的最常见类型，临床表现为记忆障碍、失语、失用、失认、视空间能力损害、抽象思维和计算力损害、人格和行为的改变等。

1.病因

阿尔茨海默病可分为家族性阿尔茨海默病和散发性阿尔茨海默病。家族性阿尔茨海默病呈常染色体显性遗传,多于 65 岁前起病。载脂蛋白 E 基因携带者是散发性阿尔茨海默病的高危人群。

2. 临床表现

阿尔茨海默病通常是隐匿起病,病程为持续进行性,无缓解,停止进展的平稳期即使有也极罕见。其病程演变大致可以分为以下轻、中、重 3 个阶段。

(1)轻度痴呆期:主要表现是记忆障碍,对近事遗忘突出,判断能力下降。

(2)中度痴呆期:除记忆障碍继续加重外,可出现思维和判断力障碍、性格改变和情感障碍。患者的工作、学习新知识和社会接触能力减退,特别是原来掌握的知识和技能出现明显的衰退。

(3)重度痴呆期:除以上各项症状逐渐加重外,还有情感淡漠、哭笑无常、言语能力丧失,以致不能完成日常简单的生活事项,如穿衣、进食。终日无语而卧床,与外界(包括亲友)逐渐丧失接触能力。晚期并发全身系统疾病的症状,因衰竭而死亡。

3. 治疗原则

查清病因,及时治疗,愈早愈好。

(1)非药物治疗:音乐治疗和群体治疗等。

(2)药物治疗:①改善认知功能,胆碱能制剂(多奈哌齐);②控制精神症状,氟西汀、奥氮平等。

(3)支持治疗:对自身生活能力严重减退的患者要减少并发症的发生,如泌尿系感染、肺部感染、压疮等。

(二)健康教育

1. 休息与活动指导

休息或进行户外活动,生活不能自理者要专人看护,切忌让老年人单独活动;对思维活跃的老年人,应改变话题,转移思维,使情绪平静。

2. 饮食指导

多食鸡蛋、鱼、肉,可以增加血液中有助于记忆的神经递质;多食豆类、麦芽、牛奶、绿色蔬菜、坚果等有助于核糖核酸注入脑内提高记忆,保证足够热量。

3. 家庭护理指导

患者认知能力、生活能力降低,应减少并发症发生。为防止压疮发生,经常翻身叩背,防止误吸,预防肺部感染;采取有效安全防范措施,防止跌倒、坠床、烫伤等意外。

4. 心理指导

调节老年人情绪,寻求老年人感兴趣的话题交谈,做到关爱体贴。

5. 用药指导

多奈哌齐睡前服用。要专人给予服用药物,以防误服。

6. 康复指导

对安排的活动做好提示;丧失一些生理功能的患者尽可能多地参加适宜的活动;提示和帮助患者远离危险,保持周围环境安全。

7. 复诊指导

根据医嘱定时门诊复诊。如果合并呼吸道、泌尿道感染,应及时就诊。

(周　洁)

第十二节　中枢神经系统感染

一、病毒性脑炎

（一）疾病概述

病毒性脑膜炎是一组由各种病毒感染引起的脑膜急性炎症性疾病，临床以发热、头痛和脑膜刺激征为主要表现。本病大多呈良性过程。

1.病因

单纯疱疹病毒属 DNA 病毒。成人病例 90% 系由 Ⅰ 型单纯疱疹病毒感染，以口、眼、脑的感染为主。6%～15% 的 Ⅱ 型疱疹病毒主要感染性器官、生殖器感染或新生儿于产道内受感染，经血行传播而致脑炎。

2.临床表现

一般为急性起病，无季节性，无地区性，可见于任何年龄。病前有上呼吸道感染及肠道感染史，有脑实质损害症状，精神异常，发热，癫痫发作，意识障碍。脑电图示弥散性异常。

3.治疗原则

本病的治疗应包括抗病毒的病因治疗；针对高热、抽搐、精神错乱、颅内压增高等对症治疗及全身治疗。

（二）健康教育

1.休息与活动指导

注意休息，适当运动，增强抵抗力，防止感冒。

2.饮食指导

给予高蛋白 1.5～2 g/(kg·d)、高热量(>5 016 kJ/d)、高纤维素、易消化饮食，荤素搭配。注意个人饮食卫生。

3.用药指导

(1)抗病毒药物：如阿昔洛韦，注意观察有无皮疹、谵妄、血尿等症状。

(2)肾上腺皮质激素：注意药物的不良反应，如上腹部不适、反酸、胃溃疡、满月脸、血压升高等。

4.家庭护理指导

(1)高热患者可行物理降温(如使用冰袋)和适当的药物降温(如新癀片等)。

(2)头痛时，可给予口服止痛药，如布洛芬。

(3)抽搐时，须解开衣领与腰带，可按压人中穴缓解抽搐，采取安全保护措施，避免外伤。

(4)环境要通风，保持呼吸道通畅，避免引起误吸而发生吸入性肺炎。

5.复诊指导

如出现高热、惊厥或意识障碍，应及时就诊。

二、结核性脑膜炎

（一）疾病概述

结核性脑膜炎是结核分枝杆菌引起的脑膜和脊膜非化脓性炎症性疾病。

1.病因

结核分枝杆菌感染经血播散后在软脑膜下种植,形成结核结节;结核结节破溃后大量结核分枝杆菌进入蛛网膜下隙,引起结核性脑膜炎。

2.临床表现

常为急性或亚急性起病,慢性病程。早期表现为发热、头痛、呕吐和体质量减轻,通常持续1～2周。

4～8周出现脑实质的损害症状。体检常见颈项强直、Kernig征和意识模糊等。脑脊液检查示颅内压增高,淋巴细胞增多及糖含量减少。脑脊液静置后有薄膜形成。

3.治疗原则

本病治疗原则是早期、合理、联合和系统的抗结核治疗。

(二)健康教育

1.休息与活动指导

注意休息,适当运动,增强抵抗力,防止感冒。

2.饮食指导

给予高蛋白、高热量、高纤维素、易消化饮食,荤素搭配。注意个人饮食卫生。

3.用药指导

注意观察用药的不良反应,如异烟肼不良反应为末梢神经炎、肝损害等,利福平不良反应为肝毒性、过敏反应,吡嗪酰胺不良反应为肝损害、关节酸痛、血尿酸增加等。应按时服用抗结核、皮质类固醇等药物。链霉素主要不良反应有耳毒性、肾毒性,乙胺丁醇主要不良反应有视神经损害、末梢神经炎、过敏反应等,出现上述不良反应,应及时与医生联系。

4.家庭护理指导

避免去人员密集场所,适度活动,增强体质,注意预防呼吸道传染。

5.复诊指导

根据医嘱定时门诊复诊,如出现剧烈头痛、呕吐加重、意识障碍、高热等,应及时就诊。

三、新型隐球菌性脑膜炎

(一)疾病概述

新型隐球菌性脑膜炎是由新型隐球菌感染所引起的亚急性或慢性脑膜炎,是中枢神经系统最常见的真菌感染,病情重,病死率高。

1.病因

新型隐球菌在自然界分布广泛,为条件致病菌,当宿主免疫力低下时致病。新型隐球菌感染可单独发生,更常见于全身性免疫缺陷疾病、慢性衰竭性疾病,最初感染皮肤和黏膜,经上呼吸道侵入体内。

2.临床表现

本病起病隐袭,进展缓慢,早期有不规则的低热或间歇性头痛,后变为持续性并进行性加重;免疫力低下者可急性发病,发热、头痛、呕吐常为首发症状。同时伴有全身性真菌感染的症状。有明显的颈项强直和Kernig征,少数患者出现精神异常和癫痫发作。

3.治疗原则

抗真菌治疗和对症、全身支持治疗。

（二）健康教育

1. 休息与活动指导

早期卧床休息，床头抬高 $15°\sim30°$，恢复期根据病情可适当下床活动。避免过度劳累。

2. 饮食指导

饮食宜清淡、富于营养，注意膳食平衡。忌辛辣刺激食物。以免造成病情反复，多吃新鲜的蔬菜和水果。

3. 用药指导

两性霉素 B 不良反应为寒战、头痛、恶心、呕吐等，氟康唑不良反应为恶心、腹痛、腹泻、皮疹等，应注意观察。

4. 心理指导

讲解疾病的有关知识，做好心理护理，积极配合治疗。

5. 家庭护理指导

保持口腔和皮肤的清洁；生活不能自理患者每 2 h 翻身、叩背一次，防止压疮发生；留置尿管患者每天给予会阴清洗，鼓励患者多饮水，保持会阴部清洁，预防泌尿系感染。

6. 去除和避免诱发因素

鸽子等鸟类是新型隐球菌传播的中间宿主，鸽子饲养者的新型隐球菌的感染率比一般人群高，避免接触则可减少感染机会。

7. 复诊指导

住院患者出院后半个月门诊复诊，随访 6 个月至 1 年，定期行脑脊液检查、病原学检查。

（周　洁）

第十三节　中枢神经系统脱髓鞘疾病

一、多发性硬化

（一）疾病概述

多发性硬化是以中枢神经系统白质炎性脱髓鞘病变为主要特点的自身免疫病。本病在急性活动期中枢神经白质有多发性炎性脱髓鞘斑，陈旧病变则由于胶质纤维增生而形成钙化斑，以多发病灶、缓解、复发病程为特点。

1. 病因

本病的病因不明，可能与遗传因素、所处的地理位置、病毒感染、自身免疫反应等有一定关系。

2. 临床表现

典型的病程是缓解与复发交替发生，总趋势是病情逐步恶化。多在 $20\sim40$ 岁发病，女性略多于男性。起病可急可缓，急性或亚急性发病者在数小时或数日内出现局灶性损害症状；缓慢发病者可在 1 周至 1 个月内病情达到严重程度。首发症状为视力减退、复视、肌无力、感觉异常、共济失调、尿失禁、智力或情绪改变。此外，还可出现某些发作性症状，如三叉神经痛、痛性强直性痉挛发作、构音障碍等。

3. 治疗原则

(1)急性活动期抑制其炎性脱髓鞘过程,遏制病情的发展。

(2)尽量预防能促使复发的外因,以减少复发次数,延长缓解间歇期。

(3)预防并发症。

(4)对症及支持疗法,尽量减轻神经功能障碍带来的痛苦。

(二)健康教育

1. 休息与活动指导

发病期卧床休息,恢复期鼓励做适当的体育锻炼,但不宜做剧烈运动。

2. 饮食指导

给予进食高蛋白(如奶、禽肉、鸡蛋及鱼、虾、大豆)和含纤维素较多的蔬菜(如蕨菜、菜花、菠菜、南瓜、白菜、油菜)。进食要慢,防止呛咳。

3. 用药指导

(1)应用糖皮质激素,要严格遵照医嘱,不能随意减量或增加剂量。时间要充分,剂量要充足,减量或停药不宜过快。服用激素的同时,须服用抗酸剂、胃黏膜保护剂及钾、钙剂等。注意观察有无消化道出血、感染、骨质疏松、低钾、低钙、精神兴奋等药物不良反应。

(2)应用免疫抑制剂如环磷酰胺,要注意监测血常规及肝、肾功能。

4. 心理指导

多发性硬化病程长,具有复发—缓解的特点,多与患者沟通,讲解疾病的相关知识,鼓励患者表达自己的感受,树立战胜疾病的信心。

5. 家庭护理指导

(1)患者有视觉障碍、感觉障碍时,外出要有陪伴。

(2)对于膀胱功能障碍引起的尿频、尿急、尿潴留、尿失禁患者,指导定时排尿,以促进膀胱括约肌功能修复。

(3)肺部感染:多发性硬化反复发作,病情加重出现吞咽困难、咳嗽无力,应加强翻身、叩背、雾化吸痰,保持呼吸道通畅,必要时遵医嘱正确使用抗生素。

(4)去除和避免诱发因素:避免情绪激动、劳累、感染、创伤、应激等,应保持室内安静,尽量减少疼痛性强直性痉挛发作。

6. 复诊指导

病情反复或有新发症状出现时及时就诊。

二、视神经脊髓炎

(一)疾病概述

视神经脊髓炎是视神经与脊髓同时或相继受累的急性或亚急性脱髓鞘病变。其临床特征为急性或亚急性起病的单眼或双眼失明。

1. 病因

本病的病因及发病机制尚不清楚。

2. 临床表现

(1)发病年龄以20～40岁最多,儿童和老年人发病少见,男女均可发病。

（2）双侧同时或相继发生的视神经炎以及急性横贯性或上升性脊髓炎是本病特征性的表现，病情发展迅速，多为单病程，也可有缓解—复发。

（3）视神经炎急性起病者数小时或数日内单眼视力部分或全部丧失，伴有眶内疼痛，眼球运动或按压时明显，眼底可见视盘水肿，晚期可见视神经萎缩。

（4）脊髓损害呈单相型或慢性多相复发型病程。

3.治疗原则

首选甲泼尼龙大剂量冲击疗法，500～1 000 mg/d，静脉滴注，连用 3～5 d，再改为泼尼松口服，逐渐减量至停药，可加速发作性症状的恢复，终止或延缓视神经脊髓炎恶化。

（二）健康教育

1.休息与活动指导

病情稳定后适当锻炼。避免受凉、疲劳等。

2.饮食指导

多吃富含维生素 B_1 的食物，补充奶类及其制品，多食动物肝肾、蛋黄、鳝鱼以及胡萝卜、香菇、紫菜、芹菜、橘子、柑、橙等。选择清淡、易消化、营养丰富的食物。

3.用药指导

应用激素治疗要注意以下几点。

（1）应用激素的原则是时间要充分，剂量要足，减量或停用不宜过快。

（2）应严格遵医嘱服用，不能随意减量或停药，以免出现反跳现象。

4.家庭护理指导

（1）视物障碍者协助做好生活护理，防止跌倒、坠床，确保安全。

（2）瘫痪患者每 2 h 翻身一次，保持床铺的清洁干燥、平整、无渣屑；加强营养，增加皮肤的抵抗力；骨隆突部位可给予减压贴或透明贴保护，防止压疮发生。

（3）截瘫患者应保持肢体的功能位，早期加强肢体主动、被动活动，按摩瘫痪的肢体，防止肌肉萎缩、关节挛缩与畸形。

（4）每天开窗通风，保持室内空气新鲜，防止发生肺部感染。

（5）留置尿管患者每天给予会阴清洗，鼓励患者多饮水，保持会阴部清洁，预防泌尿系感染。

（6）遵医嘱应用抗凝血药，每天肢体按摩，鼓励患者主动活动，预防下肢深静脉血栓形成。注意观察有无消化道出血（如呕血、黑便）和皮下出血情况。

5.康复指导

早期进行肢体功能锻炼，可防止肌肉萎缩、关节畸形，促使肢体功能早日恢复。肢体保持功能位，脚部盖被不可过重，防止足下垂。

6.复诊指导

遵医嘱门诊复诊，如出现呕血、黑便、视力进行性下降或运动功能障碍加重及其他不适要及时就诊。

（周　洁）

第十四节　运动障碍性疾病

一、帕金森病

（一）疾病概述

帕金森病又名震颤麻痹，是一种常见于中老年人的神经变性疾病，临床上以静止性震颤、运动迟缓、肌强直和姿势步态障碍为主要特征。

1. 病因

本病的病因迄今未明，故称原发性帕金森病。

2. 临床表现

起病隐袭，缓慢发展，逐渐加剧。主要症状有静止性震颤、肌张力高、运动迟缓等。初发症状以震颤最多，其次为步行障碍、肌强直和运动迟缓。症状常自一侧上肢开始，逐渐波及同侧下肢、对侧上肢及下肢，即呈"N"字形进展。

3. 治疗原则

目前仍以药物治疗为主，疾病早期无须特殊治疗。药物治疗应遵循的原则是：从小剂量开始，缓慢递增，尽量以较小剂量取得较满意疗效；治疗方案个体化。

（二）健康教育

1. 休息与活动指导

鼓励适当活动，避免过度劳累。生活不能自理者，由家属协助。

2. 饮食指导

进食含高纤维素的蔬菜、水果、易消化的食物，禁食刺激性的食物，吞咽困难不能进食者，给予鼻饲流质饮食。

3. 用药指导

服用多巴胺类药物时，注意观察心血管、消化系统反应及运动系统障碍的症状和体征有无变化。

4. 家庭护理指导

（1）做好看护，防止患者摔倒和发生意外，确保患者安全。

（2）便秘患者，给予高维生素（如胡萝卜、西红柿、柿子、鸡蛋等），多进食粗纤维饮食（如黄豆芽、芹菜、韭菜等），多饮水，养成定时排便的习惯。必要时给予缓泻剂和肠道润滑剂（如开塞露等）。

（3）长期卧床患者，预防压疮、肺炎、泌尿系感染和下肢深静脉血栓形成发生。定时翻身拍背，保持床铺干燥，每天清洗会阴，保持清洁，每天活动下肢2～3次。

（4）直立性低血压：服用抗帕金森病药易引起锥体外系反应，如流涎、头晕、直立性低血压等，在变换体位时勿过猛，防止晕倒及不适。

5. 康复指导

（1）放松和呼吸训练：闭上眼睛，开始深而缓慢地呼吸。腹部在吸气时鼓起，并想象气向上到达头顶，在呼气时腹部放松，并想象气从头顶顺流而下，经过背部到达脚底，放松全身肌肉。如此反复练习5～15 min。

(2)面部动作训练：可对着镜子做皱眉、用力睁闭眼、鼓腮、露齿、吹哨、微笑、大笑、露齿笑、噘嘴等动作。

(3)头颈部训练：头部上下运动、左右转动、侧转、左右摆动等。

(4)躯干训练：有节奏的侧弯运动、转体运动、仰卧起坐、俯卧撑及燕式平衡等训练，可控制躯干腹背肌力量与协调。

(5)上肢及肩部训练：耸肩、臂上举、后伸等牵伸的锻炼，也可利用社区内吊环等器械加强肩关节的活动度和灵活性。

(6)手部训练：利用家庭已有的各种器械或物品，如毛巾卷、黄豆等，可反复进行握拳伸直、手指对捏及分指训练等。

(7)下肢训练：可在卧位进行髋、膝关节牵伸练习；在病情允许的情况下，也可利用社区资源中较常见的单杠进行压腿等牵伸的训练。

(8)步态及平衡训练：站立位时，双下肢前后迈步训练、躯干重心控制训练、原地踏步、跨越障碍甚至走"一"字步的训练等。

(9)语言障碍训练：面部训练动作再加上伸舌、饶舌等运动，可改善因面舌肌僵硬导致的说话困难，大声朗读及唱歌等也有利于改善此功能。

6. 复诊指导

根据医嘱要求按时复诊，如果出现不适或症状、体征加重，应及时就医。

二、小舞蹈病

(一)疾病概述

小舞蹈病又称 Sydenham 舞蹈病、风湿性舞蹈病，是风湿热在神经系统的常见表现。

1. 病因

本病是由 A 组 β 链球菌感染引起的自身免疫反应所致。

2. 临床表现

本病多发生于 5～15 岁的儿童及少年，男女之比约为 1∶3，无季节、种族差异。病前有上呼吸道感染、咽喉炎等 A 组 β 溶血性链球菌感染史。大多为亚急性起病，少数可急性起病。

(1)舞蹈病：主要累及面部和肢体远端。

(2)肌张力低下和肌无力。

(3)精神障碍：如焦虑、抑郁、情绪不稳、激惹、注意力下降、偏执—强迫行为等。

(4)其他：约 1/3 患者可伴有其他急性风湿热表现，如发热、关节炎、心瓣膜病、风湿结节等。

3. 治疗原则

对症治疗、对因治疗、免疫治疗。

(二)健康教育

1. 休息与活动指导

绝对卧床休息，避免声、光及噪声的刺激。不自主运动基本消失、红细胞沉降率(简称血沉)减慢、心肌无并发症时方可下床活动。

2. 饮食指导

多食黄豆芽、冬瓜、丝瓜等食物。

3. 用药指导

服用氯丙嗪、氟哌啶醇时注意锥体外系症状,如面容呆板、动作迟缓、肌肉震颤、流涎、强迫性张口、伸舌、斜颈、吸吮、舔舌、咀嚼等。

4. 家庭护理指导

避免在阴冷、潮湿的地方生活,宜睡硬板床,铺盖柔软、保暖;不受噪声干扰;患者有不自主运动,要注意环境安全,有人陪同。

5. 去除和避免诱发因素

本病与自身免疫反应及内分泌改变有关,要避免受凉、感冒、长期处于潮湿阴冷环境等明显诱因,增强抵抗力。舞蹈样动作常在情绪紧张时加重,安静时减轻,睡眠时消失,要避免患者在紧张环境下进行工作。

6. 复诊指导

遵照医嘱按时就诊,如出现新的感染症状要及时治疗,症状、体征加重及时就诊。

(周 洁)

第十五节　周围神经及脊髓疾病

一、三叉神经痛

(一)疾病概述

三叉神经痛是一种原因未明的三叉神经分布区内闪电样反复发作的剧痛,又称原发性三叉神经痛。

1. 病因

本病的病因不明,可能为三叉神经脱髓鞘产生异位冲动或伪突触传递所致。继发性三叉神经痛为脑桥小脑角占位病变压迫三叉神经以及多发性硬化等所致。

2. 临床表现

70%～80%的病例发生在40岁以上,女性稍多于男性,多为一侧发病。临床特点:面部三叉神经分布区内突发的剧痛,似触电、刀割、火烫样疼痛,以面颊部、上下颌部或舌疼痛最明显。发作时间从数秒至2 min不等,以第二、三支多见,呈周期性发作。

3. 治疗原则

迅速有效止痛是治疗的关键,首选卡马西平,轻者亦可服用解热镇痛药。

(二)健康教育

1. 休息与活动指导

保持良好的作息与睡眠,适当活动。

2. 饮食指导

食物宜咀嚼,忌生硬、油炸类食物。

3. 用药指导

服用卡马西平的患者每1～2个月检查一次肝功能和血常规,出现眩晕、步态不稳、精神症状或皮疹及时就医。

4.康复指导

了解本病临床特点与诱发因素,生活要有规律,培养兴趣爱好,适当分散注意力。

5.复诊指导

如现有药物止痛效果不佳或有其他不适,及时就医。

二、特发性面神经麻痹

(一)疾病概述

特发性面神经麻痹是由颈乳孔内面神经非特异性炎症所致的周围性面瘫,或称贝尔(Bell)麻痹。

1.病因

本病的病因尚未明确。一般认为骨质内的面神经管刚能容纳面神经,各种原因如受寒、病毒感染和自主神经不稳定致神经营养血管收缩缺血,而毛细血管扩张、面神经水肿、面神经受到压迫可引起本病。

2.临床表现

任何年龄均可发病,多见于 20～40 岁,男性多于女性。急性起病,数小时至数天达到高峰。患者面部表情肌瘫痪,额纹消失,不能皱眉,眼睑不能闭合。吹口哨漏气。面瘫多见单侧。同侧舌前 2/3 味觉消失。

3.治疗原则

改善局部血液循环,减轻面神经水肿,缓解神经受压,促进神经功能恢复。

(二)健康教育

1.休息与活动指导

急性期注意休息,防风防寒,适当活动。

2.饮食指导

进食清淡饮食,避免粗糙、干硬、辛辣食物,注意食物冷热度,以免烫伤。

3.用药指导

急性期服用激素类药物可用泼尼松 30 mg 口服,每天 1 次。注意观察有无水肿、腹胀、乏力、多饮、多尿、呕血、黑便等药物不良反应导致的异常表现。

4.康复指导

眼睑不能闭合者给予眼罩、眼镜防护,或者用滴眼液预防感染。尽早开始面肌的主动与被动运动。对着镜子做皱眉、举额、闭眼、露齿、鼓腮和吹口哨等动作,每天数次,每次 5～15 min,并辅以面肌按摩。

5.复诊指导

遵医嘱门诊复诊,如出现药品不良反应或其他不适,及时就医。

(周　洁)

参 考 文 献

[1]黄素梅,张燕京.外科护理学[M].北京:中国医药科技出版社,2013.

[2]宁宁,朱红.外科护理新进展[M].北京:人民卫生出版社,2010.

[3]沈翠珍.内外科护理学[M].杭州:浙江科学技术出版社,2013.

[4]温贤秀,何述萍.泌尿外科护理工作指引[M].成都:四川科学技术出版社,2012.

[5]郭旭先,张桂英,林桂荣.肿瘤外科护理细则[M].北京:人民军医出版社,2010.

[6]冯志仙.外科护理常规[M].杭州:浙江大学出版社,2013.

[7]石兰萍.临床外科护理基础与实践[M].北京:军事医学科学出版社,2013.

[8]孙朝文.外科护理速记宝典[M].北京:人民军医出版社,2012.

[9]游桂英,方进博.心血管内科护理手册[J].北京:科学出版社,2011.

[10]闻曲,刘义兰,喻姣花.新编肿瘤护理学:肿瘤护理学[M].北京:人民卫生出版社,2011.

[11]吴培英.实用妇产科护理学[M].太原:山西科学技术出版社,2011.

[12]张静芬,周琦.儿科护理学[M].第2版.北京:科学出版社,2013.

[13]许红璐,肖萍,黄天雯.临床骨科专科护理指引[M].广州:广东科技出版社,2013.

[14]曹允芳,刘峰,逯传凤,等.临床护理实践指南[M].北京:军事医学科学出版社,2011.